国家卫生健康委员会"十四五"规划教材

全国高等学校教材

供医学影像技术专业用

本套理论教材均配有电子教材

新形态教材

核医学影像技术学

Imaging Technology for Nuclear Medicine

主　　编　黄　钢

副 主 编　尚　华　李小东　孙夕林

数 字 主 编　李小东　黄　钢

数字副主编　贾　强　田　蓉　庞　华

人民卫生出版社

·北 京·

图书在版编目（CIP）数据

核医学影像技术学 / 黄钢主编. -- 北京 ： 人民
卫生出版社，2025. 3. --（全国高等学校医学影像技术
专业第二轮规划教材）. -- ISBN 978-7-117-37207-7

Ⅰ. R81；R445.9

中国国家版本馆 CIP 数据核字第 2024PH5029 号

| 人卫智网 | www.ipmph.com | 医学教育、学术、考试、健康，购书智慧智能综合服务平台 |
| 人卫官网 | www.pmph.com | 人卫官方资讯发布平台 |

核医学影像技术学

Heyixue Yingxiang Jishuxue

主　　编：黄　钢

出版发行：人民卫生出版社（中继线 010-59780011）

地　　址：北京市朝阳区潘家园南里 19 号

邮　　编：100021

E - mail: pmph @ pmph.com

购书热线：010-59787592　010-59787584　010-65264830

印　　刷：中煤（北京）印务有限公司

经　　销：新华书店

开　　本：850×1168　1/16　　印张：20

字　　数：564 千字

版　　次：2025 年 3 月第 1 版

印　　次：2025 年 5 月第 1 次印刷

标准书号：ISBN 978-7-117-37207-7

定　　价：78.00 元

打击盗版举报电话：010-59787491　E-mail: WQ @ pmph.com

质量问题联系电话：010-59787234　E-mail: zhiliang @ pmph.com

数字融合服务电话：4001118166　E-mail: zengzhi @ pmph.com

编　委

（以姓氏笔画为序）

厉红民（陆军军医大学第一附属医院）

田　蓉（四川大学华西医院）

朱高红（昆明医科大学第一附属医院）

孙夕林（哈尔滨医科大学附属第四医院）

杜晓光（郑州大学第一附属医院）

李小东（北京大学国际医院）

杨卫东（空军军医大学第一附属医院）

吴　励（上海健康医学院）

吴湖炳（南方医科大学南方医院）

陈朝晖（中南大学湘雅医院）

陈曙光（复旦大学附属中山医院）

尚　华（河北医科大学第二医院）

庞　华（重庆医科大学附属第一医院）

胡　佳（华中科技大学同济医学院附属协和医院）

姚树展（山东第一医科大学附属省立医院）

贾　强（天津医科大学总医院）

黄　钢（上海健康医学院）

董艳军（滨州医学院附属医院）

程　旭（南京医科大学第一附属医院）

编写秘书

吴　励（兼）

数字编委

（数字编委详见二维码）

数字编委名单

全国高等学校医学影像技术专业第二轮规划教材修订说明

2012年，教育部更新《普通高等学校本科专业目录》，医学影像技术成为医学技术类下的二级学科。为了推动我国医学影像技术专业的发展和学科建设，规范医学影像技术专业的教学模式，适应新时期医学影像技术专业人才的培养和医学影像技术专业高等教育的需要，2015年，人民卫生出版社联合中华医学会影像技术分会、中国高等教育学会医学教育专业委员会医学影像学教育学组共同组织编写全国高等学校医学影像技术专业第一轮规划教材。第一轮规划教材于2016年秋季顺利出版，是一套共有19个品种的立体化教材，包括专业核心课程理论教材8种、配套学习指导与习题集8种，以及实验课程教材3种。本套教材出版以后，在全国院校中广泛使用，深受好评。

2018年至2020年，人民卫生出版社对全国开设了四年制本科医学影像技术专业的高等医学院校进行了调研。2021年成立了全国高等学校医学影像技术专业规划教材第二届评审委员会。在广泛听取本专业课程设置和教材编写意见的基础上，对医学影像技术专业第二轮规划教材编写原则与特色、拟新增品种等进行了科学规划和论证，启动第二轮规划教材的修订工作。通过全国范围的编者遴选，最终有来自全国80多所院校的近300名专家、教授及优秀的中青年教师参与到本轮教材的编写中，他们以严谨治学的科学态度和无私奉献的敬业精神，积极参与本套教材的编写工作，并紧密结合专业培养目标、高等医学教育教学改革的需要，借鉴国内外医学教育的经验和成果，努力实现将每一部教材打造成精品的追求，以达到为专业人才的培养贡献力量的目的。

本轮教材的编写特点如下：

（1）**体现党和国家意志，落实立德树人根本任务。**根据国家教材委员会印发的《习近平新时代中国特色社会主义思想进课程教材指南》要求，本轮教材将结合本学科专业特点，阐释人民至上、生命至上思想；培养学生爱国、创新、求实、奉献精神；建立学生科技自立自强信念；引导学生全面认识医学影像技术在保障人类健康方面的社会责任，提升学生的社会责任感与职业道德。

（2）**坚持编写原则，建设高质量教材。**坚持教材编写三基（基本理论、基本知识、基本技能）、五性（思想性、科学性、先进性、启发性、适用性）、三特定（特定对象、特定目标、特定限制）的原则。党的二十大报告强调要加快建设高质量教育体系，而建设高质量教材体系，对于建设高质量教育体系而言，既是应有之义，也是重要基础和保障。本轮教材加强对教材编写的质量要求，严把政治关、学术关、质量关。

（3）**明确培养目标，完善教材体系。**以本专业的培养目标为基础，实现本套教材的顶层设计，科学整合课程，实现整体优化。本轮修订新增了5种理论教材：新增《医学影像技术学导论》，使医学影像技术专业学生能够更加全面了解本专业发展概况，落实立德树人的育人要求；新增《核医学影像技术学》，满足核医学相关影像技术的教学；新增《医学影像图像处理学》，提升学生对医学影像技术人员必须具备的医学影像图像处理专业技能的学习；新增《口腔影像技术学》，满足了口腔相关特殊影像技术的教学；新增《医学影像人工智能》，推动"医学+X"多学科交叉融合，体现人工智能在医学影像技术领域中的应用。

（4）**精练教材文字，内容汰旧更新。**内容的深度和广度严格控制在教学大纲要求的范畴，精炼文字，压缩字数，力求更适合广大学校的教学要求，减轻学生的负担。根据医学影像技术的最新发展趋势进行内容删减、更新，涵盖了传统医学影像技术（如X线、CT、MRI等）以及新兴技术（如超声、核医学、人工智能等）的基本原理、临床应用和技术进展。做到厚通识，宽视野。

（5）**实现医工融合，注重理论与实践相结合。**编写过程中注重将医学影像技术与医学工程学科有机结合，深入探讨医学影像仪器设计与制造、影像质量评价与优化、图像处理与分析等方面的内容，培养学生的综合素质和跨学科能力。教材编写注重理论与实践相结合，增加临床实例和案例分析，帮助学生将理论知识应用于实际问题解决，培养他们的实践能力和创新思维。

（6）**推进教育数字化，做好纸数融合的新形态教材。**为响应党的二十大提出的"加强教材建设和管理""推进教育数字化"，本轮教材是利用现代信息技术及二维码，将纸书内容与数字资源进行深度融合的新形态教材。特色数字资源包括虚拟仿真、AR 模型、PPT 课件、动画、图片、微课以及电子教材。本套教材首次同步推出电子教材，其内容及排版与纸质教材保持一致，支持手机、平板及电脑等多终端浏览，具有目录导航、全文检索等功能，方便与纸质教材配合使用，进行随时随地阅读。

第二轮规划教材将于 2024 年陆续出版发行。希望全国广大院校在使用过程中，多提宝贵意见，反馈使用信息，为下一轮教材的修订工作建言献策。

主编简介

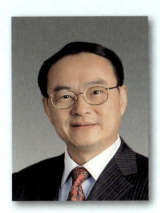

黄　钢

　　黄钢,上海交通大学医学院博士生导师,二级教授,上海健康医学院首任校长,上海市分子影像重点实验室主任,附属仁济医院核医学学科带头人,获"宝钢优秀教师奖"、卫生部有突出贡献中青年专家称号,享受国务院政府特殊津贴。兼任亚洲大洋洲核医学与生物学联盟主席,教育部医学技术类教学指导委员会副主任,教育部临床医学专业认证工作委员会副主任,TC10/SC5 全国医用电器标准化技术委员会医用电子仪器分技术委员会主任,中国医师协会核医学医师分会会长,上海市医师协会副会长;曾任中华医学会核医学分会主任委员,《中华核医学与分子影像杂志》主编等。

　　先后在 *Sciences* 及 *Chemical Reviews* 等发表 SCI 收录论文与综述 300 余篇,多次入选 Elsevier 中国高被引学者及全球顶尖前 10 万科学家,获国内外发明专利授权 20 余项;主编 *Nuclear Medicine in Oncology* 及《核医学与分子影像》等中英文教材与专著 30 余本;作为首席科学家及项目负责人承担科技部重大研发计划、"973" 项目、国家自然科学基金重点项目与国家重大科研仪器专项、国家新药创制项目等科研课题 50 余项,先后获国家科技进步二等奖、华夏医学科技一等奖、国家级教学成果奖等 10 余项奖励。

副主编简介

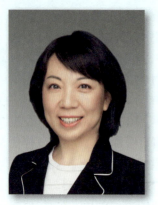

尚　华

尚华，主任医师，教授，博士研究生导师。现任河北医科大学第二医院核医学科主任、河北医科大学医学影像学院核医学技术教研室主任、河北省核医学质控中心主任。兼任国家核医学专业质控中心核医学质控工作学组委员，中国医学影像技术研究会核医学分会委员，中国医学装备协会核医学装备与技术专业委员会委员，河北省女医师协会医学影像专业委员会副主任委员，河北省医师协会核医学科医师分会副主任委员。

从事教学工作至今 23 年。参编医学影像专业参考书 7 本。主持省厅级课题 4 项，均获得河北省医学科技奖一等奖。以第一作者或通信作者在国内外发表论文 20 余篇。

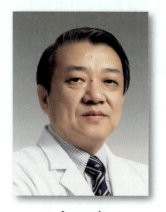

李小东

李小东，主任医师，副教授，硕士研究生导师。现任北京大学医学部核医学系委员，中华医学会核医学分会委员，《中华核医学与分子影像杂志》编委。

从事核医学临床和教研工作 37 年，擅长功能代谢影像诊断与核素靶向治疗。主编／参编教育部和国家卫生健康委员会的本科、长学制、研究生及住院医师规范化培训等规划教材 14 部，副主编本科规划教材《核医学》2 部。主持省部级重点"科研基金"4 项，以第一完成人获省部级科技进步奖二等奖 1 项和三等奖 2 项。

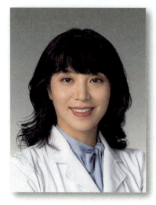

孙夕林

孙夕林，二级教授，博士研究生导师。国家杰出青年科学基金获得者，教育部青年长江学者，龙江青年学者特聘教授。现任黑龙江省肿瘤防治研究所副所长，黑龙江省分子影像重点实验室主任，哈尔滨医科大学附属第四医院核医学科主任，学术带头人及教研室主任。任中华核医学会青年委员及中国抗癌协会青年理事会常务理事等多项学术兼职，是 *European Journal of Nuclear Medicine and Molecular Imaging* 等杂志编委。主要从事核医学的影像诊断和核素治疗工作，科研方向为肿瘤分子影像精准诊疗。主持国家自然杰出青年基金及国家重大科研仪器研制等科研项目 25 项。以第一／通信作者发表 SCI 文章 49 篇，含 *Science translational medicine* 及 *Journal of Nuclear Medicine* 等权威期刊。获授权中国及国际发明专利等共计 67 项。作为第一完成人获黑龙江省政府科技二等奖等科研奖励；作为主编、副主编及编者参编教材或专著 16 部。

前　言

　　《核医学影像技术学》是医学影像技术专业重要的专业课程之一,是医学影像技术专业学生必须了解及掌握的主要内容。随着单光子发射计算机断层显像/X线计算机断层显像(SPECT/CT)、正电子发射计算机断层显像/X线计算机断层显像(PET/CT)、正电子发射计算机断层显像/磁共振显像(PET/MR)等多模态影像设备的普及应用,系统学习及全面掌握核医学设备与相关检查技术,在专业技术人才培养中意义重大。然而,目前用于医学生学习的核医学相关教材较多,但用于核医学技师培养的教材则很少,这与核医学影像技术的快速发展极不匹配,甚至已严重限制了核医学影像技术人才的培养及核医学应用的普及。为此在第二轮医学影像技术教材的论证会中,经与会专家集体讨论建议,增补了《核医学影像技术学》,及时解决了医学影像技术专业理学学位学生所面临的专业教材问题。为了让本教材真正适用于医学影像技术专业学生的学习及满足未来岗位所需,在人民卫生出版社的组织协调下,编委会按期组成。相关编委专家主要是来自一线有丰富经验的核医学高级技师、工程师及医师,在编写内容中不仅体现了"三基"(基础理论、基本知识、基本技能)、"五性"(思想性、科学性、先进性、启发性、适用性)、"三特定"(特定对象、特定目标、特定限制)的原则,而且特别强调核医学诊疗相关技术的原理、方法、流程,图像的采集、处理与技术要点和注意事项等,同时关注技术进步与临床应用价值。全书共计十六章,前六章重点介绍了与核医学相关的核物理概念与基础知识、核医学仪器设备与质量评价、放射性药品与加速器、核医学的辐射防护及科室专业设计要求、核医学分子影像设备的发展前景与价值等,让学生初步掌握影像核医学与分子影像所涉及的成像原理及基本技术,并对核医学分子影像的发展与精准医学的联系及潜在价值有较为全面的认识。后十章重点是核医学的临床应用技术,包括内分泌系统、神经系统等各个器官与疾病显像及常用的核素治疗,大致按照放射性药物学、显像或治疗的适应证与禁忌证、患者准备、图像采集和处理、质量评价、正常及典型异常图像、常见伪影与处理、临床价值等顺序进行编写,以简洁的内容、图文表的并用,重点强调基本原理和良好图像采集处理的技术要点与操作规范,使学生能较为明确地掌握核医学技术操作的理论价值与实际应用,以临床技术为导向,重在能力提升及实际问题的解决。各章后均有小结及习题,供学习时参考。

　　本教材适用于医学影像技术专业本科及专科的学生使用,也可作为临床核医学技师、医师以及护士的参考用书。全体编写组成员均具有丰富的核医学临床操作技术的经验及理论,而且在教学与科研等方面有着全面的积累及扎实的功底。在编写过程中,参编专家针对核医学技术教学的特点与要求,力求体现本科教育所必需的专业基础理论知识和基本技能,同时有效突出重技术、重操作、解决实际临床技术问题的特色,并紧扣行业发展需求及学科技术规律,彼此支持,相互合作,严谨务实,辛勤编著,期望以高质量的教材编写,为医学影像技术专业本科人才培养及教育教学改革作出更大的贡献。但限于我们的水平及时间,本书难免存在一些不足及缺陷,恳请各高等院校的教师、同学、临床技师及医师等读者给予斧正,在此先致谢意。

黄　钢

2024 年 5 月

目 录

绪　论

核医学（nuclear medicine）作为现代医学的重要标志，是研究核技术在医学与健康领域中的应用及其理论的学科，主要是应用放射性核素及其标记的示踪剂，通过核医学设备的可视化检测分析，在机体生理与病理状态下，不仅能有效而灵敏地动态反映器官和组织的功能、代谢、血流的变化，而且能在细胞水平上定量评价代谢、受体分布与基因表达及其分子间相互作用，因此，核医学在疾病诊断、临床分期、疗效判断、耐药预测及预后评价中有着更为精准的价值，尤其在精准医学的转化探索中，分子核医学将发挥不可替代的关键作用。

第一节　核医学的学科内容

作为一门应用核技术在医学与健康领域中进行诊疗实践、机制探索及理论构建的学科，核医学是临床医学不可分割的重要内容，也是多学科相互融合的产物，主要是应用放射性核素、核射线或稳定性同位素及其标记的示踪剂进行疾病诊断、治疗、研究及生命探索。核医学的问世为临床疾病的精准诊治提供了安全、有效的重要手段，但因其涉及领域多、技术手段先进、应用范围广且方法学内涵丰富，核医学的内容与作用需要从多个维度说明。

从学科内容维度，核医学不仅包括影像诊断、功能测定、体外分析和核素治疗，还包括基础医学研究领域的各种示踪实验。因此，核医学不是一项简单的技术，而是由放射性药物学、分子生物学与核探测设备组成，并广泛应用于临床疾病诊治和基础研究领域的一门独立医学学科。从应用领域维度，核医学的应用范围几乎涉及医学及生命科学的各个学科和专业，不仅在临床诊断和治疗中价值独特、意义显著，也被广泛应用于医学科学研究。从技术关联维度，核医学涉及核物理学、电子学、化学、生物学、药物学、计算机及医学等多学科领域。从技术价值维度，核医学不仅代表了当今核技术、医学影像技术、生物示踪技术及分子生物技术等尖端科技发展的水平，而且融入了现代生命科学研究的重要成果，使疾病的诊断、治疗与研究进入了分子时代。

第二节　核医学的学科分类与范畴

根据其应用和研究的范围，核医学可分为基础核医学（basic nuclear medicine）（或实验核医学）和临床核医学（clinical nuclear medicine）（图绪论-1），其中基础核医学主要包括核化学、放射性药品学、核物理基础、核医学仪器与测量、辐射生物学与辐射防护、放射性核素示踪技术、放射性药品代谢动力学、体外放射分析、活化分析、放射自显影与磷屏成像技术等。放射性药品有些技术虽然与其他学科有所交叉，但仍是基础核医学不可缺少的内容，需要仔细学习与掌握。基础核医学是核医学的理论与实践基础，其主要任务是了解与核医学的相关核物理与核化学基础、认识放射性核素检测与标记技术，探索新的诊疗技术和方法，利用其示踪技术进行医学研究与临床转化等。

临床核医学作为临床医学的重要组成部分及现代医学的重要标志之一，根据其临床的作用

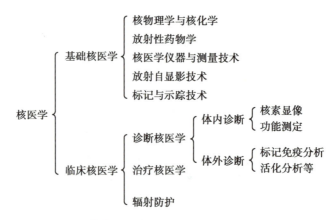

图绪论-1　核医学的学科分类与范畴

可分为诊断核医学、治疗核医学及辐射防护等部分。诊断核医学是利用放射性核素及其标记物的物理、化学和生物原理、技术、方法,通过检测设备,评价机体在正常与异常状态下的生理与病理、生化与功能结构、分子与靶点表达等变化,实现疾病的诊断、分期、疗效评价、预后判断及研究探索等目的,根据放射性核素是否引入机体可分为体内诊断与体外诊断。前者包括器官或组织显像、器官功能测定等;后者是获取机体血液、尿液、分泌物及组织标本等后,在体外通过标记示踪技术进行诊断的方法,包括放射性标记分析技术及非放射性标记技术等。治疗核医学则应用放射性核素及其标记物与相关靶组织的特异性结合或相互作用,或在相关组织及器官的滞留特性,实现有效的靶向定位与持续照射治疗。

　　纵观核医学治疗的发展与起源,应该说,核医学的 ^{131}I 治疗甲状腺疾病,是最早的医学靶向治疗,也是至今为止高特异、最有效的靶向治疗之一。根据治疗的方式不同,核医学治疗可分为内照射治疗和外照射治疗两类。外照射治疗主要利用低剂量放射源进行敷贴或近距离照射治疗疾病。如果以放射性核素作为分类标准,这些应用放射性核素的治疗技术应该属于核医学治疗的一部分,但这类核素治疗在开始应用时已被归入传统放射治疗学科,核医学失去了一些重要的治疗方法。但核医学治疗在发展过程中,新的治疗模式不断出现,如放射性核素靶向治疗等,已展示出优良的治疗效果与临床应用的巨大前景。

　　内照射治疗是治疗核医学的主要应用范畴,也是核医学最具有发展前景的领域之一。随着新的治疗药物,尤其是各类靶向药物的应用和治疗方法的研究进展,治疗核医学将成为临床治疗肿瘤等多种疾病的重要方法。核医学利用放射性核素进行疾病的诊断、治疗与研究。因此,放射性核素的应用十分重要。只有掌握核辐射防护的基本原则和方法,科学合理地应用放射性核素的诊疗价值,才能确保核医学诊疗的实施效果。

　　随着现代医学的快速发展,临床核医学的应用范围越来越广,现已逐步形成了各系统核医学,如心血管核医学、内分泌核医学、神经核医学、肿瘤核医学以及消化、呼吸、造血和泌尿系统核医学等系统学科。

第三节　核医学的发展历史及其与相关学科的关系

　　回顾核医学的发展历史,能够清晰地感受到其与现代科学技术的紧密关系及其学科交叉与融合的突出特性。

一、核物理学与放射化学是核医学的重要基础

核物理学应该是核医学的重要发端，更是核医学的关键理论与实践基础。1896 年，法国物理学家贝可勒尔（Henri Becquerel）受到伦琴发现 X 线的启发，探索矿物在阳光的激发下，是否也能发射使感光胶片产生影像的射线。结果发现，如果将铀矿物和感光胶片包在一起，无论经还是不经阳光照射，均可使感光胶片产生感光影像。贝可勒尔检验了他所有的铀矿物样品，结果类似。由此他意外地发现了铀的天然放射性。这是一种从铀矿石不断地自发放射的某种肉眼看不见的、穿透力强的射线，通常人们将这一重大发现看成是核物理学的开端。

两年后，在法国工作的波兰籍物理学家及化学家玛丽·居里（Marie S. Curie）在实验研究中，设计了一种测量仪器，不仅能测出某种物质是否存在射线，而且能测量出射线的强弱。她经过反复实验发现：铀射线的强度与物质中的含铀量成比例，而与铀存在的状态以及外界条件无关。在分析已知的化学元素和所有的化合物后，居里夫人发现，发出射线的现象绝不仅仅是铀的特性，而是有些元素的共同特性。她将这种现象称为放射性（radioactivity），将具有这种性质的元素称为放射性元素。由此她发现一种比铀放射性高四百倍的新放射性元素，居里夫人建议以她的祖国波兰的名字构造新元素的名称钋（polonium），并建立了最早的放射化学工作方法。

随后玛丽·居里与她的丈夫皮埃尔·居里从沥青铀矿内提炼出比铀的放射性高百万倍的新的放射性元素，命名为镭（radium）。1903 年，居里夫妇和贝可勒尔共获诺贝尔物理学奖。1911 年因分离出高纯度的金属镭，居里夫人又获得诺贝尔化学奖，成为世界上第一位两次获得诺贝尔奖的科学家。镭虽然不是人类第一个发现的放射性元素，但却是放射性最强的元素之一。医学研究发现，镭射线对于各种不同的细胞和组织，作用大不相同，那些增殖快速的细胞对镭的照射格外敏感，这个发现使镭成为治疗肿瘤的有力手段。肿瘤细胞增殖速度快，代谢力强，对镭的辐射更为敏感。这种新的治疗方法很快在世界各国发展起来。在法国，镭照射治疗被称为"居里疗法"。

在放射性的研究中，英国物理学家欧内斯特·卢瑟福（Ernest Rutherford）做了一系列开创性的工作。他通过巧妙的实验设计，有效区分出射线的不同类型。他把铀、镭等放射性元素放在一个铅制的容器里，在铅容器上只留一个小孔。由于铅能阻挡放射线，所以只能从小孔中射出部分射线束。卢瑟福在放射线束附近放了一块很强的磁铁，结果发现有一种射线不受磁铁的影响，保持直线行进，说明这组射线不带电。进一步研究发现，这组不带电的射线具有很强的穿透力，一般的材料如纸、木片等物质难以阻挡，只有较厚的铅板才可完全屏蔽，被称为 γ 射线。第二种射线受磁场影响而偏向一侧，根据磁场的方向被判断为带有正电，这组射线的穿透力很弱，只用一张纸即可完全挡住。这就是卢瑟福发现的 α 射线。第三种射线根据其偏转方向被判断为带有负电，性质同快速运动的电子一样，被称为 β 射线。卢瑟福对 α 射线进行深入研究后提出，α 射线是带正电的粒子流，是氦原子的离子，即少了两个电子的氦原子。他因发现铀能发射 α 和 β 射线，确立了放射性是源于原子内部的变化。放射性或粒子的释放，能使一种元素嬗变为另一种元素，为此，他首次提出了放射性半衰期的概念。这一发现打破了元素不会变化的传统观念，使人们对物质结构的研究进入到原子内部这一新的层次。

为此卢瑟福荣获 1908 年诺贝尔化学奖。

卢瑟福的伟大不仅仅是提出了放射性半衰期及创建了卢瑟福原子模型（行星模型），更重要的是卢瑟福的胸怀和育人的成果。在他的助手和学生中，先后有 12 人荣获诺贝尔奖，他的实验室被后人称为"诺贝尔奖得主的幼儿园"。在卢瑟福实验室，作为卢瑟福的助手，弗雷德里克·索迪（Frederick Soddy）于 1910 年提出了著名的同位素假说：同位素是一类具有不同原子质量，但原子序数相同，且物理、化学性质完全一样的化学元素变种，即质子数相同而中子数不同，在化学元素周期表列入同一位置。索迪因放射性物质及天然同位素的研究，获得了 1921 年诺贝尔化学奖。

1922 年卢瑟福的学生、物理学家弗朗西斯·威廉·阿斯顿（Francis William Aston）因质谱仪

的发明、同位素和质谱的研究荣获了诺贝尔化学奖。1927 年亚瑟·霍利·康普顿（Arthur Holly Compton）因发现康普顿效应荣获诺贝尔物理学奖。康普顿曾在 1919—1920 年间在卢瑟福实验室以访问学者的身份进行了 γ 射线的散射实验，他发现用经典理论无法解释实验结果。回到美国实验室后，他用单色 X 线和布拉格晶体光谱仪做实验，通过不同角度在靶周围测量散射互射线波长，发现散射波中含有波长增大的波，该现象就是著名的康普顿效应。康普顿的学生，从中国赴美留学的吴有训先生对康普顿效应的进一步研究和检验有很大贡献，并证实了康普顿效应的普遍性。

伊伦娜·居里（Irène Joliot-Curie，玛丽·居里的女儿）与丈夫弗雷德里克共同研究发现，用 α 粒子轰击铝时，可以产生磷的放射性核素。这是第一次用人工核反应方法生产了放射性核素，他们的发现为放射化学开辟了新的途径，为此，1935 年伊伦和弗雷德里克同时获得了诺贝尔化学奖；同年，詹姆斯·查德威克（James Chadwick）因发现了中子而获诺贝尔物理学奖；1936 年卡尔·大卫·安德森（Carl David Anderson）因发现了正电子而获诺贝尔物理学奖，为当今正电子发射体层显像（PET）奠定了开创性基础。

安德森在研究宇宙线时，在云室的轨迹中发现了一种质量与电子相当，但是带有正电荷的新粒子——正电子。实际上，在正电子的发现中，中国物理学家赵忠尧教授早于安德森 2 年，即 1930 年首次捕捉到正电子。卢瑟福在赵忠尧先生写的"硬 γ 射线与原子核的相互作用"论文前加了按语："这一结果提供了'正-负'电子对产生的又一证据。"1934 年费米在已有辐射理论和中微子理论基础上提出了 β 衰变的费米理论，并实验演示了几乎所有元素在中子轰击时都会发生的核变化。这个工作促进了慢中子和核裂变的发现。由于在中子轰击，尤其是热中子轰击方面的成绩，费米于 1938 年获得诺贝尔物理学奖。

1929 年，欧内斯特·奥兰多·劳伦斯（Ernest Orlando Lawrence）提出回旋加速器的构造原理，即利用一个均匀磁场，使加速粒子沿螺旋形路径运动。在运动平面内，粒子将越过一个加速间隙，间隙里有一外加射频电场，其变化频率与离子旋转频率同相，以保证粒子每一次通过加速区时都能得到加速。次年在美国加州大学伯克利分校里，劳伦斯安装了第一台回旋加速器，为人工生产短半衰期放射性核素创造了条件，并于 1939 年获得诺贝尔物理学奖。1942 年，费米等人建立了世界上第一座核反应堆，使得人工放射性核素的大批量生产成为可能，为核医学的发展提供了必要的条件。

二、核技术的医学应用与转化

放射性核素的发现，激发了人们探索其在临床诊治的应用前景。乔治·海维西（George de Hevesy）首先提出了"示踪技术"的概念，被后人尊称为"基础核医学之父"。海维西曾在英国与卢瑟福一起工作，并对放射性核素在生命代谢中的研究颇感兴趣。他发现放射性铅与普通铅在化学性质上没有差别。1923 年他尝试用含有天然放射性核素 ^{212}Pb 的溶液来浇灌植物，用于观察铅在植物中的吸收和分布情况，通过放射性监测仪器跟随放射性元素的踪迹，可观察生命组织内部新陈代谢反应的动态变化。随后人工放射性核素及加速器与反应堆等生产放射性核素技术的出现，为放射性同位素示踪法的更快发展和广泛应用提供了基本条件和有力保障。因同位素示踪法揭示了生命代谢的创举性贡献，1943 年海维西荣获诺贝尔化学奖。

1926 年，美国波士顿内科医师布卢姆加特（Blumgart）等首先应用放射性氡研究人体动、静脉血管床之间的循环时间，开创了人体内示踪研究的先河，布卢姆加特也被誉为"临床核医学之父"。在居里夫妇发现了放射性元素镭之后，人们尝试用镭的强放射性对皮肤病变及肿瘤进行治疗，并取得了良好的效果。镭在衰变过程中放出 α、β 和 γ 三种射线，治疗上主要利用其 γ 射线，能大量杀伤及破坏癌组织，使肿瘤缩小，缓解病症。在 20 世纪中叶之前，镭锭治疗是很重要的肿瘤治疗方法，复旦大学附属肿瘤医院曾是中比镭锭治疗院。

进入 20 世纪 30 年代,随着人工放射性核素的研制成功,核素治疗得到了进一步发展。1936 年,^{32}P 被用于白血病的治疗;1942 年,^{131}I 被用于治疗甲状腺功能亢进症;1946 年 ^{131}I 被用于治疗功能性转移性甲状腺癌,标志着治疗核医学进入了临床应用。1959 年,罗莎琳·萨斯曼·耶洛(Rosalyn Sussman Yalow)与所罗门·伯森(Solomon Berson)创建了测定血中肽类激素的新方法——放射免疫分析(radioimmunoassay,RIA)技术,开创了生物体微量分析的全新领域。该技术从免疫反应逐步扩展到非免疫反应,标记物从放射性标记抗原、标记抗体发展到标记其他配体,如受体配体、激素、氨基酸、微生物等。放射免疫分析的原理也被应用到其他非放射性标记免疫分析中,所有这些微量分析技术都具有灵敏度高、特异性强和测量精确的特点,现已成为现代医学诊断和研究的重要手段。耶洛与伯森因放射免疫分析法,荣获 1977 年诺贝尔生理学或医学奖。

三、核医学仪器的发展历程

核医学技术的基本组成包括放射性核素及其标记的化合物与核医学检测设备。放射性核素标记的化合物是核医学诊疗最为重要的内容,也是核医学不同于其他影像学科并能独特地探测组织和器官功能、代谢、血流、受体与基因表达等的关键所在。有关放射性核素标记的化合物内容将在第二章"放射性药品"中详细介绍。核医学设备的发展直接推动了核医学的进步与应用。盖革-米勒计数器(Geiger-Müller counter)是最早用于射线测定的设备,根据射线对气体的电离性质设计,当有高速粒子射入管内时,粒子的能量使管内气体电离导电,在丝极与管壁之间迅速产生气体放电现象,从而输出一个脉冲电流信号。用于探测电离辐射的粒子探测器,通常可灵敏探测 α 粒子和 β 粒子,有些型号的盖革-米勒计数器可以探测 γ 射线及 X 线,但探测灵敏度较低。

1948 年霍夫施塔特(Hofstadter)研发了用于 γ 闪烁测量的碘化钠晶体,随后碘化钠闪烁计数器提升了 γ 射线的探测效果。1951 年,美国加州大学的卡森(Cassen)研制出第一台闪烁晶体扫描机,并获得了第一幅人甲状腺扫描图,标志着核医学影像的诞生,为此美国核医学协会专门设立了"Cassen 奖"。1952 年,美国宾夕法尼亚(Pennsylvania)大学的医学生戴维·库赫(David Kuhl)设计了扫描点阵打印法,1959 年他又研制了双探头扫描机,利用成角扫描获得体内放射性的不同投影后,再用简单的反投影第一次重建了体内放射性核素的体层图像,第一次提出了发射断层重建技术,为日后发射计算机断层显像仪(ECT)的研制奠定了基础。1957 年 Hal Anger 研制出第一台 γ 照相机,与核素扫描机比较,图像分辨力明显提高,并使核医学由静态显像进入动态显像。

1976 年 Keyes 和 Jaszezak 分别成功研制出第一台通用型单光子发射计算机断层显像仪(SPECT)及头部专用性 SPECT,从此核素显像进入三维断层时代。SPECT 不仅具有断层功能,而且与 γ 照相机相比,其在灵敏度与分辨力方面也有大幅提升。1991 年美国加州大学的 Hasegawa 与 Lang 等将 SPECT 与计算机断层显像(CT)组合成为双模态影像系统,推出了 SPECT/CT 的原型机。正电子发射体层显像仪(PET)的研发似乎早于 SPECT。早在 1950 年,Brownell 等开发出正电子符合探测系统;1975 年 Ter-Pogosian 等成功研制了第一台环形探测器的正电子符合成像系统,确定了 PET 的基本技术路线并沿用至今。1992 年 PET 被用于全身显像;1995 年 Townsend 等研制出集 PET 与 CT 于一体的 PET/CT;1998 年第一台专用 PET/CT 的原型机被安装在美国匹兹堡大学(University of Pittsburg)医学中心,2001 年被广泛应用于临床;2010 年第一台 PET/MR 一体机问世。应该说,SPECT/CT、PET/CT、PET/MR 等多模式分子影像的临床应用,不仅融合了 CT 和 MR 解剖分辨力高的优势,克服了传统核医学功能影像图像分辨力及定位精度不佳的问题,而且通过不同影像技术的融合,推进了影像学科间的交叉与密切合作,使医学影像进入到高灵敏、更特异、优分辨的分子影像时代,展示出功能代谢影像与高分辨解剖形态影像的完美结合,多模式分子影像进入了一个崭新的阶段。

20 世纪 70 年代中期,电子计算机被应用于核医学领域,全面提升了核医学影像处理能力,使核医学成像由定性分析进入定量分析,由平面显像进入断层显像,而核医学影像储存与传输系统(PACS)更是将核医学影像资源与专家资源从局部科室扩展到网络共享,让链接交流无处不在,使远程会诊及虚拟现实的专家支持随时可得。以 ^{99m}Tc 为代表的短半衰期核素促进了 SPECT 的发展与普及。以(^{18}F-氟代脱氧葡萄糖)^{18}F-FDG 为主的正电子代谢示踪剂,有效提升了核医学在临床诊断,尤其是肿瘤早期诊断、临床分期、疗效判断及预后评价方面的重要价值,使核医学影像成为临床诊断与治疗指导不可或缺的重要方法。

以上核医学的发展历程已充分显示:虽然核医学是医学的重要组成部分,但它的起源与核物理学密切相关;核医学的示踪与化学、药物学及生物学密不可分;而核医学设备的进步,则依赖于电子学、材料学、计算机等多学科的转化应用。核技术在医学及生物学中的探索及关键价值,又让人们的认识进入细胞与分子水平。通过放射性核素的灵敏示踪技术,可在生理与病理状态下,从分子水平动态监测机体内各种物质的代谢变化、基因表达、受体功能及分布等重要的生命信息。在现代生物学的发展中,核医学示踪技术也发挥了至关重要的作用,如核糖核酸到脱氧核糖核酸的反转录(RNA-DNA 反转录)、遗传密码、胆固醇的合成与代谢研究、细胞周期以及细胞膜受体、人体各种激素与微量物质的定量分析等,许多创新性工作甚至改写了医学与生物学的历史,有多项标志性成果获得了诺贝尔奖。

而分子生物学的突飞猛进,又使相关技术与成果融入核医学示踪与靶向应用转化,形成了核医学又一新的分支学科,即分子核医学与分子影像。在当今的分子影像中,核医学的分子影像已经走在前列并被广泛应用于临床,特别是 PET/CT 及 PET/MR 代谢显像、受体显像等技术,在临床诊断、疾病分期、疗效评价与治疗决策等方面展示了独特价值,已成为临床最为成熟的分子影像技术。

四、中国核医学的发展历程

我国核医学的发展较晚。1956 年在当时的军委卫生部领导下,西安第四军医大学举办了生物医学同位素应用训练班,由丁德泮和王世真两位留美归国的知名教授担纲讲席,这是我国第一个同位素技术应用培训班,标志着中国实验核医学的起步。同年根据当时的中苏协议,中国派出一批医学专家赴苏联学习核医学和放射医学。1958 年在北京、天津、上海及广州依次举办了四期放射性核素临床应用训练班,成为临床核医学的关键起点,并培养了第一代中国临床核医学工作者。当时我国拥有的设备较为简单,主要是 64 进位定标器和盖革计数管,所用同位素主要是苏联进口的 ^{131}I 和 ^{32}P,而临床应用则为 ^{131}I 诊治甲状腺疾病和 ^{32}P 测定组织血流及血液病治疗等。

1958 年中国原子能科学研究院(401 所)实验性重水反应堆的建成与运行,为堆照放射性核素的生产创造了条件。1961 年国家科委与卫生部联合下达《医用同位素试制任务书》,由 401 所研制 $Na^{131}I$ 及 ^{32}P,从此核医学有了国产的放射性核素。从 20 世纪 60 年代起,全国各地先后引进各类扫描机、甲状腺功能测定仪、肾图仪、放射性计数仪等,^{131}I 的临床诊治开始普及,为临床核医学的专业发展奠定了良好基础;20 世纪 70 年代之后,中国核医学发展进入了第一个黄金期,γ 相机的引进与国产化、彩色扫描机的研发与应用以及放射性核素的国产化研制,尤其是钼-锝(^{99}Mo-^{99m}Tc)发生器与锡-铟(^{113}Sn-^{113m}In)发生器及其配套药盒在临床的推广,使核医学显像的临床价值日渐凸显。各医院分别建立了核医学科,促进了核医学的临床普及。

加强国内外学术交流,是提高中国核医学学术水平的主要路径。中华医学会核医学分会自成立以来,不仅举行了丰富多样的国内学术交流,推动核医学的人才培养与普及提升,而且在国际交流与合作中亮点频现。20 世纪 80 年代以后,大批核医学专业人员通过各种途径出国学习与培训,或参观、考察及参加各类国际学术交流,包括美国核医学年会、欧洲核医学年会、世界核医学与生物学联盟大会及亚太核医学与生物学联盟会议等。多边地区性核医学交流不断增加,如中日韩核医学学术交流会议等。世界知名的核医学专家来华交流也日渐频繁。

进入 21 世纪,中国核医学从"走出去"学习交流到"走出去与请进来"并举,核医学专家不仅参加并展示中国核医学的经验,而且主办或承办各类核医学国际会议。2004 年北京首次承办了"第八届亚洲大洋洲核医学和生物学联盟大会";2019 年上海又一次承办了"第十三届亚洲大洋洲核医学和生物学联盟大会",本次会议同时嵌入多个不同类型的国际专题会议,参加的中外嘉宾人数近 2 000,场面盛况空前。2021 年 7 月黄钢教授正式当选为亚洲大洋洲核医学和生物学联盟主席,李亚明教授当选为东亚核医学联合会的主席,这是中国核医学专家首次在国际常设机构担任重要职务。作为常设国际学术组织,亚洲大洋洲核医学和生物学联盟设有继续教育学院、亚洲核医学会士(Fellow)考试委员会等机构及《亚太核医学与生物学杂志》(AOJNMB),承担亚洲大洋洲核医学应用推广与人才培养等。

目前国际主要的核医学学术组织有美国核医学与分子影像学会(SNMMI)、欧洲核医学学会(EANM)、亚洲大洋洲核医学和生物学联盟(AOFNMB)及世界核医学与生物学联盟(WFNMB)等。相信未来将有更多的中国核医学专家出任国际相关核医学的学术组织领导人,共同参与核医学在世界各地的发展与人才培养,不断提高中国在国际核医学的地位与影响力。

核医学发展的关键在人才。1977 年我国将核医学作为医药院校本科生必修课,此后教育部和卫生部先后组织编写了多版临床医学本科生,医学影像专业本科生,临床医学七年制、八年制、研究生及住院医师规范化培训等国家级规划教材,并设立了"影像医学与核医学"的硕士学位授予与博士学位授予点。为增强核医学影像技师队伍的实力,医学影像技术专业在近百所高等院校开设,《核医学影像技术学》于 2023 年被首次纳入人民卫生出版社医学影像技术专业系列教材,解决了医学影像技术专业理学学位学生所面临的专业教材问题。为积极发挥学术组织的重要作用,1980 年中华医学会核医学分会正式成立,各省市核医学分会也陆续成立;1981 年《中华核医学杂志》正式创办,2012 年更名为《中华核医学与分子影像杂志》;2011 年 4 月中国医师协会核医学医师分会成立。经过数十年的发展,我国核医学与世界发达国家的核医学水平差距已逐渐缩小,核医学显像仪器由引进转变为自主研发,PET/CT 与 PET/MR 完全实现了国产化,并达到或超过了国际水平,尤其是我国某公司首创的 2m PET/CT,引领全身动态成像的新模式,使我国核医学的设备条件与发达国家处于同一水平。

展望未来,中国核医学将与世界同步并快速发展。新型显像剂的自主研发与临床应用,全面推动了集诊断与治疗于一体的核素及其标记物转化临床,如 ^{177}Lu、^{188}Re 等核素既发射适合单光子显像的 γ 射线,又发射适合治疗的 β 粒子,这些放射性核素标记的靶向分子(如单抗、配体及靶向药物等),有望实现影像诊断与治疗一体化(theranostics)的目标。靶向放射性药品载体研究是核素治疗的主要内容,目前具有临床发展前景有放射免疫靶向治疗、放射标记小分子靶向治疗及多靶点联合治疗、受体介导的靶向治疗、放射性核素基因治疗、放射性核素粒子肿瘤组织间定向植入治疗等。可以预想,未来治疗核医学的发展,尤其是核素偶联靶向药物、双偶联靶向与毒性药物等将实现放射性照射与毒性药物对肿瘤的双重杀伤,由此改变传统的肿瘤治疗模式与思维,具有靶向性的核素治疗将成为继化学治疗、手术治疗、放射治疗及免疫治疗后又一具有发展前景的新兴治疗模式。随着科学技术的发展,特异性靶向核素治疗的发展有可能超过核医学影像诊断,成为现代治疗学的重要手段。

综上所述,核医学不仅是一个独立的、快速发展的临床医学学科,更是应用基础研究向临床转化的关键桥梁,它为人类探索生命现象、观测机体内物质代谢和生命活动提供了重要的路径与方法,同时也是疾病治疗的重要手段。随着现代医学及分子医学的发展,分子核医学的重要性将日益凸显,人才需求也越来越多,发展前景越来越广阔,无论是核医学技师、放射性药师,还是核医学医师,将是在未来相当长时间内最为紧缺的医学专业人才。

（黄　钢）

第一章 核物理基础与核医学技术

核物理学又称原子核物理学,是20世纪新建立的一个物理学分支。它研究原子核的结构和变化规律,射线束的产生、探测和分析技术以及与核能、核技术应用有关的物理问题。它是一门既有深刻理论意义,又有重大实践意义的学科。在核物理发展的最初阶段人们就注意到它的可能的应用,并且很快就发现了放射性射线对某些疾病的诊疗作用。这是它在当时就受到社会重视的重要原因。直到今天,核医学仍然是核技术应用的有关重要领域。

第一节 核物理基础

一、原子结构

(一)原子的组成

自然界中,分子是物质中最小的单元。分子是由原子通过一定的作用力并且由固定次序和排列方式结合而成。原子由原子核和绕核运动的电子组成。原子核(nucleus)由质子(proton)和中子(neutron)组成,质子和中子统称为核子(nucleon)。原子直径的数量级大约是10^{-10}m,它的质量极小,主要集中在质子和中子上。原子核外电子按照K、L、M、N、O、P、Q分层。电子先排布在能量最低的电子层内(K→Q即为能量低→高)。第一层电子数不超过2个;每层电子数不超过$2n^2$个(n为整数值的量子数);最外层电子数不超过8个(如果第一层是最外层,那么最外层电子数不超过2个);次外层不超过18个,倒数第三层不超过32个。

(二)原子的表示方法

原子的表示方法是把元素符号X写在中间,质量数A置于元素符号的左上角,原子序数Z置于元素符号左下角,中子数N置于元素符号右下角。通常我们都把质量数及中子数省略掉,只写元素符号及质量数:^AX。

(三)原子核能级状态

1. **基态(ground state)** 原子能量处于最低的稳定能级状态。

2. **激发态(excited state)** 原子核在受到某些条件作用后(核反应、核裂变及放射性衰变等)仍处于高能状态,表示为^{Am}X,如^{99m}Tc。激发态的原子一般不稳定,它很快通过释放过剩的能量再回到基态。

二、基本概念

1. **核素(nuclide)** 质子数相同,中子数也相同,且具有相同能量状态的原子,称为一种核素。

2. **同质异能素(isomer)** 是质子数和中子数都相同,但处于不同的核能状态的原子,如^{99m}Tc、^{99}Tc。

3. **同位素(isotope)** 凡质子数相同而中子数不同的核素在元素周期表上处于相同位置,互称为该元素的同位素,比如碘元素有^{131}I、^{125}I等。

三、核衰变及其规律

(一)核力和放射性核素

原子核的稳定性由核子之间的核力和质子之间的静电排斥力的相对大小决定,与核内质子数和中子数的比例有关。质子数小于20,中子数和质子数之比等于1,原子核稳定。随着原子序数增加,中子数和质子数之比比值越大,稳定性越差。质子数大于等于84的原子核一般都是不稳定的。原子核稳定,不会自发衰变的核素称为稳定核素(stable nuclide)。原子核处于不稳定状态,需通过核内结构或能级调整才能趋于稳定的核素称为放射性核素(radioactive nuclide),放射性核素的原子由于核内结构或能级调整,自发地释放出一种或一种以上的射线并转化为另一种原子的过程称为放射性衰变(radioactive decay)。

(二)核衰变类型

1. α衰变 放射性核素衰变时释放出α射线的衰变称为α衰变(alpha decay)。α射线实质就是^{4}He原子核(2个质子,2个中子)。α衰变后子核位置在元素周期表左移两位。

$$^{238}U(铀) \rightarrow {}^{234}Th(钍) + {}^4He + Q$$

α衰变的特点是电离能力强,射程短,穿透能力较弱,它一般发生在原子序数大于82的核素中。

2. β衰变 又分β$^-$衰变、β$^+$衰变和轨道电子俘获三种方式。

β$^-$衰变:放射性核素释放出β射线产生的衰变称为β$^-$衰变(beta$^-$ decay)。一般来说,中子相对丰富的放射性核素常发生β$^-$衰变。核素发生衰变后,质子数增加1,中子数减少1,质量数不变,衰变反应公式如下。

$$^A_Z X \rightarrow {}^A_{Z+1} X + \beta^- + \bar{\upsilon} + Q$$

比如核医学常用的磷-32治疗血管瘤,其衰变公式如下。

$$^{32}_{15}P \rightarrow {}^{32}_{16}S + \beta^- + \bar{\upsilon} + Q$$

β$^+$衰变:放射性核素释放出正电子(β$^+$射线)产生的衰变称为β$^+$衰变(beta$^+$ decay 或 positron decay)。一般来说,中子相对缺乏的放射性核素常发生β$^+$衰变。核素发生衰变后,质子数减少1,中子数增加1,质量数不变,衰变反应公式如下。

$$^A_Z X \rightarrow {}^A_{Z-1} X + \beta^+ + \upsilon + Q$$

用于正电子发射计算机断层仪的氟-18,其衰变公式如下。

$$^{18}_9F \rightarrow {}^{18}_8O + \beta^+ + \upsilon + Q$$

电子俘获:原子核俘获一个核外电子使核内质子变成中子并释放中微子的过程称为电子俘获(electron capture,EC)。

原子核俘获一个内层(K层或L层)轨道电子而衰变成质子数减少1,质量数不变的另一种原子核。在内层俘获发生时,必有外层电子去填补内层上的空位,由于发射轨道跃迁,所以会释放出具有子体特征的标识X线;这一能量也可能传递给更外层电子,使它成为自由电子发射出去,这个电子称作俄歇电子(auger electron)。

3. γ衰变(gamma decay)或γ跃迁 当放射性核素发生α衰变或β衰变时,新子核会处于激发状态,当新子核再回到基态的时候,会将多余的能量以γ光子的形式发射出去,这一过程称为γ衰变。γ光子不带电荷,运动速度等于光速,穿透力强,非常适合体外显像。比如核医学常用的钼-锝发生器就是产生γ衰变。

$$^{99}\text{Mo} \rightarrow {}^{99m}\text{Tc} + \beta^- \rightarrow {}^{99}\text{Tc} + \gamma$$

(三)核衰变规律

1. 衰变公式 放射性核素衰变表达式为

$$N = N_0 e^{-\lambda t}$$

式中,N_0 表示初始放射性原子核数,t 表示衰变时间(decay time),e 表示自然对数底(base of natural logarithm),λ 表示衰变常数(decay constant),表征放射性原子核衰变速率的特征参数,其大小只与原子核本身性质有关,与外界条件无关,不受物理特性及化学特性等因素影响,数值越大表示衰变越快。

2. 半衰期

(1)物理半衰期(physical half life,$T_{1/2}$):放射性核素减少一半所需要的时间,它反映了核素衰变的速度。比如核医学常用的核素 ^{131}I 的物理半衰期是 8.04 天,^{18}F 的物理半衰期是 109.7 分钟。

(2)生物半衰期(biological half life,T_b):放射性核素在生物体内因代谢等各种生物过程排出一半所需要的时间。

(3)有效半衰期(effective half life,T_e):机体代谢和物理衰变两个因素作用造成放射性核素减少一半所需要的时间。

三者的关系为

$$\frac{1}{T_e} = \frac{1}{T} + \frac{1}{T_b}$$

可得到

$$T_e = \frac{T T_b}{T + T_b}$$

(四)放射性活度及单位

放射性活度(radioactivity,A)表示单位时间内发生衰变的原子核数。

$$A = dN/dt$$

放射性活度的国际单位为贝克勒尔(Bq),表示每秒有一个原子衰变。旧制单位是居里(Ci),$1\text{Ci} = 3.7 \times 10^{10}\text{Bq}$。

四、射线与物质的相互作用

(一)带电粒子与物质的相互作用

1. 电离与激发 带电粒子通过物质的时候,由静电作用使得原子核外电子脱离原子轨道形成自由电子的过程称为电离(ionization)。如果在静电作用下只是原子核外电子发生了轨道跃迁而没有形成自由电子,那么这一过程称为激发(excitation)。激发态的原子极不稳定,它很快就会释放电磁波回到基态。因此我们可通过电离效应测量射线能量并进行辐射防护,通过激发效应制作闪烁探测器。

2. 散射(scattering) 带电粒子通过物质的时候,与物质的原子核碰撞而改变运动方向的过程称为散射。如果方向改变而能量不变,则称为弹性散射。一般来说,带电粒子质量越小,散射越明显。

3. 韧致辐射(bremsstrahlung) 带电粒子通过物质的时候,接近原子核时与原子核的库仑场相互作用,其运动方向及速度都发生改变,能量降低,多余的能量以 X 线的形式辐射出来,这一过程称为韧致辐射。韧致辐射释放的能量与物质原子序数平方成正比,与带电粒子质量成反比。

4. 湮灭辐射（annihilation radiation） β⁺粒子在介质中运行一定距离后能量耗尽，与物质中的自由电子（e⁻）结合后正负电子同时消失，转化为两个方向相反、能量相等（511keV）的γ光子，这一过程称为湮灭辐射。

（二）光子与物质的相互作用

1. 光电效应（photoelectric effect） 能量较低的γ光子通过物质时，与介质轨道内层电子发生碰撞，把能量全部交给轨道电子并使之脱离原子形成光电子，γ光子消失，这一过程称为光电效应。

2. 康普顿效应（Compton effect） 具有中等能量的γ光子通过物质时，与原子核外电子碰撞，把一部分能量交给电子，使之脱离原子，而γ光子本身能量降低，运行方向发生改变，这一过程称为康普顿效应。其中发射出去的电子称为康普顿电子，也称为反冲电子。

3. 电子对效应（electron pair effect） 能量大于等于1.022MeV的γ光子通过物质时，其中1.022MeV的能量在物质原子核电场作用下转化为一个正电子和一个负电子，生成电子对，这一过程称为电子对效应。

第二节 放射性核素示踪与核医学显像技术

一、放射性核素示踪技术

（一）放射性核素示踪技术的定义及原理

放射性核素示踪技术是以放射性核素或标记化合物为示踪剂，应用射线探测仪器探测其行踪，从而研究示踪剂在生物体系或外界环境中分布及运动规律的技术。可以说，核医学的各种诊断技术都是建立在核素示踪技术之上的，无论是显像、功能测定，还是体外分析技术。

放射性核素之所以能作为示踪剂是基于以下两点。

1. 同一性 放射性核素及其标记化合物和相应的非标记化合物具有相同的化学及生物学性质。由于一种元素的所有同位素化学性质相同，在生物体内所发生的化学变化、免疫学反应和生物学过程也都是完全相同的，所以生物体或生物细胞不能区分同一元素的各个同位素，而是一视同仁地对待它们。同样，放射性核素标记化合物也具有同一性，因为标记化合物与被研究的物质也有相同的生物学性质和代谢途径。这个过程一般不改变化合物的原有结构，也不影响该化合物的原有性质。在核医学中，放射性¹³¹I可用来研究稳定性¹²⁷I的生物学行为，³H-TdR（氚标记的胸腺嘧啶脱氧核苷）可用来研究细胞增殖功能等。

2. 可测性 放射性核素及其标记化合物和相应的未标记化合物虽然具有相同的化学性质和生物学行为，但是它们的物理学性能却不同。放射性核素及其标记化合物可发出各种不同的射线，且能够被放射性探测仪器所测定或被感光材料所记录。放射性示踪剂在生物体系或外界环境的代谢过程中，由于放射性核素的原子核不断地衰变而发出具有一定特征性的射线，这些射线可以用放射性探测仪器探测出来，所以可以对标记的物质进行精确定性、定量及定位的研究。

放射性核素示踪剂在体内的生物学行为主要取决于被标记物，而其标记的放射性核素在整体示踪研究体系中主要起着示踪作用。虽然用于放射性示踪实验的常用放射性核素并不算多，比如物质代谢转化研究中的³H、¹⁴C、³²P等，体外放射分析中的¹²⁵I，器官功能测定与显像的¹³¹I、⁹⁹ᵐTc、¹¹¹In、¹⁸F、¹¹C、¹³N、¹⁵O等，但是用这些核素标记的化合物却可达数百种之多，相同的核素标记在不同化合物上，表现出来的体内代谢过程和生物学行为以及用途可能完全不同，并且随着新的标记化合物的研制，核医学的应用范围将不断扩展。例如，⁹⁹ᵐTc是临床上最常使用的放射性核素，高锝酸盐离子（⁹⁹ᵐTcO₄⁻）本身主要被甲状腺、唾液腺以及消化腺摄取，可用于甲状腺功能测定和甲状腺显像,但 ^{99m}Tc-HMPAO(^{99m}Tc 标记六甲基丙二胺肟)可透过血脑屏障到达脑组织,用于脑血流显像,^{99m}Tc-MIBI(^{99m}Tc 标记甲氧基异丁基异腈)聚集于心肌组织和某些肿瘤组织,可用于心肌灌注显像和肿瘤阳性显像,^{99m}Tc-DMSA(^{99m}Tc 标记二巯基丁二酸)则主要被肾小管上皮细胞吸收和浓聚,可用于肾皮质显像等。因此,应根据实验对象和目的的不同,实验方法的不同,选择适当的放射性核素和标记化合物。

（二）放射性核素示踪技术的基本方法及特点

1. 放射性制剂的选择 了解标记物的标记位置、射线类型,同时对放射化学纯度和放射性核素纯度、放射性核素半衰期、示踪剂射线能量及放射性活度进行选择。

2. 示踪剂的剂量选择 包括化学量与放射性活度选择,既要满足放射性测量的精度要求,又要考虑辐射生物效应尽可能小的原则。

3. 放射性生物样品的制备及测量 对 γ 放射性样品,一般可直接用井形计数器测量,而对 β 放射性样品,则需根据情况采用消化法和燃烧法进行处理后,应用液体闪烁计数器测量。

4. 示踪实验的数据处理与结果分析。

（三）放射性核素示踪技术的主要类型及应用

1. 核素稀释法 根据化学反应物在稀释前后质量相等的原理,分为正稀释法和反稀释法,可用于测定血容量、全身水含量及细胞外液量等。

2. 物质转化的示踪研究 用于了解前体与代谢产物间的关系、中间代谢物顺序的比活度测定等。

3. 动态平衡的示踪研究 用于了解正常情况下或疾病状态下,生物体内某种物质运动的量变规律。

4. 器官功能测定、器官显像以及体外放射分析技术等 均利用了示踪技术的原理。

（四）放射性核素示踪技术的优点

1. 灵敏度高 由于射线的特性、放射性测量仪器的检测能力以及标记化合物的比放性很高,所以放射性核素作为示踪物时,可以精准地探测出微量的物质,一般可达到 10^{-18}~10^{-14}g 水平,这对于研究体内或体外微量生物物质的含量具有特殊价值。例如,3.7×10^4Mbq 的 ^{32}P 仅有 3.52μg,即 3.52×10^{-6}g,而放射性测量仪器可以精确地测出 10^{-9}Ci 或更弱的放射性,也就是说,测量 ^{32}P 的灵敏度可达 10^{-15}g 数量级。因此,核医学分子影像技术是当前众多分子影像技术中最成熟的技术。

2. 方法简便、准确 由于测定对象是核射线,而标记化合物中放射性核素发出的射线不受其他物理和化学因素的影响,同时放射性测量不受反应体系中其他放射性杂质的干扰,省去了许多可能导致误差的分离、提纯等步骤,减少了待测化学量的损失,这不仅简化了实验程序,而且提高了实验结果的可靠程度,可以获得较好的准确性。

3. 合乎生理条件 由于放射性核素示踪技术方法灵敏高,所需化学量很少,不致扰乱和破坏体内生理过程的平衡状态,所以允许在生理条件下或培养细胞体系中完成分析实验,属于非破坏性实验方法,反映的是被研究物质在生理剂量和原有生理状态下的代谢变化,所得结果更接近于真实的生理情况。

4. 定性、定量与定位研究相结合 放射性核素示踪技术不仅能进行定量测定和动态研究,而且还可以定位观察。如应用核素显像技术不仅可以动态地观察机体内物质的代谢分布,配备有 CT 或 MR 的 SPECT 或 PET 还能对病灶进行精确定位。放射自显影技术以及磷屏成像技术可确定放射性标记物在器官或组织标本中的宏观或微观定位与定量分布,并可与电子显微镜技术结合,进行亚细胞水平的定位分析,使功能与结构的研究统一起来。

（五）放射性核素示踪技术的缺点与局限性

1. 需要专用的实验条件 例如专用的放射性实验室、放射性测量仪器、严格的放射性操作程序以及必要的放射性防护设备等。

2. 需要受过一定专业训练的技术人员 由于该类方法是多环节的实验过程,又是微量精密操作,许多环节均可影响实验结果,所以为获得可靠结果,必要的专业训练是不可少的。

3. 射线辐射影响 由于放射性核素本身的特点,使用不当可能会对实验对象、工作人员产生一定的放射性生物效应,所以在实验设计上和预防措施上,都应予以相应的考虑。

二、核医学显像技术

核医学显像技术是利用放射性核素实现器官和病变显像的方法,也称作放射性核素显像(radionuclide imaging)。这种显像有别于单纯形态结构的显像,是一种独特的功能显像,为核医学的重要特征之一。影像核医学的发展十分迅速,现已逐步形成各系统核医学,如内分泌、神经、呼吸、肿瘤、泌尿、消化、血液核医学等系统学科,而且各系统学科内的应用范围也随着新型显像剂的问世,在不断发展中。

(一)核医学显像技术原理

人体内器官或系统中的细胞或病变组织可以摄取或吸收放射性标记的化合物或放射性核素,使用体外放射性核素探测装置(显像仪),可以清晰显示器官或病变组织放射性核素分布图,即为核医学器官显像。核医学器官显像有别于 CT、MR,它根据器官的功能状态显示其形态或结构异常,所以亦称为功能显像。核素浓聚于器官的机制主要为下列几个方面。

1. 血液供应 充足的血液供应是器官显像的决定因素,放射性核素必须通过血液循环才能到达器官而被吸收,如冠状动脉粥样硬化或脑血管供血不足可使心肌灌注显像图和脑血流灌注显像图上出现局部放射性摄取减低,因此,放射性核素在器官的浓聚反映着器官的血流量。

2. 细胞的代谢状态 放射性核素及其标记化合物可因细胞的代谢需要而被器官所摄取或吸收,如碘参与甲状腺激素的代谢,可被甲状腺滤泡细胞吸收,而后参与合成甲状腺激素,因此放射性 ^{131}I 可测定甲状腺功能,也可作为显像剂使甲状腺显像。当发生亚急性甲状腺炎,滤泡受到炎症损伤时,甲状腺滤泡摄碘代谢功能受影响,此时的甲状腺摄碘减少,其影像会变淡,形态模糊不清甚至不显示。

3. 代谢产物或异物被细胞摄取或清除 许多显像方法是根据标记物质作为器官的代谢产物被摄取或清除,如:肝胆显像剂 ^{99m}Tc-EHIDA(^{99m}Tc 标记二乙基乙酰苯胺亚氨二醋酸)可被肝细胞摄取而经由胆道排泄到肠道,因此可通过动态显像评价肝胆功能;^{99m}Tc-DX(^{99m}Tc 标记右旋糖酐)可作为淋巴系统显像剂,^{99m}Tc-DX 在淋巴系统的清除情况可以显示淋巴液在淋巴系统的流动情况。

4. 离子交换和化学吸附 全身骨显像时 ^{99m}Tc-MDP(^{99m}Tc 标记亚甲基二磷酸盐)作为骨骼显像剂,注入人体后以离子交换或化学吸附的方式被骨骼细胞摄取并浓聚在骨骼组织中使骨骼显像。

5. 血池或血库 对于心腔、大血管、肝血窦、脾脏、肾脏等血运较为丰富的器官,在做放射性核素显像时,由于放射性核素标记的显像剂在血液循环中逐渐被器官或病变组织摄取,在一定时间内,这些显像剂随血液循环可通过这些血运丰富的器官或血池使这些器官显影,这属于生理性显示;有时将放射性核素标记于不能经血管内迅速逸出的物质,如自身红细胞、人血清白蛋白等,可使心腔、肝和大血管显像,称为血池显像,用以对这些物质进出器官的功能或形态学进行评价,如门电路心血池显像、肝血池显像等。

6. 暂时性微血管嵌顿 注入直径大于 $10\mu m$ 的肺显像剂 ^{99m}Tc-MAA(^{99m}Tc 标记大颗粒聚合人血清白蛋白)时,由于显像剂微粒直径超过肺毛细血管的直径,一部分肺毛细血管床暂时性嵌顿,肺内滞留一定量的放射性标记的微粒,利用核医学显像设备可使肺组织清晰显示,同时可根据肺毛细血管床嵌顿的程度及范围,判断是否有肺血管的栓塞,此检查称为肺灌注显像。随后

MAA 可以自行降解,对患者不引起任何损害。

7. 特异性结合 经放射性核素标记的抗肿瘤抗体注入人体内,可自动与肿瘤携带的抗原进行特异性结合而显像,这是利用免疫学的抗原-抗体相结合原理而进行的放射免疫显像;也可以标记某些化合物作为配基与器官的受体结合而显像,如 ^{131}I-MIBG(^{131}I 标记间位碘代苄胍)可使肾上腺髓质显像,临床用于诊断嗜铬细胞瘤。

(二)核医学影像在医学中应用的特点和优势

1. 功能性显像 虽然核医学显像既能显示器官、组织或病灶的位置、大小和形态等解剖信息,又能显示器官和组织的生理生化和代谢信息,但这种解剖学影像远不如 CT 的影像清楚。随着电子技术和计算机技术的发展,PET/CT、SPECT/CT 应运而生,它们可使 CT 和核医学影像融合在一起,可以同时观察到解剖和功能显像,使医学影像发展到一个新阶段。

2. 早期诊断疾病 由于病变中功能的改变常早于结构的变化,所以核医学影可用于疾病的早期诊断。

3. 显像方式多样 既可以做静态,又可以做动态和全身显像,具有一次给药,多次显像,但并不增加患者辐射剂量的优势。

(三)核医学显像前准备、显像条件及其选择

作为核医学技师,主要任务是采集符合诊断质量的图像,传递给报告医师正确信息,避免图像假象、不正确标记及其他导致阅片误解的信息。为了保证图像质量,必须做到正确制备药物、准确理解申请单、准备显像仪器、了解计数密度以及增加或减少计数密度对图像的影响、选择合适的采集格式与显示参数、进行准确的患者准备与对位、识别人为假象并检查图像质量。

1. 显像前一般准备 开始任何显影检查之前,必须认真阅读申请单,确保检查项目正确。向患者核对年龄、性别等基本信息,询问简单的病史、症状及是否妊娠或哺乳,并记录。理解申请单的内容、显像将要解决哪些临床问题、需要选择什么体位。在注射放射性药品前,特别要注意的关键问题包括仔细核对申请项目、核对患者性别的正确性、确定女性患者没有怀孕。关心患者也是核医学技师的职责,包括使患者在检查过程中感到舒适、取得患者的合作和与患者交流等。在显像开始和结束时,都要告诉患者,以得到患者配合。对于危重患者和儿童,更应特别关注,在保证采集信息质量要求的前提下尽最大可能减轻儿童的恐惧。显像时,应除去患者身上的金属物、被放射性排泄物污染的衣物,以避免影响图像质量。

2. 显像条件的选择

(1)显像剂的选择:首先,显像剂应该具备可靠的显像性能,要求标记方便、血清除快、进入靶器官的时间早、靶器官与非靶器官的放射性比值高以及稳定性强。其次,具有合适的射线能量,能量太高会使空间分辨力降低,能量过低则灵敏度下降,也不易保证稳定的分辨力,且容易被组织或骨骼所吸收,对深部病变的显像困难。SPECT 和 γ 照相机显像最适宜的 γ 射线能量为 100~250keV,常用的 ^{99m}Tc 发射的 γ 射线的能量为 140keV,最适合临床使用。而对于 PET 则必须使用发射正电子的核素及其探测能量为 511keV 的一对 γ 光子。再有,放射性活度和放射性浓度要适度,放射化学纯度要高。放射性活度大,可减小测量误差,但小病灶容易被掩盖,而且增加患者辐射负担。然而,在受检器官功能不良时,显像剂的浓度下降,需适当加大显像剂的用量以提高图像的清晰度和分辨力。放射性浓度和比活度越高,则进入人体内显像剂的化学量和体积就越小,可减少机体的不良反应和提高弹丸注射的成功率。显像剂的放射化学纯度越高,图像的质量就越高,显像的效果就越好。

(2)准直器的选择:准直器是 γ 照相机一个很重要的组成部分,在很大程度上决定着图像质量。准直器的正确选择又是获得最佳图像的必要条件之一。准直器的种类主要有低能通用型、低能高分辨型、低能高灵敏型、中能通用型、高能通用型、低能扩散型、中能扩散型以及低能针孔型。准直器的选择主要考虑五个方面的因素:①显像剂发射的主要 γ 射线的能量,如 ^{99m}Tc 和 ^{123}I

常选择低能型准直器,^{131}I 则选用高能型准直器;②平行孔准直器,孔径越大,灵敏度越好,分辨力越低;③决定平行孔准直器分辨力和灵敏度的参数是孔径、有效孔深、孔间壁厚度、形状以及放射源与准直器的距离;④针孔准直器适合于较小器官的显像,可以明显改善其分辨力;⑤一般来说,放大倍数越高,其分辨力和灵敏度也越高,但前提是靶器官必须位于探头视野内。

（3）显像时间:根据显像剂在体内转归的特点选择最佳显像时间(对于动态功能显像更为重要),否则会失去许多重要的信息,影响临床分析判断。一般显像剂在体内运转速度较快者,采集的时间间隔应短,速度也相应快;运转较慢时,则采集的速度要求慢,间隔延长。临床上,采集肾动脉灌注相时一般 1~2 秒采集 1 帧;肾动态显像时常每 30~60 秒采集 1 帧图像;肝脏动态显像时应根据情况,每 5~15 分钟采集 1 帧;脑脊液间隙显像时可在注射后 5 分钟、15 分钟、30 分钟、60 分钟及 3 小时、6 小时、24 小时显像;各器官血流显像时应在注射显像剂后每 1~2 秒采集 1 帧;心脏通过显像要求每 50 毫秒左右采集 1 帧图像。

（4）显像体位:选择正确的体位以保证受检的器官和组织尽可能地暴露在检测的视野内,并使患者感到舒适,在检查期间保持不动。尤其在心、脑的检查时,正确的体位有助于提高阳性率及病灶的定位。采集前位图像时,探头必须与患者平行,否则可能采集到斜位信息。探头必须尽可能靠近患者,但又保持与患者的安全距离,并保证显像器官位于视野中心。探头距离越远,分辨力越低。

（5）仪器的最佳条件选择:仪器是否处于最佳工作状态对于能否获得清晰、分辨力高、失真小的图像非常重要,显像检查前必须确定采集的矩阵、每帧采集的时间及计数等。一般情况下,在放射性活度足够时,对于静态采集来说,宜选用较大矩阵,如 128×128 或 256×256;在动态采集时,为提高检测的灵敏度,宜选用较小的矩阵,如 64×64。应用 PET/CT 和 SPECT/CT 显像时,还须根据不同仪器选择合适的 CT 扫描电流、电压以及扫描层厚等。

（6）图像的一般评价:图像采集结束后,应检查图像上是否有"热区"或"冷区"。图像上出现"热区"时,应排除放射性污染,如沾有放射性的棉签、患者小便尿液污染药物和皮肤等,可以通过清洗皮肤,去除药物后改变体位重复显像等方法排除。图像上出现"冷区"时,应排除受检者身上的金属异物,如硬币、金属徽章、皮带扣、钥匙等物品,以及机器原因,如准直器损伤、晶体损伤、光电倍增管损坏、仪器本身的均匀性情况等。

（7）图像的标志:采集图像和处理图像时都要注意在图像的合适位置标明采集的体位、时间、方式及解剖标志等信息,给分析图像作参考。

（四）核医学显像类型与特点

1. 根据影像获取的范围,分为全身显像和局部显像。

（1）全身显像(whole body imaging):SPECT 或 γ 相机探头沿人体长轴均匀移动,采集从头到足部的全身信息称为全身显像,如全身骨显像、PET/CT ^{18}F-FDG 全身肿瘤显像、全身骨髓显像等。因全身显像时探头是移动采集的,所以信息量较少,分辨力较低,对于全身显像发现的可疑部位可加做静态的局部显像,以明确诊断。

（2）局部显像(regional imaging):对某一器官或某一部位的显像称为局部显像。局部显像相对全身显像来说有信息量多、图像清晰、分辨力好、对比度强等优点,如甲状腺的静态平面显像。

2. 根据显像剂在体内的分布状态,分为静态显像和动态显像。

（1）静态显像(static imaging):注射显像剂后,探头对准局部器官采集,一次成像得到的图像称为静态显像,由于一定时间内有足够多的信息量,图像清晰,对比度好,对器官形态、大小、位置和放射性分布提供了定位和定性诊断依据。

（2）动态显像(dynamic imaging):快速"弹丸"式注射放射性标记物,定时多次快速拍摄器官的连续影像,称为动态显像。对于这种随时间拍摄的图像,因放射性显像剂随时间延长而逐渐被器官排出,致使器官内放射性逐渐减少,可在图像上勾画感兴趣区(ROI),随后计算并绘出时间-放射性变化曲线,并可计算各种动态参数,有助于观察器官内每个微小局部的功能变化。

一般器官的动态显像给出的动脉相、静脉相和平衡相对于了解器官的血流变化有很大帮助,血流过度丰富的部位或器官可能为恶性肿瘤,无血流的部位或器官可能为囊肿或脓肿等少血运病变。

3. 根据获得图像的维度,分为平面显像和断层显像。

(1)平面显像(planar imaging):探头贴近器官表面进行的动态或静态显像,都是器官的综合图像,称为平面显像。因有正常组织的掩盖,这种显像对器官深部的病变或放射性核素的变化容易出现误诊。平面显像实质上是一种叠加图像,易产生假阴性或假阳性,所以,做平面显像有时会增加侧位及斜位显像,如急性肺血栓栓塞症的肺通气/灌注显像时,常规进行正位、后位、双侧位、前双斜位、后双斜位等 8 个体位平面显像,以更好地观察不同部位的病变,但是小病灶有时仍可被漏诊。平面显像只适用于体内表浅器官显像,如甲状腺、体表淋巴结、体表大血管等。

(2)断层显像(tomographic imaging):探头围绕身体长轴作 180°或 360°旋转,通常以步进方式进行采集,再经计算机处理重建,得到横断、矢状和冠状断层图像。每种断层有多个层面,每层厚度可根据需要进行选择,避免了各个层面的放射性相互干扰,提高了对小病灶的探测率。

4. 根据显像剂引入体内后何时采集图像,分为早期显像和延迟显像。

(1)早期显像(early imaging):一般显像剂引入体内后 2 小时内所进行的显像称为早期显像。

(2)延迟显像(delay imaging):显像剂引入体内 2 小时以后所进行的显像称为延迟显像。

5. 根据病灶是否浓聚显像剂,分为阴性显像或阳性显像。

(1)阴性显像(negative imaging):有些显像剂为正常组织吸收或摄取而不被病变组织吸收或摄取,图像上病变组织的放射性减少或缺如,称为阴性显像,如肝胶体显像时,肝内肿瘤或囊肿等部位不摄取放射性胶体颗粒,所以图像上表现为该部位放射性分布减低或无放射性分布。

(2)阳性显像(positive imaging):又称为"热区"显像。使用放射免疫显像技术诊断恶性肿瘤时,肿瘤部位抗原与标记的抗体结合,图像呈现高于正常组织的核素过度浓聚影像,此图像为阳性显像。其特点是对比度好、影像清晰。放射免疫肿瘤显像亦称为亲肿瘤显像。

6. 根据显像剂摄取时的机体状态,分为静息显像和负荷显像。

(1)静息显像(rest imaging):当显像剂被引入人体进行影像采集时,受检者在无生理性刺激或药物干预的安静状态下进行显像,称静息显像。

(2)负荷显像(stress imaging):受检者在药物或刺激干预下所进行的显像称负荷显像。借助药物或刺激等方法增加某个器官的功能或负荷,通过观察器官或组织对刺激的反应能力,判断器官或组织的血流灌注储备情况,同时增加了正常组织与病变组织之间放射性分布差别,可提高诊断的灵敏度。临床检查时常用的负荷方法有运动负荷试验和药物负荷试验,如心脏运动负荷试验、脑血流药物负荷显像等。

7. 根据显像剂发出射线的种类,分为单光子显像和正电子显像。

(1)单光子显像(single photon imaging):使用探测单光子的设备(如 γ 照相机、SPECT)对显像剂中放射性核素发射的单光子进行的显像,称为单光子显像,是临床上最常用的显像方法。

(2)正电子显像(positron imaging):使用探测正电子的设备(如 PET、符合线路 SPECT)对显像剂中放射性核素发射的正电子进行的显像,称为正电子显像。需要指出的是,用于正电子显像的仪器并非探测正电子,而是探测正电子产生湮灭辐射时发出的一对能量相等(511keV)、方向相反的光子。正电子显像主要用于代谢、受体和神经递质显像。

8. 多模式、多模态融合显像。

随着科学技术的进步,当今许多核医学仪器与设备已发生了翻天覆地的变化,传统的核医学设备由于其自身的限制,在显示精细解剖方面的不尽如人意,促使商家纷纷研制既能显示核医学功能代谢的功能影像,又能显示精细解剖结构图像的 CT、MR 影像一体机。目前,这种多模式显像一体机,如 SPECT/CT、PET/CT、PET/MR 被不同的商家推向市场,有条件的医院已经可以在进行核医学显像的基础上同时实现 CT 或 MR 显像,并通过软件合二为一,反映功能的核医学图像与反映精细解剖结构的 CT 或 MR 图像融合为一幅图像,在观察器官或病变组织的功能、代谢变化的同时观察解剖形态学方面的变化,使诊断疾病的能力大大提高。

应当特别强调的是,核医学显像方法很难用一种简单的方式进行分类,上述分类只是为了便于描述和比较,仅具有相对意义。事实上同一种显像方法从不同的角度出发,可以分成不同的类型。例如,口服 ^{131}I 后 24 小时所进行的甲状腺显像,既是一种静态显像,也可以算是局部显像、平面显像或静息显像。又如,PET 显像既可分为发射扫描、透射扫描,也可分为 2D 采集和 3D 采集,但它们都属于断层显像。^{18}F-FDG 显像时,^{18}F-FDG 既可被肿瘤组织摄取而显影,也可被正常的心肌、脑组织所摄取,因此很难界定该显像是阳性显像还是阴性显像。

(五) 核医学显像图像分析方法及要点

1. 静态图像分析要点 对于图像位置(平面)、形态和大小及放射性分布,应注意受检器官与解剖标志和邻近器官之间的关系,确定器官有无移位和反位,受检器官的外形和大小是否正常,轮廓是否清晰完整,边缘是否清晰。一般以受检器官的正常组织放射性分布为基准,比较判断病变组织的放射性分布是增高还是降低,是正常还是缺如。必要时,可通过勾画感兴趣区(ROI)进行半定量分析,计算病变组织与周围正常组织或对称部位的放射性摄取比值,协助定性判断或用于某些疾病的疗效评价等。

2. 动态显像分析要点 在静态显像的分析基础上,确定显像的顺序和时相的变化:显像顺序是否符合正常的血运和功能状态,如心血管的动态显像应按正常的血液流向,即上腔静脉、右心房、右心室、肺、左心房、左心室及主动脉等途径依次显示影像;时相变化主要用于判断受检器官的功能状态,若影像的出现或消失时间超出正常规律,则提示被检器官或系统的功能异常。

3. 断层显像分析要点 正确掌握不同器官和组织的断层方位以及各层面的正常所见,对各断层面的影像分别进行形态、大小和放射性分布及浓聚程度的分析。对于一般器官:横断面是自下而上获取横断层面;矢状面是自右向左依次获取矢状断层影像;冠状面是自前向后依次获取冠状断层影像。对于心脏断层,由于心脏的长、短轴与躯干的长、短轴不一致,故心脏断层显像时常分别采用短轴、水平长轴和垂直长轴来表示,以示区别。

总之,在进行核医学影像分析时,不仅要密切联系生理、解剖学知识,还要结合临床所见,才能正确地分析和评价图像。

(六) 图像质量的评价

图像质量评价内容较多,一幅好的图像应具备影像轮廓完整、对比度适当、信息量足够、病灶显示清楚、解剖标志准确、图像失真度小等要素。常见的假象及其原因:采集能量设置错误;金属物品引起假象;衣物或皮肤放射性污染;错误的放射性药品和错误的准直器类型。对于可疑的"热区",应通过除去疑有污染的物品或清洗皮肤等后再采集进行鉴别;如出现可疑的"冷区",则需检查是否有引起衰减的物品以及检查显像仪器本身的均匀性等。

随着新型显像剂的不断开发应用,人体的大部分器官都可以使用放射性核素显像进行检查。核医学显像仪器从最初的黑白扫描机、彩色扫描机,发展到 γ 照相机、SPECT、SPECT/CT、PET、PET/CT、PET/MR 等,将功能代谢显像与解剖结构影像很好地结合起来。核医学显像已由传统的功能影像发展为分子、功能与高分辨力解剖结构相结合的融合影像。

本章小结

不稳定的原子核能够自发地转变成别的原子核或者发生核能态变化,伴有各种射线的发射,称为放射性核素,转变为另一种原子的过程称为放射性衰变。核衰变类型包括 α 衰变、

β衰变和γ衰变。半衰期用于反映放射性核素衰变和减少的速度,放射性活度表示单位时间内发生衰变的原子核数。射线与物质的相互作用分为带电粒子与物质的相互作用和非带电粒子与物质的相互作用两大类。带电粒子与物质的相互作用主要有电离、激发、散射、轫致辐射、湮灭辐射、吸收。非带电粒子与物质的相互作用主要有光电效应、康普顿效应、电子对效应。

放射性核素示踪技术是以放射性核素或标记化合物为示踪剂,应用射线探测仪器探测其行踪,从而研究示踪剂在生物体系或外界环境中的分布及运动规律的技术。放射性核素示踪技术的优点包括灵敏度高,方法简便、准确,合乎生理条件以及定性、定量与定位研究相结合。核医学显像技术是利用放射性核素实现器官和病变组织显像的方法,这种显像有别于单纯形态结构的显像,是一种独特的功能显像,为核医学的重要特征之一。核医学显像的显像机制与所使用的显像剂和器官的功能代谢密切相关,显像方式多样,包括全身显像和局部显像、静态显像和动态显像、平面显像和断层显像、早期显像和延迟显像、阴性显像和阳性显像、静息显像和负荷显像、单光子显像和正电子显像等。

思考题

1. 比较α射线、β射线、γ射线的电荷、质量、对物质电离激发能力、穿透物质的能力及所产生的辐射生物效应的大小。

2. 简述射线与物质相互作用。

3. 简述各种放射性衰变的基本概念。

4. 简述放射性核素示踪技术的定义、原理、基本类型,以及其有何优缺点或方法学特征。

5. 简述放射性核素显像的类型。

6. 简述影响核医学图像质量的常见原因。

（贾　强）

第二章　放射性药品

核医学离不开放射性药品。在医疗机构核医学部门开展的诊疗行为往往是基于使用的放射性药品的性质实施的,因此也有人说放射性药品是核医学的"灵魂"。基于不同靶向性及携带不同放射性核素的多种放射性药品,核医学技术不仅可以对肿瘤、神经系统、心血管及多种疾病进行诊断,还可以实现靶向治疗。然而,放射性核素及放射性药品可能对大部分医学相关的工作人员还比较陌生,本章将对目前放射性药品的临床应用现状作一些简单介绍。

第一节　放射性药品概述

一、放射性药品的定义

放射性药品是一类含有放射性元素的化合物或生物制剂,可用于临床诊断或治疗。在中国,一般认为获得国家药品监督管理部门批准,具有批准文号,可以上市销售的放射性药物称为放射性药品。同时,按照《中华人民共和国药品管理法》中的相关规定,放射性药品是指用于临床诊断或者治疗的放射性核素制剂或者其标记的药物。从其物理形态、化学本质和使用功能上来讲,放射性药品与普通药品并无区别,放射性药品可被制备成多种剂型,并也可通过多种途径给药。然而与普通药品相比,放射性药品也有一定特殊性,如具有放射性、不恒定性、化学绝对量低等,将在后文中讲述。

二、放射性药品的组成、分类和特殊性质

放射性药品可以是放射性核素的无机化合物,或是放射性核素构成的有机小分子、大分子药物,或将放射性核素通过物理或化学方法与特定材料"组合"在一起构成特殊给药方式的药品,如 ^{131}I-明胶/玻璃/碳微球、^{90}Y-玻璃微球、^{90}Sr-敷贴等。不过大多数放射性药品一般由两部分组成:①标记的放射性核素;②被标记的非放射性部分。非放射性部分可以是小分子化合物、大分子化合物(多肽、蛋白、抗体等)或功能材料等。

目前用于临床或者处于研发中的放射性药品有很多类型,可以按照多种标准对其进行分类描述。如按照标记的放射性核素性质,可分为正电子放射性药品、单光子放射性药品、α粒子放射性药品、俄歇电子放射性药品;按照放射性药品用途,可以分为体外诊断放射性药品、体内诊断放射性药品、治疗用放射性药品;按照放射性药品非放射性部分的性质,可分为小分子放射性药品、放射性标记的抗体、放射性标记的蛋白、放射性标记的微球等;按照给药方式,可分为放射性注射液、放射性微球、放射性口服液及放射性敷贴药物等。放射性药品最常见的分类方式还是按照临床使用方式分类(图 2-1)。

与普通药品相比,放射性药品有如下一些特殊的性质,决定了放射性药品的制备、使用和管理与普通药物有本质的区别。

1. 具有放射性　放射性药品均含有放射性元素,可释放粒子或射线,具有一定电离辐射的能力。由于放射性药品主要靠这些放射性元素释放的粒子或射线来达到诊断和治疗疾病的目

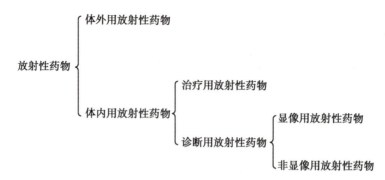

图 2-1 放射性药品按照临床使用方式分类

的,放射性是放射性药品诊断和治疗疾病的基础,所以携带放射性也是放射性药品与普通药物的本质区别。正因为如此,放射性药品的生产、转运和使用不仅受药品相关法律法规管辖,还受卫生执法部门和环保部门的严格管理。放射性核素具有衰变的物理性质,放射性药品因携带放射性核素而具有物理半衰期。

2. 化学量低　普通化学药品或蛋白药品的活性成分一般用量以克或者毫克计算,极少数以微克计。放射性药品的化学量非常低,一般为 $10^{-18} \sim 10^{-15}$g,这是因为放射性元素的浓度难以富集,放射性比活度如果太高,不仅会造成放射性药品的辐射自分解,还可能引发多级核反应造成危险,民用的设备也难以富集到高活度和高浓度的放射性元素。同时,临床常用的放射性药品也不需要太高的比活度就能达到诊断和治疗疾病的目的。因此,放射性药品中的活性成分在如此低的浓度水平一般是不会引起药理反应的,这其实也是放射性药品的另一个特点(这里主要指的是无载体的放射性药品,有些放射性药品携带的同位素含有载体,可能产生一定的药理作用)。

3. 不恒定性　由于放射性药品的化学物质的量非常低,每个批次生产/制备的放射性药品难以达到完全一致的放射性比活度,这是放射性药品不恒定性的第一个含义。当然对于大部分放射性药品来说,放射性比活度的变动并不会对药物的诊断和治疗造成较大的影响(正电子显像药物除外,尤其是神经系统正电子药物需要较高的比活度,否则可能无法得到较好的显像结果)。同时,由于放射性元素在较高的比活度下可能发生辐射自分解,辐射自分解将产生多种杂质,且放射性药品因释放射线或带电离子,也可能对药品分子周围的其他分子产生静电吸附等相关作用引发次级化学反应,所以一般放射性药品的物理化学稳定性与其非放射性标准品相比会稍低一点,这也是放射性药品的不恒定性的第二层含义。另外,有学者认为因放射性药品具有物理半衰期,其携带的放射性剂量在不停地衰变,这也是放射性药品不恒定性的体现。

基于放射性药品与普通药物显著的性质差异,我国对放射性药品的管理也较为严格,与普通药物相比也有许多特殊要求,如:研发和使用放射性药品的单位,必须拥有放射性药品使用许可证(Ⅰ、Ⅱ、Ⅲ、Ⅳ类);放射性药品的购买、使用、转运均需要特殊资质;操作放射性药品的工作人员必须经过相关培训并取得合格证等。

三、放射性药品的给药方式与摄取机制

放射性药品的给药方式与普通药物没有本质的区别,一般采用静脉注射、口服、透皮、吸入、植入等方式。不过,大多数诊断用放射药物还是以静脉注射为主,而治疗用放射性药品的给药方式较多元化。

由于放射性药品主要依靠其发射的射线起诊断和治疗作用,如果广泛分布在体内将造成较高的本底照射,对疾病的诊断和治疗不利,所以放射性药品的靶向性和组织、器官的选择性浓聚特性是放射性药品开发时首要考虑的(非放射性药品一般不特别考虑药物组织、器官的靶向性,但也要求药物选择性高、毒副作用小)。组织对放射性药品的选择性分布和摄取主要依赖如下机制。

1. 细胞选择性摄取　哺乳动物体内某些组织、器官或特殊功能的细胞,在一定程度上可选择性地吸收某种特殊结构的药物,可以被用于放射性药品开发,如:甲状腺细胞可吸收碘的特性可用于开发结构类似碘原子的药物;心肌细胞摄取阳离子也可以用于开发心肌显像剂;骨细胞选择性吸附 F 离子和磷酸盐络合物,可用于骨显像剂的开发。

2. 代谢通路　水溶性较高的放射性药品,进入体内会快速分布到泌尿系统,某些特殊结构的药物还可被肾小管上皮细胞摄取,因此可通过此机制设计开发肾及泌尿系统显像剂,如锝［^{99m}Tc］喷替酸盐注射液（^{99m}Tc-DTPA）和邻碘［^{131}I］马尿酸钠注射液（^{131}I-邻碘马尿酸钠）。哺乳动物体内的糖、脂肪、氨基酸代谢通路会消耗血液中大量的内源性底物,如果以这些底物结构为模板开发放射性药品,即可对这些代谢通路的生理病理状态进行评估,进一步进行疾病诊断,如氟［^{18}F］代脱氧葡萄糖（^{18}F-FDG）、碳［^{11}C］蛋氨酸（^{11}C-MET）等。

3. 被动分布　通过静脉注射或吸入体内的放射性药品,可通过弥散作用进入末梢循环的微血管,实现"中央室"到"四周室"的再次分布,并随着时间延长逐渐达到平衡,平衡的时间受局部血流速率和血流量的影响。因此,如果选用不被靶器官或靶组织选择性摄取的放射性药品,通过注射或者吸入体内,并使用探测仪器检测待测部位的放射性计数（或计数率）,即可实现对动脉闭塞、动脉硬化、毛细血管变性和炎症、肺部通气缺乏、血脑屏障破坏等相关疾病的诊断,如:使用^{24}NaCl 或 ^{32}P 皮内注射,通过测定清除速度可检测局部血流速率,整形外科常用此测定管状皮瓣的血运;通过吸入放射性气溶胶,如 ^{99m}Tc 气体或 ^{133}Xe 气体,并进行肺通气显像,可实现肺部功能诊断;当血脑屏障破坏时,血液中的放射性药品可进入大脑,使用特定放射性药品静脉注射后监测脑内放射性分布即可判断血脑屏障损伤。

4. 特异结合　"受体-配基"的特异性识别和相互作用是细胞识别特异信号的化学基础。哺乳动物体内具有大量不同种类和作用的受体,介导了生长发育、新陈代谢、激素调节、情绪控制及细胞凋亡等生命过程中核心的生理过程。同时,生命体中还存在大量的酶,可识别特异性结构的底物,通过催化反应控制并调节生命体中重要的生物化学反应。生命体的疾病往往与受体或酶的异常表达有关,除此之外,哺乳动物生命体内"抗原-抗体""核苷酸-反义核苷酸"之间也存在高度特异性的结合。上述的特异性结合模式促进了高靶向性放射性药品的开发。如果以配体或底物的结构为模板,开发特异性的放射性药品对受体及酶在体内的表达和分布进行评估,即可实现疾病的诊断甚至特异性治疗。以放射性标记的反义寡核苷酸进行体内显像可用于肿瘤特定基因表达的显像。

放射性标记的抗体则可用于体内细胞表面特定抗原识别和显像,是近年来肿瘤免疫显像的基础,如氟［^{18}F］多巴（^{18}F-DOPA）可用于多巴胺系统的评价以诊断帕金森病、氟［^{18}F］阿法替尼（^{18}F-afatinib）的 PET 显像可用于非小细胞肺癌患者体内表皮生长因子受体（EGFR）检测等。

5. 其他　放射性药品进入体内后,还可通过其他多种机制实现靶器官或靶组织的选择性分布,并通过正常与异常组织、器官显像的差异,实现疾病诊断的目的,如物理化学吸附、微血管栓塞、细胞吞噬和胞饮、代谢性滞留等。不过限于篇幅,此处不作过多介绍。

第二节　医用放射性核素

一、医用放射性核素的一般性质

放射性药品均携带不同的放射性核素。虽然已探明的放射性核素多达 2 000 多种,甚至理论预言存在 8 000 种以上的放射性核素,但是目前常用的放射性核素仅为几十种。医用放射性核素一般具有如下性质:具有适宜的半衰期;能量适中;容易获得高比活度、高纯度的核素分散体系;

具有一定化学反应性,能方便以一种或多种方式完成标记;毒性较低等。

　　显像用放射性核素一般要求为半衰期较短、能量较低、能释放 γ 射线的放射性核素,以达到"快速分布-显像-快速清除"的目的,降低对患者、患者家属及医疗人员的辐射剂量。治疗用放射性核素一般选择能发射 α、$β^-$ 或内转换电子和俄歇电子的核素,并具有较长的物理半衰期以实现对靶器官或组织的长时间照射,如 ^{225}Ac、^{177}Lu、^{125}I 和 ^{90}Y 等。体外用放射核素一般用于体外分析测定,主要要求具有较低的射线能量和相对较长的半衰期(如 ^{3}H、^{14}C、^{32}S、^{125}I 等),而诊断(非显像)用放射性核素应用较少,在本书中不作过多讨论。

　　放射性核素的性质在很大程度上决定了放射性药品的性质,因此了解常用放射性核素分类也非常重要。常见的医用放射性核素可按表 2-1 进行简单分类。

表 2-1　医用放射性核素分类

性质	分类	举例
半衰期	短半衰期	^{11}C, ^{18}F, ^{13}N, ^{15}O
	长半衰期	^{125}I, ^{89}Zr
衰变方式	单光子	^{99m}Tc, ^{131}I
	正电子	^{11}C, ^{18}F, ^{89}Zr, ^{64}Cu
主要衰变类型	α 衰变	^{225}Ac, ^{223}Ra
	$β^-$ 衰变	^{177}Lu, ^{125}I
	$β^+$ 衰变	^{11}C, ^{18}F
元素类型	非金属	^{11}C, ^{18}F, ^{131}I
	金属	^{89}Zr, ^{64}Cu, ^{188}Re

　　目前核医学中所使用的体内放射性核素几乎全部是人工放射性核素,即通过人工利用各种类型的核反应所生产得到。医用放射性核素的生产方式主要可分为反应堆生产和加速器生产两种。放射性核素发生器生产核素的方式也是临床获得较短半衰期核素的重要方式,其本质也是来源于反应堆生产;还有极少量的体外诊断用放射性核素或体内诊断(非显像用)核素,主要通过分离的方式从自然界获得。

二、核反应堆生产的医用放射性核素

　　核反应堆是实现可控制的重核裂变链式反应的装置。铀(U)、钍(Th)和镤(Pa)等重核皆能发生裂变,只要裂变时的中子增殖系数 K>1,即可实现裂变的链式反应(裂变反应产生 2 个及以上的中子)。以 ^{235}U 为例:^{235}U+^{1}n→^{140}Xe +^{98}Sr +2× ^{1}n。

　　可见,铀核的每次裂变产生了 2 个中子,而在可控制的链式裂变反应中,只有 1 个中子去引起另一铀核的裂变。核反应堆是一个巨大的中子源,如果将适当的靶物质放入反应堆中,用中子照射,就能引起靶物质的活化,生产放射性核素。

　　从核反应堆生产放射性核素的方法除利用堆中的中子照射外,还可以从核燃料的裂变产物中分离提取。在核反应堆中发生裂变反应释放能量的物质称为核燃料,核燃料裂变后生成复杂的裂变产物。由于裂变产物都具有过多的中子,所以几乎所有的裂变产物都是具有放射性的。通过对反应堆裂变产物进行分离提纯,即可得到多种放射性核素,其中也包含了大量医用的放射性核素。因此,反应堆生产的医用放射性核素数量多、种类广,是医用放射性核素的重要来源。不过,由于反应堆是一个富中子的环境,不管是通过(n,γ)反应制备还是从裂变产物提取,大部分放射性核素与其稳定核素相比均携带较多中子,所以衰变方式以 $β^-$ 衰变为主。

三、回旋加速器生产的医用放射性核素

加速器是一种加速带电粒子的设备,它不仅是研究原子核结构的重要设备,同时也被广泛地应用于其他学科。在医学上,它被用于肿瘤的治疗和医用放射性核素的生产。本书第六章将重点介绍医用回旋加速器的主要原理和应用,因此此处不作过多介绍。

加速器加速的带电粒子主要是质子($^1H^+$)、氘核($^2H^+$)以及 α 粒子($^4He^{2+}$)。这类带电粒子轰击特定的靶材料产生的放射性核素缺乏中子,所以一般以 $β^+$ 辐射或电子俘获的形式衰变。在这种衰变形式中,质子转变为中子。$β^+$ 辐射将发生湮灭反应,生成一对能量相同(511keV)、方向相反的 γ 光子,这也是正电子核素用于 PET 显像的物理基础。图 2-2 显示了典型的医用回旋加速器的外观及腔体实物图像。

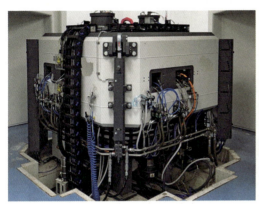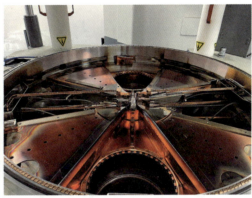

图 2-2　典型的医用回旋加速器外观及腔体实物图像

四、放射性核素发生器

如前所述,核医学显像用的放射性核素要求具有较短的半衰期,以达到"快速分布-显像-快速排出"的目的。但是,运输时间的限制使得那些离放射性核素或放射性药品生产单位较远的地区,难以直接获得短半衰期放射性核素产品供临床使用。为解决此问题,放射性核素发生器的研发应运而生。放射性核素发生器是一种定期稳定地从较长半衰期的母体核素中分离出具有较短半衰期子体核素的装置。所以从其定义可以看出,放射性核素发生器并不是一种核素生产装置,而是一种特殊的核素分离装置。

在目前发现的放射性核素中,有很多核素衰变产生的子体核素依然具有放射性。也就是说,一些特定的放射性核素根据其衰变规律与子体核素构成了一条特殊的"衰变链",即母体放射性核素衰变生成的子体放射性核素,再次作为新的母体放射性核素衰变成新的子体放射性核素(孙代)。在该系统中,孙代放射性核素又可再次衰变成为重孙代放射性核素,这些核素直接的衰变规律就被称为衰变链。把某一个特殊的放射性核素从特定的衰变链中分离出来,这就是放射性核素发生器的功能。当然,为了使该放射性核素的分离具有一定应用价值,其半衰期与其母体核素的半衰期应该具有一定的要求(一般来说,需要母体核素衰变较慢,子体核素衰变较快)。这种特殊的分离方式可以按一定的时间间隔反复多次地进行,直到母体核素衰变一定时间至本底水平或子体核素的生产量太低无太大应用价值,就好像母牛可以每天按时挤奶一样,因此放射性核素发生器又被形象地称为"奶牛"。

由母体核素及子体核素组成的放射性核素发生器系统中,如果一直不分离子体核素,当经历足够长时间后,系统中子体的总放射性活度衰变速率将与母体放射性活度衰变速率基本一致。这可能难以理解,但是可以想象,虽然子体核素衰变较快,但是时间足够长后,由母体核素衰变产

生的子体核素的活度将累积,达到最大值后将达到一个平衡状态,即单位时间内母体衰变得到的子体放射性活度与累积的子体放射性核素衰变损失的量相等,此状态也称为核素发生器的长期平衡或永久平衡。当子体和母体达到平衡时,分离出子体(淋洗),再经过足够长时间后又可建立新的平衡。当然,放射性核素发生器系统构建的核心条件是子体放射性核素衰变速率远大于(一般为 10 倍以上)母体的衰变速率,否则该发生器系统将无太大实际意义。以经典的"^{99}Mo/^{99m}Tc"发生器为例,淋洗出子体核素后(假定发生器完全淋洗,子体核素活度在发生器中为 0),子体与母体放射性活度生长数据可由表 2-2 和图 2-3 表示(假定 ^{99}Mo 初始活度为 3.7GBq)。

表 2-2 ^{99}Mo-^{99m}Tc 衰变-生长关系(假定 ^{99}Mo 初始活度为 3.7GBq)

时间/h	^{99}Mo 活度/GBq	^{99m}Tc 活度/GBq	^{99m}Tc/^{99}Mo/%	时间/h	^{99}Mo 活度/GBq	^{99m}Tc 活度/GBq	^{99m}Tc/^{99}Mo/%
0	3.700	0	0	23	2.910	2.550	87.7
1	3.670	0.363	9.9	48	2.230	2.140	95.9
2	3.620	0.659	18.2	66	1.850	1.780	96.2
3	3.580	0.932	26.0	72	1.740	1.670	96.1
6	3.480	1.560	45.0	96	1.370	1.320	96.1
12	3.260	2.250	68.9	132	0.925	0.892	96.2
18	3.060	2.500	81.9				

在母体核素半衰期(T_1)大于子体核素半衰期(T_2)时,单次淋洗后子体核素的放射性活度增长到系统中最大值所需的时间就是该发生器再次淋洗的最佳时间。当然,也可以通过解微分方程的形式得到"母体-子体"系统中子体核素的放射性增长到最大值的时间(T_{max})及子体核素放射性活度随时间 t 生长速率方程(子体放射性活度设定为 A_2,母体核素放射性活度在单次淋洗后一段时间内可近似认为不变,为常数,设定为 A_1。推导过程可以参考相关文献,本书不作过多介绍。

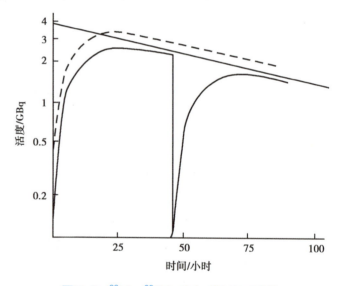

图 2-3 ^{99}Mo-^{99m}Tc 衰变-生长关系曲线

$$T_{max}=3.323 \times T_1 \times T_2/(T_1-T_2) \times \lg(T_1/T_2)$$
$$A_2 = A_1(1-e^{-(2 \times t \times 0.693/T_1)})$$

对于 ^{99}Mo-^{99m}Tc 发生器,T_1=67 小时,T_2=6 小时,代入可得 T_{max}=22.95 小时。同时,由公式可知,在这类发生器中:经过 T_2 时刻后(子体核素半衰期),子体核素的放射性活度将增长到淋洗后最大值的 50%;经过 2 个 T_2 时刻后,子体核素的放射性活度将增长到最大值的 75%;而到 6 个 T_2 时刻后,子体核素放射性活度将增长到最大值的 99%。综上所述,^{99}Mo-^{99m}Tc 发生器单次淋洗后最佳淋洗间隔时间为 22.95 小时,必要时,6~12 小时内(1~2 个半衰期)也可再次淋洗。

目前发现的两千多种放射性核素之间构成了众多的衰变链,但并非所有的衰变链均可以用来制备核素发生器。用于医学的理想的放射性核素发生器必须满足一定的条件,否则将无太大的应用价值。这些条件主要包括如下方面。

1. 母体核素成本低，易于获得或制备。母体核素应具有较长的半衰期，以使得制备的发生器有足够长的使用寿命。

2. 子体核素具有较短的半衰期，且满足医用放射性核素的一般条件。子体核素的衰变方式应比较单一，其衰变产物应为稳定的核素或长半衰期核素（活度较低）。

3. 子体核素与母体核素的化学性质应有一定差异，且易于完全分离。子体核素具有高的放射性核纯度、放射化学纯度和化学纯度以及较高的比活度。

4. 子体核素的化学形态易于下一步制备放射性药品。

5. 核素发生器的结构简单，易于操作，安全性高。

然而到目前为止，完全满足以上要求的理想的发生器系统还未被研发出来。目前临床使用最多的是 ^{99}Mo-^{99m}Tc 发生器，不过近年由于 ^{68}Ga 标记的正电子核素放射性药品在临床的大量使用，^{68}Ge-^{68}Ga 发生器的使用增长得也十分迅速。表 2-3 列出了目前可供临床使用的主要发生器系统及其一般特性。

表 2-3　常用发生器及其主要特性

母体核素及其半衰期/d	子体核素及其半衰期/h	衰变方式	γ射线能量/keV	柱填料	淋洗液
^{99}Mo，2.75	^{99m}Tc，6	IT*	140	氧化铝	生理盐水
^{113}Sn，118	^{113}In，1.7	IT	393	氧化锆	HCl 溶液
^{87}Y，3.3	^{87m}Sr，2.8	IT	388	树脂	NaHCO$_3$ 溶液
^{68}Ge，280	^{68}Ga，1.13	β$^+$	511	氧化铝	HCl 溶液
^{132}Te，3.25	^{132}I，2.3	β$^-$	773	氧化铝	生理盐水
^{188}W，69	^{188}Re，17	β$^-$	155	氧化铝	生理盐水

注:* 表示同质异能跃迁衰变。

在放射性核素发生器系统中，实现子体核素与母体核素的分离的物质基础是它们之间物理和化学性质的显著性差异。由于元素的化学性质主要由原子序数（原子核中质子数）决定，而母体核素衰变后子体核素的原子核中质子数已经发生改变，所以子体核素和母体核素具有不同的物理化学性质。如果在发生器系统中选用不同的材料，让子体核素和母体核素与材料之间形成的吸附力有显著差异，再使用特定的化学试剂制备的淋洗液将子体核素从材料上淋洗下来，即可实现子体核素分离纯化。一个典型的层析式放射性核素发生器的主要内部结构主要有以下部分：包含吸附材料的层析柱；淋洗用的导管（完全密封的）；已经装入层析柱中且用铅材料完全屏蔽的母体核素。因此，使用时直接使用对应的淋洗液淋洗即可得到子体放射性核素的溶液，十分方便（图 2-4）。

五、其他放射性核素制备

除以上描述的各医用放射核素的来源及制备方式外，利用放射性核素与其稳定的同位素的微小物理化学性质差异对其进行分离纯化也是一种重要的放射性核素制备或分离纯化方式。如从海水中分离 ^{3}H 是核工业、放射化学和生命科学中 ^{3}H 重要的来源，不过这些核素主要用于体外分析或者科学研究，在本书中不作过多介绍。

需要指出的是，由于物质相互转化的复杂性，随着科学技术的进步，放射性核素并非只能使用一种方式获得。比如 ^{99m}Tc 和 ^{68}Ga 虽然主要通过发生器淋洗得到，但现在也可使用加速器直接制备并应用于临床。

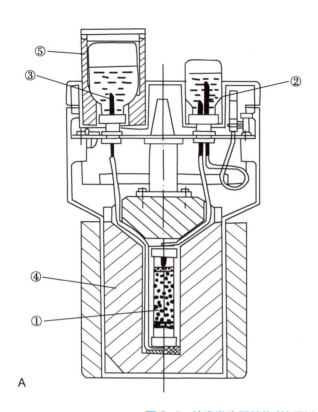
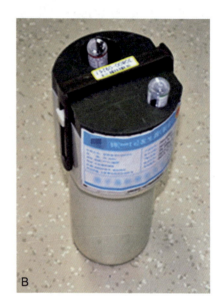

图 2-4　核素发生器结构(柱层析式)及实物图片
A.核素发生器结构(柱层析式);B.核素发生器实物图片。
①吸附了母体核素的色层柱;②双针插座;③单针插座;④铅屏蔽罐(厚 40mm);⑤淋洗液接收瓶的铅防护容器。

六、医用放射性核素的标记反应

如前所述,放射性药品大部分是由放射性核素标记的小分子、多肽、蛋白或其他大分子化合物组成。在获得放射性核素后,将放射性核素"连接"到非放射性部分以制备放射性药品,就是核药学、核医学中常说的标记反应。标记反应与一般的化学反应并无本质的区别,只是由于原料(放射性核素)的一些特殊状态和性质,标记反应使用的有机或无机反应类型占整个化学反应的比重较小,同时这些化学反应也有一些特殊性质,所以本节作单独介绍。

将化合物中某一个原子或化学基团,被易辨认的核素或易被识别的基团取代而得到被取代的新的化合物,这个过程就被称为标记。若取代的核素是放射性核素,则所得的产物就是放射性标记化合物,这个标记过程就被称为放射性标记。放射性标记可有多种类型。

1. 按被标记的元素　按标记使用的放射性核素与被标记的元素的差异,可将放射性标记分为同位素标记和非同位素标记,如:使用 ^{18}F 取代原分子的 ^{19}F,研究 ^{19}F 化合物的分布代谢特性,那么这就是一个同位素标记;使用 ^{131}I 标记蛋白(通过酪氨酸残基),其原理是 ^{131}I 被氧化后取代酪氨酸残基上酚羟基邻位的 H,因此是一个非同位素标记。

2. 按标记的位置　如果标记的位置是一个特定的位点,那么这是一个定位标记,否则是一个非定位标记,如:^{18}F-FDG 的制备过程中,^{18}F 取代的是 FDG 分子中母环 2 位上的离去基团,这是一个定位标记;以 ^{131}I 氧化标记蛋白为例,由于蛋白中存在多个酪氨酸残基,标记之前无法确定会在哪个位置完成取代,因此这是一个非定位标记。

3. 按其他性质　放射性标记使用的方法主要可分为化学合成法、生物合成法、同位素交换法、金属络合法。

化学合成法：利用化学合成的方法将带放射性核素的原料引入有机分子，如使用有机合成方法将 ^{18}F 引入特定氨基酸小分子中（图 2-5）。

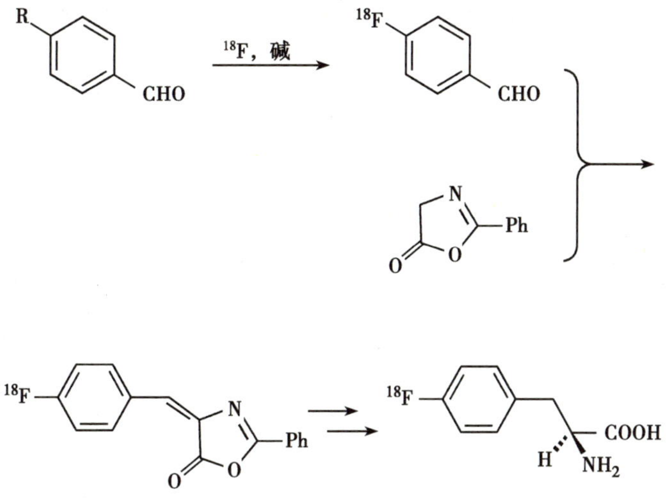

图 2-5　氟［^{18}F］苯丙氨酸的合成（化学合成法示例）

生物合成法：是利用动物、植物、微生物的代谢或酶的生物活性，将简单放射性物质在体内或体外引入化合物中制备所需标记物的一种方法。如用放射性标记的 L-蛋氨酸掺入杂交瘤的细胞培养液中，制得放射性标记的单克隆抗体（McAb）等，或将 ^{32}P 或 ^{35}S 加入细菌或酶的培养基中，细菌或对应酶使用这些底物生成对应的产物，通过分离纯化得到放射性标记的碱基、核酸或者其他产物。同时，科研工作者也已经开发了可用于 ^{18}F 标记的酶催化体系，使用具有催化能力的酶完成放射性标记（图 2-6）。

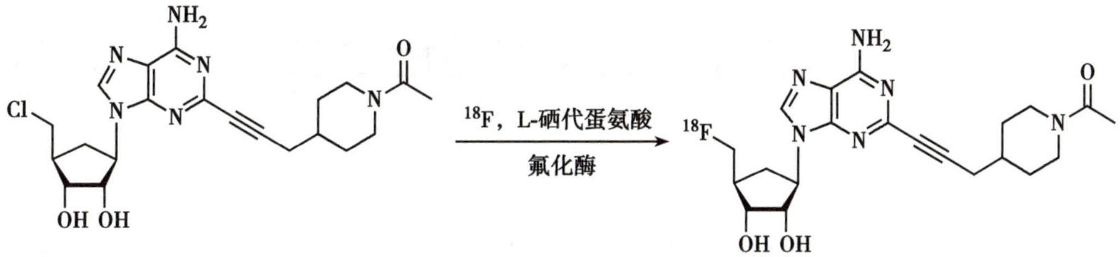

图 2-6　氟［^{18}F］5′-氟-5′-脱氧腺苷类似物的合成（生物合成法示例）

同位素交换法：利用同一元素不同同位素的化学状态发生交换反应制备。目前使用较多的是使用 ^3H-H_2 与待标记化合物在高温、高压下发生氢原子交换反应，制备 ^3H 标记物，用于体外放射分析或生命科学中配基与对应配体的亲和力测定。近年来发展起来的光催化化学反应，也可以方便地实现 ^{18}F 的同位素交换反应，完成 ^{18}F 的定位标记（图 2-7）。

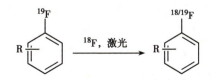

图 2-7　氟［^{18}F］氟苯类似物的合成（同位素交换法示例）

金属络合法:利用金属放射性核素直接形成络合物制备放射性标记化合物。^{99m}Tc标记的化合物基本全部是由金属络合法制备,多使用二乙基三胺五乙酸(DPTA)或1,4,7,10-四氮杂环十二烷-1,4,7,10-四羧酸(DOTA)完成络合。近年来常用的正电子核素^{68}Ga也使用络合法制备,络合基团(螯合剂)一般也选择DOTA、1,4,7-三氮杂环壬烷-1,4,7-三乙酸(NOTA)或其他可形成稳定螯合剂的化合物(图2-8)。

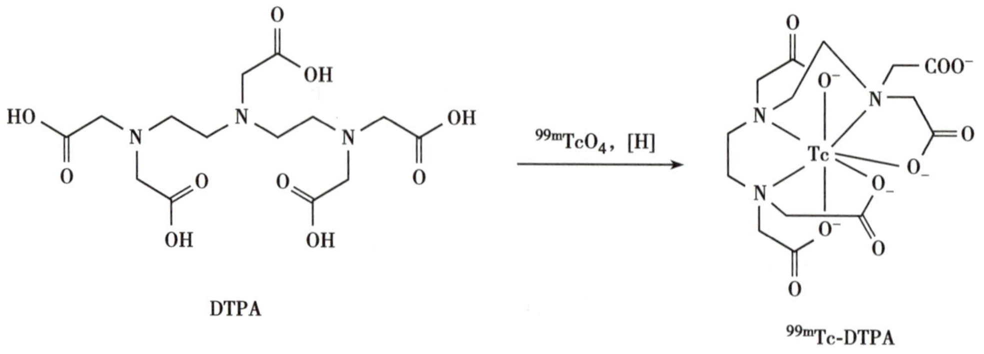

DTPA ^{99m}TcO$_4$,[H] ^{99m}Tc-DTPA

图2-8 锝[^{99m}Tc]喷替酸盐的合成(金属络合法示例)

标记方法还可分为直接标记法和间接标记法、全标记和均匀标记、双标记与多标记,此处不再赘述。

标记反应与一般化学反应并无本质的区别,其特征之一是反应底物具有放射性,同时因为放射性原料的绝对浓度极低(一般为10^{-18}mol/L),所以这也是一个底物量不对称的化学反应(非放射性底物量一般为10^{-9}~10^{-6}mol),对反应物的纯度、反应速率和反应监测均有较高的要求。同时,由于产物一般半衰期较短,还须设计较为方便快捷的分离纯化条件,反应完成后能实现快速分离,以获得放射性药品的溶液应用于临床。

第三节　正电子放射性药品

一、概述

正电子放射性药品主要是指由加速器(或发生器)生产的正电子放射性核素标记在各类显像剂上,制备得到的诊断用放射性药品。极少数核素具有一定治疗效果,如^{64}Cu,其标记得到的放射性药品将具有一定的治疗作用。正电子放射性核素由于其特殊的β^+衰变方式,可释放一对方向相反、能量相同(511keV)的γ光子,所以基于正电子放射性药品的PET显像具有较高的空间分辨力,目前已被广泛应用于中枢神经系统、心血管系统及肿瘤等疾病的科学研究和临床诊断,也是药物研究的重要工具。

随着PET的广泛使用,正电子药物也得到飞速发展,而正电子药物的发展也进一步推广了PET在各类疾病诊断中的应用。目前,已公开报道和临床应用的PET药物已近千种,因篇幅有限难以全部介绍,所以本书就目前常用的正电子核素及放射性药品作简单讲解(其中大量药物虽然已经进入临床评价,但是未能获得我国药品监督管理机构的正式批文,因此还不能被称为药品)。

常见的医用正电子放射性核素主要由加速器生产,如^{11}C、^{13}N、^{15}O、^{18}F、^{64}Cu、^{68}Ga、^{89}Zr和^{124}I等。^{11}C和^{18}F常用来标记小分子化合物,而^{64}Cu、^{68}Ga、^{89}Zr等金属核素通过与配体结合,然后与具有靶向能力的有机大分子(如多肽、抗体、蛋白或功能材料)偶联,完成放射性标记物的制备。

^{11}C 是比较常用的正电子核素。C 元素是构成生命体的占比较大且能方便进行正电子放射性核素标记的核素（O 与 H 虽然占比也较大，但是 O 半衰期太短，而 H 没有合适标记的正电子同位素，因而这两个元素在正电子药物中应用很少）。同时，碳元素构成的众多官能团也使得 ^{11}C 标记的药品在 PET 的临床应用中具有很好的前景，不过其较短的物理半衰期（$t_{1/2}$=20 分钟）使得临床大量应用受到一定限制。

^{18}F（$t_{1/2}$=110 分钟）具有相对较长的物理半衰期，不仅有足够的时间使放射化学师完成标记反应并分离纯化放射性药品，同时也使临床大量患者显像成为可能，因此 ^{18}F 也是目前 PET 中用得最多的正电子核素。^{18}F-FDG 在临床上已经被广泛应用于肿瘤、心血管疾病和神经性疾病的诊断。

^{11}C 和 ^{18}F 标记的放射性药品一般通过有机合成法得到，再通过高效液相色谱法（HPLC）制备纯化即可得到高纯度和高比活度的放射性药品溶液。

^{68}Ga、^{64}Cu 及 ^{89}Zr 等金属正电子核素分别具有短（67.8 分钟）、中（12 小时）、较长（78.4 小时）的半衰期，与常用的配体如 DTPA、DOTA、NOTA 等都可以发生配位络合反应并完成放射性标记，用于制备不同需求的放射性药品。其标记的对象除了多肽、蛋白外，近年来也包括许多特异性的小分子化合物，如亲和体、类肽小分子，甚至有机小分子。总的说来，金属正电子核素标记方法大同小异，一般是在 pH 3~5（不同配体需要不同的 pH）的缓冲液中，在 80~110℃的条件下 20 分钟左右完成标记反应，再经过快速分离纯化，即可用于临床显像。

二、正电子药物合成仪

与临床常用的单光子核素药物不同，正电子核素药物的合成主要是使用全自动合成仪完成药物的制备与分离纯化，主要原因如下。

1. 须快速合成　PET 发展早期使用的核素主要为 ^{11}C 和 ^{18}F，半衰期分别为 20 分钟和 110 分钟。为获得足够的放射性产物，需要快速地完成标记反应及分离纯化，使用合成仪可按照预设的工艺快速地生产放射性药物，比手动合成标记节约时间。

2. 制药的稳定性　因半衰期较短，大部分放射性药品需在 PET 中心完成制备，制药的稳定性是一个重要的考虑因素。与手动合成相比，全自动合成仪具有更快和更稳定的优点，因此全自动合成仪更受欢迎。

3. 辐射剂量　正电子核素湮灭产生 511keV 的 γ 射线，其能量高，药物合成操作剂量大，单日合成的次数多，因此正电子放射性药品合成往往采用自动合成仪。

正电子药物合成仪是一类使用电子计算机控制，一般放置在屏蔽体内的能将整个合成和分离纯化过程程序化、自动化的装置，又称为模（module）。与人工手动合成相比，正电子药物合成仪生产的放射性药品更稳定、更有效，操作人员接受的辐射剂量更低。正电子药物合成仪最早是从固相法合成肽的设备衍生而来，主要由气（液）阀、加热器、反应管、溶液瓶、检测器及分离系统组成。常用自动化合成模块分成两种。

（1）专用的放射性标记自动化模块：仅用于生产某一特定的药品或放射性标记的中间体，如 ^{11}C-胆碱模块、^{11}C-碘代甲烷模块、^{18}F-FDG 模块等。这些模块用途单一，流程及参数固定，操作简单。

（2）多用途的放射性多功能标记模块：可实现多步不同化学反应、不同流程的放射性标记反应，因此可实现多种放射性药品在同一模块上合成。在同一多功能模块上，通过设定不同的流程和参数，可以完成多种不同核素标记的放射性药品的合成，如 ^{11}C-胆碱、^{11}C-蛋氨酸、^{18}F-3'-脱氧-3'-L-氟代胸苷（^{18}F-FLT）、氟 [^{18}F] 1-H-1-（3-氟-2-羟基丙基）-2-硝基咪唑（^{18}F-FMISO）、^{18}F-DOPA 等（图 2-9）。

全自动合成仪最大的优势在于：模块设计厂商可根据药物合成工艺的发展进步更新合成流程，提高合成效率并缩短反应时间；多功能合成仪还可更新控制程序，增加新报道的药物的合成

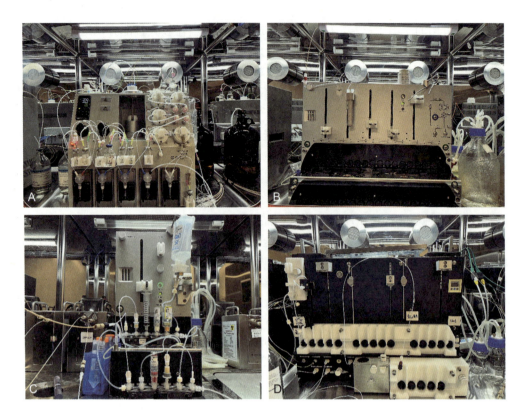

图 2-9 正电子合成仪图例

方法。同时,操作者还可以通过多功能合成仪自行设定流程和相关参数,自行开发药物合成工艺进行实验室自制药物的放射性标记和分离纯化,因此越来越受到正电子药品生产人员的青睐。

三、正电子核素放射性药品的临床应用

目前,正电子放射性药品在临床主要被用于肿瘤诊断、中枢神经系统疾病诊断和血管系统疾病诊断。本书其他章节将详细讲解目前常用的正电子显像药品及其临床应用,此处仅作简单介绍。

1. 肿瘤诊断 据统计,目前 PET 检查 85% 是用于肿瘤的检查,而 ^{18}F-FDG 作为葡萄糖的类似物,在 PET 肿瘤检查的使用率也大于 90%。因此,当谈及正电子药物及其应用时,肿瘤检查及 ^{18}F-FDG 是重中之重。同时,基于肿瘤发生、发展的机制和临床病理特征,放射药物化学家们也逐渐开发出针对肿瘤不同机制、靶点及信号通路的正电子药品,如代谢显像(如 ^{18}F-FDG,作用通路为葡萄糖代谢)、受体显像[如放射性标记的奥曲肽(^{18}F/^{64}Cu/^{68}Ga-octreotide),作用靶点为生长抑素受体]、靶向显像[如放射性标记的肿瘤成纤维激活蛋白抑制剂(^{68}Ga/^{18}F-FAPI)、靶向肿瘤微环境及肿瘤成纤维激活蛋白]等。

2. 中枢神经系统疾病诊断 人类的大脑是一个异常精密的器官,大脑和脊髓中的各类神经细胞共同构成人类的中枢神经系统,负责接收、传递、储存和加工各种神经冲动信号,产生各类高级心理活动,并支配和控制人体的全部行为。虽然现代科学已经对大脑的结构有了深入的了解,但是人类对神经系统网络的调控机制及高级神经活动产生机制的认识和理解仍然十分有限。作为一项分子影像技术,PET 在实时无创识别大脑神经递质传递、神经系统靶点监测、探索中枢神经系统功能状态及疾病诊断中发挥了巨大的作用,如阿尔茨海默病、帕金森病、癫痫、抑郁症等。

3. 血管系统 尽管冠心病的诊断和治疗方法不断发展,但在世界范围内冠心病仍是威胁人类健康最严重的疾病之一。PET 心肌灌注显像用于心脏病无创检查始于 20 世纪 70 年代,经过近半个世纪的发展,其巨大的诊断价值已在世界范围内被广泛接受,成为目前冠心病诊断、疗效

评价以及预后判断的重要影像学方法。目前临床上使用的心肌灌注显像剂主要分为亲脂性阳离子和线粒体复合物Ⅰ制剂两大类。亲脂性阳离子主要以正电子核素标记的季铵盐和季鏻盐为代表,而正电子核素标记的线粒体复合物Ⅰ抑制剂则以氟[18F](2-叔丁基-氯-5[4-(2-氟-乙氧基甲基)苯基甲氧基]-3(2H)-哒嗪酮(18F-flurpiridaz)为代表。

以上介绍的正电子核素显像剂主要以疾病类型进行分类,然而部分基于被动分布和代谢通路开发的正电子核素显像剂,往往可用于多种疾病的诊断,如:基于糖代谢开发的18F-FDG,不仅可用于肿瘤糖代谢显像进行肿瘤诊断,还可以用于中枢神经系统疾病的显像诊断(因大脑的直接能量来源是葡萄糖);15O-H2O作为经典的灌注显像剂,不仅可用于心肌灌注显像,还可用于测量脑血流(CBF)、肾血流、肿瘤血流等。同时,由于F离子的亲骨特性,18F-NaF也可用于PET骨显像。

最后需要说明的是,到目前为止已有数千种正电子放射性药品被报道并逐渐开展临床研究,然而由于篇幅原因,此处仅介绍了与疾病作用的机制比较明确且具有较强临床应用价值的正电子放射性药品,部分其他药物也将在相应章节作进一步介绍。

第四节 单光子放射性药品

单光子放射性药品是指使用发射γ射线的放射性核素进行标记得到的放射性药品,与正电子核素湮灭时发射2个背向光子不同,单光子核素在单次衰变时虽然发射一个或多个γ光子,但是这些γ光子释放的角度是随机分布的,因此基于单光子放射性药品的显像设备(ECT或SPECT)的空间分辨力不如PET。不过单光子核素显像仍是临床核医学显像的重要组成部分,为甲状腺、泌尿系统、消化系统及肿瘤的诊断提供有力的工具。目前,临床最常用的单光子显像药物主要是99mTc(锝)标记的药品(约85%以上),其次为131I标记的药品,因此,本章主要介绍临床中常用的99mTc及131I标记的放射性药品。

一、99mTc 的化学性质及其标记的放射性药品

Tc在元素周期表中属于过渡金属元素。Tc的化学性质活泼,在化合物中可呈-1至+7共8个价态,最稳定的是+7价,主要以高锝酸盐(TcO4-)的形式存在。临床常用的Tc的放射性核素是99mTc,其主要由99Mo-99mTc发生器获得,并以Na99mTcO4的形态溶解于水中。99mTc的半衰期为6.03小时,并衰变产生99Tc。

作为过渡金属元素,Tc具有空的价轨道,可以和配体形成配位化合物,因此,在放射性药品的制备过程中,99mTc主要使用金属络合法完成放射性标记。99mTc标记的过程中,首先要将99mTc还原成+4价,因此需要注意试剂盒中还原剂的量,否则将可能造成标记率较低甚至标记失败。99mTc的标记络合物是99mTc放射性药品中应用得最多的一类化合物,它们被广泛地应用于肝、胆、脑、肾、骨、心肌以及肿瘤等许多器官和组织的核素显像。

1. Na99mTcO4 注射液 高锝酸钠(Na99mTcO4)是99mTc在水溶液中存在的最广泛和最稳定的形式,可直接从发生器淋洗得到。由于与碘离子具有相近的空间尺寸和电荷性质,99mTcO4-也可被有功能的甲状腺细胞摄取(但不能像碘元素那样进行有机化),所以可用于甲状腺功能检查。若使用其他99mTc标记的药物显像,发现甲状腺组织有明显摄取,则说明药物中存在99mTcO4-,应立即进行质控并检查药品的放射化学纯度。

2. 骨显像剂 骨显像在单光子显像中占很大比例(约50%以上),这是因为骨显像早期诊断肿瘤骨转移非常灵敏,临床应用价值高。目前常用的单光子骨显像药品是99mTc标记的亚甲基二膦酸盐(99mTc-MDP)及其他膦酸盐类化合物。

3. 肾显像剂 ECT/SPECT肾显像可评价肾脏的血液供应,实时显示肾的形态和功能,评价上泌尿系统疾病和肾脏相关疾病中肾脏的功能。^{99m}Tc-DTPA是临床最常用的肾小球滤过型显像剂,被用于多种肾实质病变所致的肾功能损害的诊断,除此之外还有一些肾小管分泌型显像剂[如锝[^{99m}Tc]巯替肽(^{99m}Tc-MAG3)和锝[^{99m}Tc]双半胱氨酸(^{99m}Tc-EC)]及肾静态显像剂被用于临床。

4. 肝胆和肝显像剂 临床常用锝[^{99m}Tc]依替菲宁(^{99m}Tc-EHIDA)作为肝胆系统显像剂,其对多种胆管和胆囊相关疾病具有较高的诊断价值。

5. 心肌灌注显像剂 锝[^{99m}Tc]甲氧基异丁基异腈(^{99m}Tc-MIBI)是最为常用的阳离子心肌灌注显像剂。除此之外,锝[^{99m}Tc]司它比注射液、锝[^{99m}Tc]替曲膦注射液也是临床常用的SPECT心肌灌注显像剂,可用于心肌缺血及冠心病相关的诊断。

6. 其他 作为临床最常用的单光子诊断用核素,^{99m}Tc也被制备为胶体(锝[^{99m}Tc]硫胶体)或被标记在单抗(锝[^{99m}Tc]利妥昔单抗,^{99m}Tc-rituximab)上用于淋巴结显像,或者被标记在脂溶性较高的分子上以制备神经系统靶向的探针(锝[^{99m}Tc]2β-[N,N'-双(2-巯乙基)乙撑二胺基]甲基-3β-(4-氯苯基)托烷,^{99m}Tc-trodat-1,DAT显像),或被制备成其他分子实现其他器官显像,或被标记在特异性靶向分子中实现肿瘤及其他靶点显像,但由于篇幅原因本文不作过多介绍。

二、放射性碘(I)标记的放射性药品

I在元素周期表中为ⅦA族元素,是一种典型的非金属元素,化学性质活泼,在化合物中可以以+1、+3、+5、+7等价态存在。I的同位素多达30多种,自然界中稳定存在的是^{127}I,其余都是放射性核素,医学使用较多的是^{131}I、^{125}I、^{123}I及^{124}I。^{131}I和^{125}I主要由反应堆生产,而^{123}I及^{124}I主要通过回旋加速生产。由于易通过反应堆获得及可被人体甲状腺组织选择性摄取的特性,^{131}I可以说是临床使用最长久的放射性核素,其衰变发射的β射线(334keV和606keV)和γ射线(637keV)不仅可用于显像,还可以用于治疗。^{125}I虽然发射低能的γ射线(35keV),但其衰变产生的俄歇电子可用于治疗,同时其由于较长的半衰期(60.2天),还可被用于体外诊断试剂的研发。由于I的化学性质活泼,且作为非金属元素,可以与C元素形成稳定的化学键,从而被用于制备多种放射性药品,所以I的放射性药品是临床放射性药品重要的组成部分。

1. ^{131}I-NaI 由于甲状腺对碘元素有特异性的摄取,所以不同活度的^{131}I-NaI溶液通过口服可应用于甲状腺疾病,如甲状腺功能亢进、甲状腺结节及甲状腺肿瘤的诊断和放射性治疗。近年来放射性药品企业也将^{131}I-NaI溶液制备为胶囊,使用更加方便,上消化道的放射性沾染更少。

2. ^{131}I-MIBG 作为肾上腺素能阻断剂胍乙啶的类似物,放射性碘标记的碘代苄胍类的化合物可被肾上腺素能组织摄取并贮存于肾上腺髓质嗜铬颗粒中,因此不同剂量的^{131}I-MIBG可以用于神经内分泌肿瘤、嗜铬细胞肿瘤的诊断和治疗。

3. 其他 大量小分子化合物已被放射性^{131}I及^{123}I标记用于SPECT显像,或被标记上^{124}I进行PET显像,如肾功能测定及显像(^{131}I-邻碘马尿酸)、脑灌注显像(^{123}I-碘苯丙胺)、帕金森病显像(^{123}I-碘氟烷)等。同时,由于碘元素可以和酪氨酸残基发生氧化加成反应,所以还可被用于多肽、单抗及蛋白药物的标记和肿瘤显像,如^{131}I-美妥昔单抗注射液(治疗原发性肝癌)、^{131}I-肿瘤细胞核人鼠嵌合抗体单克隆抗体注射液(^{131}I-chTNT,治疗恶性实体肿瘤)及^{131}I-抗癌胚抗原单克隆抗体(治疗胃肠道肿瘤)等。

三、其他临床使用的单光子放射性药品

由于生产成本较低及核素性质优异,基于^{99m}Tc和^{131}I放射性药品的核素显像约占SPECT显像的95%以上。目前还有部分其他核素标记放射性药品也被应用于临床,限于篇幅,此处仅作简单介绍。

1. ^{67}Ga　物理半衰期为 78.3 小时,通过电子俘获衰变。通过络合标记制备的 ^{67}Ga-柠檬酸盐(citrate)主要被用于肺癌、淋巴瘤和黑色素瘤的诊断,但炎性组织也会摄取 ^{67}Ga,可能造成假阳性。^{67}Ga 标记的其他药物临床应用较少。

2. ^{111}In　由加速器生产,半衰期为 67.4 小时,也主要通过电子俘获衰变。加速器制备的 ^{111}In 以 $^{111}InCl_3$ 的形式存在,可以用于肿瘤、炎症或者骨髓显像。通过络合标记制备的铟[^{111}In]-奥曲肽(^{111}In-octreotide)可用于神经内分泌肿瘤显像。铟[^{111}In]-羟基喹啉(^{111}In-oxine)可用于白细胞标记及炎症、心肌梗死等的定位显像,铟[^{111}In]-喷替酸(^{111}In-DTPA)可用于脑血池显像等。

第五节　放射性药品的质量控制与使用管理

放射性药品是核医学临床诊疗工作的核心。放射性药品的质量,直接关系着核医学的医疗质量和医疗安全。使用不合格的放射性药品,不仅将可能对患者造成过量照射,违背了辐射防护的原则,还可能对患者造成直接的损伤。同时,因大量放射性药品均是在使用前由医疗单位自行配制,虽然有标准化流程供相关操作人员学习使用,但在实际工作中难以实现统一的标准操作,所以放射性药品的质量控制非常重要。

由于放射性药品的化学本质和普通药品并无区别,所以对于普通药品的质量要求一般也适用于放射性药品。由于放射性药品的特殊性质,对其质量控制还有一些特殊的要求。一般来说,临床使用的放射性药品的质量控制主要包含物理鉴定、化学鉴定和生物学鉴定三部分。

放射性药品的质量控制不仅是药物生产单位和药物检定部门严肃的专门工作,同时也是核医学工作者必须认真掌握的技能,因为:首先,临床上所使用的许多放射性药品的最终制备实际上是核医学部门完成的;其次,当药物的使用过程中出现某些异常情况时,核医学工作者应能够作出药物性能方面的解释或对药物的质量作出必要的检测、鉴定;再次,核医学工作者在研制新的放射性药品的过程中,也必须按质量控制的要求来鉴定药物的质量和建立相应的质量标准。

一、物理鉴定

1. 包装　放射性药品从生产部门(或单位)运往使用部门(或单位)时,其外包装和内包装必须符合一定要求。按照《中华人民共和国药典》(简称《药典》)及《放射性药品使用许可证》相关规定:放射性药品的外包装的材料应为能屏蔽放射性射线的铅或钨、镍合金的金属容器,也包含容纳此金属容器的其他材料包装;放射性药品的内包装为存储放射性药品的容器,一般为不同体积的玻璃瓶。放射性药品存储在内包装中并被放入上述的金属容器中,使外包装表面辐射剂量降低到辐射防护的要求,才能满足放射性药品包装的基本要求。同时,放射性药品的内、外包装应粘贴药品的标签,标签上应有电离辐射警示标志以及该批次放射性药品的信息,一般应包含核素种类、药品品种、放射性活度、化学纯度、放射化学纯度、性状、生产单位、生产日期、批号、活度测定的时间等信息。

2. 放射性药品的外观性状　放射性药品的外观性状应该与《药典》或标准操作规程中的相关规定相符,如物理形态、放射性比活度、溶液颜色、pH、澄明度等。需要注意的是,放射性药品外观性状的检查将在防护的条件下用肉眼观察。

3. 放射性活度及比活度　放射性药品的活度是临床用药的依据,因此其精确测量是重中之重。由于放射性的衰变,放射性的药品的活度将随着时间发生变化,所以每次分装或使用的时候均需单独测定活度,以保证用药的精准。放射性比活度为样品的放射性活度与其质量或者体积的比值,是衡量样品放射性浓度的一个重要单位,基于放射性活度进行计算。放射性药品的活度主要使用活度计测定,使用的活度计也应该每年进行检测及校正。除了使用活度计测定放射性活度外,还可使用衰变公式计算或使用标准源进行相对测量或估算。

4. 放射性核纯度 是指放射性药品中指定的放射性核素的活度占供试样品中所有放射性核素放射性活度之和的百分比,即:放射性核纯度＝指定放射性核素的活度/所有核素放射性活度之和 ×100%。放射性核纯度主要描述放射性药品中掺杂的其他放射性核素及其他核素含量的百分比,这些杂质放射性核素可能来自生产过程(由靶材料不纯引起),也可能来源于分离过程,或来源于发生器的漏穿(母体核素漏出)。这些杂质放射性核素往往具有较长的物理半衰期,在含量较高时会严重影响放射性药品的诊疗性能及用药安全,因此需要严格地控制。放射性核纯度可以使用核纯度仪(或伽马能谱仪)进行测定,或通过半衰期法进行简单测量。

二、化学鉴定

(一) pH

溶液的 pH 对于水溶液中药品的稳定性和化学形态至关重要,从而影响药品(包括放射性药品)的安全性和临床效果。由于放射性药品中有很大比例均为水溶液,而许多对 pH 敏感的药物注射液均需保存在一定 pH 的缓冲液中,所以对剂型为注射液的放射性药品的 pH 需要严格测定和控制。

1. 金属络合物 金属放射性核素的络合标记及标记后的放射性药品对 pH 非常敏感。

2. 放射性标记的多肽和蛋白类药品 由于存在等电点,该类物质溶液的 pH 对其稳定性非常重要。

3. 小分子药物 pH 对部分小分子放射性药品、放射性标记的胶体及颗粒的标记过程和产物的稳定性非常重要,因此,《药典》对这些放射性药品的 pH 有明确的规定。在临床工作中,放射性药品的 pH 测定一般可以使用 pH 试纸和 pH 计。通过不同范围和精度的 pH 试纸测定溶液 pH 较为方便,所需液体量少,是目前常用的放射性药品 pH 测定方法。而 pH 计待测液体使用量大,容易造成放射性污染,一般用于普通药品,放射性药品使用较少。

(二) 化学纯度

放射性药品可能掺杂多种放射性或非放射性的杂质,从而影响放射性药品的质量及用药的安全性。放射性药品的化学纯度与普通药品的概念是一致的,即药品中特定化合物质量占药品供试品总质量的百分比。需要注意的是,药品加入的载体、缓冲盐、防腐剂、抗氧化剂等辅料及溶剂不能被视为不纯物。同时,由于放射性物质的绝对化学质量非常低,虽然按照定义应该将放射性杂质的质量进行统计,但实际上难以精确计算其质量,在计算放射性药品的化学纯度时,往往也使用放射性进行此部分杂质的估算。按照《药典》相关规定,需要限制对药品性能和安全造成影响的杂质质量或者浓度,来控制放射性药品的化学纯度。在实际工作中,放射性药品的化学纯度是一个相对模糊的概念,主要原因是放射性及非放射性物质的质量不均等。比如对于同一个放射性药品,可能一个化学纯度为 50.0% 的放射性药品的安全性和有效性比化学纯度为 99.5% 的药品高,因此,对于放射性药品,化学纯度检测的意义在于监测造成药品不纯的来源(非放射性部分杂质还是放射性杂质),而非具体数值。为了更加精确地描述放射性药品的纯度,我们引入了放射化学纯度的概念。

(三) 放射化学纯度

对于同一种放射性核素(某种元素特定的放射性同位素),在制备放射性药品的过程中,可能生成不同的化合物(特定化学形态)。放射化学纯度即:在特定的化学形态下物质的放射性活度/该放射性核素所有化学形态活度之和 ×100%。由于放射性药品与普通药品最核心的区别就是携带放射性,这也是放射性药品具有诊断和治疗功能的原因,所以放射性药品的放射化学纯度的检查对于放射性药品的安全和诊疗效能至关重要,《药典》及放射性药品使用管理相关法规均要求对每批次制备的放射性药品的放射化学纯度进行检测,满足要求后才能使用。放射化学纯度的检测方法很多,只要能方便、快速和有效地将药品中各化学形态的物质分离,分别测定其放射性活度(或计数率)并进行统计计算即可。目前常用的方法主要有薄层层析法、高效液相色谱法等,其余通过物理或化学手段分离组分的方法,如萃取、沉淀、离心、电泳法也常被用在放射化学测定中,此处限于篇幅,不作一一介绍。

三、生物学鉴定

（一）无菌试验

由于大部分放射性药品均以水溶液形式存在,所以无菌检测也是放射性药品质量控制的重要内容。一般通过培养法进行无菌检测,医疗单位的检验科可以方便地完成,或按照《药典》相关细菌培养的部分进行鉴定。需要注意的是,无菌实验在放射性药品的鉴定中属于回溯性实验,即不要求放射性药品取得无菌实验的报告后再分发使用。这是因为无菌实验的测定周期较长,对于大量临床使用的中短半衰期的放射性药品来说,取得报告后再应用于临床不太现实。虽然如此,放射性药品生产单位更应该对标记使用的场所、仪器、材料和溶剂进行全面、严格的消毒,以保证产物是无菌的。

（二）热原试验

热原是指进入机体后可引起机体体温异常升高的物质,一般是微生物的代谢产物、内毒素或者细菌的尸体等。热原进入人体后可以引起大量不良反应,严重的甚至危及生命,因此热原实验也是放射性药品质量控制的重要内容。放射性药品的热原实验往往采用以下方法进行:①家兔法。静脉注射放射性药品至家兔体内,观察注射后 3 小时内发热体温变化。②鲎试剂法及内毒素仪检测。使用鲎试剂盒或芯片式内毒素检测仪检测。家兔法由于操作较为烦琐且需要较长时间,已逐渐被淘汰。现在临床常用芯片式内毒素检测仪,简单、方便,数分钟内即有结果。

（三）毒性试验

一种新的放射性药品被应用于临床之前,还必须进行毒性研究并提交药品监督管理部门审核。放射性药品的毒性实验包括两方面。

1. 不良反应　指药品的辅料及杂质或放射性核素的非放射性部分进入机体后引起的不良反应,如过敏、急性毒性反应或长期毒性反应等,可以通过《药典》规定的非放射性药品的相关实验进行测定。

2. 电离辐射　指放射性药品携带的放射性核素产生的电离辐射,可以通过药物在体内的分布数据计算人体的全身辐射剂量。

将上述两部分毒性综合分析,即可得到放射性药品的毒性数据,用以评估该药品的安全性。

（四）放射性药品体内组织分布及药代动力学试验

与毒性实验相似,一种新的放射性药品被应用于临床之前也必须进行动物体内的组织分布及药代动力学试验,以获得放射性药品的体内分布和代谢相关数据,为放射性药品的安全性和用药方案的制订奠定基础。体内组织分布实验的方法是对实验组动物(一般是健康小鼠或大鼠)给药后,在一系列特定的时间点处死动物并测定各重要器官的放射性分布,并绘制时间点-器官放射性曲线。放射性药品的药代动力学参数测定与非放射性药品相似,唯一不同的是使用血液中放射性浓度近似地代替真实血药浓度以计算血药分布半衰期、消除相半衰期及达峰浓度等药物代谢的重要参数。需要注意的是,当药物在体内分解较快时,血液中的放射性药品浓度只占总放射性浓度的一部分,这种方法计算的药代动力学参数将产生误差。药物体内组织分布及药代动力学参数的测定为正确合理地选择药品剂量、感兴趣区(ROI)及显像时间窗口提供了重要依据。

第六节　放射性药品的正确使用、不良反应及其处理

一、正确使用总原则

放射性药品的使用应该满足放射防护的三原则:实践正当化;防护最优化;个人剂量限值。实践正当化是指在决定是否给患者使用放射性药品进行诊断或治疗时,首先要作出正当性判断,即权衡核医学诊疗技术的预期收益与医疗照射引起的潜在风险,当诊断或治疗的收益大于风险时,方能开展放射性药品诊疗活动。防护最优化是指在诊疗过程中:应尽量降低患者摄入的放射性药品的活度并尽可能提升诊疗效能;采用最优的防护设备等尽可能减少放射性药品带来的电离辐射。个人剂量限值是指在满足实践正当化和防护最优化的基础上,开展放射性药品诊疗行为的对象接受的年总辐射剂量应该低于国家相关法规的规定。对小儿、孕妇、哺乳妇女、近期准备生育的妇女应用放射性药品要从严考虑,并严格按照国家对于此部分特殊人群的特殊要求开展放射性药品的临床应用。

二、放射性药品的不良反应

放射性药品的不良反应是指使用了标准剂量的放射性药品导致的异常生理反应。

放射性药品不良反应的发生率远低于普通药品,一般为万分之一左右,同时也远低于CT造影剂或MRI增强剂的不良反应。其主要由放射性核素的载体及辅料或制备过程中引入的杂质、细菌和热原引起,主要以血管迷走神经反应、过敏反应或变态反应为主,小部分为热原反应。因此,放射性药品的质量控制非常重要。

三、不良反应的防治

放射性药品不良反应的防治主要有以下手段。

1. 建立放射性药品不良反应的应急预案,并在放射性药品注射室和检查室准备急救装备,如急救箱和氧气袋等。

2. 对经常发生不良反应的放射性药品,应对应《药典》或药品说明书,调查不良反应产生的原因,并降低放射性药品的浓度及其注入体内的速度。

3. 尽管放射性药品的化学绝对剂量非常低,基本不可能产生药理作用,但若在临床应用过程中出现轻微过敏反应或危重过敏反应,一般可按照如下操作进行处理:立即停止注射药物并给予抗过敏药物治疗;对于轻微过敏反应,可静脉注射葡萄糖酸钙或氯化钙;对于危重过敏反应,处理方法可参照青霉素G。危重过敏反应一旦发生,必须就地抢救,立即皮下注射0.5%盐酸肾上腺素0.5~1.0ml,必要时以5%葡萄糖注射液或氯化钠注射液稀释作静脉注射后,紧急通知并转急诊科进行协助治疗。

第七节　放射性药品的现状与研究进展/发展趋势

一、放射性药品的临床使用现状

截至2022年底,美国食品药品监督管理局(FDA)和欧洲药品管理局(EMA)分别收录和批准了69种和70种放射性药品的适应证及质量标准,涉及标记的核素种类分别为22个和19个,

其中 ^{99m}Tc 标记药品占比最高。我国国家药品监督管理局（NMPA）批准上市的放射性药品的数量、标记核素种类及近年来批准数量均远远落后于 FDA 和 EMA。我国目前共批准了 31 种放射性药品，2008 年以后再无新放射性药品被批准上市，且已上市的放射性药品品种也与国外大致相同，同时无自主知识产权。

据相关统计，截至 2015 年，全球共有 26 160 台 SPECT，其中美国安装了约 47.8%，欧洲约 16.7%，中国仅安装了 2.8%；全球 PET 装机量为 4 860 台，美国安装了 47.3%，欧洲约 18.9%，中国仅 5.6%。我国每百万人核素显像设备、人均核素显像及治疗次数还落后于世界平均水平。同时，核医学显像设备也主要被国外品牌垄断。不过，近年来随着我国设备制造技术的发展和卫生行政管理部门的努力，国产显像设备已经崛起，有力地促进了我国核医学的飞速发展，我国医疗机构核素显像设备、核素显像项目也出现了持续有力的增长。据相关部门的统计，截至 2023 年，我国安装的 SPECT 已经超过 1 000 台，比 2015 年约增长了 30%；我国安装的 PET 已经超过了 770 台，比 2015 年约增长了 180%。我国的人均核素显像及治疗次数也逐渐赶上世界发达国家水平。

二、放射性药品的研究进展/发展趋势

（一）核素生产

近十年来，医用放射性核素用量的年增幅维持在 10% 左右，然而全球的核原料供应紧张、国外几个大型核反应堆已经达到设计使用的年限等现状已成为全球放射性药品及相关行业发展的瓶颈。我国供应医用核素生产的反应堆相对匮乏，主要的医用核素如 ^{131}I、^{99m}Tc 的供应主要依赖进口。近年来随着国内相关医用同位素反应堆逐渐建立和投入使用，国产医用核素的生产已经实现了快速发展，截至 2022 年底，国产 ^{131}I、^{99m}Tc 等主要单光子医用放射性核素的供应已经能满足 30% 左右的市场需要。同时，国产的医用回旋加速器也在近几年实现了商业化，打破了回旋加速器领域完全被国外垄断的现状。近年来，国内多家医疗机构、科研院所也逐渐大量开展除 ^{11}C、^{18}F 外的正电子核素的生产以供临床及科研使用，如 ^{68}Ga、^{64}Cu、^{89}Zr 及 ^{124}I 等。

（二）研发方向

从标记应用的核素方面看，伴随 PET 技术的广泛应用、核素靶向分子探针技术的进一步发展以及正电子核素制备技术的日趋成熟，以 ^{18}F、^{68}Ga 标记的诊断用正电子放射性药品发展迅速，是当前的研究热点，如镓[^{68}Ga]1,4,7,10-四氮杂环十二烷-1,4,7,10-四乙酸-D-苯丙氨酸 1-酪氨酸 3-苏氨酸 8-奥曲肽（^{68}Ga-dotatate，靶向神经内分泌瘤）、氟[^{18}F]-贝他苯（靶向阿尔茨海默病淀粉样蛋白）、^{68}Ga-标记的前列腺癌特异膜抗原（^{68}Ga-PSMA）。虽然目前治疗用放射性药品临床应用的品种较少，但其具有较好的市场和经济效益，已经逐渐受到国内外大型医药公司的重视。现已陆续开辟产品管线，有部分产品已经被 FDA 批准上市，如镭[^{223}Ra]-氯化镭注射液、^{177}Lu-dotatate 等。已有研究表明使用 α 核素放射性药品的靶向疗法具有非常好的临床应用潜力，然而基于 ^{211}At 和 ^{225}Ac 的靶向药品目前仍处于临床试验阶段，而且 α 放射性核素的生产在技术上面临很大的挑战，产量一般较低，供给较为匮乏，α 核素放射性药品的临床应用还需技术突破。

需要指出的是，除放射性核素以外，靶向分子探针的设计也是重要的方向，两者从物理性质、化学结构和生理半衰期等多维度的匹配和结合才能使对应的放射性药品更具临床应用价值。

分子影像是精准医疗的三大核心技术之一，核素显像也是分子影像的重要组成部分。近年来，随着金属放射性核素（如 ^{68}Ga、^{64}Cu、^{177}Lu 等）在核医学诊疗中的应用，新的放射性药品的研发逐渐朝着诊疗一体化核素探针的方向发展：使用诊断性放射性核素标记高特异性和靶向性的分子，实现疾病诊断和靶点鉴定（主要是肿瘤相关靶点），并使用治疗性核素标记同一个靶向分子，对疾病实现个体化治疗。诊疗一体化核素探针将使用一对"诊断-治疗"核素对，即 theranostic pairs，两种核素可以标记在同一个分子的同一个标记位点上。^{68}Ga 与 ^{177}Lu 就是这样一对"诊断-治疗"核素对。由于诊疗一体化核素探针在临床具有较好的应用前景，目前是核医学领域分

子探针最重要的研究方向。

核素显像技术的广泛临床应用和放射性药品的强大潜力,已经有力地推动了我国放射性药品发展,在此过程中公众也逐渐了解了民用核技术的价值以及正确认识了辐射剂量,不再"谈核色变"。同时,放射性药品的蓬勃发展也使监管部门对放射性药品的监管提出了更高的要求。虽然目前我国放射性药品的临床应用和发展水平与欧美等发达国家仍存在一定的差距,但我们坚信,通过国家主管部门的推动以及放射性药品研发机构、企业和核医学界的共同努力,放射性药品产业将拥有辉煌的发展前景,一定能够在精准医疗时代发挥示范性作用,服务于许多重大疾病的诊疗,更好地为人类健康服务。

本章小结

放射性药品是指用于临床诊断或者治疗的放射性核素制剂或者其标记的药物。与普通药品相比,放射性药品具有一定特殊性,如具有放射性、不恒定性、化学绝对量低等。放射性药品组织选择性分布和摄取的机制主要包括细胞选择性摄取、代谢通路、被动分布和特异结合等。医用放射性核素可通过放射性核素发生器、回旋加速器和核反应堆等方式获取,一般需要具有适宜的半衰期、能量适中、毒性较低、容易获得高比活度和高纯度等特点,还需要具有一定化学反应性,能方便以一种或多种方式完成标记。常见的医用正电子放射性核素主要由加速器生产,如 ^{11}C、^{13}N、^{15}O、^{18}F、^{64}Cu、^{68}Ga、^{89}Zr 和 ^{124}I 等。^{11}C 和 ^{18}F 常用来标记小分子化合物,而 ^{64}Cu、^{68}Ga、^{89}Zr 等金属核素通过与配体结合,然后与具有靶向能力的有机大分子偶联,完成放射性标记物的制备。单光子发射核素放射性药品是指使用发射 γ 射线的放射性核素进行标记得到的放射性药品,临床最常用的单光子显像药物主要是 ^{99m}Tc 标记的药品(约85%以上),其次为 ^{131}I 标记的药品。临床使用的放射性药品的质量控制主要包含了物理鉴定、化学鉴定和生物学鉴定三部分。放射性药品的使用应该满足放射防护的三原则:实践正当化;防护最优化;个人剂量限值。

思考题

1. 简述放射性药品摄取机制。
2. 临床常用放射性核素的制备方式有哪些?
3. 常用正电子核素药物有哪几类(按照疾病分类)?
4. 放射性药品质量控制主要有哪几类? 请大致介绍主要的方法。
5. 简述放射性药品正确使用的原则。

(田 蓉)

第三章　核医学辐射防护

核医学利用放射性核素对疾病进行诊断、治疗和医学研究。了解核辐射的基础知识,掌握核辐射防护的基本原则和方法,科学、合理地进行核医学日常工作,将有效保障核医学工作者的身体健康,确保核医学诊疗的实施效果。

第一节　作用于人体的电离辐射

作用于人体的电离辐射包括天然辐射和人工辐射两部分。天然辐射源存在于宇宙空间和地壳物质中,人工辐射源来自人类的一些辐射实践活动或辐射事件。

一、天然辐射

天然存在的各种辐射源称为天然辐射源,包括来自大气层外的宇宙辐射和来自地壳物质中存在的天然放射性核素产生的陆地辐射。

1. 宇宙辐射(cosmic radiation)　来自宇宙空间,包括多种带电粒子,其中主要是质子,其次是 α 粒子和重离子等,一般称为初级宇宙射线。初级宇宙射线从宇宙空间进入大气层后,与空气分子发生核反应形成光子、电子、质子、中子等形成次级辐射。此外,宇宙辐射还包括宇宙射线在大气层、生物圈和岩石圈中通过不同的核反应而产生的宇生放射性核素,如 ^{14}C 等。

2. 陆地辐射(terrestrial radiation)　在自然环境中,原生放射性核素是组成地球的固有成分,主要包括铀、钍和锕三大天然放射系以及 ^{40}K、^{87}Rb 等。如在露天,人体受到的 γ 射线外照射有很大一部分来自土壤沙石中的天然放射性核素发射的 γ 射线。

天然本底辐射是人类最主要的辐射来源,全球成人年均受照射剂量为 2.4mSv。对于正常的天然本底水平的辐射照射,不需要采取特殊的防护措施。

二、人工辐射

世界上主要的人工辐射有医疗照射、放射性核素的生产与使用、核武器爆炸、核能及其他能源的生产和核事故照射等。

1. 医疗照射　由医疗照射所致人体的有效剂量当量,其中90%~95%来自X线诊断及治疗、^{60}Co 及直线加速器放疗等,由核医学进行的诊断与治疗对医疗照射整体剂量的贡献而核医学产生的辐射剂量不到医疗照射整体剂量的10%。对于医疗照射所导致的人体危害不可估计过高,而且接受医疗照射的主要是患病个体。

2. 其他放射性核素辐射　主要包括临床诊疗应用产生的辐射,如核医学治疗时将放射性核素引入体内进行治疗和放射性核素外照射敷贴治疗等。我国每年约有数千万人次接受核医学诊治。利用微量短半衰期放射性核素动态追踪,探寻示踪物质的运动过程及规律的示踪技术的应用同样伴随核辐射。此外,放射性核素辐射还来自辐照技术、核探测技术及辐射加工技术,以及大家所熟知的核武器爆炸及核电生产等都会产生核辐射。

3. 其他人工辐射　大量吸烟者、核潜艇工作人员、原子破冰船工作人员、放射性物品押运人员等会接受的辐射剂量会不同程度地增加。乘飞机旅行 2 000 公里接受的辐射剂量约为 0.01mSv；每天抽烟 20 支，接受的年辐射剂量为 0.5mSv。

第二节　辐射剂量学

辐射剂量学主要涉及描述辐射场的性质、射线与物质间的能量传递、受照机体的吸收剂量、吸收剂量与辐射效应之间的关系，包括以下几个主要常用剂量单位。

一、照射量与照射量率

照射量（exposure）是直接量度 X 线或 γ 射线对空气电离能力的量，是量度辐射场的一种物理量，一般用符号 X 来表示。其定义是，X 或 γ 辐射在质量为 dm 的空气中释放的全部次级电子完全被空气阻止时，在空气中形成的同一种符号的离子总电荷的绝对值 dQ 与 dm 的比值，即 X=dQ/dm。

照射量的国际标准单位（SI）是库仑/千克（C/kg），旧制单位为伦琴（R），$1R=2.58 \times 10^{-4}C/kg$。

照射量仅适合于能量在 10keV~3MeV 范围内的 X 线和 γ 射线在空气中引起电离的情况。

照射量率的定义：单位时间内的照射量称为照射量率，P=dX/dt，其单位为库仑/（千克·秒）[C/（kg·s）]。照射量率与放射性样品的活度的关系：$P=KrC/R^2$。其中，Kr 是照射率常数或电离常数，照射量的国际标准单位（SI）是库仑/千克（C/kg），旧制单位为伦琴（R），$1R=2.58 \times 10^{-4}C/kg$；R 是距点源的距离，单位是 cm。

若在所考虑时间内照射量率不变化，则照射量与放射性样品的活度的关系为：X=PT=$KrCT/R^2$。上式揭示了外照射防护中的三个重要因素，即时间 T、距离 R 和屏蔽（KrC）。为了减少照射，应尽量缩短照射时间，增大与放射源的距离，并采用适当的屏蔽措施。由于照射量与距离的平方成反比，增加距离导致的照射量减小最为明显。

二、吸收剂量

吸收剂量（absorbed dose）是指每单位质量的被照射物质所吸收任何电离辐射的平均能量，用 D 表示，即

$$D=dE/dm$$

式中 dE 是质量为 dm 的被照射物所吸收的辐射能量。

吸收剂量的国际标准单位是戈瑞（Gy）。1 戈瑞等于 1 千克被照射物质吸收 1 焦耳的辐射能量，即 1Gy=1J/kg。旧制单位是拉德（rad），两者的关系为：1rad=0.01Gy 或 1Gy=100rad。

吸收剂量与照射剂量不同。吸收剂量是指任何射线并适用于任何物质，衡量的指标是被照射物质所吸收的辐射能量，而照射量只适用于 X 线及 γ 射线，被研究的对象是空气。

三、剂量当量

剂量当量（dose equivalent）：即使在吸收剂量相同的情况下，不同辐射类型所产生的生物效应的严重性也各不同。为了便于比较，在辐射防护中引入剂量当量这一概念。它用适当的修正因子对吸收剂量进行加权，从而使修正后的吸收剂量更能反映辐射对机体的危害程度。剂量当量一般用 H 表示，即 H=D·Q·N，式中的 D 是吸收剂量，Q 是品质因子，N 是其他任何修正因素的乘积。Q 是与辐射品质有关的修正因子，它与传能线密度（linear energy transfer，LET）存在一定的依赖关系，用它可以反映不同类型辐射诱发损伤的概率或严重程度。不同类型核射线的品质因子见表 3-1。

表 3-1　不同种类辐射的品质因子

辐射种类	品质因子	辐射种类	品质因子
X 射线、γ 射线、电子或正电子	1	质子	10
中子（能量≤10keV）	3	α 粒子	20
中子（能量≥10keV）	10	裂变碎片，反冲核	20

剂量当量的单位为希沃特（Sievert, Sv），1Sv=1J/kg。旧专用单位为雷姆（rem），1rem=0.01Sv 或 1Sv=100rem。

四、有效剂量

有效剂量（effective dose）是指身体所受的任何辐射，几乎总是涉及多个器官或组织，各器官或组织不一定受到相同剂量的均匀照射。而有效剂量是指在全身受到非均匀性照射的情况下，受照组织或器官的当量剂量（HT）与相应的组织权重因子（WT）乘积的总和：$E=HT \cdot WT$。

有效剂量的国际单位是焦耳每千克（J/kg），专门名称也是希沃特（Sv）。

有效剂量是用于评价在全身受到非均匀性照射情况下，发生随机效应概率的物理量。单位当量剂量（1Sv）在受照组织或器官中引起随机效应的概率，称为危险度。组织权重因子表示受照组织或器官的相对危险度，是从受照组织或器官的危险度与全身受照总危险度之比计算出来的。如 WT 值全身为 1，性腺为 0.20，红骨髓及肺为 0.12。

第三节　电离辐射的生物效应

电离辐射作用于人体，可在分子、细胞、组织、器官以及整体水平上产生各种效应。轻者对生命活动无影响或仅引起某种功能性反应，重者造成可逆性损伤等严重反应，不仅危及自身，更可能影响后代健康。电离辐射生物效应所导致的辐射损伤机制非常复杂。

一、电离辐射生物学效应及作用机制

电离辐射生物学效应是指电离辐射作用于生物体，通过一系列物理、化学和生物学变化的复杂过程，造成生物体各系统的功能、代谢和结构等的改变。电离辐射对于生物机体的作用可分为原发作用和继发作用。

1. 原发作用（primary effect）　是射线引起机体的最早期变化。电离辐射可直接引起核酸、蛋白质等生物大分子的电离和激发或化学键断裂等物理化学变化而产生一系列功能、代谢障碍等病理生理的改变。生物大分子的损伤是一切辐射生物效应的物质基础。电离辐射可引起 DNA 损伤、合成抑制及分解增强等，并使蛋白质发生结构破坏，导致蛋白质功能发生改变。

2. 继发作用（secondary effect）　是电离辐射作用于生物分子的周围介质（主要是水）生成自由基，这些自由基再与生物分子发生物理化学变化，生成生物分子自由基。生物分子自由基生成后迅速发生化学反应，造成分子化学键的变化，引起生物分子破坏，主要包括核酸与蛋白质的破坏，继而发生一系列生物化学和病理生理学的损伤效应。由于机体的多数细胞含水量很高，一般大于 70%，所以该作用在辐射生物学效应中占据十分重要的地位。

二、辐射生物学效应的分类

根据照射的不同形式及产生效应的不同结果，电离辐射作用于机体的辐射生物学效应可大致分为以下几类。

1. 局部效应与全身效应 根据射线的作用范围,辐射生物学效应可分为局部照射与全身照射。

(1)局部照射(local irradiation):外照射的射线照射身体某一部位,引起局部组织的反应,称局部照射。当照射剂量和剂量率相同时,身体各部位的辐射敏感性依次为:腹部>盆腔>胸部>头部>四肢。

(2)全身照射(total body irradiation):全身均匀地或非均匀地受到照射而产生全身效应,称全身照射。照射剂量较小者为小剂量效应,照射剂量较大者(>1Gy)则可能发生急性放射病。根据照射剂量大小和不同敏感组织的反应程度,辐射所致全身损伤分为骨髓型、肠型、脑型三种。

2. 近期效应和远期效应 按照发生的时间,辐射生物学效应分为近期效应与远期效应。

(1)近期效应(short-term effect):机体受照射后数小时至几周内出现的效应,如急、慢性放射病,主要发生在核事故或核武器袭击的受害者,或为在较长时间内受到超过剂量限值的辐射而引起的全身慢性损伤。

(2)远期效应(long-term effect):机体受辐射后数月乃至数年才发生的效应(其中包括放射性白内障及白血病等致癌效应),潜伏期较长,引起寿命缩短等。

3. 躯体效应和遗传效应 按照射线作用的对象,辐射生物学效应分为躯体效应与遗传效应。

(1)躯体效应(somatic effect):受照射个体体细胞损伤而致本身发生的各种效应称为躯体效应,如辐射所致的骨髓造血障碍、白内障等。

(2)遗传效应(genetic effect):受照射个体生殖细胞突变,而在子代身上表现出的效应称遗传效应。这是由电离辐射造成受照者生殖细胞遗传物质的损伤,引起基因突变和染色体畸变,导致后代先天畸形、流产、死胎和某些遗传性疾病。

4. 确定性效应与随机性效应 按剂量-效应关系把辐射生物学效应分为确定性效应和随机效应。

(1)确定性效应(deterministic effect):严重程度随着电离辐射剂量的增加而增加的生物效应。这种生物效应存在剂量阈值,只要照射剂量达到或超过剂量阈值,效应肯定发生。照射后的白细胞减少、白内障或皮肤红斑、脱毛等辐射皮肤损伤均属于确定性效应。

(2)随机性效应(stochastic effect):发生概率(而不是其严重程度)与照射剂量的大小有关的生物效应。这种效应在个别细胞损伤(主要是突变)时即可出现,不存在剂量阈值,如辐射致癌、遗传效应。

三、影响辐射对机体作用的因素

辐射生物学效应与许多外部条件和内在因素有关。前者主要是物理因素,如照射剂量、射线性质等;后者主要指生物因素,如受照机体的种属、年龄、性别、功能状态及受照组织、器官等。

1. 物理因素 多种物理因素可影响辐射生物效应。

(1)辐射性质:主要包括射线的种类和能量。不同性质的射线在介质中的传能线密度(LET)不同,所产生的电离密度不同,因而相对生物效应也不同。高LET辐射在组织内能量分布密集,生物学效应相对较强,故在一定范围内,LET愈高,电离辐射生物效应愈强。

(2)辐射剂量:在一定范围内,辐射剂量愈大,效应愈明显。在小剂量、低剂量率的情况下,剂量与随机性效应的发生率之间存在着线性无阈的关系,且效应的严重程度与剂量无关。对于确定性效应,它的发生是有剂量阈值的,一定条件下的受照射剂量必须大于阈剂量,效应才会发生,而且其严重程度和一定条件下的受照剂量有关。

(3)辐射剂量率:由于生物体对辐射损伤有着一定的恢复作用,故在受照总剂量相同时,小剂量慢性照射比一次大剂量率的急性照射所造成的辐射损伤要小得多。

（4）照射方式：可分为外照射、内照射和混合照射。外照射是指射线从体外对人体进行的照射，可以是单向照射或多向照射。内照射是指射线位于体内，对人体进行的照射。混合照射指既有外照射也有内照射。

2. 生物因素　在受照条件严格一致的情况下，机体不同的器官、组织或全身出现某一效应的时间快慢及严重程度不同。某种效应出现快而又相对严重的，可称为对辐射的敏感性高，反之对辐射的敏感性低。

（1）不同生物种系的辐射敏感性：不同生物种系对辐射的敏感性各不相同，总的趋势是种系演化越高，机体组织结构越复杂，其放射敏感性越高。

（2）个体不同发育阶段的辐射敏感性：一般而言，随着个体发育过程的推进，其对辐射的敏感性逐渐降低。人的胚胎在不同的发育阶段，对辐射敏感性呈现不同程度的变化，如在怀孕的前50天辐射对胎儿的危害性最大。

（3）细胞敏感性：各类细胞在受照射后可按不同的方式产生不同程度的变化或效应。一般认为，细胞和组织的辐射敏感性与它们的繁殖能力成正比，而与它们的分化程度成反比。如小肠骨髓细胞及生殖细胞等增生活跃、更新较快的细胞，它们的辐射敏感性较高；而干细胞、血管内皮细胞等分裂指数较低，它们的辐射敏感性也较低。

（4）组织和器官的敏感性：组织和器官是由多种细胞组成的，其辐射敏感性主要取决于组织细胞的相对敏感性。若含有多种细胞，则取决于最敏感的细胞群。

第四节　放射防护的原则与标准

一、辐射防护的目的及基本原则

为使公众免受电离辐射的过度或不必要的照射，必须采取一定措施进行辐射防护，并依照辐射防护的目的及基本原则指导日常工作。

（一）辐射防护的目的

辐射防护既要保护辐射工作人员个人、他们的后代以及全人类的健康，又要允许进行那些有利于人类的但可能产生辐射照射的必要活动。因此，辐射防护的目的有两点：防止有害的确定性效应和限制随机性效应的发生。

（二）辐射防护的基本原则

国际放射防护委员会（ICRP）在其第60号出版物的建议书内，提出下列辐射防护的三项基本原则。

1. 实践的正当化（justification）　采用电离辐射的任何实践都应经过论证，确认该项实践是值得进行的，其所致的辐射危害与个人或社会从中获得的利益相比，是可以接受的。

2. 放射防护最优化（optimization）　在正当化分析的基础上，进行代价和效果分析，以防护最优化为原则。避免一切不必要的照射，用最小的代价去换取最大的净利益，从而使一切必要的照射保持在可以合理达到的最低水平。这一水平还须受到个人剂量限制的约束。

3. 个人剂量的限制（dose limitation）　在有效实施上述两项原则时，要同时保证个人的当量剂量不超过规定的限值。满足正当化和最优化条件的剂量不一定能为每个人提供最合适的防护，对个人受到的辐射剂量要利用个人剂量限值加以限制。

二、电离辐射防护的剂量限值

电离辐射防护的剂量限值是为了实现正当化和最优化而设立的具体的量化标准，受照射人员所接受的剂量当量不应超过规定的限值。我国依据国际原子能机构发布的标准,制定了《电离辐射防护与辐射源安全基本标准》,规定了职业照射人员与公众的个人剂量限值(表3-2)。

表3-2　职业照射人员和公众的剂量当量的基本限值

受照部位	剂量限值/(mSv/年)	
	职业照射人员	公众
全身均匀照射	20 (在规定的5年内的年均值)	1
眼晶状体	150	15
皮肤	500	50
手足	500	50

第五节　外照射和内照射的防护

根据射线与人体的位置关系可以将射线对人体的照射分为外照射和内照射。外照射(external irradiation)是指射线位于体外对机体进行的照射;内照射(internal irradiation)是放射性核素通过消化道、呼吸道或皮肤伤口等途径进入机体,在机体内发射出射线对机体产生的照射。不同的照射方式所采取的防护原则及具体的防护措施各不相同。

一、外照射防护

外照射防护包括时间防护、距离防护和屏蔽防护三个基本原则。

(一)时间防护

由于外照射的累计照射剂量与照射时间成正比,即受照时间越长,受照射剂量越大,相反,受照时间越短,受照射剂量越小,所以在保证工作质量的前提下,应尽量缩短接触放射性工作的时间,以达到减少受照剂量的目的。

(二)距离防护

由于点状放射源在周围空间某处的辐射剂量率与距放射源距离的平方成反比,故某处与放射源的距离越大,其受照射的剂量率越小,如当距离增大一倍时,剂量率则减少到原来的四分之一,离开放射源越远,人们受到的辐射剂量率就越小。因此,在操作时要尽量增加与放射源的距离,例如在工作中使用机械手、机器人等。

(三)屏蔽防护

射线具有一定的穿透性,但这也意味着可以用适当的材料及适当的厚度对射线进行阻挡,因此在人与放射源之间设置一道防护屏障,借助物质对射线的吸收可减少人体受照射的剂量。根据射线的射程和能量可选用不同的防护材料,如:防护γ射线和X线可用铅、铁、水泥等重元素物质;防护β粒子可用铝、有机玻璃或塑料制品等。防护屏厚度可根据放射源活度测算,防护屏可制成固定式或移动式,大小和形状可按实际需要设计制作,铅围裙和铅背心均可按需定制。α射线和低能的β射线因射程短,无需特殊设备屏蔽。

二、内照射防护

内照射是放射性核素进入人体内产生的照射,其不同于外照射的显著特点是,即使停止接触放射性物质,已进入人体的放射性核素仍将产生照射,特别是一些有效半衰期较长的核素,在体内排泄速度慢,容易造成人体的长期负担。因此,内照射防护的关键在于防患于未然,防止射线通过呼吸道、消化道及体表等进入人体。

1. 防止放射性物质经呼吸道吸入 呼吸道吸入是造成体内放射性污染的主要途径。在这方面的主要措施有：增加室内通风；使用通风橱或戴手套；进行湿式作业等。一般情况下可佩戴一般口罩或特殊防护口罩，必要时要戴面具等。

2. 防止放射性物质经食管进入体内 食入被放射性物质污染的食物和饮水，是造成体内放射性污染的另一个途径。所以要加强对水和食品的监测，禁止在工作区或污染区进食或吸烟。注意防止手的污染。

3. 防止放射性物质经体表进入体内 皮肤被污染后，除会对皮肤造成照射外，放射性物质还会通过正常皮肤或伤口进入体内。应避免皮肤与放射性物质接触，为此可穿戴一些个人防护器具，如工作服等；离开工作场所和污染区时，要仔细清洗，洗消前后都应进行体表监测。此外，如遇任何外伤导致皮肤破裂，可暂时停止接触放射性物质，如必须接触，则须做好伤口保护，避免伤口暴露或与放射性物质相接触。

第六节　核医学科场所与防护

一、核医学工作场所选址、布局及设计原则

为确保核医学工作者、患者及周围人群的辐射安全，国家各有关部门依照辐射防护的目的及基本原则等，通过制定各项法规、条例及指南等，对核医学科的场所选址、布局及设计等提出了科学规范的建设指导原则及建议方案等，包括《核医学辐射防护与安全要求》（HJ 1188—2021）、《核医学放射防护要求》（GBZ 120—2020）及中华医学会核医学分会制定的《核医学科建设与管理指导意见（2021 版）》等。

（一）选址原则

工作场所宜建在医疗机构单独的建筑物内，或集中于无人长期居留的建筑物的一端或底层，设置相应的物理隔离和单独的人员、物流通道。核医学工作场所不宜毗邻产科、儿科、食堂等部门及人员密集区，并应与非放射性工作场所有明确的分界隔离。核医学工作场所排风口的位置尽可能远离周边高层建筑。

（二）布局原则

核医学住院治疗场所和门诊诊断场所应相对分开布置；同一工作场所内应根据诊疗流程合理设计各功能区域的布局，控制区应相对集中，防止交叉污染。尽量减小放射性药品、放射性废物的存放范围，限制给药后患者的活动空间。核医学工作场所应设立相对独立的工作人员、患者、放射性药品和放射性废物路径。工作人员通道和患者通道分开，减少给药后患者对其他人员的照射。核医学工作场所宜采取合适的措施，控制无关人员随意进入控制区和给药后患者的随意流动，避免工作人员和公众受到不必要的照射。

（三）设计原则

核医学工作场所的设计应使工作场所的外照射水平和污染发生的概率尽可能小。保持影像设备工作场所内较低辐射水平，以避免对图像质量的干扰。在核医学诊疗工作区域，控制区的入口和出口应设置门锁权限和单向门（门禁）等安全措施。在分装和给药室的出口处应设计卫生通过间，进行污染检测等。

二、核医学工作场所辐射防护要求

对核医学工作场所应进行合理的分级与分区，并根据不同的放射性强度采取相应的防护措施。

（一）核医学工作场所的分类与分区

1. 核医学工作场所的分类 根据《核医学放射防护要求》（GBZ 120—2020）的规定，按日操作最大量放射性核素的加权活度，核医学工作场所可分为Ⅰ、Ⅱ、Ⅲ类（表3-3）。

表3-3　核医学工作场所分类

分类	日操作最大量放射性核素的加权活度/MBq
Ⅰ	>50 000
Ⅱ	50~50 000
Ⅲ	<50

2. 放射性工作场所的分区 根据 GBZ 120—2020，核医学放射工作场所应划分为控制区和监督区。控制区一般包括使用非密封源核素的房间、扫描室、给药后候诊室、样品测量室、放射性废物储藏室、病房等。监督区一般包括控制室、员工休息室、更衣室、医务人员卫生间等。结合核医学科的具体情况，对控制区和监督区采取相应管理措施。

（二）核医学工作场所的辐射防护要求

核医学的工作场所应依据计划操作最大量放射性核素的加权活度对开放性放射性核素工作场所进行分类管理，并采取相应防护措施。核医学工作场所的通风系统要独立设置，应保持核医学工作场所良好的通风条件，合理设置工作场所的气流组织，遵循"自非放射区向监督区再向控制区"的流向设计，保持含放射性核素的场所为负压，以防止放射性气体交叉污染，保证工作场所的空气质量。分装药物宜采用自动分装方式，^{131}I 给药宜采用隔室或遥控给药方式。放射性废液衰变池的设置按环境主管部门规定执行，暴露的污水管道应做好防护设计。

（三）核医学病房的防护

核医学科病房要根据所使用放射性药品的种类、性质和日常使用最大剂量等进行计算，并按照相应的辐射防护基本要求进行合理布局和场地建设。核素治疗病房的地面、墙壁及房顶应采用适当的屏蔽材料进行防护（屏蔽材料厚度计算方法参考国家标准），确保病房周围辐射达到国家标准，保障公众安全。核素治疗病房配有独立下水道，确保放射性废液排放至衰变池。同时安装独立的通风系统，排风机窗口应超过建筑顶3米，确保挥发性放射性核素或气溶胶的安全排放。按照辐射防护要求，核素治疗病区划分为控制区、监督区及非限制区：控制区包括核素治疗病房、放射性药品合成和分装室、放射性药品注射室、注射后患者候诊室、放射性废物暂存室等区域；监督区包括显像设备控制室、卫生通过间及与控制区相连的其他场所或区域等；非限制区包括工作人员办公室、值班室、内部走廊等区域。三区之间应有严格的分界和过渡通道。

（四）患者的必要防护

核素治疗病房内如有两张以上床位，两床之间距离应大于1.5m，且两床中间应加铅防护屏，以减少患者之间的相互辐射。根据患者接受放射性核素治疗剂量的大小和种类，采取半封闭及全封闭相结合的病房管理模式，通过限制患者的活动范围，降低患者之间的交叉辐射，并降低对公众的辐射。向患者宣讲核素治疗病房特殊管理规定、疾病相关知识、核素治疗前后注意事项等，以便规范病房管理，保障放射性废物及废液的规范化处理，避免不必要的放射性污染对患者造成损伤。

（五）工作人员的正确防护

采取半封闭及全封闭相结合的病房管理模式，工作人员可使用对讲电话、视频监控等设施对患者进行病情观察、查房交接班等护理工作。工作人员为患者进行核素治疗护理时，需佩戴个人辐射剂量仪，穿防护衣等用具进行屏蔽防护，同时需戴工作帽、手套和口罩等，防止接触或吸入放射性污染物质等。所有人员每次进入病房内，均须穿一次性防护服及鞋套，离开病区时，将使用过的物品放入指定垃圾桶，并使用手足沾污仪及表面沾污仪对手足及工作衣表面等进行辐射水平监测,确保工作人员的辐射安全。

三、核医学诊治的安全性评估

核医学的检查、治疗对医务人员和患者而言总体是安全的,具体安全性评估如下。

(一)对患者的安全性评估

核医学检查时,大多数器官所接受的有效剂量均较低,一般不超过 5.0mSv(表 3-4)。目前随着核医学仪器、设备的不断改进,放射药物的使用量正逐渐减少,患者实际接受的剂量明显低于表 3-4 中的均值。

表 3-4 单次临床核医学检查摄入量及有效剂量当量

检查项目	化合物状态	平均给药活度/MBq	有效剂量当量/mSv
骨显像	$^{99m}Tc-MDP$	737.00	4.20
心血管检查	$^{99m}Tc-MIBI$	712.00	6.41
心血管检查	$^{201}Tl-TlCl$	145.00	31.90
肺灌注检查	$^{99m}Tc-MAA$	148.00	1.63
肺通气检查	$^{99m}Tc-DTPA$	242.00	1.19
甲状腺显像	$^{99m}TcO_4^-$	176.00	2.29
甲状腺显像	$^{131}I-NaI$	3.20	35.20
甲状腺摄碘率测定	$^{131}I-NaI$	0.21	2.31
肾动态显像	$^{99m}Tc-EC$	285.00	1.80
肝/脾显像	$^{99m}Tc-SC$	172.00	1.62
脑血流显像	$^{99m}Tc-ECD$	724.00	5.57
PET 显像	$^{18}F-FDG$	316.00	6.00

(二)对工作人员的安全性评估

核医学工作者的辐射年平均剂量是 0.65~2.38mSv,平均约为 1.33mSv,所接受的剂量当量水平不超过我国政府所规定的职业性人员受照射的个人剂量限值(年平均为 20mSv)。核医学工作人员应坚持就业前体检和就业后定期体检。就业前体检包括了解参加放射性工作前的身体健康状况,决定是否适合从事核医学工作。工作后定期体检可根据工作人员接受辐射的剂量水平安排,一般为一年一次。如出现以下状况则不宜继续从事核医学放射性工作:外周血白细胞总数持续低于 4 000/mm³ 或高于 11 000/mm³;血小板持续低于 9 万/mm³;患有重要器官的严重疾病等。

第七节 放射性药品的防护管理

一、放射卫生防护监督法规与政策

核医学医疗工作中的放射性药品管理及辐射防护受多项政策法规管理,包括《放射卫生防护基本标准》(GB 4792—84)、《电离辐射防护与辐射源安全基本标准》(GB 18871—2002)、《核医学放射防护要求》(GBZ 120—2020)、《核医学辐射防护与安全要求》(HJ 1188—2021)等。放射性药品使用过程中应当严格遵守以上放射卫生防护相关的政策法规,确保放射性药品的合法合规及安全使用。

二、放射性核素防护的标准

放射性核素是核医学工作的基础,也是核医学辐射的主要来源。核医学工作中涉及放射性核素的工作场所应达到相应的防护标准,以确保核医学工作者处于安全的工作环境。

(一)对放射源的管理

核医学医疗实践中必须加强对放射源的管理,确保各种放射源的安全保管和使用。临床工作中各单位对放射源可指定专人保管,每月自查一次,放射源防护领导小组每年核查两次。所有的放射源要有相应的编号,并在存源的容器上贴上标签(核素名称、活度、出厂日期、出厂号、理化状态等)。建立放射源财目(编号、核素名称、测定日期等),放射源使用完后,必须存入保险柜中,做到账物相符。存放放射源的库房可采用双人双锁的方法,确保放射源的绝对安全。

(二)核医学工作场所的防护标准

对于核医学工作场所控制区的用房,应该给予足够的屏蔽防护,使在核医学控制区外距屏蔽体外表面 0.3m 处的周围剂量当量率控制目标值不大于 $2.5\mu Sv/h$,控制区内距屏蔽体外表面 0.3m 处的周围剂量当量率控制目标值不大于 $25\mu Sv/h$。核医学工作场所的放射性表面污染控制水平见表 3-5。

表 3-5 核医学工作场所的放射性表面污染控制水平

表面类型		α 放射性物质污染控制水平/(Bq/cm^2)		β 放射性物质污染控制水平/(Bq/cm^2)
		极毒性	其他	
工作台、设备、墙壁、地面	控制区	4.00	4×10	4×10
	监督区	0.40	4.00	4.00
工作服、手套、工作鞋	控制区	0.40	0.40	4.00
	监督区			
手、皮肤、内衣、工作袜		0.04	0.04	0.40

第八节 放射性废物的处理

对于核医学工作中产生的固体、液体和气体废物,应分别科学、合理地处理。

一、放射性固体废物的处理

应根据核医学实践中产生废物的形态及其中的放射性核素的种类、半衰期等,按放射性废物分类要求将放射性废物进行分类收集和分别处理。按照废物最小化的原则区分放射性废物与解控废物,不能混同处理,尽量控制和减少放射性废物的产生量。核医学实践中产生的短寿命放射性废物,应尽量利用贮存衰变的方法进行处理,放射性废物暂存时间应满足要求,经监测辐射剂量率应满足所处环境本底水平。若 α 放射性物质表面污染小于 $0.08Bq/cm^2$、β 放射性物质表面污染小于 $0.8Bq/cm^2$,可对废物清洁解控并作为医疗废物处理。所含核素半衰期小于 24 小时的放射性固体废物暂存时间应超过 30 天;所含核素半衰期大于 24 小时的放射性固体废物暂存时间应超过核素最长半衰期的 10 倍;含 ^{131}I 核素的放射性固体废物暂存超过 180 天的可解控处理。不能解控的放射性废物,应送交有资质的放射性废物收贮或处置机构进行处理。应建立放射性废物收集、贮存、排放管理台账,做好记录并存档备案。

二、放射性液体废物的处理

放射性液体废物处理需要经过收集、储存及排放的过程。核医学工作场所放射性药品标记、分装、注射后的残留液和含放射性核素的其他废液应收集在专用容器中。含有长半衰期核素的放射性废液应单独收集存放。经衰变池和专用容器收集的放射性废液,应贮存至满足排放要求。所含核素半衰期小于 24 小时的放射性废液暂存时间超过 30 天后可直接解控排放;所含核素半衰期大于 24 小时的放射性废液暂存时间超过 10 倍最长半衰期(含 ^{131}I 核素的暂存超过 180 天),监测结果经审管部门认可后,按规定方式进行排放。对放射性废液的处理也可选用稀释法、放置法及浓集法等。稀释法是用大量水将放射性废液稀释后,再排入下水道。对容积不大的短寿核素(半衰期<15 天)废液的处理可通过放置法进行。对长半衰期的高活度放射性废液,应先用沉淀凝集、离子交换等方法进行有效减容、固化,之后再按固体放射性废物收集处置。

三、放射性气体废物的处理

放射性气体废物包括放射性碘蒸气、放射性气溶胶等,经由通风柜抽吸至排气烟囱,再经高效过滤后,排入大气。产生气态放射性废物的核医学场所应设置独立的通风系统,合理组织工作场所的气流,对排出工作场所的气体进行过滤净化,避免污染工作场所和环境。应定期检查通风系统过滤净化器的有效性,及时更换失效的过滤器,更换周期不能超过厂家推荐的使用时间,更换下来的过滤器按放射性固体废物进行收集、处理。

第九节　放射性事故应急处理

核医学工作中应立足于预防和避免放射性事故的发生,同时也应积极做好各种应急处理预案以及应急培训与演练等,以防突发事件的发生。

一、放射性事故应急处理原则

放射性事故应急处理应遵循迅速报告、主动抢救原则,生命第一原则,科学施救和保护现场的基本原则。

二、处理方案及步骤

(一)放射性核素泄漏引发的事故处理

当事人应立即通知现场所有的工作人员转移至安全区域,保卫科配合负责封锁现场;发现人立即上报医院应急领导小组,并由医院领导小组立即上报卫生行政主管部门,对可能造成环境污染事故的,必须配合环境保护部门进行处理;对可能受放射性核素污染或者放射损伤的人员,立即采取暂时隔离和应急医疗救援措施,尽最大努力减轻放射性意外对人体的危害,保障患者及医护人员的生命安全;在采取有效个人安全防护措施的情况下组织专门人员进入事故现场,采取措施彻底清除放射源污染。污染现场尚未达到安全水平以前,不得解除封锁。

(二)人体受超剂量射线照射引发的事故处理

一旦出现超剂量照射的情况,医院有关部门马上协同解决患者医学检查及治疗等问题,同时立即上报医院应急领导小组;放射事故发生后应立即停止使用有关仪器,并进行检修。待问题查明,经检修及鉴定合格后方可重新投入使用。

(三)放射源丢失、被盗事故处理

一旦发生放射源丢失、被盗的情况,科室马上组织人员做好事故现场的保护工作,同时向医院应急领导小组和保卫科报告,并迅速报告公安部门;医院应急领导小组及相关科室要认真分析思考,找出日常管理工作中的问题所在,落实整改意见,避免类似事件再次发生。

三、放射性事故应急预案

发生核辐射事故时,暂停产生辐射危害的从业活动;必须尽快向卫生行政部门、公安部门报告,最迟不得超过 2 小时;立即撤离有关工作人员,封锁现场一切可能扩大污染范围的环节,迅速开展对食物、畜禽及水源的污染检测;对可能受放射性核素污染或者放射损伤的人员,立即采取暂时隔离和应急救援措施;污染现场尚未达到安全水平以前,不得解除封锁;发生放射事故的单位,必须积极配合卫生行政部门、公安机关对事故的调查,做好善后处理工作。

四、应急培训与演练

单位应组织应急人员参加相关的辐射事故应急培训与演练。演练前要制订演练计划,并且上报安全环保部门获得审核批准,演练涉及的其他所有部门均要参与评审,并给出意见。演练内容主要包括:放射污染事故处理方法;通信与报警信号联系;急救与医疗;防护指导,包括专业人员的个人防护和员工的自我防护;设置警戒范围和人员控制;泄漏污染区域内人员的疏散、撤离及人员清查;设备、装置、容器等污染物泄漏的应急处置抢险;向政府主管部门、上级及周边友邻单位通报事故情况;事故的善后工作。演练后应做好演练的评估与总结工作。

本章小结

借助放射性核素对疾病进行的核医学诊疗是医学实践的重要内容,应科学合理地使用和放射性核素,并对其产生的辐射进行科学合理的防护。放射性射线通过电离辐射生物学效应导致细胞和组织的损伤,产生相应的病理变化,可对人体造成相应的损伤。依据防止损伤的确定性效应和限制随机性效应发生的宗旨,核医学工作中应依照相应的国家法规、条例及指南等,科学合理地规划和建设核医学科,并在日常工作中严格遵守核医学的相关规章制度,避免放射性核素进入体内,严格做好内照射的预防工作;针对外照射防护,应尽量缩短与放射性射线的接触时间,保持安全合理的距离,并采用适当的材料对射线进行屏蔽,做好时间防护、距离防护和屏蔽防护,确保核医学工作者的辐射安全。日常工作中应做好放射源的管理,合理处理放射性废物,并针对可能发生的辐射事故做好充分预案和日常演练,确保核医学工作的顺利、安全实施。

思考题

1. 什么是电离辐射生物效应?什么是内照射和外照射?
2. 什么是确定性效应和随机性效应?
3. 辐射防护的基本原则有哪些?
4. 简述内照射防护和外照射防护的主要措施。
5. 简述放射性废物的处理原则和方法。

(杨卫东)

第四章　核医学非显像设备

核医学非显像设备是利用射线和物质相互作用所产生的电离、激发等效应,将射线的能量转变为电信号,从而探测和记录放射性核素发出射线的能量、种类、活度,以及随时间变化规律的仪器。核医学设备发展迅速,显像设备虽然占主导地位,但非显像设备仍然发挥着重要作用,如活度计、甲功仪等非显像设备仍是实现核医学工作的重要的基本工具。

第一节　核医学非显像设备概述

核医学设备是利用射线和物质相互作用所产生的电离、激发、感光等各种效应,将射线的能量转变为电信号,从而探测和记录放射性核素发出射线的能量、种类、活度以及随时间变化的规律或空间分布的仪器。核医学设备是实现核医学工作的基本工具,可分为非显像设备和显像设备两大类。本章主要介绍核医学非显像设备。

一、核医学设备的分类

核医学设备的分类方法有多种,一般按临床用途、探测原理等方法进行分类。

(一) 按临床用途分类

1. **放射性活度计**　用于测量放射性药品的放射性活度。
2. **辐射防护仪**　用于探测环境及工作人员所受到的辐射。
3. **体外分析仪**　用于测量体外样本中微量物质的含量。
4. **体内功能测量仪**　用于测量体内某器官中放射性药品浓度随时间的变化过程。
5. **显像设备**　以显像的形式反映体内器官对放射性药品的摄取、浓聚、分布、排泄等功能代谢情况。

(二) 按探测器原理分类

1. **收集电离电荷**　包括气体电离探测器、半导体探测器等。
2. **产生和收集荧光光子**　包括闪烁探测器、热释光探测器等。
3. **利用感光原理显示粒子运动轨迹**　如核乳胶、感光胶片等。

二、核医学设备的组成

核医学设备的外形和功能差异较大,但其基本组成是一致的,均由探测器和后续电子学线路及附属装置三部分构成。探测器可将入射射线的辐射能转变为可记录的电信号,是设备的核心部件,决定了设备的主要性能;后续电子学线路对探测器输出的电信号进行放大、能量甄别、信号定位、各种校正等;附属部件则按测量目的或为完善设备性能而配备。

第二节　核射线探测器

核射线探测器可将射线的能量转变为可记录的电信号,是设备的核心部件。可按探测介质不同而分类(表4-1)。

表4-1　核射线探测器分类

类型	应用举例或细分类型
气体电离型探测器	电离室(脉冲电离室、电流电离室、累计电离室)
	正比计数器
	盖革-米勒计数管
闪烁探测器	固体闪烁探测器
	液体闪烁探测器
	气体闪烁探测器
半导体探测器	金硅面垒半导体探测器
	高纯锗探测器
	锂漂移硅探测器
热释光探测器	热释光仪
其他探测器	原子核乳胶、多丝正比室、固体径迹探测器等

绝大多数探测器都是利用射线或带电粒子引起物质的电离或激发来探测射线的,而γ射线的探测主要是通过光电效应来完成。

一、闪烁探测器

(一)组成和工作原理

1. 组成　闪烁探测器(scintillation detector)是使用特定材料(闪烁体)将射线能量转换成可见荧光并用光电倍增管放大后转换成电信号的部件。其组成有闪烁体、光电倍增管、前置放大器等。使用时常将闪烁体、光电倍增管、分压器及射极跟随器安装在一个暗盒中,称为探头。

2. 工作原理　①射线与闪烁体分子作用,入射γ射线通过其产生的次级电子使闪烁体被激发,带电粒子则直接使闪烁体被激发;②闪烁体分子在退激时发出荧光光子,光子的数目与入射射线的能量成正比;③光电倍增管的光阴极收集荧光并打出光电子,经过逐级倍增后在阳极形成电流,输出脉冲的幅度、数量和波形代表了入射射线的能量、强度、种类等信息。

(二)闪烁探测器的组成部件

1. 闪烁体　是将射线能量转换成荧光光子能量的材料。

(1)闪烁体的物理特性

1)发射光谱:与闪烁体、激活剂、温度等有关,必须与光电倍增管的光谱响应相配合,才能提高探测效率。

2)发光效率:闪烁体将吸收的射线能量转换为光能的比例,比值越高越好,且对射线的能量在相当宽的范围内为一常数。

3)发光衰减时间:光子的发射速率下降到初始值的1/e所需的时间。发光衰减时间越短,所能处理的射线数量越多,越适于较高的计数状况。

4）其他特性：包括透明度和光学均匀性、可加工性、温度效应、耐辐照稳定性等。

（2）常用闪烁体的特性

1）碘化钠闪烁晶体：密度大，探测效率高；原子序数高，碘（Z=53）占重量的85%，对γ射线阻截能力强；发光衰减时间短，适于高计数状况；产生光子的数量与入射γ射线能量之间的线性范围较宽；相对发光效率高；发射光谱最强波长为415nm，能与光电倍增管光谱响应很好地配合；晶体透明性能好；制备方便，大小和形状容易满足临床需求。缺点：易于潮解，颜色变黄老化，使探测效率下降。

2）锗酸铋（$Bi_4Ge_3O_{12}$，BGO）晶体：密度大，探测效率高；原子序数高，铋（Z=83）对高能γ射线探测能力强；发光衰减时间为0.30微秒；相对光输出为18%~32%；机械性能好；化学稳定性好；光学透明性好。缺点：发光效率低，为NaI（Tl）的8%~14%。

3）碲锌镉（cadmium zinc telluride，CZT）：宽禁带Ⅱ-Ⅵ族化合物半导体，可以被看作是CdTe和ZnTe固溶而成，具有优异的光电性能，可在室温状态下直接将X线和γ射线转变为电子，是X线和γ射线探测器最为理想的半导体晶体材料。碲锌镉探测器无需光电倍增管和光电转换过程，把γ射线直接转换成电信号，探测效率是传统NaI（Tl）晶体的4~6倍，能量分辨力也提高了3倍以上。

4）液体闪烁体：发光衰减时间短，透明度好，制备容易，成本低。由溶剂+荧光物质+波长转换剂组成。

5）气体闪烁体：粒子进入气体中，通过激发、退激发射光子。氙（Xe）、氪（Kr）、氩（Ar）、氦（He）等高纯度气体都是理想的气体闪烁体，粒子在其中的退激时间为纳秒（ns）量级，因此是最快的闪烁材料之一。

2. 光学收集系统 结构上包括反射层、耦合剂，有时会用到光导：①光学反射层使用铝箔、镀铝塑料薄膜等材料，通过镜面反射和漫反射减少能量损失；②耦合剂可以有效地把光传递给光电倍增管的光阴极，减少界面的全反射，最常用硅脂、硅油和光学玻璃；③光导有效匹配光电倍增管和晶体，保证良好的信号传导。

3. 光电倍增管（photomultiplier tube，PMT） 由光电阴极、电子光学输入系统（聚焦极和第一倍增极）、二次发射倍增系统及阳极组成，通过高压电源和分压电阻使阳极、各倍增极和阴极间建立从高到低的电位分布。当闪烁光子入射到光阴极上，由于光电效应就会产生光电子。这些光电子受极间电场加速和聚焦，在二次发射倍增系统发生倍增（一个光电子最终可产生10^4~10^9个电子），使之产生一定数量的二次电子，最后被阳极收集。大量电子会在阳极负载上建立起电流脉冲或电压脉冲，然后通过起阻抗匹配作用的射极跟随器，由电缆将信号传输到电子学仪器中。

维修保养探头时，在通电情况下，光电倍增管切勿见强光，断电时宜避光保存。如发生裸露，应至少避光放置2小时方可通电。

硅光电倍增器（silicon photomultiplier，SiPM）是一种新型高性能光电探测器，在性能上可满足对各种弱光的探测需求，同时推进了探测向数字化、智能化方向发展。

硅光电倍增器灵敏度高，响应速度快，探测效率高（最高可达40%），易用性好，不需要高压系统，易于与主流电子系统集成，而且其内部百万级增益使得硅光电倍增器对后端读出电路的要求更简单。现有制造工艺允许传感器和数字逻辑电路在同一芯片内集成，将弱光传感器推向了数字化和智能化。与传统光电探测系统传感器和处理电路分离的情况相比，同一芯片内的信号传输与处理具有更高效、更快速的特点，带来性能上的巨大提升。这些是传统的光电倍增管探测器无法实现的。这种传感器与数字电路的集成，赋予硅光电倍增器巨大的发展潜力，近几年硅光电倍增器已被逐渐应用于核医学探测设备。

4. 特性参数 包括能谱及能量分辨力和死时间。

（1）能谱及能量分辨力：单能带电粒子在闪烁体内所发出的荧光光子数目、一定数量的荧光光子打在光电倍增管光阴极上产生的光电子数目有统计涨落等因素，会使同为单能γ射线产生的脉冲幅度不同。以脉冲的幅度为横坐标，以相应脉冲个数（计数）为纵坐标得到近似为高斯分布的脉冲幅度分布图。由于探测器输出脉冲的幅度与射线在晶体中损失的能量成正比，将横坐标通过能量刻度后即可获得能谱曲线。

能量分辨力表征仪器甄别两个不同入射能量的能力，以能谱曲线上相应峰的半高宽（ΔE）与峰值（Emax）之比的百分数表示（ΔE/Emax×100%），是探测器非常重要的特性指标。

（2）死时间：几乎所有的探测器系统都存在一个最小时限，两个事件之间的时间间隔大于此时限才能被分辨开而被记录为两个独立的脉冲。这个最小时限被称为探测系统的死时间。死时间由探测器本身和电子学电路所决定。

二、气体电离型探测器

气体电离型探测器是收集射线在气体中产生的电离电荷来探测射线的探测器。气体探测器是最早使用的射线探测器，由于其具有结构简单、使用方便的特点，至今仍被广泛使用。常用的气体探测器有电离室、正比计数管和盖革-米勒计数管（Geiger-Müller counter，G-M counter）等。

（一）气体探测器的组成和工作原理

1. 组成　气体探测器是一个具有两个电极的容器，内部充有惰性气体，同轴的高压电极和收集电极之间加有电场，由绝缘体隔开并密闭于容器内。

2. 工作原理　当探测器受到射线照射时，射线与气体中的分子作用，引起气体产生电离，产生电子-离子对。这些正、负离子在电场的作用下产生漂移，被收集到电极上，由于静电感应，电极上产生感应电荷，在输出回路上形成电离电流，电流的强度决定于被收集的离子对数目，而入射粒子在气体中产生的总电离离子对数目与在气体中损失的能量成正比。

（二）气体探测器的工作特性

在入射射线强度和种类不变的情况下，气体探测器收集到的电子-离子对数目（或电压脉冲幅度、电离电流强度）随外加电场逐渐增加，就会从复合区、饱和区、正比区、有限正比区、盖革-米勒计数区一直变化到连续放电区（图4-1）。

在没有外加电场时，电离产生的电子和正离子与气体分子一样，处于杂乱无序的运动状态

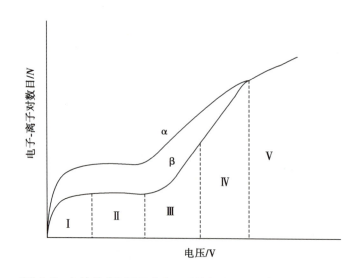

图 4-1　气体电离探测器中离子对数与外加工作电压的关系曲线
Ⅰ:复合区;Ⅱ:饱和区（电离室工作区）;Ⅲ:正比区（正比计数器工作区）;Ⅳ:有限正比区;Ⅴ:G-M计数区。

中,与气体分子达到热平衡状态时,已经产生的离子对消失,无法形成电流。有外加电场时,电子和正离子从电场中获得定向加速度,分别向两电极运动,这种定向移动形成电流。

1. 复合区 电子和离子在向两极运动时部分重新复合,复合的离子对数随电压上升而迅速减少,所以输出随电压上升而迅速增加。

2. 饱和区 随着外加电压升高,电子离子对不再复合,趋向饱和,电离室就工作在这个区段。既没有离子的复合,也没有离子的增加,电极收集到原电离的全部离子对数之和。

3. 正比区 电压更高,电场更强,电离产生的电子会再次引起电离,发生离子的增殖,因此收集到的离子对的数目大于原电离的过程,称为气体放大。在正比区的电压范围内,当电压固定时气体放大倍数不变,所以收集到的离子对数目被放大,但与入射射线强度(能量和个数的乘积)成正比;电离本领不同的 α、β 入射粒子相应的两条曲线是平行的。正比计数器就工作在这个区段,具有较好的能量分辨力和能量线性响应,探测效率高,寿命长,被广泛应用于核物理和粒子物理实验。

4. 有限正比区 由于电压再升高,空间离子密集抵消了部分场强,使气体放大倍数相对地变小,便不再保持正比关系,两条曲线趋于合一,这叫有限正比区。

5. G-M 计数区 气体放大显著,雪崩式的离子增殖发展为自激放电,离子对数目达到极限值,离子数收集数也达到饱和值;此时原电离只起"点火"作用,与原电离无关,即与入射粒子能量无关。G-M 计数管就工作在这个区段。

(三)气体电离型探测器构成的探测设备

以气体电离型探测器为探头的核医学设备主要有放射性活度计、正比计数管、G-M 计数管。放射性活度计将在本章第三节作单独介绍。

1. 正比计数管 一般由一个细中心丝阳极和一个与其同轴的圆筒形阴极所组成,具有对入射粒子进行定位的性能,有的还可用于成像。

优点(与电离室相比):脉冲幅度大,灵敏度高,脉冲幅度几乎与原电离的地点无关。缺点:脉冲幅度随工作电压变化较大,且容易受外来电磁干扰。

2. G-M 计数管 根据射线对气体的电离性质设计而成。其探测器的结构与正比计数管类似。

G-M 计数器探测射线具有灵敏度高、脉冲幅度大、稳定性高的特点,且其大小和几何形状可按探测粒子的类型和测量的要求在较大的范围内变动,使用方便,成本低廉,制作工艺要求和仪器电路均较简单,因此其应用比较广泛。但其也存在一定的缺陷,如对高能 γ 射线的探测灵敏度较低、分辨时间偏长、不能快速计数、无法鉴别粒子的类型和能量等,所以其应用也受到了一些限制。

三、半导体探测器

半导体探测器是以半导体材料为探测介质的辐射探测器,基本原理与气体电离室相类似,故又称固体电离室。

半导体探测器有两个电极,加有一定的偏压。当入射粒子进入半导体探测器的灵敏区时产生电子-空穴对,电荷载流子向两极做漂移运动,在收集电极上收集电极感应电荷,从而在外电路形成信号脉冲输出。由于入射粒子产生一个电子-空穴对所消耗的平均能量仅为气体电离室的十分之一,所以半导体探测器的能量分辨力远高于气体电离探测器。

半导体探测器的优点是位置分辨力高、能量分辨力高、脉冲时间短、能量线性好、工作电压低等,缺点是对辐射损伤较灵敏,受强辐照后性能变差。

四、其他探测器

1. 热释光探测器 是利用热致发光原理记录累积辐射剂量的仪器,将接受照射的剂量计加热,并用光电倍增管测量热释光输出,即可读出辐射剂量值。优点是可以累积较长时间后再进行测量,而且测量结果与放置时间无关,可制成各种形状的胶片佩章,以供个人剂量监测使用。

2. 感光型探测器 射线使感光材料曝光,形成与射线强度相关的影像,根据影像在被测样品的部位和灰度对被测样品中的放射性作出定位和定量的判断。

第三节 放射性活度计

放射性活度计简称活度计,是核医学工作中很常用的计量设备,可测量多种放射性核素。核医学的许多检查、治疗均需要对使用放射性药品的活度进行测量,测量结果的准确性直接影响临床的诊断效能或治疗效果等。

一、活度计的结构和原理

活度计由井型电离室及操作面板组成(图4-2)。电离室为密封的圆筒形,内部充入氮气、氩气等惰性气体,圆筒的中央孔为测量井,直径为几厘米,放置待测样品;操作面板通常有操作键盘、显示及打印装置。

当把被测放射性核素置于测量井时,它以接近4π的立体角照射电离室,通过测量单位时间内工作在饱和区的电离室在输出回路上形成的平均电离电流,来测定核素的放射性活度。在单位强度的射线辐射下输出的电离电流被称为活度计的灵敏度,它与样本辐射的能量有关。灵敏度随能量的变化被称为电离室的能量响应。

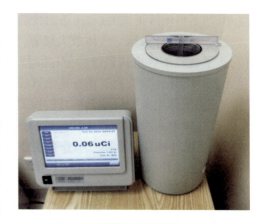

图4-2 触摸屏式放射性活度计

二、活度计的功能特点

1. 测量范围大,一般可实现$3.7 \times 10^5 \mathrm{Bq}$($0.01\mu\mathrm{Ci}$)$\sim 3.7 \times 10^{10} \mathrm{Bq}$($1\mathrm{Ci}$)的测量。

2. 测量精度高,稳定性好。

3. 能量响应范围宽,除可测量$^{99m}\mathrm{Tc}$、$^{131}\mathrm{I}$、$^{125}\mathrm{I}$等常用核素外,还可测量体内治疗用的$^{153}\mathrm{Sm}$、$^{90}\mathrm{Y}$、$^{188}\mathrm{Re}$、$^{89}\mathrm{Sr}$等,$^{18}\mathrm{F}$、$^{11}\mathrm{C}$、$^{13}\mathrm{N}$、$^{15}\mathrm{O}$等正电子核素以及临床和科研应用的多种不同能量的核素。

4. 系统线性和重复性好,一般在$\pm 2\%$以内。

5. 测量速度快,一般可在几秒至十几秒内完成测量。

6. 几何响应较好,样品轴向变动时,测量值变化量较小,样品轴向变动2cm,读数仅变动$\pm 0.5\%$。

三、活度计的性能参数及测量

依据2019年国家市场监督管理总局发布的《放射性活度计》(JJG 377—2019),定期对活度计的性能参数进行检测。在使用标准源对其进行性能测试时,须按照如下公式进行放射性活度的衰变校正。

$$R_i = R_{i0} e^{-\lambda(t-t_0)}$$

式中R_{i0}和R_i分别为上次检定(t_0时刻)和本次检定(t_i时刻)的监督值,λ为监督源核素的衰变常数。

1. **重复性**（repeatability，R） 选择某中等能量以上的核素监督源（推荐核素 ^{137}Cs），连续测量 n（$n \geq 10$）次。重复性按如下公式计算，一般 $\leq 2\%$。

$$V = \frac{1}{\overline{X}} \sqrt{\frac{1}{n-1} \sum_{i=1}^{n} (X_i - \overline{X})^2}$$

式中 X_i 是第 i 次测量值，$\overline{X}$ 是 n 次测量的算术平均值，n 是测量次数。

2. **稳定性** 用7小时内等时间间隔10次测量的数据计算，每次测量3次，取平均值。7小时的稳定性（S）按如下公式计算，应 $\leq 3\%$。

$$S = \frac{|X_i - X_1|_{max}}{X_1} \times 100\%$$

3. **基本误差** 应该用低能、中能和高能核素标准源在三个核素设置条件下，分别测得各核素 t 时刻10次测量的平均值。基本误差按如下公式计算，应 $\leq 6\%$。

$$E = \left| 1 - \frac{\overline{A}}{A_s} \right| \times 100\%$$

式中 A_s 是标准源在 t 时刻的放射性活度，$\overline{A}$ 是标准源在 t 时刻10次测量的平均值。

四、活度计的使用

活度计是核医学常用的计量工具，掌握使用技术要点、操作规范及注意事项，才能保证测量工作的顺利进行和结果的准确性。

测量前应先打开电源预热1~3分钟，并观察有无本底计数。如有本底，则须更换样品托或在测量时扣除本底。测量操作一般要求在具有防辐射功能的通风橱内进行，操作人员应按照辐射防护的要求，穿防护衣并外罩一次性隔离衣，戴好帽子、口罩等，操作时宜用长柄镊移送样品。

第四节　γ 计数器

γ 计数器是测量体外样本中微量放射性强度的仪器，是测量 γ 射线（如 ^{125}I、^{131}I、^{57}Cr 等）的固体闪烁计数仪，具有灵敏度高、准确度好等优点。常用的主要有 γ 单管计数器和 γ 免疫计数器，两者探测原理一致。本节以 γ 单管计数器为例介绍其基本组成、工作原理及主要特性等。

一、γ 计数器的组成与工作原理

γ 计数器使用井型 NaI（Tl）晶体探头，能在活度水平极低的情况下进行测量，探测效率极高，测量准确，是核医学最基础的测量设备。其主要由闪烁探测器，电子学线路（放大器、脉冲高度分析器、计数器等），高、低压电源，显示和记录装置等组成。

工作原理：样本中的放射性核素发出 γ 射线，经闪烁探测器转换成电信号，再经放大器放大、整形后送入单道脉冲高度分析器进行幅度分析，剔除噪声和散射后，经计数器计数后送入计算机进行显示和存储。

二、γ 计数器的坪特性

当使用 NaI（Tl）晶体与光电倍增管组成闪烁探测器用于测量射线时，入射射线强度一定，其计数率随着光电倍增管所加高压而变化，增加高压会使计数率迅速增加，这种特性称为计数器的坪特性。起始电压、坪长、坪斜等表征了其坪特性（图4-3）。计数器中光电倍增管的高压坪曲线是在一定阈值下改变高压获得的计数分布曲线。计数器开始出现计数时，探测器所加的电压称为起始电压 V_s；坪曲线中 A→C 段，计数率随电压的增加变化不大，出现比较平坦的部分，即"坪"，坪区电压范围（$V_c - V_a$）称为坪长；在坪区，以 $\dfrac{(N_c - N_a)}{\overline{N}}(V_c - V_a)$ 表示坪斜，其中 $\overline{N}$ 为坪区的平均计数。

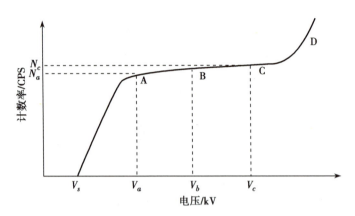

图 4-3　γ 单管计数器光电倍增管的高压坪曲线

光电倍增管输出脉冲的幅度大于甄别阈值，而噪声幅度又小于甄别阈值，才会产生计数坪，这种坪与脉冲幅度分布、入射射线能量、光电倍增管的性能、仪器的放大倍数、阈值以及应用条件等有关；电压继续增高，将使越来越多的噪声脉冲超过阈值被记录，输出脉冲数再增加，但不是测量需要的。实际工作中最好将工作电压选择在坪的中部，这样即使高压在一定的范围内变化，输出计数也保持基本不变。

三、放射性计数的误差

任何测量放射性的计数方法都存在本底问题。仪器本底越低，测量灵敏度越高，准确度也越高。在放射性测量工作中，通常存在三种误差。

1. 系统误差　是由测量仪器本身或测量方法和程度的不合理以及周围环境的影响因素，使测量结果单向偏离而造成的误差。系统误差产生的原因可以找到并可加以克服。

2. 过失误差　是由实验工作者的主观错误造成，是一种无规律可循的误差，也是可以避免的。

3. 统计误差　是由放射性衰变本身的随机性导致的无法控制的误差，它是放射性测量误差中主要的、固有的来源。对于放射性测量统计误差，在实际工作中，常通过提高计数效率，增加测量次数（以 3~5 次为宜）或每个样品做 1 或 2 个平行管计数，合理分配测量时间等方法，求得最小的测量误差。假设在测量时间段内测量到 N 个计数，则统计误差为 $\sqrt{N}$，相对误差或计数精度是（$100/\sqrt{N}$）%。

四、γ 计数器的使用

γ 计数器应保持高压电源的持续通电状态，测量前应进行能量校准和多探头探测效率一致性校正。每天工作前均应测量本底，测量时应扣除 5 次本底测量计数均值。样品在测量井中的位置对测量结果有一定的影响，距测量井口近或体积大的样品会使探测效率降低，盛装样本的容器宜选用原子序数较低的物质。

第五节　器官功能测量仪

器官功能测量仪是通过测量体内特定器官中放射性核素发出的 γ 射线,从而评价器官功能的非显像设备(图 4-4~图 4-6)。

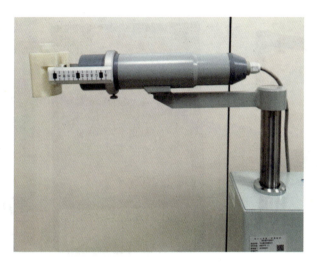

图 4-4　甲状腺功能仪

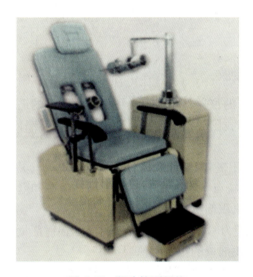

图 4-5　肾功能测量仪

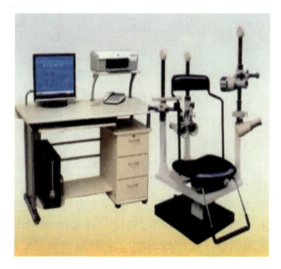

图 4-6　多功能仪

与核医学显像设备不同,功能仪不研究放射性药品的空间分布,只关心特定器官中示踪剂摄取量随时间变化的状况,以连续测量计数率为设计目标,主要通过功能参数值或时间-放射性曲线来判断器官功能。最常用的有甲状腺功能仪、肾功能测量仪等。

1. 器官功能仪的结构　主要包括探头、电子学线路(放大器、脉冲高度分析器、计数器等)和附属装置。

2. 器官功能仪工作原理　引入体内的示踪剂以一定的机制聚集在靶器官中,放射性核素发出的 γ 射线经准直器进入闪烁探测器后被转换成电信号,通过电子学线路的放大、能量甄别等,被送入计算机显示和存储,生成器官的功能参数和时间-放射性曲线。

第六节 辐射防护仪

核医学常用的辐射防护仪器有多种(图 4-7、图 4-8),可分为个人剂量仪、表面沾污检测仪、环境辐射监测仪三类。

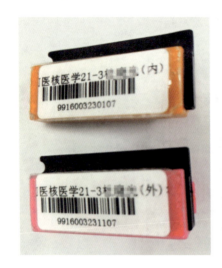

图 4-7 热释光剂量仪

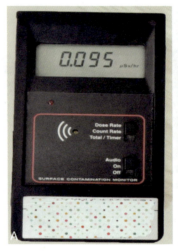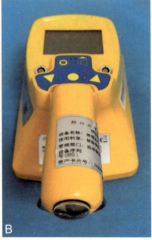

图 4-8 表面沾污检测仪

A. 环境及物体表面多功能污染监测仪;B. 物体表面专用污染监测仪。

一、个人剂量仪

个人剂量仪是用来测量个人接受外照射辐射剂量的仪器,体积较小,可佩戴在人体的适当部位。从事放射性工作人员必须佩戴个人剂量仪。目前我国放射工作人员使用的主要为热释光剂量仪,也有可读式个人剂量报警仪。

1. **热释光剂量仪** 是利用热致发光原理记录累积辐射剂量的仪器。优点是体积小、灵敏度高、测量精度高、重复性好、发光材料可重复使用等。缺点是不能即时显示辐射剂量率和受照累积剂量,须用专用仪器通过加热发光方可测出受照的累积剂量。

2. **可读式个人剂量报警仪** 有多种,大多数原理为 G-M 计数管,可即时显示辐射剂量率和受照累积剂量,可以设置不同的即时辐射剂量率或累积剂量的报警阈值。

剂量仪的佩戴要求:对于比较均匀的辐射场,当辐射主要来自前方时,剂量计应佩戴在人体躯干前方,如左胸前;当辐射主要来自人体背面时,剂量计应佩戴在背部中间。需穿铅围裙时,通常应佩戴在围裙里面的躯干部位,当环境辐射量较大时,还须在围裙外再佩戴一枚剂量计,以估算人体未被屏蔽部分的受照剂量。

二、表面沾污检测仪

便携式表面沾污检测仪采用的是 G-M 计数管或闪烁探测法,用来检测放射性工作场所和实验室的工作台面、地板、墙面、手、衣服、鞋等表面受 α 射线、β 射线或 γ 射线放射性污染的程度,可以显示辐射剂量率(μSv/h、mSv/h)或放射计数率[计数/秒(CPS)或计数/分(CPM)]、单位面积的放射性活度(Bq/cm^2)等,可以根据需要选择测量单位。对每种射线可单独设立报警阈值。

三、环境辐射检测仪

环境辐射检测仪大多采用 NaI(Tl)闪烁晶体作为探测器,但也有使用半导体探测器的,共同特点是灵敏度高、响应速度快。其主要用于低辐射水平环境 X 线、γ 射线的空气吸收剂量率的测量、放射源搜索等。采用国际统一单位 nGy/h(环境级)和 nSv/h(防护级),可设置不同的报警阈值。

目前国内已有许多核医学科配置了壁挂式数字环境辐射监测仪,一般为多台监测仪分别安装在需要监测的多个区域,可对相应区域进行连续检测。每台监测仪均和计算机联网,可随时查看任何区域的即时和历史数据。

第七节　质量控制

一、活度计的质量控制与质量管理

1. 制订设备使用和测量操作的标准化流程,建立设备日常维护维修记录。

2. 每天工作前测量本底,每月测量一次稳定性。出现本底过高应分析原因。如果是样品托被污染,则应取出放置衰变至本底水平后方可再次使用。如果是设备故障,则应停止使用。若稳定性变差,应联系维修。

3. 样品在测量井中的位置(高度)对测量结果有一定的影响。距测量井口近或体积大的样品探测效率降低,会导致测量值偏低。样本的盛装容器尽量选用原子序数较低的物质,否则会因衰减而测量值偏低。

4. 移动或维护仪器时要小心。电离室很重,为了提高灵敏度,电离室壁又很薄,且里面充满了高压气体,因此应尽量避免机械晃动或任何形式的震动。

5. 按国家有关规定,活度计属于强制性检验仪器,必须由具有资质的第三方检测机构至少每 2 年检测一次,鉴定合格方可继续使用。

二、γ 计数器的质量控制与质量管理

1. 制订设备使用和测量操作的标准化流程,建立设备的日常维护维修记录。

2. 每天工作前测量本底。本底增高的原因可能是测量井或周围环境的放射性污染、光电倍增管老化或高压漂移、晶体潮解等。对于多探头系统,须每周调节各探头输出脉冲的一致性,如统一调整各通道高压、线性放大器的放大倍数及阈值等。

3. 样品在测量井中的位置(高度)对测量结果有一定的影响。距测量井口近或体积大的样品探测效率降低,会导致测量值偏低。对于盛装样本的容器,尽量选用原子序数较低的物质,否则会因衰减而测量值偏低。

4. 发现无计数输出时,应检查高、低压电源,计数板以及分压电路是否正常。输出不稳定时,应检查电网的稳定性、有无高压漂移、阈值是否稳定等。

三、器官功能测量仪的质量控制与质量管理

1. 制订设备使用和检查操作的标准化流程,建立设备日常维护维修记录。

2. 每天工作前至少开机预热 30 分钟,并测量本底。发现本底过高时,应首先排除探头污染或环境污染源。

3. 每月测量一次计数稳定性和点源灵敏度。若发现故障或稳定性变差,应联系维修。

本章小结

　　本章主要介绍了核医学设备和核射线探测器的分类、组成与工作原理等基本知识,以及常用非显像设备的组成、工作原理、功能特点、应用和质量管理等重要内容。需要掌握闪烁探测器和气体电离探测器,常用非显像设备如活度计、器官功能测量仪、γ计数器、常用辐射防护仪的基本组成、操作方法和质量管理;需要熟悉核医学设备及核射线探测器的分类、各种非显像设备的工作原理;需要了解各种探测器的特性、各种非显像设备的功能特点等。

　　核医学设备发展迅速,显像设备虽然占主导地位,但非显像设备仍然发挥着重要作用,如活度计、甲状腺功能仪等仍是实现核医学临床工作重要的常用设备,测量结果直接关系着对疾病的诊断效能或治疗效果。各种辐射防护设备是工作人员职业防护的必备工具。认真学习和掌握非显像设备的有关知识和基本技能具有重要作用。

思考题

1. 简述放射性核素活度计使用的技术要点。
2. 简述器官功能测量仪的组成与工作原理。
3. 简述γ计数器的质量控制与质量管理。

(杜晓光)

第五章　核医学显像设备

核医学显像设备指的是在医学中用于探测和记录放射性核素发出的射线并用于核医学显像、疾病诊断和研究的设备的统称。它是开展核医学工作的必备要素,也是核医学发展的重要标志。

核医学显像设备经历了从扫描机到 γ 照相机、单光子发射计算机断层显像仪(single photon emission computed tomography,SPECT)、正电子发射体层显像仪(positron emission tomography,PET)、PET/CT、SPECT/CT 及 PET/MR 的发展历程。近 20 年,SPECT/CT、PET/CT 的逐渐普及,极大地促进了核医学的发展。

第一节　核医学设备的基本成像原理及 γ 照相机

一、核医学显像设备的基本成像原理

核医学显像设备是基于核射线探测器的工作原理而设计的显像设备。此类设备主要利用核射线与物质相互作用产生的荧光现象来实现显像目的。其基本成像原理为:γ 光子作用于晶体闪烁探测器(crystal scintillation detector),在探测器内产生光电子、康普顿电子和电子对,激发闪烁物质发出荧光。荧光光子经过光电转换器(如光电倍增管或硅光电倍增管等)转换为电信号并被放大,由后续的电子学单元分析、记录下来,并经过模数转换、重建处理等,得到核射线在机体内或模型内的分布图,即核医学图像。其中晶体闪烁探测器和光电转换器将射线能转换为可以记录的电脉冲信号(光电转换),电子学线路记录和分析这些电脉冲信号,而模数转换和图像重建将电脉冲信号转换为图像,从而实现核医学显像。

γ 照相机是利用此基本成像原理而制备的核医学显像设备的典范。

二、γ 照相机的基本结构及工作原理

γ 照相机(γ camera)于 1957 年由 Hal Anger 研制成功,因此也被称为 Anger 型 γ 照相机(图 5-1)。γ 照相机可以显示放射性药品在机体内的分布及代谢状况,获取放射性药品在特定器官或组织内的转运和分布信息,以二维图像的方式反映特定器官或组织的功能及代谢变化。

γ 照相机主要由准直器(collimator)、闪烁晶体(scintillation crystal)、光电倍增管(PMT)、前置放大器、放大器、X-Y 位置电路、总和电路、脉冲高度分析器(pulse height analyzer,PHA)及显示或记录器件等组成。

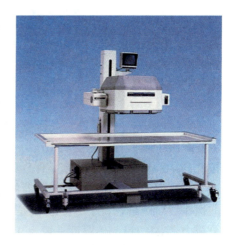

图 5-1　γ 照相机

(一) 闪烁晶体

闪烁晶体(又叫闪烁体)是 γ 照相机最关键的部分。

它的作用是将入射的γ光子(不可见光)转换为荧光光电子(可见光)。闪烁体吸收射线能量后,闪烁体内的分子或原子被激发,并在回到基态时发射荧光光子(图5-2、图5-3)。

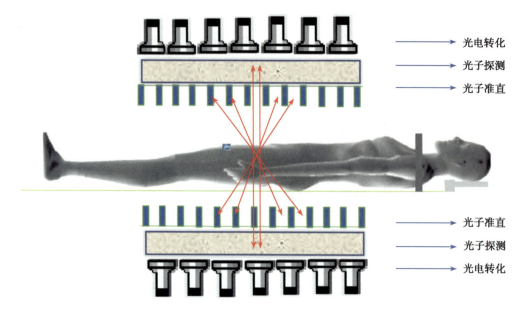

图5-2 γ照相机探测器的基本结构(准直器、探测晶体和光电倍增管)示意图

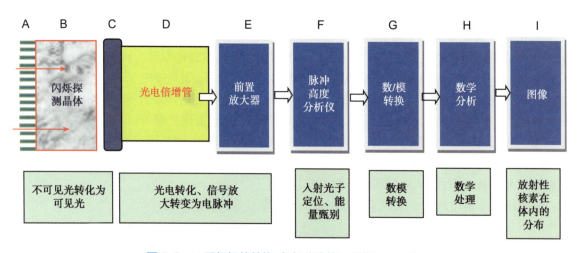

图5-3 γ照相机的结构、各部分功能及显像原理示意图

当γ光子从人体向γ相机发射时,经过光电转换(A)准直、定向,γ光子"打"到晶体(B)上后,γ光子转换为荧光光电子通过光导(C),PMT(D)和前置放大器(E)将荧光光电子转换为电脉冲信号,通过X-Y位置电路确定γ光子入射的位置,通过脉冲高度分析器(F)屏蔽掉其他干扰脉冲信号,再通过模-数转换(G)和数学分析(H),就可以获得放射性核素在体内的二维分布图像(I)。

碘化钠(铊)[NaI(Tl)]晶体是目前应用最为广泛的γ照相机闪烁晶体。选用NaI(Tl)晶体,主要是由于碘具有高密度($3.67g/cm^3$)及高原子序数(Z=53),光电转换效率高。在碘化钠晶体内按0.1%~0.4%摩尔比加入铊(Tl)可以增加能量转换效率,提高探测效率。

NaI(Tl)晶体的厚度与探测器的探测效率密切相关。增加晶体厚度可提高射线被完全吸收的概率,从而提高探测灵敏度,但是增加晶体厚度也增加了多次康普顿散射的概率,降低图像的分辨力。NaI(Tl)晶体厚度一般为9.5mm和19.0mm(3/8和3/4英寸),前者主要用于低能核素(如^{99m}Tc),后者主要用于中高能核素(如^{131}I)。厚晶体[2.54cm(1英寸)晶体]主要用于511keV的γ

光子,如 ^{18}F。

(二)准直器

γ光子可以向各个方面发射,为了更好地对γ光子进行定位并确定其入射方向,需要用准直器对γ光子进行准直。准直器的作用是确定γ光子的入射位置及方向。准直器置于探头的最前面,介于闪烁晶体与患者之间(见图5-2、图5-3),主要由铅或钨合金等重金属制成,其中贯穿大小和形态相同的孔让γ光子穿过。准直器只允许特定方向的γ光子和晶体发生作用,屏蔽限制散射光子,以保证γ照相机的分辨力和信号定位的准确性。

准直器的主要参数包括孔数、孔径、孔长(或称孔深)及孔间壁厚度。这些参数决定了准直器的性能,如空间分辨力、灵敏度和适用能量范围等。

1. 准直器的空间分辨力 表示对两个邻近点源加以分辨的能力,通常以准直器一个孔的线源响应曲线的半峰值全宽度(full width at half maximum,FWHM),简称半高宽,作为分辨力的指标。准直器孔径越小,分辨力越好。准直器孔长越长,分辨力也越高。

2. 准直器的灵敏度 定义为配置该准直器的γ照相机探头测量单位活度(如1MBq)的放射性核素所得的计数率(计数/秒)。准直孔越大,灵敏度越高;准直器越厚,灵敏度越低;孔间壁越厚,灵敏度也越低。

3. 适用能量范围 主要与孔间壁厚度有关,厚度0.3mm左右者适用于低能γ射线(<150keV)的探测,1.5mm左右者适用于中能γ射线(150~350keV)的探测,2.0mm左右者适用于高能γ射线(>350keV)的探测。

4. 准直器的类型 按几何形状分为针孔型、平行孔型、扩散型和会聚型四类。按适用的γ射线能量分为低能准直器、中能准直器和高能准直器三类。按灵敏度和分辨力分为高灵敏型、高分辨型和通用型(兼顾灵敏度和分辨力的一类准直器)三类。

(三)光电倍增管

光电倍增管是将光电子通过信号放大转换为电脉冲。光电倍增管均匀地排列在晶体的后面,紧贴着晶体(见图5-2、图5-3)。当射线进入晶体,与晶体相互作用产生光电子,光电子被该部位一个或多个光电倍增管吸收,在光电倍增管内经过多次信号放大,最后转变成电脉冲信号输出。由这些输出的电脉冲信号的综合和加权,最终形成显像图。光电倍增管的数量与γ照相机探头的大小及形状有关,光电倍增管的形状有圆形,也有正方形、六角形等,后者可缩小光电倍增管排列间的间隔,减少死角。

光电倍增管的输出端包括能量线路和入射γ光子位置定位线路。入射光子的能量通过光电倍增管产生的电脉冲的电压高低来表征。光电倍增管的数量多少与定位的准确性密切相关。数量多,则探测效率和定位的准确性就高,图像的空间分辨力和灵敏性也高,图像质量就能得到很大的提高。

(四)X-Y位置电路

入射γ光子的X-Y轴位置通过X-Y位置电路分析而确定。一个γ光子在晶体中产生多个闪烁光子,可以被多个光电倍增管接收,各个光电倍增管接收的闪烁光子的数目随其离闪烁中心(γ光子入射处)的距离增加而减少,输出的脉冲幅度也随之而降低。在晶体中发生一个γ闪烁事件,就会使排列有序的光电倍增管阳极端输出众多幅度不等的电脉冲信号。这些信号被输入X-Y位置电路,经过权重处理就可以得到这一闪烁事件的位置信号。

(五)脉冲高度分析器

光电倍增管输出的电脉冲高度与射线的能量成正比,脉冲高度分析器是选择性地记录探测器输出的特定高度电脉冲信号的电子学线路装置,采用脉冲高度分析器可以使特定高度的电脉冲通过并进入进一步分析,而在此范围之外的电脉冲被剔除。

在临床工作中,可根据所应用的放射性核素发射的射线能量调节脉冲高度分析器。通过设置窗位和窗宽,选择性地记录特定的电脉冲信号,排除本底及其他干扰脉冲信号。在设置能窗时,窗位中心要对准目标射线的能峰,窗宽要基本包括整个光电峰。通常窗宽设置为20%。例如,采用⁹⁹ᵐTc标记的放射性药品进行显像时,窗位中心设在140keV,窗宽设置为20%时,窗宽为154~126keV。

(六) 模数转换器

模数转换器(analog to digital converter, ADC)是将γ照相机输出的模拟信号转换为数字信号的装置,转换后的数字信号才能进行电子计算机处理。常用的模数转换器为8位和16位,即将一个模拟信号转换为8位或16位二进制数。模数转换器位数影响图像空间分辨力,一幅相同大小的图像,位数越多,图像就越精细。一台γ相机的模数转换器位数取决于硬件设计。

综上所述,当γ光子从人体向γ相机发射时,经过准直器准直、定向,γ光子"打"到晶体上后,γ光子转换为荧光光电子,光电倍增管将荧光光电子转换为电脉冲信号,通过X-Y位置电路确定γ光子入射的位置,通过脉冲高度分析器屏蔽其他干扰脉冲的信号,再通过模数转换,就可以获得放射性核素在体内的二维分布图像。

三、乳腺专用γ照相机

乳腺专用γ照相机是特殊设计的专用于乳腺病变显像的γ照相机。与普通γ照相机平面探头不同,现有两种设计路线的乳腺专用γ照相机被用于临床。第一种探头是由两个互成180°的平板探测器组成,其晶体不是NaI(Tl)晶体,而是采用20世纪60年代始发展起来的碲锌镉(CZT)半导体晶体。碲锌镉具有更优异的光电性能,与传统的碘化钠闪烁体探测器相比具有更高的探测效率和能量分辨力。碲锌镉晶体可在室温条件下将γ光子直接转换成电信号,图像分辨力优于碘化钠闪烁体探测器。由于设计和性能的改进,该设备较普通γ照相机提高了⁹⁹ᵐTc-MIBI显像对乳腺癌的诊断效能。

另外有一种乳腺专用γ照相机,探头由位置敏感光电倍增管与像素化碘化钠晶体组成,其多晶体的设计可以使机器更贴近受检者病灶,探测器机械臂可做旋转以及径向平移运动,可根据临床需求选择更合适的图像采集角度,这使它分辨力更高,小病变探测能力更强,在距离相机3cm的情况下,可探测6mm左右的病灶。

第二节　SPECT

SPECT是在γ照相机的基础上发展起来的具有断层显像功能的一种单光子显像设备,是γ照相机与电子计算机技术相结合的一种核医学显像仪器。其在γ照相机的基础上引入了滑环技术(该技术使围绕身体长轴进行多角度显像成为可能)和计算机图像重建算法(该方法可使二维多个角度的平面图像转换为三维的断层图像),从而将仅能行平面显像的γ照相机拓展为具有断层能力的核医学显像设备(图5-4)。如同X线摄片发展到X线CT一样,它也是核医学显像技术的重大进步。

一、SPECT 的工作原理与显像特点

SPECT通过探测注射到患者体内放射性显像剂发出的γ光子进行显像,获得放射性显像剂在机体内的分布或动态变化,从而用于各种疾病的诊断和研究。

SPECT通过环绕受检者身体长轴进行多个角度平面显像,获得各个角度的器官、组织和病变放射性分布的平面投影影像,然后通过计算机数学重建,从而获得器官、组织或病变的立体三

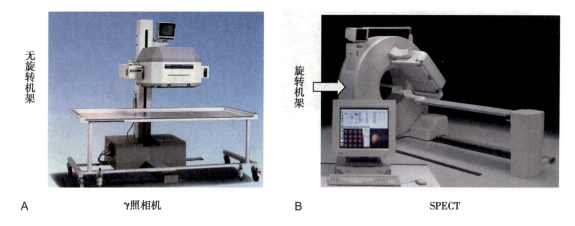

A γ照相机 B SPECT

图 5-4 γ照相机和 SPECT
A. γ 照相机；B. SPECT。
箭头所指为 SPECT 的旋转机架。

维图像,并通过各个方向切层,得到各个方向的断层图像(图 5-5)。SPECT 克服了二维平面显像器官、组织重叠导致对深部病灶探测效能降低的不足,提高了对深部病灶的显像效能和定位准确性。

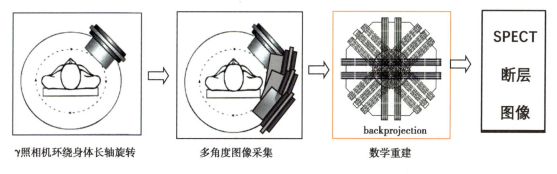

γ照相机环绕身体长轴旋转　　多角度图像采集　　数学重建

图 5-5 SPECT 成像示意图
Backprojection,反向投影。

SPECT 获得的诊断信息主要是功能、代谢信息,如局部脑血流灌注量、局部心肌血流灌注、甲状腺 ^{131}I 或 ^{99m}Tc 摄取能力、肾脏的血流灌注和滤过功能、全身骨骼的骨盐代谢等,但它无法很清楚地显示病变的形态学改变及病变与周围组织的毗邻关系。这与 CT 和 MRI 不同,后者提供的主要是形态和解剖学信息,可以精确地显示病变的形态学改变并能清楚地显示病变与周围组织的毗邻关系。

二、SPECT 的设备结构

SPECT 由探头(探测器)、机架(包含滑环)、检查床和图像采集、处理工作站四部分组成。

(一) 探头(detector,探测器)

探头是 SPECT 的核心部件,主要由探测晶体和光电倍增管等组成。每个探头在结构上都相当于一个 γ 照相机。SPECT 根据配置探头的多少可分为单探头 SPECT、双探头 SPECT 和三探头 SPECT,其中双探头 SPECT 最常用。

1. 单探头 SPECT 只有一个探头(图 5-6),患者的图像数据采集由单个探头旋转或平移完成。其结构简单、价格便宜,但断层显像及扫描速度慢,患者检查时间长。

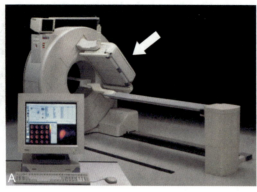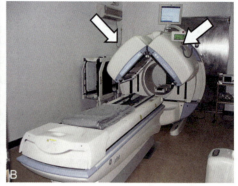

图 5-6　单探头和双探头 SPECT
A. 单探头 SPECT；B. 双探头 SPECT。

2. 双探头 SPECT　有两个采集探头（见图 5-6），根据两个探头的相对位置可分为固定角和可变角两种。固定角 90° 是指两个探头相对位置为 90°，是专门为心脏检查设计的机型。固定角 180° 为探测器位于相对 180° 的位置，主要用于全身扫描，如全身骨扫描等。目前，SPECT 多设计为可变角，两个探头可设置为 180°、90°、76° 或 102° 成角等，以满足不同器官的显像检查。

3. 三探头 SPECT　由三个探头构成。三个探头的相对角度可变，多用于脑及心脏 SPECT 检查，工作效率更高。

4. 心脏专用 SPECT　探头采用半环状（180°）排列的多个碲锌镉半导体探测器，进行心肌断层显像时，探头无须旋转，提高了检查速度，可进行动态断层采集及动态门控断层采集，避免了运动伪影。同时由于具有较 NaI（Tl）晶体更优异的光电性能以及更高的探测效率、能量分辨力和空间分辨力，碲锌镉具有更高的显像效率。

5. 双探头符合线路断层显像仪（dual-head tomography with coincidence，DHTC）是由两个探头、符合探测电路及 X 线透射衰减校正装置组成的一种双探头 SPECT。双探头符合线路断层显像仪可完成常规单光子核素 SPECT，也能完成正电子核素（主要是 ^{18}F）显像。DHTC 探头的 NaI（Tl）晶体必须兼顾高能和低能两类核素的有效探测，晶体太薄将明显降低高能正电子核素的探测效率，因此 DHTC 探头的 NaI（Tl）晶体一般为厚晶体［厚度多为 5/8 英寸（1.58cm）或 3/4 英寸（1.90cm），也有为 1 英寸（2.54cm）］。DHTC 虽然能够完成部分正电子显像，但是其分辨力低，采集时间长，并且不能绝对定量，因此不能代替 PET 使用。

利用 SPECT 进行高能正电子核素显像的另一种方法，是双探头均配置超高能准直器，直接探测 511keV 超高能 γ 射线。它可同时进行高能和低能双核素显像，主要用于检测存活心肌的 ^{18}F-FDG 和 ^{99m}Tc-MIBI 或 ^{201}Tl 双核素显像。缺点是超高能准直器极为笨重，同时由于其孔间壁厚度太厚，设备探测灵敏度低，图像分辨力低。

（二）其他组成部分

与 γ 照相机相同，SPECT 探头后接 X-Y 位置电路、脉冲高度分析器和模数转换器。另外 SPECT 还配备有图像采集工作站和图像处理工作站，其中图像采集工作站主要用于录入受检者信息、设定图像采集参数及驱动探头按要求进行图像采集。图像处理工作站主要用于对图像进行重建、显示、分析。

三、SPECT 图像采集

SPECT 图像采集时除需设定所用核素是单核素还是多核素以及所用核素的能峰外，还需对图像采集方式、采集矩阵、视野和采集模式进行确定。

（一）SPECT 的图像采集方式

根据临床需要可进行静态或动态显像、平面或断层显像、局部或全身显像和门控显像等。

（二）图像采集矩阵

图像采集矩阵是指将视野分割成若干正方单元,以 X 和 Y 方向分割数表示,如 64×64、128×128、256×256 等,计算机将采集的计数根据定位信息放置到特定的位置。一般对大视野探头采用的是 64×64 矩阵。在一定范围内矩阵越大,图像的分辨力越高,但需要更大的计数量才能达到分辨率提升的目的。在计数率固定而且不是十分充足的情况下,如果采集矩阵从 64×64 增到 128×128,每一像素的计数将会下降 400%,这会大大降低统计学的可靠性和图像质量。

（三）图像采集模式

图像采集模式包括字节模式（byte mode）及字模式（word mode）。计算机数据存储的最基本单位是位（bit）,又叫比特,一个位就代表一个 0 或 1（二进制）,1 字节等于 8 位（bit）。字长是指电脑技术中中央处理器（CPU）在同一时间能一次处理的二进制数的位数。字长与操作系统的位数有关,操作系统的位数是 8 的话,一个字长和一个字节皆为 8 位（bit）,字长与字节一样。操作系统如为 64 位,则一个字长为 64 位（bit）,等于 8 个字节。

四、SPECT 图像重建

由已知不同方向的物体投影值求该物体内各点的分布称为图像重建,也就是利用物体在多个轴向投影图像重建目标立体断层图像的过程。重建算法可分为滤波反投影法（filtered back projection,FBP）和迭代重建（iterative reconstruction）两大类。

（一）滤波反投影法

反投影重建是将原始图像在各个方向的投影值反向投影到矩阵的各个单元中,再把所有方向的反向投影数值相加,得到一个点源经过简单反投影重建出来的图像。在进行重建时,为了减少各个方向反投影产生的星状伪影,需要对各个方向的投影进行滤波预处理,经滤波预处理的反投影重建,称为滤波反投影重建。SPECT 图像重建一般采用滤波反投影,这种重建方法简单、速度快,但易产生伪影。

滤波反投影法的步骤:①傅里叶变换;②滤波;③反傅里叶变换;④反投影运算。

（二）迭代重建

迭代重建是另一种重建方法,^{18}F-FDG SPECT 显像一般采用迭代法重建。该重建方法需任意假设一幅图像,然后计算假设图像的投影值,将投影值与实测值进行比较。每比较一次,就对假设图像修正一次,直到假设值经修正后与真实值完全一致或高度相近,迭代停止,此时得到的图像为迭代重建图像。迭代重建所得的 ^{18}F-FDG 图像质量好、噪声小、病灶显示清晰,明显优于滤波反投影,但重建所花的时间比滤波反投影法长。

五、SPECT 图像显示

图像显示非常重要。对于二维图像,图像显示相对比较简单,只需要调节好显像灰度并适当扣除本底,将病变显示清楚则可。三维断层图像的显示相对比较复杂,一方面需要选择合适的色图,适当扣除本底,另一方面还需进行图像切层并按横断层、冠状断层和矢状断层进行三维立体显示。在进行心脏显像时,还需要进行靶心图显示,以便更好地显示病变的整体情况。

六、SPECT 的质量控制和性能评价

SPECT 较其他成像模式复杂,影响因素多。影响图像质量的因素概括起来主要有显像剂的质量,患者的自身状况及准备情况,设备的性能,图像的采集、处理和显示条件等。

SPECT 的性能及工作状态是影响图像质量的重要因素之一,为了使 SPECT 的检查结果最大限度地接近真实,尽量消除差错或伪影,为临床提供客观、真实的诊断信息,就必须对仪器进行质量控制(quality control,QC)。SPECT 的质量控制除日常温湿度控制外,还包括均匀性、空间分辨力、平面源灵敏度、空间线性、最大计数率、多窗空间位置重合性、固有能量分辨力、旋转中心等内容。对于 SPECT 还应进行断层均匀性、空间分辨力、断层厚度、断层灵敏度和总灵敏度、对比度等质量控制。

SPECT 的 NaI(Tl)晶体的质量和探测效能受湿度和温度影响,晶体吸湿性较强,吸收水后晶体的探测效能会降低,因此在生产时通常将 NaI(Tl)晶体密封在铝容器中,日常使用时机房的湿度必须保持恒定,以减少对晶体性能的影响。机房的温度也必须恒定(每小时温度变化≤3℃),温度的急剧变化会导致晶体碎裂。

下面依据国家卫生行业标准 WS 523—2019《伽玛照相机、单光子发射断层成像设备(SPECT)质量控制检测规范》要求,针对 SPECT 的常规质控项目作简单介绍。

(一)平面均匀性

平面均匀性描述探头在有效视野内各部位对均匀分布的放射源响应的差异,包括固有均匀性和系统均匀性,是 SPECT 最基本和最重要的性能参数。一个微小的均匀性缺陷会使 SPECT 产生严重伪影。均匀性的定量测定指标如下。

1. 积分均匀性 分别测量探头有效视野(CFOV)和中心视野(UFOV)内最大和最小计数率的差异程度,CFOV≤4.5%,UFOV≤5.5%。

2. 微分均匀性 分别在有效视野(CFOV)和中心视野(UFOV)内,以 X 方向的每一行或 Y 方向的每一列上 5 个相邻像素为一组,计算最大和最小计数率的差异对距离的变化率,CFOV≤3.0%,UFOV≤3.5%。

(二)平面空间分辨力

空间分辨力表示 SPECT 探头准确分辨两个点源或线源最小距离的能力,它分为固有分辨力和系统空间分辨力。系统空间分辨力由固有分辨力和准直器共同决定。空间分辨力的测定有 3 种方法,四象限铅栅测定法、线性模型测试法、线伸展函数测定法。定量的方法是测量点源或线源的伸展函数,取曲线峰值一半处的半高宽(FWHM)为探头的分辨力,有效视野(CFOV)的固有空间分辨力≤5.4mm,中心视野(UFOV)的固有空间分辨力≤5.4mm。空间分辨力降低会影响 SPECT 对病灶的探测效能。

(三)平面源灵敏度

平面源灵敏度是指探测器对平行于该探测器放置的特定平面源的灵敏度,反映 SPECT 对一已知活度的放射性源的探测能力,主要用来检验仪器工作是否正常和比较各种准直器的计数率。平面源灵敏度通过测量一已知活度的放射性源的计数率来表征,将所测得的计数率除以源的活度,单位为 cps/MBq。标准平面源灵敏度≥60s^{-1}·MBq^{-1},须注明所使用的准直器。灵敏度明显下降反映 SPECT 对光子探测效率明显下降,灵敏度增高提示可能有污染等因素存在。

(四)空间线性

空间线性是表征入射 γ 射线产生几何畸变程度的一个参数,测定指标如下。

1. 固有空间微分线性 不带准直器时,分别在有效视野(CFOV)和中心视野(UFOV)内,线源图像位置和线源实际位置间偏移的变异程度,称为线扩展函数峰值间隔的标准差,CFOV≤0.24mm,UFOV≤0.24mm。

2. 固有空间绝对线性 不带准直器时,视野中线源实际位置和图像位置在 X 方向和 Y 方向的最大偏移,称为线扩展函数峰值间隔的最大偏差,CFOV≤0.60mm,UFOV≤0.84mm。

(五)死时间和最大计数率

死时间是 SPECT 能够分开两个闪烁光子的最短时间。最大计数率是 SPECT 对高计数率的响应特性,指放射源移动至某一位置时将达到最大计数率,即最大计数率。固有最大计数率标准要求 $\geq 67 \times 10^3/s$。

(六) 固有能量分辨力

固有能量分辨力即卸掉准直器,置点源于探头下方,使点源照射探头全视野,用多道分析器测量能谱曲线,能谱曲线峰值对应的能量为分母,半高宽度对应的能量为分子的百分比。

(七) 多窗空间位置重合性

多窗空间位置重合性是不同能量窗对同一点源图像的X、Y方向的最大位置偏移,是检验多窗重合性指标。测量点源为准直的 ^{68}Ge 点源。

(八) 断层均匀性和空间分辨力

断层均匀性和空间分辨力描述在断层显像状态下的均匀性和空间分辨力,其测定指标与平面均匀性率相同。断层空间分辨力标准要求 $\leq 18.7mm$,全身成像系统空间分辨力标准要求 $\leq 15.4mm$。

(九) 断层灵敏度和总灵敏度

断层灵敏度和总灵敏度是指在断层显像的状态下 SPECT 的计数效率。断层灵敏度为特定断层层面内总计数率除外放射性源的放射性活度。总灵敏度为所有断层计数除以放射性源的放射性活度。

(十) 断层厚度

断层厚度指轴向空间分辨力。测量方法为测量线源伸展函数半高宽。

(十一) 对比度

对比度指点源或线源计数与本底计数的比。

(十二) 旋转中心校准

旋转中心(center of rotation,COR)校准指探头的机械旋转中心,位于旋转轴上,是机械坐标系统、SPECT 探头电子坐标和计算机图像重建坐标共同的重合点。旋转中心漂移通常以偏离的像素来表示,128×128 矩阵处理分析 COR 的数据偏移应<0.5 像素,如超过规定的标准,则应进行校正。

为获得与临床实际相近的 SPECT 整体性能状况,可采用充有放射性核素的体模对仪器进行性能测试,得到设置的以上各项指标,对显像系统进行综合评价和校准。

第三节 SPECT/CT

一、SPECT/CT 的显像原理及设备结构

SPECT/CT 是 SPECT 和 CT 两种成熟技术相结合形成的一种新的核医学显像仪器(图 5-7),实现了 SPECT 功能代谢影像与 CT 解剖形态学影像的同机融合。一次显像可分别获得 SPECT 图像、CT 图像及 SPECT/CT 融合图像,也可以采用 X 线 CT 图像对 SPECT 图像进行衰减校正。

SPECT/CT 中 SPECT 一般为双探头 SPECT,每个探头的结构与单纯的 SPECT 相同。SPECT 双探头固定在带有滑环的机架上,SPECT 探头可环绕滑环转动,从而对身体某个局部进行断层显像。而全身显像时两个探头平行放置,依靠显像床的移动来实现全身前、后位的显像(图 5-7)。SPECT/CT 中的 CT 一般为多排螺旋 CT,能提供诊断级的、高质量的 CT 图像,它安装在滑环后方的机架内(图 5-7)。SPECT/CT 中的 CT 成像系统主要由 X 线管、准直器、滤过器、滑环、探测器、前置放大器、中央控制器、图像重建系统、模数转换器及分析工作站、图像显示器等组成。

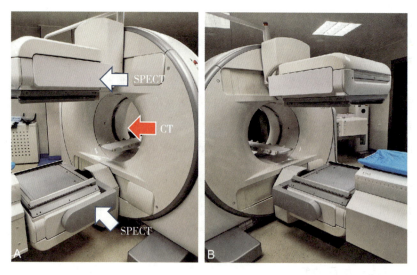

图 5-7　SPECT/CT

A. 双探头 SPECT/CT 左侧面图，红色箭头所指为 CT 探测器，白色箭头所指
为 SPECT 探测器；B. 右侧面图。

二、心脏专用 SPECT/CT

心脏专用 SPECT/CT 是采用碲锌镉半导体探测器心脏专用 SPECT 与 ≥64 排螺旋 CT 整合的 SPECT/CT（图 5-8）。它采用了碲锌镉半导体探测晶体，提高了对 γ 射线的探测能力，可以在更短的时间内完成心肌显像，获得更好的图像质量，并可将 SPECT 心肌血流灌注显像信息与高端螺旋 CT 解剖形态信息，特别是冠状动脉是否狭窄及狭窄程度信息相融合，可从冠状动脉和心肌血流灌注两个层面对心脏进行评价，为临床提供更全面的诊断信息。

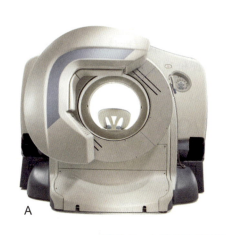
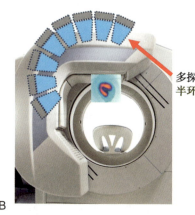

多探测晶体
半环状排列

图 5-8　心脏专用 SPECT/CT 及其 SPECT 探头结构示意图

A. 碲锌镉半导体探测器心脏专用 SPECT/CT；B. SPECT 探头结构示意图。

三、SPECT/CT 的图像采集和重建

（一）SPECT 图像采集和重建

与单纯的 SPECT 相同。

（二）CT 图像采集和重建

CT 的图像采集一般采用静态非增强显像，也可采用增强显像。CT 参数：管电压一般为 120～

140kV;管电流量一般为 80~140mAs 或自动管电流量;螺距一般为 1.0;准直一般为 0.5mm。

CT 的重建一般采用滤波反投影软组织重建。对于特殊部位和组织,可采用特殊重建以更好地显示特定组织,如双肺一般用肺重建,骨骼可采用骨重建。

四、SPECT/CT 图像融合技术

图像融合是将 SPECT 和 CT 两种不同图像经过像素变换处理,使它们的空间位置坐标相匹配(空间配准)、大小一致,然后将 SPECT 图像根据其计数的高低以色图的形式进行显示,与 CT 图像整合成一帧既有 CT 信息又有 SPECT 信息的融合图像。在融合图像中,CT 通常以灰阶显示,SPECT 的放射性分布以伪彩色显示,以便更清楚地突出病灶。

五、SPECT/CT 质量评价与常规质控

SPECT/CT 的质量评价与常规质控大部分内容与 SPECT 相同,增加的主要是 CT 质量控制和 SPECT/CT 融合精度测试。

(一) SPECT 的质量评价与常规质控

与单纯 SPECT 相同。

(二) CT 质量控制

CT 质控主要侧重于 CT 值准确性的检测。在进行 SPECT/CT 图像采集前,要先完成 CT 的质量控制检测。将水模放置在检查床上,依据标准质控程序检测,按照国家卫生行业标准 WS 519—2019《X 射线计算机体层摄影装置质量控制检测规范》要求:CT 值精确度要求 ±6HU 内;图像噪声要求<0.45%(检测层厚 10mm);图像均匀性要求 ±6HU 内,加权 CT 剂量指数(weighted CT dose index,$CTDI_W$)≤50mGy(定位光精度要求内定位光 ±3mm 内);重建层厚偏差要求 ±1mm 内(s^a ±1mm 内);高对比分辨力要求线对数及调剂传递函数(modulation transfer function 10,MTF_{10})>5.0lp/mm,低对比分辨力要求<3.0mm;CT 剂量指数要求应≤50mGy;诊断床定位精度要求定位及归位均为 ±2mm 内进行测试、校正,达标后才能进行 CT 图像的临床采集并保证准确空间定位。

(三) SPECT/CT 融合精度测试

采用有 3 个点源的测试模体,在点源内加注放射性核素,然后进行 CT 和 SPECT 图像采集,通过测定 CT 和 SPECT 图像上点源最大值坐标和点源中心坐标,计算 CT 和 SPECT 图像上相应两点的距离,就可以得到 SPECT 和 CT 图像的融合精度。

第四节　PET/CT

正电子发射体层显像仪(PET)是利用正电子核素衰变发出的正电子与周围电子相结合发生湮没辐射时发出的互成 180° 且能量均为 511keV 的 2 个 γ 光子来成像的一种显像设备。它是一种核医学功能显像设备。

正电子发射计算机体层显像仪(positron emission tomography and computed tomography,PET/CT)是将 PET 和 CT 两种成像设备整合在一起的一种融合显像设备。它将功能学影像技术 PET 和形态学影像技术 CT 有机融合,可以同时获得 PET 的代谢、功能信息和 CT 的形态学信息,两者可以相互补充、相互印证,从而提高对疾病的诊断准确性,并可用于探测病变的全身分布情况。

一、PET/CT 显像原理

(一) PET 显像原理

PET 是利用符合探测(coincidence detection)来实现正电子核素成像的。所谓符合探测,即

当正电子核素标记的显像剂引入机体后,这些正电子核素在衰变过程中1个质子变成1个中子,同时释放出1个正电子,正电子在组织中飞行很短距离后与邻近的电子相结合,发生湮灭辐射(annihilation radiation),正、负电子物质形式消失,转化为能量,发出方向相反、能量相等(511keV)的两个γ光子。采用一系列互成180°排列的成对小晶体组成的环形探测器来探测这些成对的γ光子,然后通过符合线路对探测到的信号进行符合甄别,可以获得正电子核素在体内的断层分布图,即为PET图像(图5-9)。

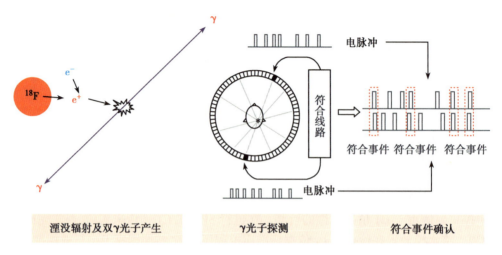

| 湮没辐射及双γ光子产生 | γ光子探测 | 符合事件确认 |

图5-9 湮没辐射和符合探测原理示意图

PET成像与SPECT成像存在明显不同,具体体现在以下3方面:

1. 符合探测 PET成像基于符合探测原理,包括:①单事件(event)的确认。γ光子"打"到晶体后,通过光电转换等一系列处理可以得到相应的电脉冲信号而被记录为单事件。②符合事件的确认。当互成180°排列的2个探测器小晶体各自探测到一个单事件后,符合电路对其进一步分析,确认是否为符合事件,如两者的时间间隔在符合时间窗内,则确认并记录为一次符合事件。

2. 光子准直 PET成像确定入射光子的方向不需要像SPECT一样采用准直器,而是采用光子准直。PET通过符合电路确认了互成180°的两个单事件为符合事件后,该方向即为符合事件发生的方向。PET采用光子准直来确定符合事件的方向,由于减少了准直器的影响,PET对γ光子的探测灵敏度明显高于SPECT。

3. 飞行时间(time of flight,TOF) 对符合事件的定位,传统做法是通过数学重建方法而确定,但目前采用飞行时间技术可更精确地定位符合事件。理论上,如果可以测出两个γ光子到达探测器的时间差,由于探测器直径和光速已知,就可以确定湮没辐射符合事件发生的位置。这种通过测定2个γ光子到达探测器的时间差从而对湮没辐射符合事件进行定位的技术称为飞行时间技术。2006年,世界上第一台商业化TOF-PET机型发布。在之后十几年中,更多公司也陆续发布了TOF-PET产品。TOF技术提高了对符合事件的定位精度,有助于提高信/噪比和PET图像质量。

(二)CT成像原理

CT的成像原理与PET不同。CT是利用有机体体内不同器官、组织和病变对X线吸收存在不同以及病变或正常组织之间存在血供等不同而成像的。在X线穿透人体器官或组织时,由于机体内各器官和组织的物质成分、密度不同,各点对X线的吸收系数不同,探测器接收到的透过各点的X线存在不同。通过分析这些不同并将其转换为数字信号,就可以获得各器官、组织的密度差异以及血供等的差异,从而可以对机体内各器官、组织及病变进行显示,获得病变的形态学改变,并确定病灶的侵犯范围及其与周围组织、器官的毗邻关系。

二、PET/CT 设备结构

(一) PET 部分

PET/CT 成像系统中的 PET 部分由 PET 扫描仪(图 5-10)、扫描床、PET 图像重建和存储系统、操作工作站、分析工作站及打印设备等组成。

1. PET 扫描仪 是 PET 最重要的部分,由 PET 探测器、射线屏蔽装置、事件探测系统(event detection system)、符合线路(coincidence circuitry)及激光定位器等组成,主要功能为数据采集。

(1) PET 探测器:PET 扫描仪的最关键部分,决定着 PET 的探测性能。

1) 探测晶体:是 PET 的核心,它的作用是将正电子核素湮没辐射发出的 γ 光子(不可见光)转换为荧光光电子(可见光)。晶体材料主要有三种,锗酸铋(bismuth germanium oxide,BGO)、硅酸

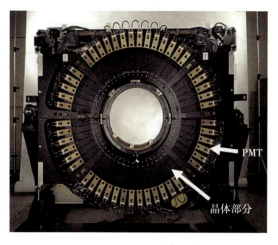

图 5-10　PET 机架前面观(去除外壳)

镥(lutetium oxyorthoscilicate,LSO)和硅酸钆(gadolinium orthosilicate,GSO)(图 5-11、图 5-12)。它们对于采集 511keV γ 光子的信息各具优势。锗酸铋具有较大的原子序数和密度,使得它对 γ 光子具有很好的拦截能力,射线探测灵敏度高,它的主要缺点是余辉时间较长(300 纳秒),不利于 3D 采集。硅酸镥只有约 40 纳秒的余辉时间,且有高光输出量和较高的灵敏度,非常适合 3D 采集,但硅酸镥也有明显的缺点:其光输出与能量不成比例,而且不同批次的晶体光输出量可能相差很大。硅酸钆是硅酸镥的有力竞争者。虽然其光子的拦截能力相对略差,光输出量也较低,但其能量分辨力远高于锗酸铋和硅酸镥,这使得其抗散射能力较强,加上较短的余辉时间(60 纳秒),也使其非常适合 3D 采集。目前锗酸铋晶体应用相对较少,接近淘汰。大多数 PET/CT 采用探测效率更高的硅酸镥和硅酸钆晶体。

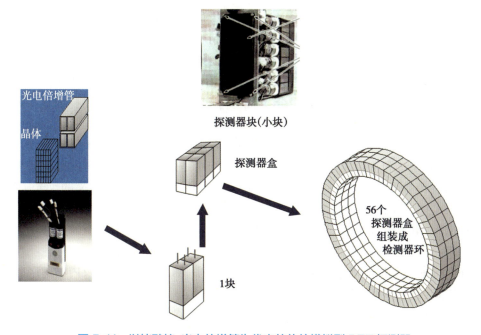

图 5-11　以锗酸铋、光电倍增管为代表的传统模拟型 PET 探测器

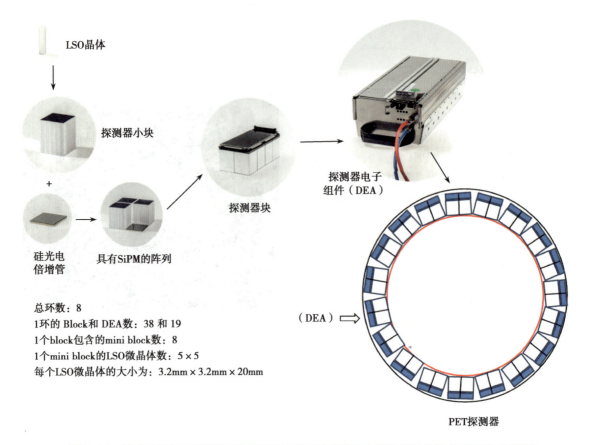

LSO晶体

探测器小块

+

硅光电倍增管

具有SiPM的阵列

探测器块

探测器电子组件（DEA）

（DEA）

PET探测器

总环数：8
1环的Block和DEA数：38 和 19
1个block包含的mini block数：8
1个mini block的LSO微晶体数：5×5
每个LSO微晶体的大小为：3.2mm×3.2mm×20mm

图5-12　以硅酸镥/硅酸钇镥/硅酸钆晶体和硅光电倍增器为代表的现代数字型 PET 探测器

2）PET探测器的组成和构造：与SPECT的矩形或圆形探测器不同，PET探测器一般由数量多达数万个毫米级大小的小晶体按特定的阵列排列成多环探测器。下面以某品牌的PET/CT为例介绍PET探测器的结构和组成：该探测器最基本的晶体元件（crystal element）是大小为3.2mm×3.2mm×20mm的小晶体，25个晶体元件按5×5阵列组成一个晶体微型块（crystal mini-block），并与阵列为4×4、面积为16mm×16mm的硅光电倍增器（SiPM）相组合，成为一个探测单元。晶体微型块里的所有小晶体探测单元均可为硅光电倍增器覆盖而无光转化死角。8个微型块再组装成1个晶体块（crystal block），2个晶体块组合成1个探测器电子组件（detector electronics assembly units，DEA）。由19个探测器电子组件环形排列组合成一个直径为78cm的单环探测器，将8个这样的单环探测器相组合，就形成了该品牌的8环PET/CT探测器探测器（见图5-12）。在此探测器里共有晶体元件60 800个。PET环形探测器是基于符合探测原理来设计的，互成180°排列的2个探测器单位两两成对来探测符合事件的两个互成180°的γ光子。

3）事件探测系统和符合线路：事件探测系统的作用是采集探测器传来的电子信号，并将有效的γ光子事件传给符合线路。符合线路的作用为确定从事件探测系统传来的γ光子哪些是来源于同一湮没事件，并确定其湮没事件的位置。TOF技术可更精确地定位湮没事件。

（2）扫描床：承载检查对象，进行PET显像的部件。扫描床可根据检查需要移动，将检查部位送到扫描野。

（3）PET图像重建和存储系统（电子柜）：主要由CPU、输入、输出系统及内、外存储系统等组成。主要作用是进行图像重建，并对数据进行处理及储存。

（4）操作工作站及分析工作站：主要由电子计算机和软件系统组成。它的作用主要是控制扫描仪进行图像采集、重建、显示和储存等。

（5）打印设备：主要由打印机、激光照相机等图像输出系统组成。主要作用为输出图片或文字等资料。

2. 模拟型 PET 和数字型 PET 探测器 数字型 PET/CT 的商品化是近年来重要的发展。γ 光子照射到晶体产生的光电子必须通过光电转换及信号放大成为电脉冲才能进行进一步处理。以往实现此功能的是光电倍增管，新型的 PET/CT 更多采用硅光电倍增管。后者由工作在盖革-米勒模式的雪崩二极管阵列组成，通过将尺寸非常小（毫米级）的微单元（micro cell）按一定阵列排列整合成一块薄板与晶体微型块相连，可实现对小晶体的全覆盖。其光电转换模式为一对一耦合（one to one coupling），与光电倍增管的多对多耦合（many to many coupling）不同（图 5-13）。与光电倍增管相比，硅光电倍增管具有光电转换更精准、增益更高、灵敏度更高、偏置电压更低、对磁场更不敏感、结构更紧凑等特点，这使它具有更好的定位精度和灵敏度，并可与磁共振相兼容。根据光电转换采用的是光电倍增管还是硅光电倍增管，业界有专家将前者定义为模拟型探测器（analog detector），而后者为数字型探测器（digital detector）。

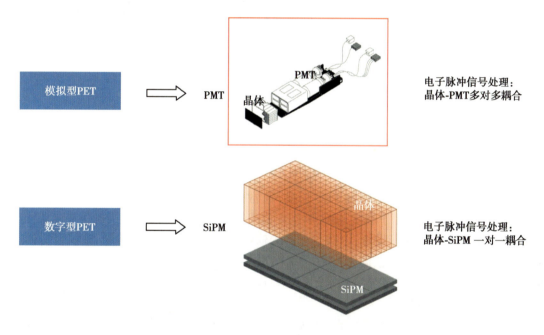

图 5-13 模拟型和数字型 PET 的差异

3. 常规轴向视野和超长轴向视野 PET 探测器

（1）常规轴向视野 PET 探测器：传统的常规 PET 探测器一般轴向视野为 15~30cm（图 5-14）。一床位可覆盖一个大器官，如肝脏等。完成全身显像则需要采集多个（如 6~8 个）床位，多床位的 PET 图像经过后处理叠加成一个全身（whole body）图像。

（2）超长轴向视野 PET 探测器：近年来 PET 探测器的最大进展是能覆盖全身的超长视野 PET/CT 的问世及商品化。2019 年，全身 PET/CT 获得了美国食品药品监督管理局（FDA）批准而进入了商业化应用。此设备的探测器由 8 个常规 PET 探测单元（每个轴长 24cm）组成，轴向视野长达 194cm，可覆盖全身，因此单床位就可以完成全身（total body）PET/CT（图 5-14）。此设备具有超快的全身显像速度（约 2 分钟就可获得高质量的全身图像），并可实现"真正全身"的动态显像，对新型探针的药代动力学研究非常有用。2020 年，可覆盖躯体的长轴向视野（106cm）PET/CT 的推出，进一步促进了长轴向视野 PET/CT 的发展。

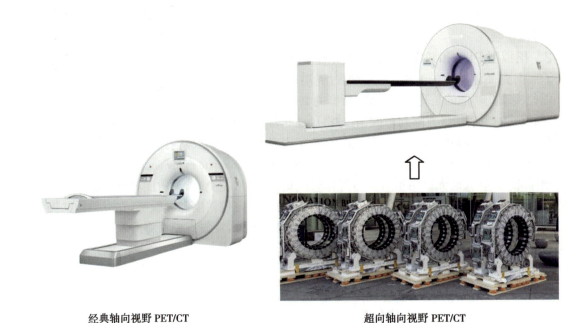

经典轴向视野 PET/CT 超向轴向视野 PET/CT

图 5-14 常规轴向视野和超长轴向视野 PET/CT

(二) CT 部分

CT 成像系统与 SPECT/CT 中的 CT 相同,请参考本章 SPECT/CT 中的相关表述。

三、PET/CT 图像采集

PET/CT 图像采集包括 CT 扫描和 PET 扫描,通常先进行 CT 扫描,再进行 PET 扫描。在 PET/CT 检查中,CT 扫描可以用于衰减校正、解剖定位或 CT 诊断。如果 CT 扫描仅用于衰减校正和解剖定位,可采用低管电流量设置,以减少患者的辐射剂量;如果用于 CT 诊断,建议采用标准毫安/秒设置,以优化 CT 扫描的空间分辨力。PET 扫描方式有静态显像、动态显像、门控显像以及局部显像和全身显像等。CT 扫描一般采用静态显像。

(一) PET 采集的计数类型

1. **单个计数或单事件** 指每一个探头采集到的计数,它代表探头探测到放射性数量的多少。

2. **真符合计数** 即从来自同一湮没事件的两个 γ 光子所录得的计数。当互成 180° 的两个探测器各自采集到 1 个 γ 光子,且这两个 γ 光子到达探测器的时间间隙在符合时间窗内,则计为真符合计数。真符合计数是 PET 采集的有效计数。

3. **随机计数** 即不是由同一个湮没辐射事件产生的两个 γ 光子所得的计数,称随机计数。当互成 180° 的两个探测器同时采集 γ 光子,但这两个光子到达探测器的时间间隙超过符合时间窗时,则计算机记录为随机计数。随机符合计数增加图像本底,降低信噪比。

4. **散射计数** γ 光子在飞行过程中可产生康普顿散射,γ 光子与物质的一个电子作用,改变了电子动能的同时也改变了 γ 光子的运动方向。如果这个光子与它相对应的另一个光子同时进入两个探测器,记录下来的计数为散射计数。它虽然是一次湮没辐射事件,但反映出的位置不准确。

(二) PET 图像采集方式

PET 采集方式与 SPECT 略有不同,其中最大的差别是 PET 的采集是断层显像,不能做平面显像。它的主要图像采集方式有以下多种。

1. **2D 采集和 3D 采集** 2D 采集是在环与环之间有隔板(septa)(相当于准直器)存在的条

件下进行的采集方式。2D采集时,隔板将来自其他环的光子屏蔽掉,只能探测到同环之间的光子对信号。3D采集是在撤除隔板的条件下进行的一种快速立体采集方式,探头能探测到来自不同环之间的光子对信号,使探测范围扩大为整个轴向视野。3D采集探测到的光子对信号高于2D采集8~12倍,使系统的灵敏度大大高于2D采集。但3D采集的散射符合及随机符合量也明显增多,信噪比低,需要进行散射校正。新型的PET/CT基本已去除隔板,其采集方式均为3D采集。

2. 静态显像和动态显像 静态采集是临床最常用的显像方式,它是在显像剂在体内代谢达平衡后进行的显像方式。动态显像是在注射显像剂后立即进行的一种连续、动态的数据采集方法,可获得连续、动态的图像序列,观察显像剂在体内的时间和空间变化,用以研究显像剂在体内的动态变化过程。

3. 门控显像 包括心脏门控采集和呼吸门控采集。心脏和呼吸运动具有周期性特点,利用门控方法采集心动、呼吸周期同步的同步信息,以消除心脏及呼吸运动的影响。

4. 局部显像和全身显像 局部显像是针对某局限部位(如颅脑、头颈部、胸部、腹部、盆腔等)进行的一种采集方式;全身显像是针对整个体腔或全身进行图像采集的一种方式,可显示全身的整体情况。

5. 早期显像和延迟显像 这类显像是针对显像时间而言。

(1)早期显像(early imaging):显像剂引入机体后在组织、器官摄取的早期进行的图像采集,称为早期显像。不同的显像剂,被不同的组织和器官摄取、代谢的速度不同,早期显像的时间点也不一样。

(2)延迟显像(delay imaging):相对于早期显像而言,是指在早期显像后经过一定的时间间隔进行的显像。早期显像与延迟显像相结合,称为双时相显像(dual-time point imaging)。

(三)CT 图像采集方式

CT 的图像采集一般采用静态非增强全身显像,也可采用增强全身显像。CT 参数如下:管电压一般为 120~140kV;管电流量一般为 80~140mAs,或为自动管电流量螺距一般为 1.0;准直一般为 0.5mm。

四、图像重建

(一)PET 图像重建

PET 图像重建常规采用有序子集最大期望值法(ordered subsets expectation maximization,OSEM)。此重建方法需设定子集数和迭代次数,子集数即投影角度数量,一般子集数量设定为20~30。迭代次数指迭代重建的次数,一般为 2 次或 3 次。此重建方法先任意假设一幅图像,并对图像的每个像素赋相同的数值,然后计算假设图像的某个角度的投影值,将投影值与实测值进行比较,计算两者的比值。将此比值乘以投影方向的每个像素原赋予的值,从而相应像素内获得一个新的值,这为一个子集的一次迭代;然后针对另一个角度重复上述步骤,完成另外一个子集的一次迭代。这样通过对不同角度的投影值与实测值的反复比较,不断地对假设图像进行修正。当所有子集的一次迭代完成后,进行二次迭代重建。二次迭代重建重复一次迭代的步骤,完成所有子集的二次迭代重建。直到假设值经修正后与真实值完全相同或高度相近,迭代停止,此时得到的图像为迭代重建图像。有序子集最大期望值法可获得高质量的 PET 图像,所得图像组织层次易于辨认,伪影少,身体轮廓清晰,病灶显示清楚。

迭代次数越多,理论上重建所得的数据越精确,但有序子集最大期望值法迭代重建次数过多时会出现噪声放大,反而导致图像质量下降,特别是在计数相对较低的情况下。新的贝叶斯惩罚似然迭代 PET 重建(Bayesian penalized-likelihood iterative PET reconstruction),可通过在每次迭代中使用惩罚函数来控制噪声,并通过重复迭代找到最大似然解,可更有效地控制噪声,得到更高质量、更精确的图像。

（二）CT 图像重建

CT 的图像重建参考 SPECT/CT 相关表述。

五、PET/CT 图像融合和显示

PET/CT 图像融合对充分展示 PET 能量、代谢信息的优越性,更好地对病变进行定性和更好地体现两者的优势互补价值非常重要。图像融合是将 PET 和 CT 两种不同图像经过像素变换处理,使它们的空间位置坐标及图像大小相匹配(空间配准),然后将 PET 图像根据其计数的高低以色图的形式进行显示,并与 CT 图像整合成一帧既有 CT 信息又有 PET 信息的融合图像。在融合图像中,CT 通常以灰阶显示,可以清晰地显示身体器官、组织的解剖结构和病变的形态学改变,PET 的放射性分布以伪彩色显示,以便更清楚地突出病灶的代谢和功能变化(图 5-15)。

PET/CT 的图像显示非常重要,需要同时显示单纯 PET、单纯 CT 和 PET/CT 融合图像,其中 CT 根据器官、组织的不同,可选用软组织窗、肺窗、骨窗等。为了更好地显示病变,可以采用横断轴位、冠状位、矢状位及 3D 立体图像等多种方式进行显示。PET 的轴向分辨力和横断面上的径向分辨力几乎相同,这一优势使得 PET 图像可以沿任意方向切片显示并且不产生伪影。为了显示小病灶的一些细节,有时可针对病灶进行图像放大和薄层显示。

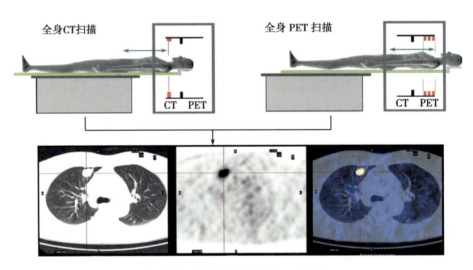

图 5-15　PET/CT 图像融合示意图

六、PET/CT 质量控制和主要性能指标

为了保证 PET 扫描仪处于最佳工作状态,获得准确的诊断数据及图像,必须对 PET 进行质量控制,使设备的性能保持优化。

（一）PET 质量控制

不同制造商生产的 PET,推荐的质控项目及间隔时间不完全相同,一般包括以下项目。

1. 空扫（blank scan）　是每个工作日患者显像前必须进行的质控项目。空扫是在扫描视野内没有其他物品的条件下,采用校正源进行 360° 扫描。空扫的目的是监测探测器性能是否随时间发生漂移。

2. 符合时间校准（coincidence timing calibration）　是采用低活度校准源,校准各个信道的符合时间差异,一般每周进行 1 次。

3. 光电倍增管或硅光电倍增管增益调节　包括位置增益和能量增益两部分。位置增益调节是校准晶体的光子信号与光电倍增管或硅光电倍增管之间的空间位置;能量增益是能量甄别阈窗与晶体光子信号之间的校准。建议每周校准1次。

4. 归一化校准（normalization calibration） 采用校准源进行360°扫描，测量各个晶体的探测灵敏度差异，用以校正PET数据。建议每3个月进行1次校准。

5. 井型计数器校准（well counter calibration） 目的是将图像放射性计算单位（counts/pixels）换算成井型计数器单位（Bq/ml）。具体方法是将100MBq的正电子核素（如 ^{18}F）注入1个柱状中空模型（体积为5 640ml），并用水补充填满模型，计算比活度（Bq/ml），并对模型进行PET显像，获得35帧图像。在35帧图像内画感兴趣区（ROI），即可得到感兴趣区放射性计数值（counts/pixels），据此，可以得到这两个单位之间换算的校准参数。主要用于单位转换，对病变进行定量或半定量分析，如计算标准化摄取值（standard uptake value，SUV）等。

（二）主要性能指标

1. 灵敏度 是指PET系统对单位辐射量的探测效率，是单位时间内单位辐射剂量条件下获得的符合计数量。灵敏度高的PET探测器获得相同质量的图像所需要的时间较短或所需要的显像剂活度较小。影响灵敏度的主要因素有：①整个探测器与被测物体所张的立体角；②探测器本身的探测效率，即探测器响应事件数与入射事件数的比例；③系统的时间窗、能量窗大小；④系统探测事件的死时间。灵敏度通过测量一已知活度的放射性源的计数率来表征，将所测得的计数率除以源的活度，单位为kcps/MBq。

2. 空间分辨力 是指探测器在X、Y、Z三个方向能分辨两个放射性点的能力，以点源或线源图像在X、Y、Z三个方向的空间分布函数曲线的半高宽（FWHM）表示，单位是毫米。空间分辨力的好坏直接影响设备对病变的检出能力。点源放在视野中不同位置，其分辨力稍有不同，距视野（field of view，FOV）中心越远，其分辨力越差。

3. 时间分辨力 指系统在时间上分辨湮没事件产生的互成180°的两个γ光子的最短时间间隔，采用时间响应曲线的半高宽（FWHM）来量化，单位为纳秒。时间分辨力的好坏取决于探测器对γ光子对的响应时间的长短。时间分辨力是时间窗选定的主要依据，时间窗选择应比时间分辨力稍大。

4. 能量分辨力 是指探测器对射线能量的甄别能力。能量甄别是剔除散射事件的主要依据。散射事件中至少有一个光子经历过康普顿散射，导致能量部分损失，探测器测得的光子能量较低，低于真符合事件的光子能量，因此根据被测光子的能量大小可以决定哪些是真符合事件，哪些是散射事件。能量分辨力降低会降低散射符合甄别的能力，影响图像质量。系统能量分辨力的大小决定着能量窗的选择，能量分辨力高者可以选择较小的能量窗。

5. 噪声等效计数率 PET符合计数中包括真符合、随机符合和散射符合计数，把除了真符合计数外的计数都归为噪声。噪声等效计数率的定义为：对于含有一定比例的散射和偶然符合计数的数据而言，在无散射和偶然计数条件下具有同样信噪比的真符合计数率。可以把噪声等效计数率作为衡量信噪比的标准。该值越高，采集到的数据信噪比越高，图像的对比度越好，成像质量越高。辐射强度由小到大逐渐增加，开始时真符合计数率的增加高于散射和随机计数率，随着辐射强度的进一步增加，散射和随机计数率的增加会高于真符合计数率的增加，此时采集数据的信噪比下降，图像质量变差。

6. 最大计数率 是探测器在单位时间内能计量到的最大计数率。探测器计量的计数率是随辐射剂量的增加而增大的，但系统达到饱和后，即使辐射剂量强度继续增加，计数率也不再增加，反而下降。

（三）CT质量控制

PET/CT中CT质量控制与SPECT/CT中的CT质量控制相同，请参考本章SPECT/CT的CT质量控制表述。

（四）PET/CT 融合精度测试

采用有 3 个点源的测试模体,在点源内加注正电子核素,然后进行 CT 和 PET 图像采集。通过测定 CT 和 PET 图像上点源最大值坐标和点源中心坐标,计算 CT 和 PET 图像上相应两点的距离,就可以得到 PET 和 CT 图像的融合精度。

七、PET/CT 的性能评价

美国国家电器制造商协会（National Electric Manufacturers Association,NEMA）于 1994 年制定了 PET 性能评价标准及测试方法 NEMA NU 2—1994,后来在 2018 年又制定了 NEMA NU 2—2018,目前该标准是常用的标准。国际电工委员会（International Electronic Committee,IEC）于 1998 年制定了 IEC 61675—1 PET 性能评价标准,此外,日本、澳大利亚、新西兰等国家也制定了相应的标准。2003 年,我国颁布了《放射性核素成像设备 性能和测试规则第 1 部分:正电子发射断层成像装置》（GB/T 18988.1—2003）,后来升级为 GB/T 18988.1—202X/IEC 61675—1:2013 版本,目前该标准是国内主要的标准。PET 的性能评价需要使用标准模型进行测试,测定结果与使用的模型有关,使用的模型不同,结果也有差异。目前,国际上多采用 NEMA 标准。PET 性能参数测试主要包括空间分辨力、灵敏度、探测器效率、噪声等效计数率、时间和能量分辨力等。

CT 性能测试按我国国家质量技术监督局与卫生部于 1998 年 12 月 7 日发布的《X 射线计算机断层摄影装置影像质量保证检测规范》（GB/T 17589—1998）进行。检测项目共有 9 项,包括定位光精度、层厚偏差、CT 值、噪声、均匀性、高对比分辨力、低对比分辨力、CT 剂量指数、诊断床定位精度。

PET/CT 整机的性能测试主要是采用 PET 图像与 CT 图像进行融合精度评价。目前,尚无权威机构制定的标准测试方法。

第五节　小动物 PET/CT 和 SPECT/CT

小动物 PET/CT 指的是可用于小动物显像的 PET/CT 显像,它是研究新型 PET 显像探针的重要的无创性显像设备,也是其他需涉及 PET 显像剂研究的重要设备。此设备采用仅可供小动物显像的小圆形 PET 探头和配置低管电流量管球的小动物 CT 组成。为了提高图像的分辨力,往往采用切割得很小的晶体元件。为了提高探测灵敏度,其 PET 往往采用较小的横向视野和较大的轴向视野,并采用探测效率高的硅酸镥、硅酸钇晶体。以某品牌的小动物 PET/CT 为例,该设备的 PET 探测器采用的晶体元件为 1.5mm × 1.5mm × 10mm 的硅酸镥晶体,400 个这样的小晶体元件组成一个 20 × 20 阵列的探测器块（block）,16 个这样的探测器块围绕横向视野中心环形排列而形成一个探测器环（ring）,4 个探测器环沿纵轴排列成小动物 PET 环形探头。探头的横轴直径为 161mm,横轴显像视野为 100mm,纵轴显像视野为 127mm（图 5-16）。这样的设计使其横轴和纵轴的中心空间分辨力达 1.63mm 和 1.64mm 半高宽（FWHM）,而在中心旁开 2cm 处其横轴和纵轴的空间分辨力也高达 2.16mm 和 2.26mm 半高宽（FWHM）。在视野中心,当能量窗设定为 350~650keV、符合时间窗设定为 3.432 纳秒时,它对射线的探测灵敏度为 3.2%。对于一个活度为 146MBq 的鼠样体模,当能量窗设定为 350~650keV、符合时间窗设定为 3.432 纳秒时,采集到的散射分值和噪声等效计数（noise equivalent count,NEC）峰值为 13.6% 和 1 394kcps,而对于一个活度为 97MBq 的鼠样体模,当能量窗和符合时间窗设定与上述参数相同时,采集到的散射分值和噪声等效计数峰值为 19.2% 和 560kcps。

为了更便于小动物的实验研究,目前还有将小动物 SPECT、PET 和 CT（或 MRI）整合在一起的多模态机型。在此设备中,SPECT 常用平行孔高分辨力准直器,SPECT、PET 和 CT 组合在一个共同的机架上,SPECT 和 CT 放置在前面,PET 放置在后面,SPECT 垂直于 CT 安装。这样的多模态显像设备既可用于 PET/CT 显像,也可用于 SPECT/CT 显像,对核医学的实验研究非常有帮助(图 5-16)。

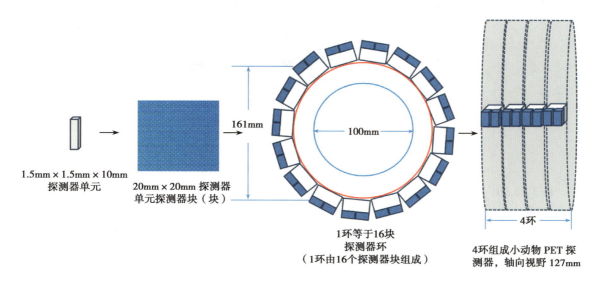

图 5-16　小动物 PET/CT 的晶体探测器组成示意图

第六节　PET/MR

一、PET/MR 的基本结构与原理

随着 PET/CT 的不断普及应用和临床认可度的不断提高,一体化 PET/MR 设备也越来越受到关注。经过多年的发展,一体化、数字化高清 PET/MR 逐渐在临床应用中得到了推广,特别是国产该类型设备的研发成功,为该项设备在我国临床工作中的推广应用起到了良好的推动作用。新型数字化 PET 具有高灵敏度优势,而 MR 具有高软组织分辨能力,PET 与 MR 强强联合,使 PET/MR 在神经系统的临床与科研、软组织肿瘤诊断与鉴别诊断方面极具优势。相对于 PET/CT,PET/MR 有更好的软组织分辨力,有更高的辐射安全,因此在神经系统和儿童肿瘤等领域应用更具优势。

PET/MR 由 PET 和 MR 相整合而得,将 PET 探测器、MRI 射频线圈和 MRI 磁体梯度置于探头的同一区域,从里往外依次排列。PET 光电转换采用耐高磁场的硅光电倍增管而不是光电倍增管,以减少高磁场对 PET 探测的影响。

新型的 PET/MR 可以实现真正的时空一体化图像同步采集,在同一时间内同时获得 PET 图像、MR 图像以及 PET/MR 融合图像,而不像 PET/CT 一样,两种显像需在不同时间通过不同采集协议分别获得,所以 PET/MR 是真正意义上的时空一体化双模态分子显像。PET/MR 不仅仅是两种不同显像技术的融合,MR 还具有多序列、多参数功能成像的优势,如能进行灌注成像、弥散成像、功能认知成像等,这些也能为临床诊断及指导临床治疗提供更多有用的信息(图 5-17)。

然而,虽然 PET/MR 可以显著降低患者的电离辐射,但也需要考虑 MR 的风险和对健康的影响,MR 的高磁场也会对人体产生一定的生物学效应,会对身体健康产生一定的影响。

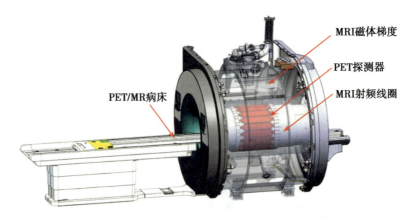

图 5-17　一体化数字高清 PET/MR 结构图

二、PET/MR 显像的特点

PET 与 MR 显像的融合是功能或分子影像与结构影像融合的多模态显像,可以同时反映两种或两种以上分子结构及生化信息在同一时间窗及同一体内环境下的状态及改变,而不仅仅是不同显像技术的融合。PET/MR 克服了核医学影像解剖分辨力有限和 MR 解剖序列对提供功能信息的灵敏度较低的不足,使其在肿瘤、神经系统及心血管方面具有独特的优势。

(一) PET/MR 在肿瘤显像方面的特点

1. PET/MR 对肿瘤的早期探查　MR 卓越的软组织对比对所有类型的软组织肿瘤的探测、轮廓、特性都有利。而功能 MR 研究可以在不额外增加放射曝光的同时产生多种参数进行功能定量分析,若同时进行 PET 扫描,可以一起显示肿瘤的组织和血管成分。

2. 肿瘤的准确诊断　PET/MR 的多参数成像特点,有助于肿瘤的精确诊断,即对肿瘤精确地定位、定性、定量、定期。互相补充的形态学和代谢数据可以将炎性病变、纤维化或坏死与活性肿瘤累及区域鉴别开来,也可以帮助确定活检目标。

3. 治疗选择和疗效评估　PET/MR 联合形态学和代谢成像可以获得肿瘤的分期,指导疾病的个性化治疗方案选择,并且有助于估计早期治疗反应。PET/MR 能够检测个体细胞代谢和微环境整合的信息及其对治疗的反应,有助于阐明作用机制和优化治疗方案。其高分辨形态学信息也有助于制订之后的外科和放疗计划。

(二) PET/MR 在神经显像方面的特点

与其他常规影像学检查相比,MR 在中枢神经系统的优势较为显著。PET 显像采用多元化分子探针,对神经功能的变化敏感性及针对性较高,两者强强联合,在神经系统成像方面的优势较为显著。如在癫痫的临床应用中,PET/MR 设备能灵敏地探测功能性癫痫病灶,反映病灶区域脑血流、代谢及神经递质等一系列生理生化改变,为下一步治疗该病提供了更多有益的信息。另外 PET/MR 也可对脑缺血性疾病进行早期诊断,其通过脑血流灌注和脑血容量测定反映脑血流和血脑屏障的破坏情况,并检测脑血流的通透性。在脑损伤后脑代谢状况评估方面,PET/MR 也获得了较好的研究结果。其对脑损伤不但有特异性,可检出一般影像检查易漏诊的小血肿,而且能对脑损伤患者(如植物人状态)进行脑代谢状况评估,判断是否有脑死亡,对治疗及唤醒意义重大。近年来吸毒成瘾被认为是一种慢性脑病,PET/MR 对吸毒成瘾者进行脑部扫描,可从分子学水平观测脑内细胞代谢情况并进行定位。

(三) PET/MR 在心血管系统显像方面的特点

近年来,高场 MR 在心脏成像方面取得长足进步,MR 心室功能成像及血管斑块成像技术日益成熟,结合 PET 显像中 FDG 针对心肌灌注和代谢的显示,在缺血性心脏病的临床诊断中价值较高。

三、PET/MR 的衰减校正技术

准确的衰减对获得 PET 高质量图像和准确的放射性分布信息非常重要。PET/MR 的衰减校正远较 PET/CT 复杂,是一大难点。其衰减校正主要基于两种方法,即基于组织分割的方法和基于地图集的方法。

(一)基于组织分割的方法

基于组织分割的方法是在 MR 扫描所获得的图像的基础上,对不同组织进行分割,确定不同组织,然后分别赋以 511keV 的 γ 光子下对应的衰减系数,与 PET 数据配准后进行衰减校正。但相对于 CT 扫描,MR 分割出的组织种类有限,不能很好地反映衰减系数在局部的细微变化,其中最大的难点是骨骼在 MR 图像上的信号难以与空气鉴别,但两者的衰减系数却差别较大,因此基于 MR 的分割法会在骨骼和空气较多的区域衰减校正存在较大的偏差。为了提高衰减校正的精度,须针对颅脑和躯干使用不同分割方法的 MR 序列。

1. 颅脑成像的衰减校正 目前商业机型的 PET/MR 在临床应用中采用超短回波(ultrashort echo time,UTE)序列,可以将颅脑组织分割为头皮层、颅骨、软组织和空气四部分,然后赋以 511keV γ 光子下对应的衰减系数,形成衰减系数图,对 PET 头部图像进行衰减校正。

2. 躯干衰减校正 对于躯干 PET/MR 成像的衰减校正技术通常使用 Dixon 序列扫描,得到水脂分离的同相位和反相位图像。经过数学运算将躯干组织分割为空气、脂肪、肌肉以及肺部,然后依据每一种组织的衰减系数图对 PET 躯干图像进行衰减校正。另外还需将超短回波序列与 Dixon 序列结合,得到 UTE 三回波(UTE triple-echo,UTILE)序列,进一步将骨骼与软组织、脂肪、肺和空气分割开来,从而实现对骨骼的准确分割。

(二)基于地图集的方法

基于地图集的方法是:在患者扫描之前,数据库内就含有模型扫描得到的 MR-CT 地图集;当患者在进行 PET/MR 扫描时,通过将 MR 模板与患者 MR 进行配准,并将配准所用的变换矩阵作用于 CT 模板,得到伪 CT 图像进行 PET 衰减校正。基于此种方法的衰减校正会因个体之间解剖结构的差异而影响校正效果,所以 MR 图像和伪 CT 图像图集之间的对应关系还需要更坚实的理论基础和数学模型。

四、PET/MR 图像采集流程与注意事项

相对于 PET/CT 来说,PET/MR 的检查流程具有一定特殊性。首先是患者的检查前准备,PET/MR 检查需要考虑金属植入物、钆对比剂等影响;其次是 PET/MR 检查方法,主要是针对 MR 成像序列的使用。

(一)患者检查前准备

PET/MR 检查可以参考 PET/CT 的有些流程,包括扫描技术,如检查时间、患者定位、呼吸训练等。但相对 PET/CT,MR 需要在检查前了解更多的患者信息。

1. 检查前准备 PET/MR 检查前的准备与 PET、PET/CT 基本一样,包括禁食、控制血糖水平、水化和注射前后安静休息等。此外,PET/MR 检查时还应特别注意以下几点。

(1)体内植入式医用装置,如心脏起搏器、人工关节等,除部分专用的磁兼容者外,通常不宜进行 PET/MR 检查。一般手术金属夹、牙科填充材料等不属于 MR 检查禁忌,但应注意其引发的伪影。

(2)PET/MR 设备横断视野小,轴位方向长,幽闭恐惧症的影响较 PET/CT 更甚,应给予充分注意。

(3)对于进行 MR 增强扫描的患者,需要评估患者的肾功能,避免 MR 造影剂导致肾源性系统纤维化损伤。这种损伤主要表现为皮肤和关节的系统性纤维化,严重者影响内脏,如肝脏和

肺。另外注射对比剂前还要了解患者对比剂的过敏史。

（4）全身 PET/MR 检查时间长,需要患者的呼吸配合,检查前对患者进行充分训练和必要的检查流程解释十分重要。

PET/MR 的其他检查禁忌证与 PET/CT 检查基本相同。

2. 体位摆放 相对于传统 MR,PET/MR 检查时间更长,所以保证患者检查体位的舒服和使用辅助装置避免体位移动十分重要。MR 采集需要根据检查目的,在患者体外安置表面线圈,为避免对 511keV PET 光子的衰减,PET/MR 只能使用与其配套的表面线圈。同时根据检查部位接好必要的触发装置,如呼吸门控、心电门控等,还要为患者佩戴耳塞,避免噪声危害,因此 PET/MR 患者的摆位和采集前准备时间远超过 PET/CT,应该尽可能熟练和规范操作,以尽可能减少患者体内正电子放射性药品对工作人员的辐射。

（二）图像采集和扫描方案

PET/MR 采集分为分体机采集和一体机同时采集,而 PET/MR 一体机是未来发展的趋势,所以下面主要以一体机采集内容为主。

1. 躯干 PET/MR 采集 范围和方向是从股骨上段依次至颅底,但 PET 与 MR 是同步采集,即在每床位 PET 采集时,同时使用 MR 序列采集这个床位范围内组织的 MR 图像(图 5-18):MRAC→T_2WI_tse_tra→T_1WI_vibe_tra→DWI_tra。MRAC 为磁共振衰减校正序列,用于对同床位采集 PET 图像进行衰减校正,T_2WI 序列有利于观察组织病变,T_1WI 序列有利于观察组织解剖结构,DWI 是弥散加权序列,作为可选择序列,是检测急性脑梗死的最敏感序列。

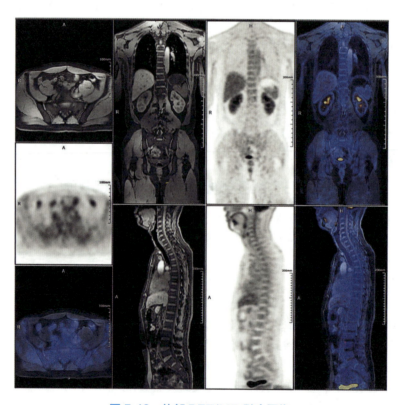

图 5-18 体部 PET/MR 融合图像

PET/MR 一体机的扫描方式与 PET/CT 有极大的区别:①PET/CT 是 CT 和 PET 分开按顺序采集,CT 的扫描速度远快于 PET,CT 全身扫描时间在 1 分钟之内,而 PET 扫描时间约 15 分钟。②PET/MR 一体机是 PET 和 MR 同时扫描,PET 的每个床位扫描时间可以设定为 2 分钟,但是 MR 的扫描时间约为 2~6 分钟,与所选 MR 的序列种类和数目密切相关,所以 PET/MR 一体机的扫描时间由 MR 的序列和种类所决定。选用更快速的和更少的 MR 序列,可以更快速完成的 PET/MR 扫描;根据病史需要 MR 局部高清扫描及加扫高级功能成像时,PET/MR 的扫描时间就会延长,这样也可以延长 PET 的扫描时间,提高 PET 图像信噪比,从而可以使用更少的放射性药品剂量,提高患者的辐射安全性。

2. 脑部 PET/MR 采集　脑部医学图像为刚性结构,只需要一个 PET 床位采集,同时使用针对脑部诊断的 MR 序列:MRAC→T$_2$WI_Flair→T$_1$WI_tirm→T$_2$WI_tse →DWI,脑部 PET/MR 融合图像见图 5-19。MRAC 为磁共振衰减校正序列,Flair 为磁共振成像液体衰减反转序列,DWI 为磁共振扩散加权成像。

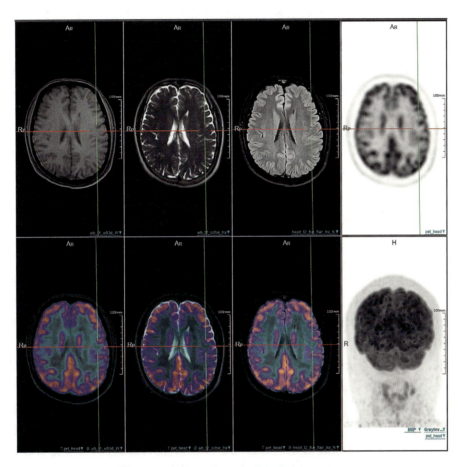

图 5-19　脑部 PET/MR 融合影像上排图像依次为头部 T$_1$WI、T$_2$WI、T$_2$WI-Flair,PET 影像;下排图像依次为 PET/T$_1$WI 融合,PET/T$_2$WI 融合,PET/T$_2$WI-Flair 融合,PET 3D 重建图像。

另外,PET/MR 一体机也能够在 MR 扫描的同时进行 PET 动态采集,得到同一时间、同一解剖部位和同一生理条件下 PET 与 MR 的功能图像,为神经系统的研究提供更多重要的信息。

五、PET/MR 图像常见伪影识别

PET/MR 作为一体化设计的双模态影像设备,结构复杂,图像采集时间长,在临床应用过程中应对 PET/MR 图像伪影给予足够的重视,同时注意分析伪影产生的原因并在诊断中加以鉴别,避免对诊断准确度产生影响。

(一)基于 MR 衰减校正的伪影

PET/MR 的衰减校正主要是基于 MR 的分割法或图集法来获得衰减系数图,然后对 PET 图像

进行衰减校正。但是人体组织分布较为复杂且个体差异很大,无论是组织分割法还是地图集法都很难获得如 ^{68}Ge 或 CT 透射扫描得到的线性衰减系数图,最终会影响 PET 衰减校正的准确性。衰减校正方法学、金属植入物和 MR 对比剂应用等因素会由于衰减校正不准确而产生 PET 伪影。

1. 衰减校正方法学本身带来的伪影 MR 对 PET 进行衰减校正的方法主要是基于组织分割法和图集法,其中组织分割法在获取组织衰减系数图的过程中会产生两个问题:首先,基于 MR 分割法的衰减校正较难把骨骼和空气的衰减系数准确区分;其次,基于 MR 分割法会把组织错误分割,造成衰减系数图错误。

(1)骨骼与空气分割:与软组织和水相比,MR 信号在骨组织的衰减非常快,因此常规 MR 的骨信号很低,甚至没有信号,表现为黑色,与空气信号类似。另外,在骨组织与空气相交处,两种不同磁化率物质导致交界面的磁场不均匀,进一步影响 MR 的衰减校正。目前,脑部衰减校正使用超短回波序列把脑组织分割成皮层、颅骨、软组织、空气四部分,其产生的伪影主要表现为在颅底和颅骨的分割边界不完整;躯干衰减校正使用 Dixon 序列把组织分割为空气、脂肪、软组织以及肺部,没有考虑骨骼对衰减校正的影响。但 Martinez-Möller 等应用 PET/CT 进行验证,显示不考虑骨组织衰减的 PET 图像,骨骼部位示踪剂摄取的标准化摄取值(SUV)最大偏差为 14%,影响定量的准确性。

(2)组织分割错误:常规 MR 衰减校正方法使用专门的 MR 序列成像,进行组织分割,然而,常规应用的组织分割技术可能会失败,导致组织分类错误。最常见的是 Dixon 序列成像会把局部肺组织分割成软组织,造成衰减校正过度的 PET 图像。

2. 金属植入物伪影 金属植入物除会对受检者的安全和 MR 图像产生磁敏感伪影外,它还会造成植入物周边组织的正电子放射性药品摄取在 PET 图像上被严重低估。因为通过 MR 扫描间接获取 PET 衰减校正图的序列会因金属与人体组织的磁化率而存在明显差异,磁场变化导致 MR 图像上植入物周围信号缺失,最终被换算成了空气的衰减系数。须通过结合没有进行衰减校正的 PET 图像进行鉴别诊断。

3. MR 对比剂伪影 MR 增强扫描是 PET/MR 一站式检查的一部分,常用氧化铁和钆类对比剂,主要为口服和静脉注射两种。口服对比剂为阴性的氧化铁口服剂,它使胃肠道内对比剂聚集处信号消失,主要用于区分肠道与周围正常、病理器官或组织,使胃肠道壁显示清楚。静脉注射对比剂以钆剂为主,具有顺磁性,可以减少 T_1 弛豫时间,导致 MR 的 T_1 加权像信号增强。无论阴性对比剂还是其他类型对比剂都可能会导致 MR 分割错误,获得不正确的衰减系数图。比如口服阴性对比剂会导致胃部的衰减系数被低估,静脉注射对比剂会导致肝的衰减系数被低估等。所以,对于并非必须使用口服 MR 对比剂的情况,可以用其他口服剂代替,避免引起衰减系数图的偏差;而静脉注射对比剂的影响可以通过改变扫描流程解决,比如在 PET/MR 常规检查完成后,再进行静脉注射对比剂增强扫描。

(二)截断伪影

PET/MR 一体机中,由于 MR 横向视野小于 PET 的视野,放置于患者两侧的手臂被 PET 扫描视野包含,而手臂外侧部分超出 MR 视野,这样就会在 MR 图像上和基于 MR 分割法的衰减校正序列图像上产生截断伪影,进而从衰减校正和散射校正两方面影响 PET 图像质量,降低 PET/MR 的图像对比度。目前已有通过 PET 的发射扫描数据来估算截断部位的衰减校正系数,进而保持 PET 图像的完整性,但对于 PET 的精确定量,仍需要进一步研究。

(三)运动伪影

运动伪影是由患者自主或不自主运动造成的,通常包括患者体位移动伪影和呼吸运动伪影。

1. 患者体位移动伪影 PET/MR 全身采集从股骨上段开始,常规采集时间较长,所以活动度较大的头部很可能会在检查过程中移动,导致 PET 与 MR 图像不匹配。如果移动发生在获取衰减系数图的 MR 序列扫描中,就会导致 PET 图像的过高或者过低校正。可以通过与患者沟通和使用不影响衰减校正的泡沫等对头部进行固定来减少或避免这种情况发生。

2. 呼吸运动伪影 呼吸运动影响是导致 PET 和 MR 图像位置不匹配的主要原因之一。临床上每床位 PET 采集时,会同时应用 MR 序列采集此床位范围内组织的 MR 图像。为了避免 MR 图像呼吸运动伪影,常规会使用呼吸门控、膈肌导航或者屏气技术采集对应的 MR 序列,所以,每个 PET 床位的采集就包含了多种呼吸方式,得到的图像是一个时间累积图,有容积效应的存在。因此,PET 和 MR 图像上的横膈及其周围器官的位置时常不能正确匹配,如果患者在 MR 扫描时深呼吸,则这种误差将更明显。现在,针对 PET 与 MR 同步采集提出了新的算法,即使用基于 MR 的导航技术评估扫描期间的呼吸运动,通过对这些运动向量数据的处理,可以校正呼吸运动对 PET 数据的影响。

六、PET/MR 质量控制与维护保养

PET/MR 设备结构复杂,对环境要求高,日常质控操作的规范性是保证设备正常运行的基本条件。PET 部分的质量控制指标与 PET/CT 基本一致,质控过程中须特别注意 MR 部分对环境的要求,质控工具须满足 MR 设备的要求,规避安全隐患。为保证系统正常运行和扫描图像质量,需要定期进行系统质控扫描。需要在每天扫描开始之前进行无源质控,检查每个探测器的工作状态。为了使系统稳定,建议在开机 30 分钟后进行无源质控。至少需要每周进行一次有源质控,检查 PET 系统工作参数是否正常。

PET/MR 对环境要求高,一般都配有专用的精密空调系统。PET 部分的晶体与 MR 部分的磁体是一体化嵌套设计,配准精度高,但仍需保证年度的配准精度测试。为保证系统的正常运行,日常的设备维护保养工作是不可或缺的,包括日常设备功能检查、设备清洁、设备消毒等。关于预防性检查,需要说明检查的时间周期。设备间机柜包含不同的电子控制部件和线缆,一般情况下不要打开。触碰机柜内的高压或强电设备,会引起电击等损伤。

不正确的清洁方式可能会造成设备的损坏或人员的伤害。需要注意方法和溶剂选择的正确性。使用湿布直接清洁系统,可能导致人员受伤或死亡(电击)。清洁系统时,只能使用略微潮湿的布。

第七节　核医学分子影像与影像组学

分子影像学(molecular imaging)是一门由现代影像医学、分子生物学、药学、化学、生物物理学、医学工程以及医学信息学等多学科交叉发展起来的前沿学科,能够在体、无创、实时及可重复性地定量可视化活体水平下基因、分子和蛋白等的功能及动态变化。分子成像是基础研究领域研究正常生命体或疾病状态下生物学行为相关分子机制的有力工具。在临床应用领域,分子影像又整合了分子病理和分子检验等技术优势,能够实现疾病关键靶点的分子水平检测及监测,同时兼具现代影像学可在体全面提供解剖形态学信息的特点,因而为疾病精确诊断、在体分子分型、疗效监测及预后判断、指导分子靶向治疗及免疫治疗等临床决策的实施,开展精准治疗及诊疗一体化等提供前沿技术和重要保障。在诸多分子成像技术中,核医学分子成像技术走在了最前列。凭借着高灵敏度、高特异性以及高安全性等优势,核医学分子成像,如受体显像及受体介导的核素靶向治疗等,都已被广泛应用于临床,且日趋成熟。与此同时,在智能化引领全球各个领域研究的今天,影像组学(radiomics)的出现也标志着影像医学从描述性和定性学科向可预测性和定量学科的拓展和演变。人工智能(artificial intelligence, AI)与核医学分子影像结合,通过定量分析影像数据中隐含的分子、基因及蛋白等变化,为解决疾病的精准诊疗提供了全新的思路和策略,也为核医学分子影像的发展提供了重大契机。

一、分子影像学与核医学分子影像

(一) 分子影像学与核医学分子影像学的概念

分子影像学是指在活体状态下,应用影像学方法对人或动物体内的细胞和分子水平生物学过程进行成像、定性和定量研究的一门学科。1999 年,以哈佛大学 Ralph Weissleder 为首的学者们最先提出了分子影像学这一理念。2002 年第一届世界分子影像学会(The World Molecular Imaging Society,WMIS)对分子影像学的概念进行了初步定义。2007 年美国核医学与分子影像学会(Society of Nuclear Medicine and Molecular Imaging,SNMMI)年会对分子影像学作了进一步定义,明确分子影像学是医学研究的前沿领域,并在定义里针对性地加入"人"这一关键词,足见分子成像发展之快速,已经进入了临床转化及应用的全新时代。分子影像学以应用分子成像探针(molecular imaging probe)为显著特点,采用多种分子成像手段,对体内特定靶点进行分子成像。成像方法包括放射性核素成像(radionuclide imaging)、磁共振成像(magnetic resonance imaging,MRI)、磁共振波谱成像(MR spectroscopy,MRS)、光学成像(optical imaging,OI)、超声成像(ultrasound imaging,US)、光声成像(photoacoustic imaging,PAI)及多模式融合成像(integration of multi-mode imaging)等。借助这些分子成像技术,生命系统内某些特定的生理或者病理过程,如基因表达、蛋白功能及表达水平、蛋白质之间的相互作用、细胞与细胞之间的信号转导、细胞代谢以及细胞示踪等,都能够以直观的图像以及可定量的数据显现和揭示。

核医学分子影像则是利用放射性药品的示踪原理和/或电离辐射生物效应,在分子及功能水平动态、定性及定量地可视化机体内基因、蛋白、细胞及各种组织、器官的生物学信息,干预疾病关键病理生理环节,进而实现重大疾病的精准诊断和靶向治疗。核医学技术是最早应用于分子影像学的成像技术,也是为数不多的进入临床应用阶段的分子成像技术。其使用的影像设备主要包括 PET 和 SPECT。近年来,随着多模式融合 PET/CT、PET/MR 和 SPECT/CT 设备的出现,它们最大程度地发挥放射性核素分子成像技术和影像解剖成像的优势,已成为医学研究的强有力工具。目前核医学分子影像在恶性肿瘤、心血管系统以及神经精神等疾病的诊断和治疗方面发挥着越来越重要的作用。

(二) 核医学分子影像的特点

核医学分子成像借助放射性核素标记的化合物作为分子成像探针(或称放射性药品),实现分子水平的靶向成像和/或核素治疗,其重要的理论基础仍为分子识别(molecular recognition)。分子识别主要包括抗原与抗体的结合、受体与配体的结合、多肽或小分子类化合物与相应靶蛋白/细胞的结合、反义探针与癌基因的识别以及酶和底物的识别等。因此,核医学分子影像相对于其他类型分子成像技术方法的最大特点是,其拥有种类繁多的放射性核素分子成像探针[或称放射性药品(radio pharmaceutical)]。高特异性和高靶向性放射性药品的研发及应用是核医学分子影像的技术核心和关键环节。随着分子生物学、点击化学以及蛋白质组学等技术的不断发展,越来越多种类的放射性药品得到研发,目前临床前研究及临床应用的核医学分子影像探针多达上百种。除去临床常用的广谱代谢显像类放射性药品 ^{18}F-氟代脱氧葡萄糖(^{18}F-FDG)、^{18}F-脱氧氟代胸苷(^{18}F-FLT)及 ^{11}C-蛋氨酸(^{11}C-MET)等,近年来具有相对普适性的成纤维细胞激活蛋白(fibroblast activation protein,FAP)靶向及肿瘤新生血管受体靶向的放射性药品 ^{18}F-成纤维细胞激活蛋白抑制剂-04(^{18}F-FAPI-04)或 ^{68}Ga-1,4,7,10-四氮杂环十二烷-1,4,7,10-四乙酸-成纤维细胞激活蛋白抑制剂-04(^{68}Ga-DOTA-FAPI-04)及 ^{99m}Tc-肼基烟酰胺聚乙二醇双环-精氨酸-甘氨酸-天冬氨酸肽 2(^{99m}Tc-3PRGD2)等也逐步进入临床,助力核医学分子成像的精准诊疗。

另外,相较于其他分子成像技术,放射性核素作为分子成像探针的信号组件,其灵敏度极高,核医学分子成像可以检测 $10^{-18} \sim 10^{-14}$g 的物质,在最适条件下可以测出样品中少于 1 000 个分子的核酸含量。这一特点使核医学分子成像能够在引入极低含量放射性药品的前提下就能够实现低含量靶分子的有效检测,这也为核医学分子成像临床转化应用奠定了重要的理论基础和技术保障。

核医学分子影像另一个重要特点是诊断和治疗一体化(theranostics 或 theragnostics,简称"诊疗一体化")。分子影像借助靶向分子成像探针,满足了诊疗一体化理念中对疾病早期精准定位和分期、治疗监测、筛选某种治疗优势人群、提高治疗效率等目的。更重要的是,随着多种诊断、治疗及两种特性兼顾的放射性核素被发现、生产和应用,基于放射性核素的核医学分子影像放射治疗诊断学(radiotheranostics)极大地推动了诊疗一体化理论的发展,并在临床应用中践行了这一策略。目前,许多 ^{177}Lu 标记的放射性药品已经上市,在临床神经内分泌肿瘤(neuroendocrine tumor,NET)及前列腺癌(prostate carcinoma,PCa)的诊断及治疗中使患者获益。核医学分子成像的诊疗一体化也已经成为分子影像领域的前沿和标志性技术。

二、影像组学

目前,应用医学影像指导临床诊疗已成为疾病管理的重要模式。病灶解剖或功能水平的异常是基因、蛋白、细胞及生理病理微环境等诸多因素共同作用的结果。如果能够对常规医学影像学的解剖或功能图像数据进行深入的挖掘和探索,解析出其背后更深层次的隐含特征,并建立起其与基因和蛋白等分子水平变化的联系,将会为精准医学提供重要助益。因此,将大数据技术与医学影像辅助诊断技术进行有机融合,影像组学便应运而生。

(一)影像组学的概念

影像组学是指将 CT、MRI 或 PET 数据作为输入影像数据,从海量数据中提取出具有代表性的特征,然后利用机器学习(machine learning,ML)或统计模型等方法对疾病进行量化、分析和预测。相较于传统的影像医学仅仅从视觉层面解读,影像组学通过对医学影像中的感兴趣区(region of interest,ROI)进行深度探索和剖析,深入挖掘图像的生物学高维特征,将其与患者的临床和病理等信息进行关联,从而实现对某种疾病或基因的预测。借助先进的生物信息学工具和机器学习方法,高诊断精度和高预后预测精度模型不断被研发、建立及应用。目前,作为医工交叉的新领域,影像组学已逐渐发展为融合影像、基因、临床等多源信息进行诊断、疗效评估和预后判断的新技术,已经被应用于肺癌、脑胶质瘤、结直肠癌等临床诊疗研究中。

(二)影像组学的基本流程

影像组学的处理流程大致可分为五部分。

1. 高质量、标准化影像数据的采集 影像组学分析结果易受扫描机型、扫描及重建参数等因素影响,因此入组的影像数据需要具有相同或相似的采集参数。影像组学研究需要平衡研究数据量和入组要求,既要保障充足的数据量,又要保证研究的准确性和可靠性。

2. 图像分割与重建 影像组学分析方法的第一步是图像分割,实现感兴趣区和其他组织的精确分离,是提取疾病特征的先决条件。但是肿瘤等病变形态的不规则性和与正常组织边界的难以确定性等因素,使得精准分割肿瘤区域面临着极大挑战。高精度、全自动分割算法的研发将是未来影像组学研究发展的趋势之一。

3. 高通量特征提取、选择和量化 病变区域分割完成后就可以对其进行特征提取。以肿瘤为例,目前研究中经常应用的影像组学特征包括肿瘤强度直方图、肿瘤形状特征、纹理特征及小波特征等。随后对提取的影像特征进行统计分析,常用方法主要有主成分分析、线性判别式分析和奇异值分解等。

4. 构建共享数据库 一个高精度、高效率的影像组学预测模型必须有庞大的数据库作为支持,而标准化、多中心的大型共享数据库的构建是影像组学分析能够进行临床转化的保证,是影像组学方法持续发展的基石。其中,质量和标准化是未来获取医学影像数据的重中之重,是构建共享数据库、有效提高影像组学处理效率的前提。

5．分类和预测　是影像组学分析的目的,即应用从医学影像疾病感兴趣区中提取出的特征对已知数据进行分类,建立起相应的分类模型,进而对未知数据进行预测,解决临床中的实际问题。目前影像组学应用最多的领域为肿瘤,包括病变良/恶性鉴别、肿瘤分子表型分析、肿瘤分期及预后评估等。

(三) 核医学分子影像在影像组学中的应用

核医学分子影像数据在影像组学研究中具有独特的优势。一方面,核医学分子影像借助种类繁多的特异性放射性药品,其本身提供的就是细胞及分子水平的蛋白、基因等直接信息,因此理论上能够极大地提升影像组学实现疾病特征精准分类和预测的准确性;另一方面,随着PET/CT 及 PET/MR 等多模式融合设备的广泛应用,核医学分子影像可通过一次显像同时提供分子功能与解剖结构信息,这使影像数据的获取更加系统和全面。

PET 影像组学与其他 X 线、CT、MR 影像模式的组学分析方法类似,都需要经过上述影像组学处理流程。临床上常规测量的标准化摄取值(standard uptake value,SUV)是 PET 影像组学中的一种数据提取方法。最早的 PET 影像组学临床应用依据 ^{18}F-FDG 图像,分析恶性肿瘤的癌细胞过度增殖、组织坏死、组织纤维化、血管新生、特殊蛋白或受体表达异常等一系列分子生物学特征。而今,随着高特异性核医学分子成像探针的不断研发,SPECT/CT、PET/CT 以及 PET/MR 等融合影像设备的进一步推广应用,借助一种或多种特异性分子成像探针并结合其他生物学信息,使更准确分析和判断疾病的基因、蛋白等分子功能异常成为可能,极大地帮助了临床医生对肿瘤等疾病的综合分析、精准诊断、疗效评估和预后判断。

第八节　核医学分子影像的前沿应用

一、核医学分子影像与精准医学

随着现代医学科学和技术的发展,疾病的诊疗理念已步入了精准医学的发展阶段。精准医学的核心内容是精确分析、精确诊断和精确治疗,即:利用基因组学、蛋白质组学及大数据等前沿技术获取患者体内分子生物学信息以及临床症状和体征等数据,并进行精确分析;通过识别疾病发生发展的关键分子靶点,并以这些分子靶点进行精确分类和分子分型,实现精确诊断;对患者实施兼顾整体和分子水平特征的个体化治疗,实现精确治疗。精准医学理念是基于个体化医疗理念发展而来,但又不同于个体化医疗。个体化医疗强调为每个患者制订独一无二的诊疗方案,而精准医学更强调在分子水平上区分疾病中具有不同特性的亚型,并把不同的患者个体进行分类,再给予标准化的干预治疗。核医学分子影像借助特异性的放射性药品,可在体进行精准的分子分型,筛选分子靶向治疗及免疫治疗等优势人群,进而实现疾病的精准诊断;另外,借助诊疗一体化核素标记的放射性药品,又同时能够实现精准靶向治疗,并从分子水平进行疗效监测及精准预后判断(图 5-20)。因而,基于核医学分子影像学的精准医学,极大程度地推动了精准医学发展,且未来成功的精准医学有赖于核医学分子影像。

(一) 可视化疾病的发生发展机制

疾病的发生发展由分子水平事件所驱动,而分子影像可对驱动疾病的这些关键分子进行在体可视化,有利于阐释疾病的发生发展机制。如在体可视化恶性肿瘤的十大特征,包括细胞内能量异常、持续增殖信号、逃避生长抑制、免疫逃逸、无限复制潜能、肿瘤炎症、诱导血管生成、侵袭和转移、细胞死亡抵抗、基因组不稳定和突变方面,核医学分子成像技术在其中发挥着重要作用。又如,[18]F-FDG 被用于临床前及临床肿瘤葡萄糖代谢相关研究,[11]C-MET 等被用来实现氨基酸代谢分子成像,[18]F-FLT 作为胸腺嘧啶类似物能够对肿瘤增殖进行特异性分子成像,[18]F-氟硝基

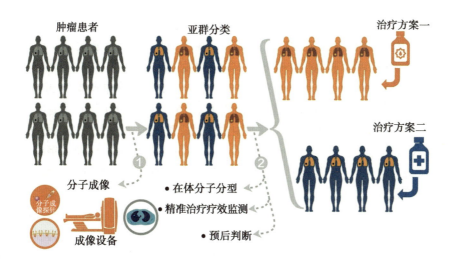

肿瘤患者　　　亚群分类　　　治疗方案一

治疗方案二

分子成像　　　• 在体分子分型

分子成像探针

成像设备　　　• 精准治疗疗效监测

• 预后判断

图 5-20　基于分子影像的疾病精准诊疗理念图

咪唑（^{18}F-FMISO）及 ^{18}F-氟嘧菌呋喃呋喃糖苷（^{18}F-FAZA）等可在体无创揭示肿瘤内乏氧区域，多种放射性核素标记的膜联蛋白 V（annexin V）已被用于凋亡靶向分子成像。在新生血管、炎症、端粒酶等分子成像方面，核医学分子影像技术的应用更加广泛。另外，免疫治疗是目前的研究热点，针对程序性死亡蛋白-1（programmed death-1，PD-1）/程序性死亡配体-1（programmed death ligand-1，PD-L1）信号通路的分子成像探针被大量地研发并用于解决免疫治疗中面临的诸多关键问题。

（二）疾病精确诊断

在阿尔茨海默病（AD）的精准诊断方面，阿尔茨海默病的早期临床表现很难与其他痴呆症、情绪障碍、精神药物影响以及其他脑血管疾病导致的表现相区别。而更特异和灵敏的分子标志物可以早期发现、精准判断和鉴别诊断阿尔茨海默病。例如阿尔茨海默病具有一类病理特征性分子标志物，即淀粉样蛋白，使用 PET 或 SPECT 无创地对大脑内沉积的淀粉样蛋白进行分子成像并不是全新的概念，已有许多种该类分子成像探针被成功用于淀粉样蛋白的特异性分子成像，其中应用最广泛的是 ^{11}C-PIB（［^{11}C］碳-匹兹堡化合物 B）。在其他疾病，尤其是肿瘤的精准诊断方面，分子影像也同样发挥着重要作用，如生长抑素受体（somatostatin receptor，SSTR）在人类许多神经内分泌肿瘤和实体瘤中均有较高水平表达，因此基于人工合成的生长抑素类似物可作为配体而被研发成分子成像探针，进而实现 SSTR 分子成像，对肿瘤的精准诊断具有重要意义。目前，^{18}F、^{123}I、^{111}In 标记的奥曲肽（^{18}F/^{123}I/^{111}In-octreotide）已被用于精准成像和诊断 SSTR 阳性肿瘤。

（三）在体分子分型

基于分子表型的疾病新分类体系的发展在精准医学中具有标志性意义，它是对肿瘤等疾病精准实施分子靶向及免疫治疗等方案的前提和关键，且有利于探索全新的治疗策略和新药研发，提高临床治疗疗效。肿瘤通常具有异质的特性，包括：①个体异质。不同肿瘤患者分子分型不同。②空间异质。不同病灶、同一病灶的不同部位分子分型不同。③时间异质。疾病不同阶段分子分型动态变化。分子病理和分子检验等检测方法虽具备特有的优势，但同样也存在诸多局限，例如：分子病理是分子分型的"金标准"，但存在有创、可重复性差、无法克服空间和时间异质性的问题；分子检验便捷、可重复性好，但缺乏原发灶信息，无法克服肿瘤原发灶和转移灶内的异质性问题，且一些分子分型尚无法利用分子检验方法检测。而基于分子影像的在体分子分型，有潜力克服肿瘤异质性等因素给其他检测技术所带来的局限。

（四）精准治疗疗效监测及预后判断

利用影像手段判断治疗是否有效的方法可以追溯到近 40 年前。依据 2000 年世界卫生组织（World Health Organization，WHO）对实体瘤疗效评价标准（response evaluation criteria in solid tumors，RECIST）的修订，应用 CT 或 MR 对肿瘤进行线性测量，治疗后最大尺寸减小 30% 为治疗有效。然而，这一标准在评价早期治疗疗效上具有极大的局限性，尤其是在评估近年来广泛应用于临床的分子靶向治疗和免疫治疗疗效方面。核医学分子成像技术能够监测药物干预后肿瘤分子水平的变化情况。如，肿瘤细胞的生殖、代谢、凋亡、乏氧、转移、分子靶点表达水平及功能变化等，进而使临床医师可以根据这些分子水平变化的结果，对疾病进行更精准的评价、优化治疗方案，最终达到延长肿瘤患者生存期和提升患者生存质量的目的。分子成像的优势尤其体现在分子病理或分子检验分型失败后，临床医生无法准确为患者选择治疗方案时。

（五）精准治疗及诊疗一体化

^{131}I 是最早被用于诊疗一体化的放射性核素，其以 β 衰变为主，约占总放射性的 90%，平均能量为 606keV，平均组织穿透距离为 0.4cm；同时约 10% 经历 γ 衰变，平均能量为 364keV。鉴于 β 射线在组织内的射程小于 1cm，故在术后残余甲状腺组织与转移病灶中，^{131}I 的能量可被完全吸收而较少破坏周围正常组织；^{131}I 发射的 γ 射线又可以通过 SPECT 显像，显示其在体内的分布，用于寻找可疑病灶。^{177}Lu 是近年来最具临床应用前景和市场活力的诊疗一体化放射性核素。^{177}Lu 半衰期为 6.7 天，其衰变可产生三种能量的 β 粒子[Eβ（max）=497keV（78.6%），384keV（9.1%），176keV（12.2%）]，能量介于 ^{131}I 和 ^{90}Y 之间，在组织中的平均射程为 670μm，因而对病灶产生辐射作用时对骨髓抑制较轻，特别适用于小体积肿瘤及转移灶（<3mm）的治疗，且不会对周围正常组织造成较大损伤。另外 ^{177}Lu 还发射 γ 射线[113keV（6.4%），208keV（11%）]，处于最佳成像能量范围内（100~250keV），因而 ^{177}Lu 可实现 SPECT 的在体、无创、实时的定量示踪。[^{177}Lu]镥-1，4，7，10-四氮杂环十二烷-1，4，7，10-四乙酸-3-酪氨酰基-奥曲肽（^{177}Lu-DOTA-TATE）已被用于治疗 SSTR 阳性的胃肠胰神经内分泌肿瘤。^{177}Lu 标记的 PSMA 受体靶向小分子类放射性药品，包括 ^{177}Lu-PSMA-R2 和 ^{177}Lu-PSMA-617 等，也已经被诸多欧洲国家在临床诊疗中广泛接受。

综上，核医学分子影像不仅限于分子水平的可视化成像，而是精准诊断与靶向治疗相辅相成，始终贯穿于核医学的发展之中，并正在推动着精准医学的进步。核医学分子影像技术必将对精准医学诊疗模式产生革命性的影响，具有更广阔的发展及应用前景。

二、核医学分子影像与转化医学

转化医学的核心是在基础研究和临床应用之间建立有效的互动联络机制：将临床实践过程中发现的问题作为基础研究目标和内容，加以研究和解决；将基础研究成果迅速应用于临床，提高临床诊疗水平，最终使患者受益。核医学分子成像技术能够将基础研究和临床之间的许多壁垒问题以相对灵敏和安全的方式可视化，并在活体水平实现定性及定量，是基础研究成果转化到临床应用的重要桥梁，且能够加速这一重要过程。其中，以 PET 及 SPECT 为代表的核医学分子成像技术在精准医学中的应用最为广泛，且许多已经实现了临床转化。

（一）临床转化核医学分子成像探针研发策略

分子成像探针的研发是成功实施分子成像的前提和关键，尤其是以实现临床转化应用为最终目标的核医学分子成像探针（或称放射性药品），其从设计、研发、优化、代谢性质评价、毒理安全性评价直至应用，需要经历相当长的时间以及投入大量的科学研究工作，具体包括确保分子成像探针具备较好的构型、稳定的理化性质、对分子靶点有较高的亲和性以及在分子成像时敏感性和特异性须显著优于常规方法等。所有分子成像探针须经过临床前研究，且最终能否实现临床转化和产品化都需要经过严格的评估和审批。

1. 科学合理原则 分子成像探针临床转化研发策略的制订首先应基于科学合理原则。一般来说，分子成像探针与其他药物和生物制品的研发及管理规定是相同的，可以依照医用造影剂的相关规定实施。PET 或 SPECT 分子成像探针含有放射性核素，因而其研发首先需要确保其物理及化学性质方面(包括成分、代谢产物和杂质等)的科学性和稳定性,同时也需要参考药品的质控规定。

2. 药理学研究 分子成像探针药理学研究是为了确定其药理性能,评估其临床应用的可行性。对分子成像探针而言,通常需要提供以下方面的数据:①在体外模型中,分子成像探针能与靶组织、靶器官或功能目标位置结合的理论依据及数据支持;②在体内模型中,分子成像探针选择性到达靶组织、靶器官或目标位置的数据。另外,化合物构象改变很可能影响其药代动力学、药效学以及药物安全性,分子成像探针的标记通常涉及对某些药物或者生物制剂进行改构,因此,相应的理化性质、药代动力学、药效及安全性等均需要重新进行评价。其次,临床前研究中,大多数医用造影剂或药物都通过动物模型的静脉系统注射给药,因而需要考虑人和动物之间药代动力学的相似性和差异性,其中一些重要参数,如分布容积、最大血药浓度、浓度曲线下面积、器官分布、吸收和清除率、蛋白质合成程度和新陈代谢程度等都需要进行重点比较和评估。

3. 安全性评价 分子成像探针的特殊性质可能会让人们更加关注其在临床使用中的安全性,包括给药剂量、给药途径以及使用方法等。对于放射性分子成像探针(诊断、治疗或诊疗一体化)而言,还要考虑其生物特性、物理特性和有效半衰期等。因而,分子成像探针研发方案需要依据它们的特殊用途来具体制订。分子成像探针安全性研究能预测其对人体潜在的副作用,包括可能出现的通过延长分子成像探针有效作用时间而导致的不良反应或事先不能预测的毒副作用。临床前安全性研究很大程度上取决于分子成像探针的特性。另外,安全性研究实验设计上应采用多重剂量水平和过量给药原则(如临床使用剂量的100倍),以确定剂量-反应关系、器官系统对药物的敏感性,探索建立与临床相关的且无明显副作用的剂量。临床前安全性研究还可能需要评估分子成像探针对中枢神经系统、呼吸系统、泌尿系统或其他系统的作用。

总而言之,药效学和毒理学效应都不应出现在医用分子成像探针的使用剂量范围内。因此,分子成像探针的药理学和安全性研究目标为:①确定不良反应与生物安全性的关系;②评估在临床前毒理学和/或临床研究中观察到的不良反应和/或病理生理变化;③研究观察到的和/或可疑不良反应的相关机制。

(二)分子影像在临床转化中的应用

分子影像学在多学科的推动下得以快速发展,如分子生物学、细胞生物学、基因组学、蛋白质组学和高效筛选技术的不断进步,为分子成像提供越来越多的分子靶点;化学与制药技术的发展,为分子成像提供越来越多的靶向结合物;成像设备与计算机技术的发展,为快速、高灵敏、高分辨获取分子信息提供了有力的支持和保障;数据和生物信息学应用于图像重建和图像/数据建模;此外,包括免疫学及微生物学在内的许多领域也推动着分子成像技术的发展。以放射性核素分子成像为代表的分子成像技术正迅速从基础研究向临床应用转化,有助于解决临床实践中面临的关键问题。鉴于分子影像在肿瘤领域研究应用最为广泛,本小节简要介绍分子影像在各类肿瘤诊疗中的临床转化应用情况。

1. 前列腺癌分子成像 PSMA是一种在前列腺癌(PCa)中广泛表达的特异性细胞表面糖蛋白,其表达水平与肿瘤的分期、分级、治疗反应和预后密切相关,并且近年来基于标记PSMA配体的PSMA靶向分子成像在临床精准诊疗中的应用也越来越广泛。^{68}Ga-PSMA-11 PET/CT分子成像被广泛应用于前列腺癌患者的诊断、分期和治疗;^{18}F-PSMA-1007也在评估前列腺癌患者复发、检测微转移病灶方面表现优异,具有良好的临床应用前景;在PSMA靶向诊疗一体化方面,先应用^{68}Ga-PSMA-11 PET分子成像评估PSMA表达情况,而后给予诊疗一体化分子成像探针^{177}Lu-PSMA-617进行治疗,在转移性去势耐药前列腺癌患者中获得了较高的响应率和显著的疗效。

2. 乳腺癌分子成像 基于雌二醇的雌激素受体(ER)靶向PET分子成像探针^{18}F-雌二醇(^{18}F-FES)已被成功用于临床乳腺癌患者的原发灶和转移灶检出、分期、分子分型、治疗策略制订以及雌激素受体靶向治疗疗效的早期评估;基于人源化原癌基因人类表皮生长因子受体2(human epidermal growth factor receptor-2,HER-2)靶向单克隆抗体的新型 PET 分子成像探针 ^{89}Zr-帕妥珠单抗(^{89}Zr-pertuzumab),最近也被批准应用于临床试验,并成功用于检测 HER-2 表达水平以及 HER-2 阳性转移灶的异质性分布。

3. 肺癌分子成像 表皮生长因子受体(EGFR)靶向的肺癌分子成像已经开展了广泛的临床试验,用于肺癌患者的原发灶和转移灶检出、分期、分子分型、治疗策略制订、表皮生长因子受体络氨酸激酶抑制剂(EGFR-TKI)靶向治疗疗效早期评估以及预后判断等。另外,^{99m}Tc-3P-RGD2 已被用于非小细胞肺癌(NSCLC)患者的整合素 αvβ3 靶向分子成像,在预测抗血管生成药物贝伐单抗(bevacizumab)的治疗效果、评估表皮生长因子受体靶向治疗的早期应答和判断预后方面,展现了重要的临床应用价值。近年来,免疫检查点治疗在肿瘤精准治疗中发挥着越来越重要的作用,靶向免疫检查点 PD-1 及 PD-L1 的分子成像也受到越来越多的关注。如 ^{89}Zr-阿替利珠单抗(^{89}Zr-atezolizumab)PET 分子成像被应用于非小细胞肺癌、膀胱癌以及乳腺癌患者的临床试验中,预测 PD-L1 阻断治疗的可行性。基于标记 PD-L1 抗体片段的 ^{18}F-BMS-986192 PET 分子成像也被用于临床转化,筛选可能对免疫治疗有应答的患者。

通过上述核医学分子成像临床转化应用代表性成果的简述,足见分子影像在转化医学领域扮演着愈来愈重要的角色,正在推动和实现基础研究成果的临床转化应用。当然,核医学分子影像的临床应用依然面临着诸多挑战,如高靶向、高效以及安全的放射性药品的制备和质控,核医学分子成像设备研发,核医学分子成像诊疗中心的建设及运营维护等。上述问题涵盖多学科专业知识内容,须多领域跨专业交叉合作才能够解决。另外,单中心及小规模临床试验仍需扩大及推广至多中心、大规模的临床试验评估,以获得更坚实的数据支撑转化应用。

三、核医学分子影像与新药开发

(一) 核医学分子影像与新药开发概述

随着生命科学及医学技术的不断进步,一些疾病已经被人类征服,但新的疾病或诊疗过程中的新问题仍不断涌现,如生物体对某些药物耐药等问题。因而,新药研发一直是一个严肃且紧迫的任务。新的药物不仅要满足疾病预防、诊断和治疗需求,还应在靶点选择性、效应强度、药代动力学特性、给药方式、有效性以及安全性方面不断取得突破。药物研发具有周期长、风险大和成本投入高的特点。数据显示,美国药物研发的平均周期为 14.2 年,进行临床前试验的 10 000 种化合物中只有 5 种能进入后续的临床试验,而最终只有 1 种能够通过 FDA 认证并获得上市批准。药物研发过程需要解决许多方面问题,包括:①监测药物的生物分布;②监测药物与分子靶点的结合情况,即特异性;③研究药物在活体内的药效学,观察药物是否能达到特定的生物效果;④监测药物在实验动物体内的药代动力学,判断药物的代谢途径及速率是否合理等。只有在动物模型上有效解决这些问题,药物才有可能进入临床研究。目前,针对以上问题的研究主要依靠大量动物模型给药试验后取得离体样本进行分析,如活检或尸检取得样本,然后再通过聚合酶链反应(polymerase chain reaction,PCR)、原位杂交以及免疫组织化学(immunohistochemistry,IHC)等方法进行分析。这些方法既无法在活体状态下连续可重复性地全面反映新药在疾病治疗过程中的作用,又需要在不同时间点处死大量实验动物,费时、耗力且成本高。尤其有些药物研发需要使用价格昂贵的转基因动物,离体技术方法大大增加了实验动物的数量并提高了研究成本。因此,迫切需要一种方法能在体监测药物作用靶点和感兴趣药物在体内转运情况及其亲和力、药物毒副作用、给药途径、药物剂量学和药物疗效等。

分子影像学能够为新药临床前动物水平研究提供可定量的在体药代动力学、药效学数据,监测药物治疗效果,加速药物的开发和研究进程。利用放射性核素(如 ^{18}F、^{11}C 及 ^{15}O 等)标记药物,能够观测药物在活体内的分布和代谢,监测生理性刺激及病理学过程中药物分布与代谢的变化,从而为药物剂量、作用部位及可能发生的毒副作用等作出前瞻性判断，还可以观察药物之间或者药物与营养物质、受体及酶之间的相互作用。近年来，小动物成像设备的研发及广泛应用极大地推动了新药的开发进程。这些小动物成像设备是在传统的影像学设备基础上发展起来的，不仅具备传统影像设备的优点，更具有超高空间分辨力（spatial resolution，SR），具有对小动物进行更加精细分子成像的优势。此外，新药在临床受试阶段的研究评估也极为重要，需要我们深入探索新型药物进入人体后，参与或影响机体正常生理学过程和/或疾病病理生理学进程的情况，并进一步阐明其作用机制。核医学分子成像技术的有效性已被现代医学研究所肯定。随着该技术的发展，其在新药临床试验评估中变得越发重要。

（二）核医学分子影像在新药研发中的应用

一个药物的研究项目大致可分为药物可作用分子靶点确认、先导化合物筛选、临床前试验、临床试验和部门批准5个阶段。具体来说，在新药研发过程中第一个关键步骤是潜在药物靶点的确定（D0期：分子靶点确定）。需确定分子靶点是否与疾病进程密切相关，而且对该分子靶点功能的调节和干预应能够使患者群获益。一个特殊分子靶点的选择可能以临床发现为基础（例如，在病理组织样本中一种特殊蛋白的过表达），或是基于遗传图谱，或是基于病理生理机制的假说。理论上这一步已经在临床前的动物模型上完成，并被预测将在人类疾病中发挥重要作用。对于小分子候选药物开发，接下来的两个进程包括设计适合生物化学或细胞水平高通量筛选的序列（D1期）和其后的高通量筛选过程（D2期）。通过这两个过程可获得对分子靶点表现出亲和性的化学先导化合物，且这些先导化合物是适合进一步优化的。在先导化合物优化过程中（D3期），可基于筛选获得的化合物的化学骨架进行化合物衍生，优化它们作为潜在药物的性质，例如对分子靶点的亲和性、选择性、生物利用度或者副作用等方面的优化。D4期为在相关的人类疾病动物模型中进行化合物功能和效果评价，鉴别出最优的候选药物（或者一组候选药物），包括严格的药代动力学和安全性等。随后，可对候选药物进行人类试验的申请（在美国，需向FDA进行研究用新药的申请；在我国需向国家药品监督管理局申请）。Ⅰ期临床研究目的是评估药物的安全性、耐受性，探索药代动力学参数及确定剂量，可在健康志愿者身上和/或在有目标疾病的患者身上进行。Ⅱ期临床研究目的是药物活性、安全性及毒性的初步评价，主要在目标疾病的患者群中进行，同时结合临床获益数据整体评估，以确保其有进入第三阶段试验的价值。Ⅲ期临床研究需要得到监管部门的批准，评价药物对目标适应证患者的治疗作用和安全性，评价收益与风险关系。Ⅳ期临床研究：一种新药在获准上市后，仍然需要深入研究，评价其广泛使用期的疗效和不良反应。分子影像学可在新药研发中的多个阶段发挥重要作用。

1. 药物可作用分子靶点的确认 核医学分子成像是药物可作用分子靶点确认和筛选的理想技术。例如：利用核医学分子影像学中的受体显像，可预先对药物作用的分子靶点受体进行定量示踪，判断分子靶点在生物组织中是否存在以及其表达水平和功能状态，实现对单一受体进行大量的化合物筛选，大大加快了药物先导化合物的筛选进程；在研究药物对疾病相关基因表达的影响方面，可以利用核医学基因显像来筛选药物；利用核医学凋亡显像，可视化疾病的病理生理学过程，并在此基础上开发促进或抑制凋亡的药物等。核医学的报告基因分子成像技术也是了解基因表达和调控的有力工具。它通过把转录控制元件剪接到报告基因中，可以直观地揭示细胞内与基因表达有关的信号级联，具有敏感性高、方便可靠且适用于大规模检测等优点。此外，还可以通过同一报告基因与不同目标基因的结合，同时观测多种药物成分。由于报告基因的活性可以在培养的活细胞中保持几个星期甚至更长的时间，所以可以对药物的副作用及耐药性进行长期观察。

2. 药物先导化合物的筛选 药物作用分子靶点确定后，接下来的工作是药物先导化合物的筛选。其中，高通量筛选（high throughput screening，HTS）技术自20世纪80年代出现以后，就成为药物早期开发中不可缺少的重要手段。高通量筛选技术以分子和细胞水平的实验方法为基础,以微板为载体,通过建立分子或细胞的药物模型,直接观察药物对受体、酶或者离子通道等的影响,获知药物对细胞生长及增殖的综合作用。通过快速灵敏的检测仪器采集实验结果数据,并用计算机对实验数据进行分析处理,同一时间可以对数以千万的样品进行检测。但是,由于高通量筛选所采用的主要是分子、细胞水平的体外实验模型,不能全面且充分反映药物的药理作用,与在体结果有巨大差异,所以需要通过在体技术,尤其是核医学分子成像技术在这方面进行优势互补。

3. 临床前实验 临床前试验的目的是检验药物成分的安全性,观察药物在动物体内的药理、药效学、药代动力学以及毒理作用等方面的特性。因其意义重大,须通过严格完善的实验设计及大量的在体试验,并经过长期观测获得数据来验证。核医学分子成像技术在新药临床前试验阶段应用的优势无可替代,常用直接成像和间接成像开展分子影像研究评价。

(1)直接成像:应用放射性核素直接标记药物,观察药物在活体内的组织分布、是否穿越血脑屏障(blood brain barrier,BBB)、是否有器官特异性,计算药物代谢速率、血药浓度及血浆与组织中药物含量比值等,以及监测生理刺激及病理学过程对药物特性的影响,从而对药物使用剂量、作用部位、可能发生的毒副作用等作出前瞻性判断。另外,借助直接成像的方法,还可以定量观测标记药物与其他药物、营养物质、受体以及酶等物质的相互作用。若可以对药物不同结构位点进行标记,借助核医学分子影像技术还可以判断药物代谢反应类型以及产生何种代谢产物。

(2)间接成像:如果药物难以被标记,无合适的放射性核素可标记,标记过程复杂或费用过于昂贵,则可引入合适的间接分子成像探针,通过观察药物对分子成像探针的影响,间接推断药物的作用。借助核医学分子成像可定量的优势,计算间接分子成像探针的作用参数,可对活体组织中的生理生化过程,如血流量、pH、能量代谢、蛋白质合成、脂肪酸代谢、神经递质合成速度、受体密度及其与配体结合的选择性和动力学等进行评估,如利用功能核医学成像的方法进行灌注成像,监测药物对靶器官或靶组织区域血流速度的影响等。另外,核医学分子成像更适合连续评价治疗效果、筛选有效治疗药物及提供最佳治疗方案。

4. 临床试验 由于存在种属差异性,一些动物实验中安全有效的药物,在人体中可能药效不好或者不能耐受,所以新药的临床试验阶段尤为重要。PET(或 PET/CT)分子成像技术已经成功地进行临床转化,使得分子成像在临床新药研究中的应用成为可能。PET 分子成像技术应用于临床Ⅰ期阶段可以有效地排除 40% 的不合格药物,在后期则可以为给药方案提供全面的数据参考。目前应用最多的是利用 ^{18}F-FDG PET 间接成像。然而,对于分子靶向治疗或免疫治疗新药评估,就需要更多特异性的分子成像探针或标记药物进行直接 PET 分子成像。例如,科研人员利用 ^{18}F 标记氟康唑进行了 PET 分子成像监测,通过评估 ^{18}F-氟康唑在人体内心、肝、脾、肺等不同器官的分布及浓度等数据,得出结论:400mg/d 的氟康唑药量对于尿道炎、肝/脾念珠菌病的治疗远远不够,尤其对于免疫力较差的患者,需要加大给药频率或单次剂量。

我国的药物研发正处在由仿制向创新战略转移的重要历史时期,开发和研制新型药物是一项重要而艰巨的任务。我们欣喜地看到,核医学分子成像技术正在向着更便捷、更高效和更普及等方向发展,这将助力新型药物的研发和应用。当然,核医学分子成像技术在新型药物研发中仍然存在一些困难,如在药物研发各时期应用的优势很大程度上依赖于新型放射性药品的研发。虽然一种有优越特性的分子成像探针研发耗时且昂贵,但其有利于候选药物的早期筛选,及时终止不必要的后续实验,有效地降低开发成本、缩短开发周期、提高开发效率。另外,核医学分子成像技术的定量化、标准化以及多中心评估等很多问题也都有待于突破,这就需要科研机构、制药公司以及相关政府机关通力合作。核医学分子成像技术整合入药物研发是一项融合了多学科的浩大工程,但我们仍然可以预见,其必将在新药开发、药效及药代动力学研究以及临床评估等方面发挥重要作用,为药物研发模式带来突破性变革。

本章小结

核医学仪器主要由射线探测器和电子学线路组成。射线探测器是能量转换装置,将射线能转换为可以记录的电脉冲信号;电子学线路是记录和分析这些电脉冲信号的电子学仪器。

γ照相机主要由准直器、闪烁晶体、光电倍增管、预放大器、放大器、X-Y位置电路、总和电路、脉冲高度分析器及显示或记录器件等组成,可进行平面显像。SPECT是在γ照相机基础上,增加了滑环技术及电子计算机数学重建功能而实现断层显像功能。它由探测器(探头)、机架、检查床和图像采集处理工作站四部分组成。探头是SPECT的核心部件,根据需要设计为单探头、双探头及三探头。具有符合线路的双探头SPECT可完成部分高能正电子显像。PET由环形探测器、扫描床、电子柜、操作工作站、分析工作站及打印设备等组成,采用一系列成对的互成180°排列并与符合线路相连的探测器来探测正电子核素发生湮没辐射时发射出的方向相反、能量相等(511keV)的两个γ光子而成像。PET/CT及SPECT/CT实现了功能代谢影像与CT解剖形态学影像的同机融合,可相互印证,优势互补。随着碲锌镉半导体探测器的发展,心脏专用SPECT及SPECT/CT已经被用于临床,乳腺专用γ显像仪显示了良好的应用前景。随着技术的发展,PET/MR逐渐成熟并已进入临床应用,在诊断方面及指导临床治疗方面发挥着越来越重要的作用。

另外,核医学分子成像以及影像组学近年来亦发展迅速并日趋成熟,部分已实现了临床转化,被广泛应用于临床实践之中。它们为疾病的诊疗提供了全新的思路和策略、技术和方法,正解决着精准医学、临床转化以及新药研发等领域中面临的诸多瓶颈问题,未来可期。

思考题

1. 简述核医学设备的基本成像原理。
2. γ照相机探测器的基本结构由哪三部分组成,各部分的主要功能是什么?
3. SPECT与γ照相机在结构上和显像上有哪些不同?
4. PET成像与SPECT成像存在明显不同,主要体现在哪三个方面?
5. 简述PET/CT图像融合技术。
6. 简述PET/MR图像常见伪影类型。
7. 简述核医学分子影像的概念。

(吴湖炳 陈曙光 孙夕林)

第六章 回旋加速器

PET/CT 及 PET/MR 是近年来发展迅速的大型核医学影像诊断设备,所需的正电子核素如 ^{18}F(氟-18)、^{11}C(碳-11)、^{13}N(氮-13)、^{15}O(氧-15)等的半衰期都很短,依赖于回旋加速器即时生产制备。

第一节 回旋加速器的基本原理

1919 年,欧内斯特·卢瑟福(Ernest Rutherford)用天然放射源实现了历史上第一个人工核反应,激发了人们用快速粒子束变革原子核的强烈愿望。1929 年,欧内斯特·奥兰多·劳伦斯(Ernest O. Lawrence)提出了回旋加速器的理论,1930 年,他和他的学生利文斯顿(M. S. Livingston)一起,研制出世界上第一台回旋加速器。这台加速器的磁极直径只有 10cm,加速电压为 2kV,可加速氢离子达到 80keV 的能量。劳伦斯因回旋加速器的一系列成果获得了 1939 年诺贝尔物理学奖。回旋加速器发展到今天,加速粒子的能量可以达到几十 GeV,但在临床核医学 PET 检查中,用到的多是 30MeV 以下的回旋加速器。

一、经典劳伦斯回旋加速器

经典的劳伦斯回旋加速器的核心部件为 D 形盒。它的形状有如扁圆的金属盒沿直径剖开的两半,每半个都像字母 D 的形状,因而得名 "D 形盒"。两个 D 形盒之间留有窄缝,中心放置离子源,提供被加速的带电粒子。两个 D 形盒之间接上交流电源,在缝隙里形成一个交变电场。由于金属 D 形盒的电屏蔽效应,在每个 D 形盒内的电场为零。D 形盒装在一个大真空容器里,并位于巨大的电磁铁两极之间的强大磁场中,磁场方向垂直于 D 形盒表面。其设计的理论基础如下。

一个电荷 q、质量 m 的带电粒子在恒定磁场 B 中以速度 v 在与磁场垂直的平面上运动,将受到磁场洛伦兹力(Lorentz force)F_L 的作用而做圆周运动。

$$F_L = vqB$$

设曲率半径为 r,则离心力 F_0 为

$$F_0 = \frac{mv^2}{r}$$

在平衡条件下,$F_L = F_0$,即

$$vqB = \frac{mv^2}{r}$$

由此可得

$$\omega_c = \frac{v}{r} = \frac{qB}{m} = 常数$$

可以看出,任意一种既定的带电粒子,在恒定的磁场中运动时,与其对应的回旋角频率是一个常数,这一规律称为拉摩尔定律。拉摩尔定律揭示的运动粒子在恒定磁场中回旋角频率 ω_c 与粒子本身所具有的速度 v 无关这一重要特征,成为回旋共振加速方案可行性的重要依据。

由离子源产生的质子、氘离子或负离子,在磁场作用下,在 D 形盒中做圆周运动,飞行半圈后进入 D 形盒间隙,此时 D 形盒间隙的电极性刚好反转,再次为粒子加速,飞入另一个 D 形盒,重复上述过程。可见 D 形盒电极性反转频率(射频系统的高频频率)必须与粒子在 D 形盒中回旋飞行的频率(回旋频率,f_c)相匹配,才能不断为粒子加速。根据拉摩尔定律,带电粒子在恒定磁场中的运动角频率 ω_c 是一个常数,因此其圆周运动的回旋频率 f_c 和回旋周期 T_c(时间)也是一个常数。

$$T_c = \frac{2\pi r}{v} = \frac{2\pi m}{qB}$$

$$f_c = \frac{1}{T_c} = \frac{qB}{2\pi m}$$

只有当高频频率与粒子回旋频率 f_c 相等或呈整奇数倍关系时,才能不断为粒子加速,这种模式称为共振或谐振加速。粒子每在 D 形盒间隙电场作用下加速一次,进入 D 形盒则以大于前一次圆周运动的半径作圆周飞行,其运动轨迹近似于螺旋运动(图 6-1)。

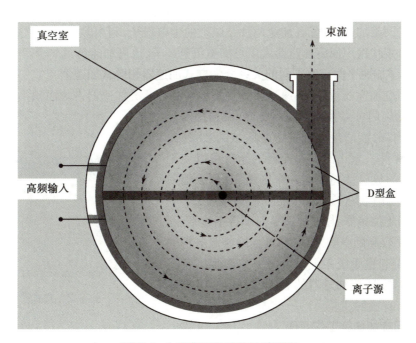

图 6-1 加速粒子运动轨迹示意图

二、托马斯等时性回旋加速器

经典的劳伦斯回旋加速器中,随着粒子被加速而不断向光速接近,不仅其动能增加,其相对论质量也会随之增加。高频频率保持恒定会导致粒子运动速度相对减慢、偏向圆心发生加速相位移动及回旋频率发生改变,粒子加速的能量很难超过 20MeV,且束流聚焦度降低,限制了常规回旋加速器的应用。为此,托马斯(L. H. Thomas)于 1938 年提出了磁场强度随方位角变化的轴向聚焦理论,并提出了扇形聚焦回旋加速器的概念,采用规律排列的扇形磁铁,磁场强度沿方位角按一定规律周期性变化(调变磁场),使粒子沿平衡轨道受到沿方位角周期性变化的磁场作用力,保证粒子轴向运动的稳定性,同时磁场沿半径扩大逐渐增强,从而保持谐振加速,满足回旋周期保持不变的等时性磁场要求。这种调变磁场回旋加速器为托马斯回旋加速器,由于加速粒子的回旋周期保持不变,所以又称为等时性回旋加速器。等时性回旋加速器可根据磁场分布形成的不同分为直边扇形(radial sector)回旋加速器、螺旋扇形(spiral sector)回旋加速器及分离扇形(split sector)回旋加速器等。

三、医用回旋加速器

现代医用回旋加速器多采用分离扇形磁铁调变磁场技术,属于等时性回旋加速器。

(一)医用回旋加速器分类

1. 根据加速粒子电荷分为正离子回旋加速器和负离子回旋加速器

(1)正离子回旋加速器:加速粒子带正电荷。正离子回旋加速器直接将带正电荷的离子加速,轰击靶核获得正电子核素。加速后的高能正离子束,需要由金属电极偏转板形成的偏转电场来完成束流引出。在引出过程中,高能离子束与金属电极板及屏蔽材料之间发生碰撞,从而产生附加的辐射。正离子回旋加速器目前在医疗中很少应用。

(2)负离子回旋加速器:加速粒子带负电荷,多为负氢离子,其优点是加速后高能粒子束流最终的引出效率高。

2. 根据加速粒子种类分为单粒子回旋加速器和多粒子回旋加速器

(1)单粒子回旋加速器:仅加速单一的带电粒子,多为负氢离子。

(2)多粒子回旋加速器:可以加速两种及以上的带电粒子,利用多种核反应来完成所需正电子核素的生产。现代医用回旋加速器大多可加速负氢离子,也可加速负氘离子。

3. 根据粒子加速平面与地平面的关系分为立式加速器和卧式加速器

(1)立式回旋加速器:粒子加速平面垂直于地平面。此类加速器占地面积小,所需要的空间高度低。它的磁轭门可以像冰箱门一样向一边打开,容易进入真空室内部,能清楚地观察中心区域的装置,便于维修和更换元件。立式回旋加速器的设计可以使靶局限化,靶产生的放射性局限在一个区域,有利于辐射防护。立式回旋加速器外观见图6-2。

(2)卧式回旋加速器:粒子加速平面平行于地平面。此类加速器需要较高的空间限度,并且在维修服务期间需要昂贵的液压起重系统向上打开另一半磁轭。卧式加速器的靶常常在回旋加速器的周围,因此,回旋加速器的四周都分布有放射性。

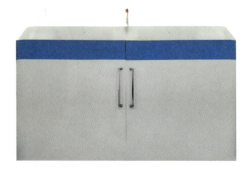

图6-2 立式回旋加速器

(二)医用回旋加速器工作原理

现代医用回旋加速器多属负离子回旋加速器,加速离子多为带负电的氢离子,其基本工作原理如下。

离子源系统产生的负氢离子(离子源)在离子源偏压作用下被推至离子源通道并进入加速区域。在加速区域,负离子束流在磁场(D形盒)的作用下不断发生偏转,在高频作用下不断获得能量而加速。加速后,束流的运动半径也随之增大,其运动轨迹类似螺旋形。获得加速的负离子束流到达提取半径后,通过碳膜(提取膜)时,其与氢核结合松散的两个电子被剥离,束流从负电性变成正电性,它所受的磁场的作用力的方向发生转变,从而带正电荷的束流转向出口飞行并轰击靶,产生带正电的放射性核素。根据PET检查的需要选择不同的靶原料就能产生相应的放射性核素,如 ^{18}O 可作为生产 ^{18}F 的原料。

第二节 回旋加速器的基本组成

不同型号的回旋加速器结构有较大差异,但其基本组成相同,一般由磁场系统、射频系统、离子源系统、束流引出系统、靶系统、真空系统、冷却系统、控制系统、自屏蔽系统及诊断系统等组成。

一、磁场系统

磁场系统为加速粒子提供向心力——洛伦兹力,包括上、下磁轭,线路极片,磁场线圈及磁场电源等,其作用就是提供偏转力使束流维持在上、下磁极之间中心平面的准环形轨迹上。磁轭由含碳量极低的纯铁或低碳钢制成。磁场线圈安装于上、下磁轭之间,它产生的磁场受不锈钢磁轭和磁极的引导至上、下磁极之间的小狭缝,束流即在此加速。磁场结构设计根据粒子动力学和轴向聚焦理论,采用扇形磁极形成深谷磁场,磁场形状由磁极形状及线圈中的励磁电流的自然变化决定。每一磁极含有 4 个磁峰与 4 个磁谷,相邻磁峰之间的区域称为磁谷(图 6-3)。磁峰的磁场强度可达 1.9T,磁谷可达 0.35T,这样加速的束流在到达提取半径期间就交替暴露于磁峰与磁谷中。当束流通过每一个磁峰区域时,由于强磁场的影响,束流明显弯曲,然而在磁谷区域时,束流接近于一笔直的路径飞向下一个磁峰区。深谷设计对束流粒子在加速的中心层面提供了强聚焦力,引导粒子返回中心层面,产生高的束流引出效率。磁体线圈电流可达 200~500A,线圈采用空心铜导管通去离子水进行冷却。磁场还对离子源中经电离形成的等离子体起汇聚作用。

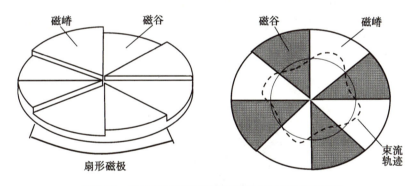

图 6-3 分离扇形磁铁结构和粒子束流轨迹示意图

二、射频系统

射频(RF)系统为加速器提供高频振荡电压,是回旋加速器中最关键也最复杂的系统。它主要有两个功能:一是从离子源中提取离子进行加速;二是对离子运行一周提供加速电压。射频系统主要由射频谐振腔、射频电源发生器、射频馈通电缆三个子系统构成。

(一)射频谐振腔

射频谐振腔安装于真空室内部,主要由 D 电极、耦合电容或电感、调节电容、附属金属腔组成,可等效为电阻、电感及电容串联谐振电路。在现代等时性加速器中,D 电极一般采用单 D、双 D、4 个 D 电极和相应接地的"假 D 形"(dummy dee)电极结构。

缺点:加速电压为 D 电极与接地的假 D 形电极之间的电压,只有经典双 D 电极的一半。

优点:一是为离子源、束流探测和束流引出等装置提供空间;二是放入磁谷中,降低磁极间隙,节省磁铁和功率消耗;三是对地电容小,储能较低。

（二）射频电源发生器

射频电源发生器为 D 电极提供高频加速电压。它由振荡器、放大器、回路控制器及电源组成。

（三）射频馈通电缆

射频馈通电缆将高频、高压、高功率的加速电压传送到回旋加速器内的谐振腔中。射频电缆由同轴的中空铜外壳和铜芯导体构成，并用螺旋形的塑胶间隔装置固定铜芯和铜外壳。电缆的长度是一个重要参数，当不匹配时，射频谐振腔失调谐。

射频系统直接影响束流提取效率，它的工作状况对于加速器的性能有很大的影响。一个好的射频系统，应在工作频率可调且工作负载等条件变化的情况下，具有高度的稳定性，包括高达 10^{-7} 量级的频率稳定度和好于 5×10^{-4} 的电压稳定度。

三、离子源系统

离子源系统提供被加速的带电离子，采用内置离子源技术。离子源系统包括冷阴极离子源、离子源电源和气体管理系统等。

（一）冷阴极离子源

冷阴极离子源又称潘宁离子源，是应用潘宁放电原理研制的离子源。潘宁放电（Penning discharge）是在 1936 年由弗朗斯·米歇尔·潘宁（Frans Michel Penning）发明的，是磁场中冷阴极放电中的一种。潘宁放电是电子在电场和磁场共同作用下呈螺旋形运动，大量电子受磁场约束，以滚轮线的形式贴近阳极筒旋转，形成一层电子云。运动的电子与中性气体分子发生电离碰撞能够产生离子。

冷阴极离子源的阴极连接到离子源电源，离子源室（阳极）接地。D 电极的中心区充当离子拉出器（puller），当 D 电极电压为正时，离子被拉出并在磁场的轨道中被加速，束流脉冲与射频同频率，如图 6-4 所示，图中白箭 B 为磁感应强度。

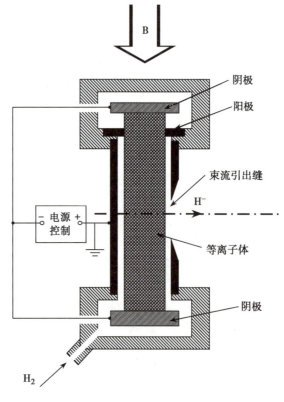

图 6-4　冷阴极离子源原理示意图

现代医用回旋加速器使用的离子源包括负氢离子源和负氘离子源,大多为负氢离子源。负氢离子主要通过离解吸附和分离复合反应形成。离解吸附是等离子体内部形成负离子的主要过程。对于氢分子,这一过程为

$$e + H_2 \rightarrow H_2^- \rightarrow H^- + H$$

分离复合反应中,热灯丝发射的电子在弧压加速下与 H_2 分子(或 H 原子)碰撞,使分子处于激发态(H_2^*),H_2^* 与 1eV 的电子作用产生 H^-、H。此反应过程为

$$e + H_2 \rightarrow H_2^*;\ H_2^* + e\ (1eV) \rightarrow H^- + H$$

这种反应的概率较小,再加上离子源放电腔通入氢气,其内部的真空度不高,H^- 与残余气体碰撞很易丢失电子,难以获取高强度 H^- 离子束。但负氢离子源最大的优点是加速后高能粒子束流最终的引出效率高,几乎可达 100%,因此被广泛应用。

(二)气体管理系统

离子源气体质量是影响电离效率、发散度和离子源阴极寿命的重要因素。一般气体纯度大于 99.999 5%,CH_2 含量小于 1.0ppm。更换离子源气体后,须用气体冲排干净管道。

四、束流引出系统

束流引出系统的作用是将加速到一定能量的粒子束流引到靶体上,与装载的靶料产生核反应。其主要包括剥离碳膜、装载碳膜的圆盘转动器及马达等装置。束流引出系统直接将加速且具有最大能量的氢负离子从真空腔中引出,主要是通过很薄的剥离碳膜剥去氢负离子的两个电子,使其转变为带正电荷的氢正离子,此时粒子束运行轨道发生逆向偏转。根据磁场强度,合理地设计剥离碳膜的位置和引出管道的出口位置,就可引导束流进入相应靶内。用剥离碳膜引出束流,其效率可以接近 100%。

五、靶系统

靶系统是指能提供靶料发生核反应,并能将核反应产物(靶产物)高效率传输到合成器的部件。靶系统由靶载体、靶及控制系统组成。

(一)靶载体

靶载体分固定和转动两类。固定靶载体的靶位一字排开,固定不动,需要的束流引出系统复杂;转动靶载体就像左轮手枪,束流引出通道固定,通过转动靶载体将目标靶送入通道,需要的束流引出系统简单。

(二)靶

靶包含靶体和靶室。靶体包括靶的前后法兰(flange),水冷却和氦冷却管路,靶室窗,支撑连接部件等。靶室装载靶物质,含完成核反应的空腔。靶体由水冷却,靶室窗与真空窗由氦气冷却(图 6-5)。

在目前的医用低能量回旋加速器中,根据靶产物的不同,所用的靶料也不同,靶的结构也就各不相同。如果按靶产物来分,通常有氟(F)靶、碳(C)靶、氮(N)靶和氧(O)靶;按靶物质的状态来分,则可以分为气体靶、液体靶及固体靶。

气体靶的靶室材料通常是铝,如 C 靶、O 靶、F 气体靶;而液体靶的靶室材料通常是银、铌,如 N 靶、F 靶。

液体靶又分为低压靶和高压靶。在低压状态下,辐解和靶水沸腾会造成靶物质的较大损失,影响产额。因此,必须考虑密封和冷却,使辐解产生的氧和氢复合。低压靶可以对丰度低于 50% 的 ^{18}O-水进行可靠轰击。高压靶室内无膨胀空间,使水的辐解降低或辐解后的氧和氢容易复合,故产量显著提高。高压靶对 ^{18}O-水的纯度和丰度要求较高,丰度须大于 90%,因为杂质分子能够

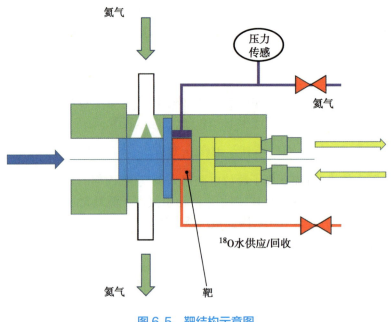

氦气

压力传感

氦气

^{18}O水供应/回收

靶

氦气

图 6-5　靶结构示意图

阻碍水的辐解产物氧原子和氢原子的复合,也可能会引起爆炸。

六、真空系统

真空系统为加速粒子的轨道空间提供高真空条件:一方面降低加速束流与气体分子的碰撞丢失;另一方面对高频高压电场提供绝缘条件,避免放电干扰。

真空系统包括磁轭之间的真空室、离子泵、真空仪表和控制元件等。真空仪表和控制元件用于监测并显示真空室的压力以及在系统出现故障时对仪器起到保护作用。真空室需要连续不断地抽气以排除来源于离子源及真空室内表面的气体。真空系统的抽气由五个泵共同完成:三个油扩散泵直接安装在真空室,排出真空室的气体;另外一个油扩散泵排出来源于离子源剩余的氢气;还有一个机械泵(旋转的叶片泵)用于排出油扩散泵排放的废气,并维持油扩散泵出口的真空状态。当真空室被打开维修时,机械泵也用于启动真空室。真空系统通常要求每天24小时不停地工作,以保证这些残留的气体最少,加速器的性能最优化,这将有助于提高离子的提取效率,减少加速器内部的活化。

一般真空系统须24小时全自动化运行,保持 $10^{-5}Pa$($10^{-7}mbar$)的真空度。

七、冷却系统

冷却系统主要包括水冷却系统、风冷却系统及氦冷却系统。回旋加速器运行中要产生大量的热,必须由冷却系统及时排出。

(一) 水冷却系统

水冷却系统由两个彼此独立的单元组成,即一级水冷却系统和二级水冷却系统。一级水冷却系统为常规的水冷机组,可使用自来水,根据运行需求,需要常年制冷。二级水冷却系统为加速器内循环结构,此部分对水的电导率要求较高,通常都使用去离子水,主要用于冷却磁体、射频、离子源及靶体等,所产生的热量交换给一级水冷却系统带走,以达到系统降温的目的。

(二) 风冷却系统

风冷却系统主要是应用于集成电路板、电源以及射频系统,这些地方不便于使用水冷,主要使用风扇和压缩空气冷却。

（三）氦冷却系统

氦冷却系统主要由氦压缩机、热交换器、流量计及压力传感器等组成，主要在打靶期间对真空窗和靶窗的 Havar 合金箔膜和钛箔膜进行冷却。氦气在 Havar 合金箔膜和钛箔膜之间高速循环，使箔膜间产生的热能快速地经氦气传送到热交换器并由二级冷却水将热量带出。

如果氦冷却循环有空气被充入，有可能变化为放射性臭氧，可损害 O-环和隔膜。因此维修保养后须填充氦气，确保在循环中仅存在氦气。

八、控制系统

回旋加速器除了主电源、冷却系统、真空系统和屏蔽的移动外，其他部分都能由计算机实现自动控制，使操作简化。

在控制系统计算机的界面上，可以独立地操作和控制每个子系统，且每改变一个参数，系统都有反馈值，便于了解系统的工作状态。更为重要的是，系统具有一定的智能化，能够根据条件和环境的改变，自动地优化系统参数，使核素生产效率得以提高，并延长了加速器的使用寿命。

九、自屏蔽系统

自屏蔽系统位于加速器周围，能吸收各种形式的辐射，包括快中子、瞬发高能射线以及活化物质产生的射线等。

自屏蔽系统包括两个屏蔽层，内屏蔽层和外屏蔽层。内屏蔽层是加入了铅、环氧化物、碳和硼化合物的高密度铸件，厚度达 30cm。这层屏蔽能使高能中子的能量降低至热中子水平，并吸收放射性核素产生的 γ 射线。外屏蔽层是加入了聚乙烯、碳和硼化合物的混凝土，厚度达 70cm。它主要通过与聚乙烯组分中的氢原子发生弹性碰撞来降低中子的能量，使其成为热中子，最后硼通过吸收中子，使与氢原子或其他元素发生中子俘获而产生的次级射线减少。自屏蔽系统移动简单轻松，方便调试和维修。

自屏蔽系统将回旋加速器生产过程中产生的各种射线完全隔离在屏蔽体内。工作状态下在距离自屏蔽体表面 1m 处测得的辐射剂量低于 10μSv/h。自屏蔽系统属于可选购配件，如选购自屏蔽系统，可省去加速器机房建造的特殊苛刻要求，可保证加速器机房中的放射性在安全水平，便于工作人员、维修人员必要时入室操作。但自屏蔽系统成本较高，购买时可酌情考虑。

十、诊断系统

诊断系统的作用是监测分析束流轨道上几个位置的束流，并发出调整优化靶束流的指令。

完整的诊断系统由三个探测器和一个束流分析器组成。一个探测器位于加速器内靠近中心区的轨道上方，可伸出探测（有些回旋加速器的诊断系统不完整，没有此探测器）；另一个探测器是束流出口处的上下准直器上（或束流引出碳膜上）的电流计；第三个探测器是束流出口处"闸门"上（或靶上）的电流计。束流分析器接收分析各个探测器的信息，并发出相应的调节指令。

第三节　回旋加速器的主要性能参数

回旋加速器的主要性能参数包括磁刚度、粒子的能量、粒子束流的品质参数、双束流打靶及自屏蔽等。

（一）磁刚度（G）

$G=Br_{max}$，即磁感应强度 B 与最大轨道半径 r_{max} 的乘积。对确定的粒子，磁刚度决定了粒子的最高加速能量。

（二）粒子的能量

粒子的能量即粒子能被加速的最高动能,常用单位为 MeV。

粒子能量是最重要的一个指标,能量在 8MeV 到 19MeV 的加速器能够提供 PET 用正电子核素,而能量在 30MeV 以上的加速器同时还可以提供 SPECT 用同位素(^{99m}Tc、^{201}Tl、^{123}I 及 ^{111}In 等)。

（三）粒子束流的品质参数

1. **能散度**　是束流中粒子能量分散的程度。
2. **发射度**　是束流横截面尺寸与发散角的乘积,常用单位是:毫米·毫弧度。
3. **亮度**　是粒子束通过单位截面、单位立体角的束流强度。
4. **束流强度**　是单位时间通过的粒子数或电荷数,常用单位是微安。

（四）双束流打靶

现代医用回旋加速器装有两套靶系统,可将束流同时引到两个不同的靶体上,同时生产同一种核素或两种不同的核素,提高了束流的利用率和生产效率。

（五）自屏蔽

自屏蔽系统保证了加速器周围环境的放射性处于较低水平,同时,保障了在特殊的情况下,如工作或维修人员在加速器运行过程中,进入加速器室时的辐射安全。

第四节　回旋加速器的日常应用与质量控制

回旋加速器生产的放射性核素决定了正电子显像剂的产量。而要提供足额、符合要求的放射性核素,就需要做好回旋加速器的质量控制。同时,由于医用回旋加速器及正电子药物合成系统能同时产生高温、高电压、强电流、强磁场和高能射线等,所以在安全防护方面的措施应考虑周密。

不同厂家及规格的回旋加速器日常应用与质量控制标准有所不同,但是其内容基本一致,主要包括:操作人员的应用培训和质控意识的培养;回旋加速器各系统的维护和保养;加速器环境及配套设备的维护等。

一、操作人员的应用培训、质控及安全意识的培养

医用回旋加速器作为大型贵重的医疗设备,操作人员的应用培训、质控及安全意识的培养是重中之重。

医用回旋加速器的运行包含了水、电、气的协同运作,存在高能射线、高电压、强电流、强磁场及高温等危险因素,操作人员在使用回旋加速器前,须经厂家严格技术培训,充分了解加速器工作原理及各系统性能,能独立熟练完成操作方可上岗。操作人员需要培养良好的质量控制意识,做好质控工作;须掌握一定的维修技能,能够及时排除一般性故障,保障回旋加速器的正常运行;同时应根据外照射防护的基本措施,即时间防护、距离防护及屏蔽防护,做好自身的安全防护。

二、回旋加速器各系统的维护和保养

回旋加速器各系统精细复杂,各个系统之间既相互独立又相互联系。

（一）磁场系统

磁场系统相对比较稳定,每天启动之前须检查磁场线圈和电源有无冷却水外漏。每周须检查磁场电流的漂移情况,即分别在工作电流的 10%、50% 和 100% 的条件下,观察电压和电流的变化,要求在最大电流时运行 30 分钟和 8 小时,其电压变化率分别应在 ±3ppm 和 ±5ppm 范围内。

（二）射频系统

射频系统维护中应检查 D 电极的厚度、调谐电容板的位置及驱动马达的功能。核素生产过程中，应注意观察射频正向和反射功率的变化，如果其变化太大，加在 D 电极上的电压会因此不稳而发生漂移，进而明显影响束流的提取。应调整管路放大器和驱动功率放大系统间的输入和输出，以达到匹配。

（三）离子源系统

离子源系统产生被加速的粒子束流，需要高纯度的 H_2（或 D_2）。储存在钢瓶中的高纯度 H_2（或 D_2）气体需要保持一定的压力，操作人员应每周检查 1 次钢瓶中气体的压力是否保持在 0.3MPa（45psi）以上。如果气体压力低于该值，则须更换气瓶，同时更新主操作系统数据库资料。

主操作系统数据库记录离子源阴极操作时间。阴极操作时间反映阴极的损耗情况，操作人员每月应从主操作系统数据库读取阴极操作时间，了解阴极使用情况；在回旋加速器生产过程中观察离子源电流和电压情况，当离子源效率下降时应及时更换离子源阳极和阴极，同时用无水乙醇清洗离子源体，并用纱布擦拭干净。

（四）束流引出系统

束流引出系统维护主要为剥离碳膜更换。当前回旋加速器系统一般能自动检测碳膜上的电流，当碳膜破裂或者达到设定的使用寿命时可自行切换新的碳膜。当切换到最后一片碳膜时，须进行碳膜更换，一般可与离子源维护同时进行，可以避免多次打开真空腔。

（五）靶系统

靶系统的日常维护主要包括充靶、传输测试，以检查充靶和传输的时间长短、压力变化、传输体积的损耗量等。充靶后的压力变化应在设定值的 5% 以内；靶物质传输到合成器的时间不宜过长；靶物质的传输体积损失应低于 10%。

（六）真空系统

真空系统提供粒子加速的真空环境，真空腔应保持在一定的压力之下。待机状态时真空腔内压力约为 $1.0 \times 10^{-5}Pa$，粒子束流从离子源提取出来进入真空腔后真空腔内压力应小于 $4.0 \times 10^{-3}Pa$，操作人员应每周观察真空腔的压力。

真空系统的维护保养应尽可能缩短时间。维护结束后，应尽快关闭真空室。每次真空室维护后，应立即对回旋加速器进行一次短时间的生产运行，以避免过高的束流丢失。

（七）冷却系统

回旋加速器靶体采用水冷和氦冷双重冷却方法。

回旋加速器采用两级水冷。一级水冷系统和二级水冷系统水流压力均须达到额定值，水量不能低于指示水位的最低点。加速器运行一段时间以后管路中水压会下降，水量会减少，操作人员应及时往管路中加水，最好添加高纯水。二级水冷系统要求水温相对恒定，使用的去离子水电导率小于 $5\mu S/cm$。

氦冷系统利用氦气压缩机推动氦气经由铜管和软管到达靶体进行循环冷却，软管使用一段时间后材质逐渐变硬，颜色由无色逐渐变为浅黄色甚至褐色，变质后的软管很容易在端头破裂，导致氦气泄漏造成氦气压力不足，从而核素生产中断，因此当软管呈褐色时需要更换软管。氦气压缩机内隔膜和密封圈是橡胶材质，使用一段时间后橡胶硬化也会导致氦气泄漏，需要更换橡胶隔膜和密封圈。

三、回旋加速器环境及配套设备的维护

回旋加速器控制室应配备制冷效率高的空调及专用除湿装置，机房的温度和湿度需要保持在一定的范围内，温度一般应保持在 20~22℃，相对湿度应保持在 30%~50%。同时机房环境保持整洁，设备表面没有灰尘。合适的温湿度及整洁的环境可使电子线路和机械装置更好地运行，延

长使用寿命。

回旋加速器生产的放射性核素经由管道传送到化学合成器,气态核素一般由不锈钢管道传送,液态核素由特定材质管道传送。核素辐射的长期作用,造成管道内壁对液体的吸附作用增强,导致液体传送速度减慢、体积减小,严重时液体滞留管道内无法传送。因此应定期做液体传送检测,传送时间过长和液体量减少提示管道耗损,须更换;同时每日核素生产结束传送到化学合成器时应观察核素传送速度和接收的量,若传送速度减慢或接收的核素量减少,也需要考虑更换管道。

另外,随着使用期限的延长,对部分易损零部件应及时更换、维护,对一些重要参数需要定期进行校准,如气瓶气体的输出压力等,在此基础上充分发挥加速器的功能,保证设备正常运转。

第五节　回旋加速器的常见故障及检修方法

回旋加速器结构复杂,设备发生故障时,检修有一定难度。只有熟知各系统结构、工作原理,准确分析故障产生的原因,才能及时、有效地排除故障,保障设备正常运行。

一、产生故障的原因

(一) 设备的因素

1. 设备质量　造成设备质量问题的原因主要有如下方面。

(1) 电路设计:电路在设计时留的余地太小,如电源的容量不足而负载过重,各系统无法达到额定电压。

(2) 加工制造:生产过程中的质量检查与监督不严,造成不合格的产品出厂。元器件本身存在材料、工艺、设计等方面的问题,使用初期就难以经受连续运行的考验,很快就会出现故障。

2. 正常性损耗　有些易损部件随着使用次数及时间的增加而损耗,如:离子源、碳膜、气瓶等,需要及时更换;水冷系统压力下降时应注意随时加水;塑料管道老化变色后应随时更换。正常性损耗如果不及时处理,就容易引起故障。

(二) 人为因素

1. 安装调试　安装调试过程中可能出现的问题,包括部分部件安装位置错误或欠佳,应当拧紧的螺丝没有拧紧,应当紧固的部件没有紧固,调试参数没有达到标准等。若安装调试不当,轻则工作状态不稳定,元器件寿命缩短,放射性药品生产质量下降,产药量减少或不稳定,重则元器件损坏,设备无法运行。

2. 操作使用　操作使用不当是引起故障的原因之一,例如:未经培训合格的人员擅自操作设备;开机与关机的过程没有按操作规程规定的程序执行;开机前没有开空调或没有检测房间温度;使用过程中出现报警信息不及时检修,仍然强制运行;停机之前没有按规程退出等。

3. 保养维护　保养维护不及时也容易引起故障。定期及不定期的保养维护对于保证设备的稳定及延长设备的使用寿命至关重要。

(三) 环境因素

1. 供电电源　电压波动大、不稳定,特别是突然停电,可能会对机器造成严重伤害并会引起设备故障。因此,回旋加速器要求配备独立稳定的供电电源。

2. 温湿度　回旋加速器对温湿度也有较高要求,一般需要中央空调24小时运行。如果空调出现问题,机房温度过高,容易导致设备无法运行,甚至元器件损坏。相对湿度也非常重要,湿度过高会造成设备电路板腐蚀损坏,过低会引起静电效应。

二、故障检修原则与方法

（一）检修原则

1. 专业人员检修　检修必须由具有一定实践经验的专职人员负责。检修人员要有严肃、认真的工作态度。

2. 先调查后检修　当发生故障时，首先查看操作台显示屏上的故障代码和信息，通过故障代码可大致判断故障所在。有的设备可能不提供代码的解释，需要在工作中不断了解、摸索、总结故障代码的含义。向操作者详细了解发生故障前后的情况，然后再结合故障现象进行检修。

3. 安全保护　检修时要特别注意人身安全，尽量避免在带电的情况下检修；在带电情况下进行检修时，所用检修工具，如仪表测试笔、接线夹、螺丝刀等，其金属暴露部分尽量少，以免造成短路。除了用电安全，辐射安全也必须考虑，如需打开磁轭门等，必须等待放射性核素活度衰变至安全辐射值以下，才能进入设备内部检修。

4. 慎重拆卸　在检修和拆卸时，要仔细观察，做好必要的标记。每拆卸一个部件之前，要考虑重新安装的方法，保障拆卸和安装的可逆性。

（二）检修方法

在日常检修中，会碰到性质、现象不同的故障，这就应根据不同情况，采取有效的检测手段。常用的检修方法有控制台面板法、观察感触法、切割排除法、对比替换法、软件测试法及仪表测量法等。设备故障往往不是单一的原因引起，同一故障现象既有可能是硬件原因，也有可能是软件原因所致，很多故障往往需要多种方法才能排除。因此，检修前需要对整个系统有全面的认识，熟悉每个系统的组成以及系统之间的关联，只有这样，才能熟练运用故障检修方法，从而更快速、更准确地排除故障。

三、常见故障与检修方法

1. 开启射频系统后，D 电极电压不能稳定到设定值

（1）检查 RF System 界面，直接数字频率合成器自动调整是否显示 "Turn On"。

（2）检查 RF Trend 界面，如果波动大，降低设置 D 电极电压值，观察是否能稳定。

（3）检查真空值是否正常，一般待机为 5.0×10^{-5} Pa 左右，通氢气为 1.0×10^{-3} Pa 左右，参照故障 7。

2. 开启离子源电源后，离子源电流值不能稳定到设定值

（1）检查 RF System 界面 D 电极电压值是否稳定，如有问题参照故障 1。

（2）设置不同的离子源电流值，检查是否能稳定到设定值。

（3）检查离子源气体压力是否正常，参考值为 0.35~0.50MPa。

（4）检查真空值是否为 1.0×10^{-3} Pa 左右，参照故障 7。

3. 开启离子源电源后，离子源电压值一直为 0 或者很低

（1）关闭离子源电源再重新开启，观察电压是否恢复正常，参考值为 500V（电流 0.6A 时）。

（2）将离子源电流值设置到 2.0A，观察电压是否有变化。

4. 不能正常照射靶

（1）检查是否已经到设置的照射时间或者没有设置照射时间。

（2）检查靶系统填充界面是否已经填靶结束。

（3）检查是否选择正确需要照射的靶位。

（4）检查氦冷循环系统是否开启。

5. 照射束流不能达到设定值

（1）检查 RF System 界面设置 D 电极电压是否稳定，参照故障 1。

（2）检查离子源电流电压是否稳定，参照故障2及故障3。

（3）检查自动照射界面，将自动调整（磁体、离子源、碳膜）开启。

（4）检查真空值是否为 1.0×10^{-3} Pa 左右，参照故障7。

6. 照射完毕靶水回收量少或者不能回收

（1）检查磁体电源是否处于开启或者关闭中，此时靶水自动回收不能操作。

（2）检查空压机是否工作正常，保证出口压力大于 0.5MPa。

（3）检查靶水回收用低压氦气压力是否正常，参考值为 0.5MPa。

（4）检查靶水回收面板上排气阀是否正常，检查回收管路终端是否堵塞。

7. 真空系统不能启动或者真空值异常
正常时待机为 5.0×10^{-5} Pa左右，通氢气为 1.0×10^{-3} Pa 左右。

（1）检查 VACUUM 界面开启是否有反应，否则检查电源是否正常。

（2）检查空压机是否工作正常，保证出口压力大于 0.5MPa。

（3）检查外部水冷机是否工作正常，保证加速器水冷温度在设定值。

（4）检查回旋加速器主机 YOKE 是否完全关闭，泄气阀是否处于关闭状态。

8. 水冷系统工作异常

（1）检查电源是否正常。

（2）检查储水罐水位是否正常，检查流量是否正常。

（3）检查水冷系统各路阀门开关是否正常，检查是否有漏水。

（4）检查外部水冷机是否工作正常，保证加速器水冷温度在设定值。

9. 控制电脑没有反应或者控制软件没有响应

（1）重启电脑，检查是否恢复，检查网络连接是否正常。

（2）重启软件，检查是否恢复，检查软件控制 Local/Remote 选择是否对应。

第六节　回旋加速器的发展

随着科学技术的日新月异，医用回旋加速器的技术取得了长足的发展，放射性核素的生产效率越来越高，目前已不再是仅仅满足生产常规正电子核素的需求，更是朝着核素的多样性、性能更加强大的方向进步。

（一）非匀强调变磁场技术

根据托马斯的磁场强度随方位角变化的轴向聚焦理论原理，现代回旋加速器除采用磁场沿方位角按一定规律周期性变化的设计外，还应用线圈可调节磁激励设计，使磁场强度沿方位角的平均值从中心随半径逐渐扩大而增强，形成非匀强调变磁场。这样有利于维持加速粒子轴向运动的稳定性，从而获得更大的束流和粒子能量。

（二）外置离子源技术

加速器离子源采用外置多峰负氢离子源，该技术是由加拿大 TRIUMF 国家实验室研发的。它主要包括等离子体放电腔、10 对多峰永磁体、电子虚拟过滤器、三电极引出系统、带有永磁约束的端盖、单或双灯丝及灯丝座、氢气供气及气流量调节系统、电源系统、水冷系统和控制系统等。等离子体放电腔是离子源的本体，放电腔为直径 98mm、长 150mm 的圆柱形。

灯丝安装于等离子体放电腔之中，钽材料的灯丝加热而发射电子，实时监测灯丝与放电腔本体之间的弧压，并反馈控制灯丝的电流，以使弧流维持在所需要的范围内。在引出的地电极上安装有紧凑型的 X-Y 导向磁铁，从而及时地校正引出束流的方向。该导向磁铁的特点是 X-Y 方向磁场合理叠加、结构十分紧凑，便于安装在离子源引出区等空间尺寸紧张的区域。

与冷阴极离子源相比,外置离子源的亮度高,束流纯度高,流强大,束流注入效率高,对真空腔的气体负载小,操作、维护简便,不会对射频产生影响。

(三) 靶技术

临床应用中使用的正电子放射性核素大部分是 ^{18}F。早期的药物需求量小,生产量也比较低。银的导热性能非常好,这也是最初各厂家选用银质靶体的原因。但银靶使用一段时间后会发生氧化,有银粉脱落,容易堵塞传输管路及遮挡靶膜,需要定期清洁维护,增加工作人员的辐射剂量,同时维护成本也比较高。而铌、钛等惰性金属正好可以克服银靶的缺点,铌钛合金靶可以做到靶体的免维护。另外,靶技术的发展还体现在靶体的结构设计上。早期的靶一般都是直立靶体,束流比较集中,散热比较慢,所能承受的束流比较小。现在的靶体,尤其是固体靶设计采用倾斜式,倾斜的角度可达 5°~12°,束流可以与更大面积的靶材料反应,便于散热的同时,增加了核素的产量。

(四) 双束流轰击技术

在回旋加速器最大半径的不同位置上设置两个碳膜提取装置,将质子(或氘核)引到两个不同的靶体上,既可以同时生产同一种正电子核素,正电子核素产量加倍,也可以同时生产两种不同的正电子核素(图6-6)。

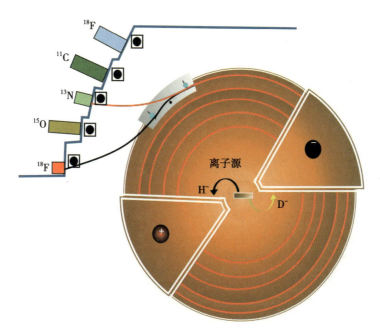

图6-6　双束流轰击技术示意图

(五) 多核素生产技术

传统的多种核素生产主要集中在中能加速器上,通常为 15~30MeV 的能量。这类非常规的核素主要是由固体靶技术得来,如 ^{62}Zn、^{68}Ga、^{64}Cu、^{89}Zr 等。利用固体靶技术,中能加速器也可以生产 SPECT 使用的单光子核素,如 ^{99m}Tc、^{111}In、^{123}I 等。

近年来,随着国内核医学正电子成像设备和金属核素标记药物的不断进展,依托回旋加速器配备固体靶系统生产铜、锆、镓核素的新技术越来越受各大医疗机构和科研单位的关注。但传统固体靶技术必须在 15MeV 能量以上的回旋加速器方能配备使用,而新一代固体靶技术使得三种固体靶核素在 10MeV 能量加速器即可实现常规稳定生产,使医院避免了为准备生产铜、锆、镓核素,而不得不去选择 15MeV 以上能量回旋加速器时可能面临的场地问题、辐射安全问题和 ^{18}F 产能过剩的问题。

本章小结

　　回旋加速器工作原理：离子源系统产生的负氢离子(离子源)在离子源偏压作用下被推至离子源通道并进入加速区域。在加速区域，负离子束流在磁场(D形盒)的作用下不断发生偏转，在高频作用下不断获得能量而加速。加速后，束流的运动半径也随之增大，其运动轨迹类似于螺旋形。获得加速的负离子束流到达提取半径后，通过碳膜(提取膜)时，其与氢核结合松散的两个电子被剥离，束流从负电性变成正电性，它所受的磁场作用力的方向发生转变，从而带正电荷的束流转向出口飞行并轰击靶，产生带正电的放射性核素。

　　回旋加速器一般由磁场系统、射频系统、离子源系统、束流引出系统、靶系统、真空系统、冷却系统、控制系统、自屏蔽系统及诊断系统等组成。磁场系统为加速粒子提供向心力——洛伦兹力，包括上、下磁轭，线路极片，磁场线圈及磁场电源等，其作用就是提供偏转力，使束流维持在上、下磁极之间中心平面的准环形轨迹上。射频系统为加速器提供高频振荡电压。离子源系统提供被加速的带电离子，采用内置离子源技术。束流引出系统的作用是将加速到一定能量的粒子束流引到靶体上，与装载的靶料产生核反应。靶系统是指能提供靶料发生核反应，并能将核反应产物(靶产物)高效率传输到合成器的部件。真空系统为加速粒子的轨道空间提供高真空条件。冷却系统主要包括水冷却系统、风冷却系统及氦冷却系统。自屏蔽系统位于加速器周围，能吸收各种形式的辐射，包括快中子、瞬发高能射线以及活化物质产生的射线等。

　　回旋加速器生产的放射性核素决定了正电子显像剂的产量，必须做好回旋加速器的质量控制，包括操作人员的应用培训和质控意识的培养、回旋加速器各系统的维护和保养及加速器环境及配套设备的维护等。

思考题

1. 简述医用回旋加速器的基本工作原理。
2. 简述潘宁放电原理。
3. 简述回旋加速器真空系统的作用。
4. 简述回旋加速器各系统的维护和保养内容。
5. 简述回旋加速器的故障检修原则与方法。

（董艳军）

第七章 内分泌系统检查技术

内分泌系统(endocrine system)由内分泌腺(垂体、甲状腺、甲状旁腺、肾上腺、松果体、胰岛、胸腺、性腺等腺体)和分布于其他器官、组织中的散在内分泌细胞团块组成,是机体的重要调节系统。当其发生器质性或功能性病变时,可引起多种临床疾病。内分泌系统核医学检查方法很多,包括生物活性物质检测、功能测定和显像等技术,已被广泛应用并成为诊断和研究内分泌系统疾病不可缺少的方法。由于甲状腺、甲状旁腺以及肾上腺疾病是临床较为常见的内分泌系统疾病,本章将重点介绍与之相关的核医学检测方法和临床意义。

第一节　甲状腺摄 ^{131}I 率测定

甲状腺摄 ^{131}I 率测定(^{131}I thyroid uptake test)是了解甲状腺碘代谢的常用方法。甲状腺具有摄取和浓聚碘的能力,而碘参与甲状腺相关激素的合成和分泌的全过程。甲状腺摄 ^{131}I 率测定在甲亢、甲状腺炎的鉴别诊断、甲状腺疾病 ^{131}I 治疗剂量的确定等方面有较高的临床价值。

一、放射性药品学

(一)放射性药品

甲状腺摄 ^{131}I 率测定使用 Na^{131}I 溶液或胶囊。受检者空腹口服 Na^{131}I 溶液或胶囊 74~370kBq(2~10μCi),服药后继续禁食 1~2 小时。在服药后 2、4、24 小时(或 2、6、24 小时)分别测量甲状腺部位的放射性计数,每次 60 秒。测量前先测定室内本底计数及标准源计数。

(二)测定原理

碘是甲状腺合成甲状腺激素的重要原料之一,甲状腺具有选择性摄取和浓聚碘的功能。^{131}I 与 ^{127}I(稳定碘)具有相同的生化性质,但 ^{131}I 具有放射性,能释放 γ 射线。在空腹条件下 ^{131}I 被口服后,可被甲状腺滤泡上皮细胞摄取、浓聚,其摄取的量及速度与甲状腺的功能状态有关。利用 ^{131}I 能发射 γ 光子的特点,在体外用甲状腺功能仪探测在不同时间甲状腺部位的放射性计数率,根据甲状腺摄 ^{131}I 的数量和速度及释放的速率来判定甲状腺功能状态。

(三)质量控制

Na^{131}I 溶液或者胶囊在使用前应进行剂量校对;颈模的高度、患者甲状腺的位置在不同的测量时间点应保持一致。

二、适应证与禁忌证

(一)适应证

1. 甲状腺功能亢进症 ^{131}I 治疗剂量的计算。
2. 甲状腺功能亢进症和甲状腺功能减退症的辅助诊断。
3. 亚急性甲状腺炎或慢性淋巴细胞性甲状腺炎的辅助诊断。
4. 了解甲状腺的碘代谢或碘负荷情况,鉴别诊断高碘和缺碘性甲状腺肿。
5. 用于甲状腺激素抑制试验和甲状腺兴奋试验。

(二) 禁忌证

禁忌人群包括妊娠妇女和哺乳期妇女,以及近期内做过放射性核素检查者。

三、患者准备及注意事项

1. 由于含碘食物及某些药物影响测定结果,测定前必须停用一定时间后方可进行甲状腺摄 ^{131}I 率测定(表 7-1)。

表 7-1 影响甲状腺摄 ^{131}I 率的食物、药物及停用时间

名称	影响	停用时间
含碘食物:各种海味如海带、紫菜、海蜇、海鱼、海虾、海参、干贝等	降低	2~4 周
含碘药物:维生素 U、复方碘溶液、清鱼肝油、氢碘酸糖浆、碘化锌、碘化钾、喹碘仿等	降低	2~6 周
含碘中药:海藻、昆布、香附、浙贝、木通、常山、牛蒡子、川贝、夏枯草、玄参、黄药子、连翘、丹参、白头翁等	降低	2~6 周
X 线造影剂:碘油造影剂	降低	1 年以上
胆囊造影剂	降低	3 个月
肾盂及血管造影剂	降低	1 个月
含碘硫酸钡	降低	2~4 周
含碘外用药:含碘脚癣药水、碘甘油、碘酊、含碘栓剂	降低	2~4 周
抗甲状腺药物治疗数周	降低	2~4 周
抗甲状腺药物治疗数月	升高	1~2 周
甲状腺激素	降低	4~6 周
其他激素:促肾上腺皮质激素(ACTH)、避孕药等	降低	2~4 周
长期服用抗结核药物(对氨水杨酸、异烟肼等)	升高	2~4 周
长期服用钴制剂(补血药)	升高	2~4 周

2. ^{131}I 可以通过胎盘屏障进入胎儿血液循环,故妊娠妇女禁用此检查。此外,^{131}I 也可由乳汁分泌,如哺乳期妇女必须做此检查,服 ^{131}I 后应停止哺乳 48 小时以上。

3. 摄 ^{131}I 试验所用放射性活度较低,所以近期内做过放射性核素检查者不能做此项检查。若短期内同一患者重复测量摄 ^{131}I 率,要在口服 ^{131}I 溶液前先测定甲状腺部位 ^{131}I 残留本底,计算时予以扣除。

4. 检查当天应空腹。

5. 摄 ^{131}I 率测定也可以采用两个时间点,但应包括 24 小时摄 ^{131}I 率。

6. 儿童慎用,剂量减半。

四、检查方法

1. 开机预热 30 分钟以上并测量 30~60 秒本底计数,确保周围环境没有放射污染,带药候检患者要远离检查室,以避免本底辐射影响。

2. 测量标准源计数。将相等活度的 Na^{131}I 溶液或胶囊加入试管,放进专用颈模内,测量相同时间的标准源计数。

标准源:石蜡制成的颈模型,按甲状腺的几何位置插入一个直径 2.5cm、高 18cm 的玻璃管,管内装 30ml 水(相当于正常成人甲状腺体积),在玻璃管中加入与受检者服用的活度相同的 ^{131}I(图 7-1)。

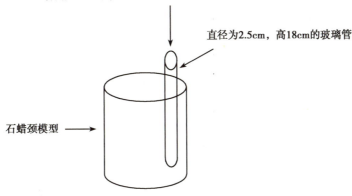

管内加30ml水，以及与受检者服用的相同活度的^{131}I

直径为2.5cm，高18cm的玻璃管

石蜡颈模型

图 7-1　甲状腺摄 ^{131}I 率测定标准源的模型示意图

3. 甲状腺计数测量。受检者服药后分别于 2、4、24 小时(或 2、6、24 小时)将甲状腺对准探头固定位置,测量相同时间的甲状腺部位的放射性计数。每次检测时的探测位置应尽量一致,以保证可比性。

4. 数据处理。按下列公式计算出不同时间甲状腺摄 ^{131}I 率。

$$甲状腺摄 ^{131}I 率 = \frac{甲状腺部位计数（CPM）- 本底计数（CPM）}{标准源计数（CPM）- 本底计数（CPM）} \times 100\%$$

五、结果判定

如图 7-2 所示,正常人甲状腺摄 ^{131}I 率随时间逐渐上升,24 小时达高峰。由于不同地区、不同时期饮食中含碘量不同,以及测量仪器和方法不同,甲状腺摄 ^{131}I 率的正常参考值有较大差异。各地区应建立自己的正常参考值及诊断标准。一般来说,2 小时的摄 ^{131}I 率为 10%~30%,4 小时为 15%~40%,24 小时为 25%~60%,女性多高于男性,儿童及青少年较成人高,且年龄越小越明显。

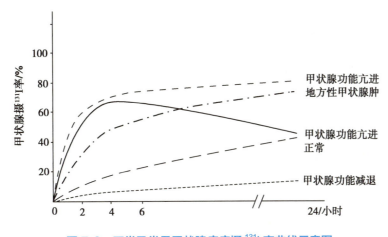

图 7-2　正常及常见甲状腺疾病摄 ^{131}I 率曲线示意图

六、临床应用

(一)甲状腺功能亢进症

未经治疗的甲状腺功能亢进症(简称"甲亢")患者摄 ^{131}I 率通常高于正常值。摄 ^{131}I 率高低并不代表甲亢的病情轻重程度,故不能利用本试验结果作为治疗过程中判断病情是否好转的指标。

甲亢经手术治疗、^{131}I 治疗以及抗甲状腺药物治疗过程中或治疗后，摄 ^{131}I 功能常较临床症状和血清 T_4 等恢复慢，因此摄 ^{131}I 率高低亦不能在治疗后短期内作为甲状腺功能是否恢复正常的指标。

大多数轻度甲亢患者摄 ^{131}I 高峰出现时间与正常人一样，也在 24 小时，但典型甲亢患者摄 ^{131}I 高峰可提前出现，重症患者可在 2 小时出现。用摄 ^{131}I 率测定判断甲亢的诊断标准有：①各次摄 ^{131}I 率均高于正常值上限；②摄 ^{131}I 率高峰前移（最高摄 ^{131}I 率在 24 小时前到达）；③2 小时与 24 小时摄 ^{131}I 率之比大于 0.8，或 4 小时与 24 小时之比大于 0.85。凡符合①+②或①+③项指标者可提示为甲亢。

（二）甲状腺功能减退症

甲状腺功能减退症（简称"甲减"）患者各次摄 ^{131}I 率均低于正常值下限，且高峰延至 48 小时后出现。甲减患者的摄 ^{131}I 率与正常范围交叉较大，故诊断准确率不如甲亢，需要结合血清促甲状腺素（TSH）和甲状腺素（T_4）值等进行综合分析。

（三）甲状腺炎的诊断

急性或亚急性甲状腺炎者，由于甲状腺滤泡上皮细胞损伤破坏，甲状腺摄 ^{131}I 率明显降低。此时储存于滤泡腔中的甲状腺激素释放入血，血清中甲状腺激素水平增高，而出现摄 ^{131}I 率与甲状腺激素水平的分离现象。在恢复期，摄 ^{131}I 率可正常或偏高。

慢性淋巴细胞性甲状腺炎的甲亢期，摄 ^{131}I 率正常或偏高，甲减期摄 ^{131}I 率正常或偏低。

（四）其他甲状腺疾病

地方性甲状腺肿、呆小病代偿期患者摄碘缺乏，使甲状腺处于"碘饥饿"状态，各次摄 ^{131}I 率均高于正常值，但无高峰前移。散发性甲状腺肿摄 ^{131}I 率多正常，亦可偏高。甲状腺癌、甲状腺腺瘤、甲状腺囊肿患者摄 ^{131}I 率一般正常，若病变范围较大时可降低。自主性功能亢进性甲状腺瘤患者摄 ^{131}I 率可正常或升高。硬化性甲状腺炎患者可正常或降低。

（五）确定甲亢 ^{131}I 治疗的剂量

测定甲状腺摄 ^{131}I 率和有效半衰期，可为估算 ^{131}I 治疗甲亢的剂量提供依据。

（六）过氯酸盐释放试验

过氯酸盐可以阻止甲状腺从血中摄取无机碘离子和促使已进入甲状腺但还未有机化的无机碘离子从甲状腺中释出，而已经与酪氨酸结合的碘离子则不能被过氯酸盐释出。

正常情况下，碘离子进入甲状腺细胞的无机碘离子在过氧化物酶的作用下，与酪氨酸结合成为碘化酪氨酸，且酪氨酸碘化的速度大于甲状腺摄碘的速度，因而正常甲状腺内无游离碘离子存在。当甲状腺内过氧化物酶缺乏或酪氨酸碘化障碍时，被摄取的碘离子不能有机化，此时口服过氯酸盐将被吸收，随血液进入甲状腺，并迅速将甲状腺内的无机碘离子置换出来，释放入血液循环中。通过测量并比较口服过氯酸盐前、后两次甲状腺摄 ^{131}I 率，计算出释放率，即可判断是否存在甲状腺碘有机化障碍。因此，过氯酸盐释放试验是评价甲状腺碘有机化障碍的重要方法。

具体操作方法：首先测量 2 小时摄 ^{131}I 率，然后口服过氯酸盐（如过氯酸钾）400~800mg（儿童按 10mg/kg 体重计算），1 小时后再测量甲状腺摄 ^{131}I 率。

按下列公式计算释放率。

$$释放率（\%）= \frac{服过氯酸盐前摄\ ^{131}I\ 率（\%）-服过氯酸盐前摄\ ^{131}I\ 率（\%）}{服过氯酸盐前摄\ ^{131}I\ 率（\%）} \times 100\%$$

释放率<10% 为正常；释放率>10% 提示碘有机化障碍；释放率>50% 提示碘有机化明显障碍。碘有机化障碍可见于慢性淋巴细胞性甲状腺炎、先天性甲状腺过氧化物酶缺乏和结构缺陷、克汀病、耳聋-甲状腺肿综合征（Pendred's syndrome）。这类患者血清甲状腺激素水平较低，临床表现为甲减，释放率>10%，本试验是诊断此类疾病的一种简单、有效的方法。甲亢患者、单纯性甲状腺肿患者，本试验多为阴性。服用一定量碘化物、对氨基水杨酸（PAS）、硫脲类药物或碘-131 治疗的甲亢患者可呈假阳性反应。

（七）非甲状腺疾病

垂体功能减退、肾上腺皮质功能减退、希恩综合征等疾病患者大部分摄 ^{131}I 率降低。女性青春期、绝经期、高血压早期及慢性肝病等也会使摄 ^{131}I 率增高。

第二节　甲状腺显像

甲状腺是人体最大的内分泌腺体，位于颈前甲状软骨下方、气管前方。甲状腺形似蝴蝶，分左右两叶，由峡部相连。甲状腺的主要功能是合成、贮存和分泌甲状腺激素，调节靶器官的重要生理活动。甲状腺功能受下丘脑-垂体-甲状腺轴和甲状腺自身的调节。临床上出现甲状腺功能异常时，可有不同的影像表现。

一、甲状腺静态显像

（一）放射性药品学

1. 显像剂　目前临床所用的甲状腺显像剂有三种，其特性见表 7-2。

表 7-2　常用甲状腺显像剂

显像剂	物理半衰期	显像时间	γ 射线能量/keV	剂量/MBq
^{123}I	13.20h	4h	159	7.40~14.80
^{131}I	8.04d	24h	364	1.85~3.70
^{99m}TcO$_4^-$	6.02h	20min	140	74.00~185.00

（1）^{131}I：1951 年由卡森（Cassen）首先将 ^{131}I 用于甲状腺扫描。它使用方便，供应充足，甲状腺影像清晰，但半衰期较长，射线能量较高，患者吸收剂量较大，故较少用于常规显像，更适合用于诊断异位甲状腺或甲状腺癌转移灶。

（2）^{123}I：1966 年由 Myers 首次用于甲状腺扫描。它只发射 γ 射线，半衰期较短，能量适中，对患者辐射剂量小，是理想的显像剂。但 ^{123}I 需要回旋加速器生产，价格昂贵，目前国内尚不能作为常规显像剂。

（3）^{99m}TcO$_4^-$：能被甲状腺组织摄取和浓聚，只是进入甲状腺细胞后不能被进一步有机化。由于 ^{99m}TcO$_4^-$ 具有半衰期短、能量适中、发射单一的 γ 射线等良好的物理特性，甲状腺受辐射剂量小，容易得到（钼-锝发生器生产），价格便宜等优点，目前临床上多使用 ^{99m}TcO$_4^-$ 进行常规甲状腺显像。^{99m}TcO$_4^-$ 在唾液腺、口腔、鼻咽腔和胃黏膜上皮细胞也有明显的摄取和分泌，使这些部位也显影，所以 ^{99m}TcO$_4^-$ 显像不适用于异位甲状腺探测及寻找甲状腺癌的转移灶。

2. 显像原理　正常甲状腺组织具有很强的选择性摄取和浓聚碘、锝等的能力。放射性核素引入体内后，即可被有功能的甲状腺组织所摄取。在体外用显像仪（γ 相机或 SPECT）探测其所发出的 γ 射线在甲状腺组织内的分布情况，即可观察甲状腺的位置、形态、大小及功能状态。

3. 给药方法　^{99m}TcO$_4^-$ 显像时，无需特殊准备，静脉注射即可；^{131}I 或 ^{123}I 显像前的准备同甲状腺摄 ^{131}I 率测定。

（二）适应证与禁忌证

1. 适应证

（1）了解甲状腺的位置、形态、大小及功能状态。

（2）颈部包块与甲状腺关系的鉴别。

（3）异位甲状腺的诊断。

（4）甲状腺结节功能状态的判定。

（5）甲状腺术后残余组织及其功能的估计。

（6）甲状腺炎的辅助诊断。

（7）寻找甲状腺癌转移灶及疗效评价。

（8）^{131}I治疗前计算甲状腺功能组织的重量。

2. 禁忌证 妊娠和哺乳期妇女禁用^{131}I及^{123}I检查。

（三）患者准备及注意事项

1. 长期服用甲状腺激素、碘制剂及过量使用含碘造影剂等会影响甲状腺对^{131}I的摄取。

2. 儿童及摄^{131}I率低于正常的患者应使用^{99m}TcO$_4^-$作为显像剂。

3. 由于^{131}I及^{123}I可以自由通过胎盘屏障进入胎儿血液循环，且可以由乳汁分泌，所以妊娠和哺乳的妇女禁用此检查。

（四）图像采集

1. 检查方法 ^{131}I溶液空腹口服后24小时显像；^{99m}TcO$_4^-$静脉注射给药后20~30分钟开始显像，若口服，则服药后1~2小时开始显像。受检者取仰卧位，肩下垫一个枕头，颈部呈过度伸展状，充分暴露甲状腺部位，平稳呼吸，扫描期间保持不动。探头尽量贴近受检者，常用的采集参数见表7-3。

表7-3 甲状腺静态显像常见采集条件

放射性药品	采集条件					
	准直器	每帧总计数/K	矩阵	能峰/keV	窗宽/%	放大系数
^{131}I-碘化钠	高能平行孔准直器	200~500	256×256或128×128	364	20	以靶器官的影像占据视野的80%为参照调整
^{99m}TcO$_4^-$	针孔准直器；平行孔低能通用型准直器/低能高分辨型（LEGP/LEHR）准直器	200~500	256×256或128×128	140	20	以靶器官的影像占据视野的80%为参照调整

2. 采集技术要点

（1）患者检查时应除去颈部饰品及遮蔽物，以避免对显像结果造成影响。

（2）采用平行孔准直器时，探头尽可能贴近患者，以保证分辨力。

（3）采用针孔准直器时，调整距离以使靶器官影像占据视野的80%。一般情况下所有患者都使用一致的探测距离，可以方便进行患者甲状腺大小的对比。

（4）采集视野可以包含颌下腺、腮腺等参照影像。

（5）一定要保证足够的采集总计数。

（6）采集图像若疑似食管显影，应让患者进食、进水后再次显像加以鉴别。

（7）结节定位要准确。若结节与甲状腺组织有重叠，需加做斜位、侧位或断层来鉴别结节功能。

（五）图像分析

1. 正常图像 正常甲状腺形态呈蝴蝶形（图7-3），分左、右两叶，居气管两侧，两叶的下1/3处由峡部相连，有时峡部缺如。两叶甲状腺显像剂分布均匀，边缘基本整齐光滑，右叶常大于左叶，峡部及两叶周边因组织较薄而放射性略稀疏。正常甲状腺两叶发育可不一致，可形成多种形态变异，少数患者可见甲状腺锥体叶变异（图7-4）。

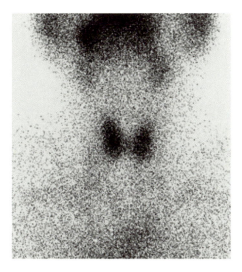
图 7-3　正常甲状腺显像图

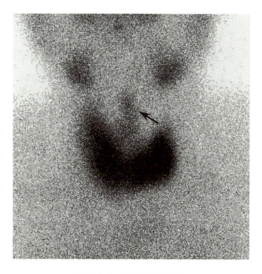
图 7-4　甲状腺显像
显示峡部伸出锥体叶。

2. 异常图像　主要表现为甲状腺位置、大小、形态和显像剂分布异常。位置异常常见于异位甲状腺，大小异常可表现为甲状腺体积的增大或减小，形态异常多表现为甲状腺形态的不规则或不完整，显像剂分布异常可表现为弥漫性分布异常和局灶性分布异常。

（六）伪影的判别与处理

1. 唾液腺可以摄取和分泌示踪剂，所以唾液中有放射性，在吞咽时部分停留在食管壁上形成类似锥体叶的图像。嘱患者饮水或进食后再次进行显像即可鉴别。

2. 患者颈部金属饰品或玉佩可遮挡甲状腺，形成类似"冷结节"的放射性分布缺损。嘱患者移除装饰物后再次显像可鉴别。

3. 甲状腺区域放射性异常浓聚，怀疑颈前区皮肤沾染显像剂时可加采侧位图像加以鉴别。

（七）临床应用

1. 甲状腺大小和形态的观察　甲状腺疾病大多表现为甲状腺大小和形态的异常。格雷夫斯病（Graves disease）患者的甲状腺呈弥漫性肿大，大致仍呈蝴蝶状，腺体内显像剂分布均匀（图7-5）。单纯性甲状腺肿（图7-6）患者的甲状腺往往失去正常形态，而呈铁蹄形肿大。结节性甲状腺肿或慢性淋巴性甲状腺炎患者腺体外形不但增大，而且变形，腺体内显像剂分布常不均匀。先天性无甲状腺或甲状腺一叶缺如者，在显像图上可表现为完全不显影或一侧叶不显影，左叶缺如者较多见。

2. 异位甲状腺诊断　甲状腺显像对异位甲状腺诊断有独特的价值。甲状腺由于先天发育异常，可以不在颈前正中，而位于舌根、纵隔等部位，称为异位甲状腺。较多的异位甲状腺为舌根部甲状腺（图7-7）、胸骨后甲状腺（图7-8），少数人还可在卵巢区发现甲状腺组织。所以，当在颈前正中显像无阳性结果时，要注意在上述区域寻找，以发现异位甲状腺。

3. 甲状腺结节性质的鉴别　甲状腺显像图上的显像剂分布，可以反映结节的功能状态。根据甲状腺结节摄取显像剂的情况，可将结节分为四种类型。

（1）热结节：结节摄显像剂的功能高于周围正常甲状腺组织，图像上表现为结节处的显像剂分布比周围甲状腺组织高（图7-9）。热结节多见于甲状腺腺瘤和结节性甲状腺肿，偶尔也见于慢性淋巴性甲状腺炎。有的甲状腺癌表现为热结节，但热结节的恶性病变概率很低，平均约为1%。因此需结合临床以及其他检查手段进行鉴别诊断。

热结节分为功能自主性结节和非自主性结节。所谓功能自主结节是指其自主分泌甲状腺激素，不受丘脑-垂体-甲状腺轴的调节机能制约，又名功能自主性甲状腺腺瘤（autonomous

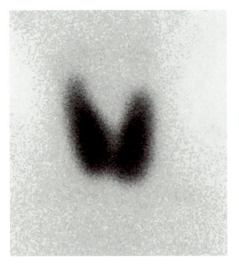

图 7-5　格雷夫斯病患者甲状腺显像图像
甲状腺呈弥漫性肿大,腺体内显像剂均匀增多。

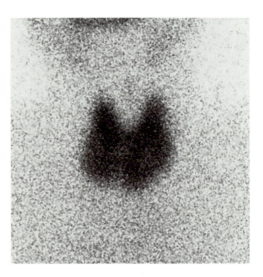

图 7-6　单纯性甲状腺肿患者甲状腺显像图像
甲状腺腺体外形增大、变形,腺体内显像剂分布常不均匀,未见明显增多。

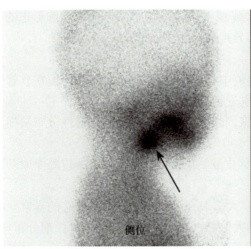

侧位　　　　　　　　　　正位

图 7-7　舌根部异位甲状腺

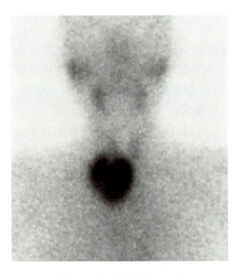

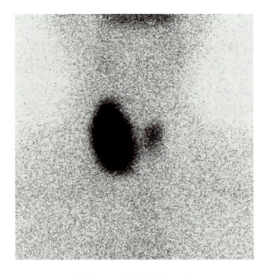

图 7-8　胸骨后甲状腺肿　　　　　**图 7-9　甲状腺热结节**

hyperfunctioning adenoma），也称 Plummer 病。甲状腺激素抑制试验可区分热结节的性质。若服用一定量甲状腺激素后再次显像，结节部位仍有较高的显像剂分布，而周围甲状腺不显影或显影很淡，即为功能自主性热结节（图 7-10）。非自主性热结节受垂体促甲状腺素制约，在服用甲状腺激素后，由于结节部位和周围甲状腺组织同样受到抑制，摄显像剂的功能减退，故再次显像时，结节部位和周围甲状腺组织都呈现显像剂分布稀疏或完全不显像。

毒性结节是在显像图上只显示单个显像剂分布的结节。毒性结节也是功能自主性热结节，由于具有高功能自主性分泌甲状腺激素的作用，使周围甲状腺组织完全受到抑制，所以周围甲状腺组织不显影。先天性甲状腺一叶缺如，其影像有时同毒性结节一样，仅表现为一

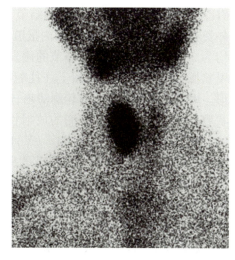

图 7-10　Plummer 病甲状腺显像

侧孤立的热结节。两者可用促甲状腺素兴奋试验加以鉴别。若注射促甲状腺素后再次显像，热结节周围的甲状腺组织恢复摄显像剂功能，重复显像可见完整的甲状腺轮廓，则为毒性结节；如仍仅有一侧显像，则为先天性甲状腺一叶缺如。

功能自主性甲状腺结节经手术或 ^{131}I 治疗后，正常的甲状腺组织可从被抑制状态中解脱，因此甲状腺显像时，被抑制的甲状腺组织会重新显像，而结节部位可出现缺如。

（2）温结节：结节摄显像剂的功能接近周围甲状腺组织，图像上表现为结节部位的显像剂分布与周围或对侧相应部位相似或相同，即临床上可摸到结节，而显像并无异常可见（图 7-11）。温结节多见于功能正常的甲状腺瘤、结节性甲状腺肿、慢性淋巴性甲状腺炎、亚急性甲状腺炎恢复期，温结节的恶性病变概率平均为 5.3%。

（3）凉结节：结节部位摄显像剂的功能低于周围甲状腺而高于本底（图 7-12）。

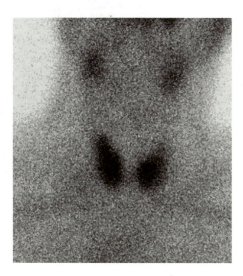

图 7-11　甲状腺温结节

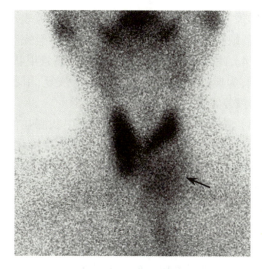

图 7-12　甲状腺凉结节

（4）冷结节：结节无摄取显像剂功能，显像图上表现结节部位显像剂分布接近本底水平（图 7-13）。

冷、凉结节无本质差别，均可见于甲状腺囊肿、甲状腺腺瘤囊性变或内出血、甲状腺癌、结节性甲状腺肿、亚急性甲状腺炎急性期、慢性淋巴性甲状腺炎、甲状腺结核等。地方性甲状腺肿可

有冷、温结节并存。一般单个的结节,癌发生率较高,国外资料报道为 4.8%~58.0%,国内报道为 9.6%~54.5%,平均为 20.3%。而多发性冷结节的癌发生率为 0~18.3%。甲状腺癌的结节在显像图上往往轮廓不清,甲状腺变形。甲状腺囊肿的冷结节轮廓清晰,边界规则。应用甲状腺动脉灌注显像、亲肿瘤的放射性核素或标记化合物,如 ^{201}Tl、^{99m}Tc-MIBI 和 ^{99m}Tc-(V)DMSA 等进行甲状腺肿瘤阳性显像,有助于鉴别结节的良、恶性。

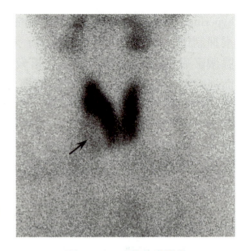

图 7-13 甲状腺冷结节

4. 颈部肿块的鉴别诊断 如甲状腺影像轮廓完整,肿块在甲状腺影像之外且不摄取 ^{131}I 或 ^{99m}TcO$_4^-$,则认为肿块与甲状腺无关。如甲状腺轮廓不完整,肿块在甲状腺轮廓之内,与甲状腺显像剂浓聚(或稀疏)部位重叠,则提示肿块与甲状腺密切相关。需要注意鉴别的是甲状腺外肿块压迫甲状腺、少数甲状腺内肿块向外生长等情况。

5. 寻找甲状腺癌的转移灶 见本章第四节。

6. 估算甲状腺重量 用 ^{131}I 治疗甲亢时,为正确计算所需 ^{131}I 剂量,必须对甲状腺重量作出较准确估计。1952 年 Alien 首次提出用甲状腺扫描估算甲状腺重量的公式,即

$$M=A\cdot L\cdot K$$

式中,M:甲状腺重量(g);A:甲状腺双叶面积(cm^2);L:甲状腺两叶平均高度(cm);K:常数,一般为 0.23~0.32,此值与仪器的条件设置有关。

7. 甲状腺炎的辅助诊断

(1)急性甲状腺炎:由于甲状腺细胞被破坏,显像剂分布弥漫性降低。

(2)亚急性甲状腺炎:在其病程的不同阶段,可有不同的影像表现。在病程的初期,甲状腺显像表现为局限性稀疏、缺损,或双叶弥漫性稀疏改变,甚至完全不显影(图 7-14),此时血中甲状腺激素水平升高且甲状腺摄 ^{131}I 率降低,为典型的分离现象。如病情恢复,甲状腺显像可逐渐恢复正常。

(3)慢性淋巴细胞性甲状腺炎:甲状腺显像剂分布可正常、稀疏或不均匀。由于存在碘的有机化障碍,可出现 ^{99m}TcO$_4^-$ 和 ^{131}I 显像结果不一致,即 ^{99m}TcO$_4^-$ 显像为热结节,而 ^{131}I 显像为冷结节。

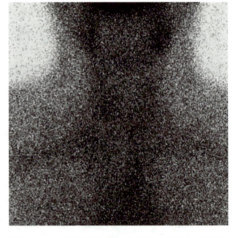

图 7-14 亚急性甲状腺炎甲状腺显像图像

二、甲状腺血流灌注显像

(一)放射性药品学

1. 显像剂 常用显像剂为 ^{99m}TcO$_4^-$,成人剂量为 370~740MBq(10~20mCi)。

2. 显像原理 将放射性核素经静脉弹丸式注射后,用 γ 相机(或 SPECT)对随动脉血流经甲状腺的示踪剂的流量、流速以及其被甲状腺摄取的情况进行动态显像,从而获得甲状腺及其病灶处的血流灌注和功能状态情况,又称甲状腺动态显像。通常甲状腺血流灌注显像与甲状腺静态显像或肿瘤阳性显像一次进行。

3. 给药方法 显像前无需特殊准备,弹丸式肘静脉注射给药。

（二）适应证与禁忌证

1. 适应证

（1）观察甲状腺功能亢进症和甲状腺功能减退时的甲状腺血流灌注。

（2）了解甲状腺结节血运情况，帮助判断甲状腺结节性质等。

2. 禁忌证 无明确禁忌证，妊娠、哺乳期妇女酌情应用此检查。

（三）图像采集

1. 检查方法 受检者取仰卧位，肩下垫一个枕头，颈部呈过度伸展状，充分暴露甲状腺部位。弹丸式肘静脉给药，推药后松开止血带，同时启动采集。采集参数见表7-4。

表 7-4 甲状腺血流灌注显像常见采集条件

条件	内容
开始采集时间	弹丸式给药后立即开始
准直器	平行孔低能通用型/低能高分辨型（LEGP/LEHR）准直器
矩阵	64×64 或 128×128
采集频率及时间	1~2秒/帧，总时间1分钟
能峰	140keV
窗宽	20%

图像重建采用 ROI 技术绘制出甲状腺血流和颈部血流的时间-放射性曲线，由曲线计算出甲状腺动脉和颈动脉血流的峰时和峰值，以及甲状腺结节部位与对侧相应部位的甲状腺血流比值。

2. 采集技术要点 除 SPECT 甲状腺显像技术要点外，还应注意以下技术要点。

（1）平行孔准直器探头尽可能贴近患者，以保证分辨力。

（2）患者注药前应去除衣物对注药肢体的束缚，以免造成放射性药品滞留。

（3）与患者沟通好，检查全过程头颈部不能移动。

（4）放大倍数（Zoom）系数以靶器官的影像占据视野的80%为参照，适当调整。

（5）弹丸式注射时，宜选择肘静脉较大的静脉血管，显像剂的体积应小于1ml，推注药物时应先推药再松止血带，一般不选用留置针注射，以保证弹丸注射的质量。如甲状腺有结节，则取对侧肘静脉注射显像剂。

（四）图像分析

1. 正常图像 弹丸注射显像剂后8~12秒，可见双侧颈动脉对称显影，此时甲状腺区无明显显像剂聚集；10~18秒，甲状腺开始显影，且随时间延长，甲状腺摄取显像剂增多，影像逐渐清晰；22秒左右甲状腺内放射性超过颈动、静脉，放射性分布趋于均匀一致（图7-15）。当甲状腺功能正常时，颈动脉—甲状腺通过时间平均为2.5~7.5秒。

2. 异常图像 两侧血流灌注不一致，局部出现异常灌注浓聚等均为异常。采用计算机定量分析，如甲状腺或甲状腺结节的放射性活度高于颈动静脉束，则为血流灌注增加。

（五）临床应用

1. 甲状腺提前清晰显影，颈动脉—甲状腺通过时间缩短，提示甲状腺血流灌注量异常增加，甲状腺摄取功能增强，见于格雷夫斯病。

2. 甲状腺结节部位提前显影，显像剂分布较正常甲状腺增多，提示病灶部位血流灌注增强，见于功能自主性甲状腺腺瘤。

3. 颈动脉—甲状腺通过时间延长，大于7.5秒，甚至常在20秒内还测不出，甲状腺显影淡，静态相也显示不清晰，提示甲状腺血流灌注普遍减少，见于甲状腺功能减退症。

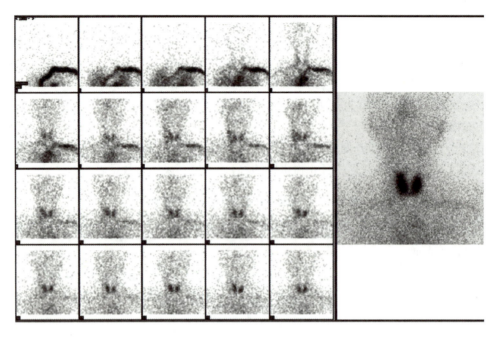

图 7-15　正常甲状腺血流灌注显像

左侧为血流灌注动态显像,采集时间为 1 帧/秒,第 5 秒可见甲状腺影像,随后甲状腺影像逐渐清晰;右侧为甲状腺静态显像。

4. 甲状腺结节部位显影较正常甲状腺组织明显减淡或不显影,静态相呈冷结节,提示甲状腺结节部位血流灌注减少,见于甲状腺囊肿出血或其他良性结节。

5. 甲状腺结节血流灌注增加,而静态显像时结节为冷结节,则甲状腺癌的可能性大,但有时局限性炎性病灶也可出现血流增加。

第三节　甲状旁腺显像

正常人甲状旁腺有四个,多位于颈部左右两侧,上下各一对。上甲状旁腺多位于甲状腺上极后方,下甲状旁腺位置变异较多,多位于甲状腺下极前方或后外方,也可位于纵隔内。甲状旁腺的功能主要是分泌甲状旁腺激素,维持体内钙的平衡,其功能正常时因体积小,目前的显像方法一般不能被显示。目前所用显像剂 ^{201}Tl 和 ^{99m}Tc-MIBI 可以聚集于功能亢进的甲状旁腺组织,被广泛地用于甲状旁腺显像,不仅可提供病变组织的位置、大小,还有助于了解其功能状态,对指导手术有重要意义。

一、放射性药品学

(一)显像剂

目前临床常用的显像剂有 ^{99m}Tc-MIBI,^{201}Tl,^{99m}TcO$_4^-$。甲状旁腺显像可选用 ^{99m}Tc-MIBI 双时相法,^{201}Tl 和 ^{99m}TcO$_4^-$ 双核素减影法及 ^{99m}Tc-MIBI/^{99m}TcO$_4^-$ 减影法。由于 ^{99m}Tc-MIBI 核素容易获得,且物理特性更适合进行 SPECT,故临床上第一种方法应用较多。

胆碱类显像剂 ^{18}F-氟代胆碱(^{18}F-FCH)可以被整合到新合成的增殖细胞的细胞膜上,亢进的甲状旁腺组织细胞存在细胞增殖和磷脂合成增多的情况,因此 ^{18}F-FCH 也可以被用于甲状旁腺亢进的诊断及定位。与 ^{99m}Tc-MIBI 等比较,^{18}F-FCH PET/CT 灵敏度、准确性更高,能解决大部分甲状旁腺激素(PTH)、血钙升高不显著,临床症状不严重等疑难原发性甲状旁腺功能亢进症患者术前定位诊断问题。

（二）显像原理

^{201}Tl 和 ^{99m}Tc-MIBI 能被功能亢进或增生的甲状旁腺组织摄取,而正常的甲状腺旁腺组织摄取极低。^{201}Tl 和 ^{99m}Tc-MIBI 在甲状旁腺细胞内聚集的机制可能与病变局部血流增加、组织功能亢进及 Na$^+$-K$^+$-ATP 酶活性增高有关。同时,^{201}Tl 和 ^{99m}Tc-MIBI 也能被正常的甲状腺组织摄取。^{99m}TcO$_4^-$ 只能被甲状腺组织摄取,而不能被甲状旁腺摄取。通过计算机图像处理的减影技术,将 ^{201}Tl 或 ^{99m}Tc-MIBI 的图像减去 ^{99m}TcO$_4^-$ 的图像,即可获得甲状旁腺影像。

此外,^{99m}Tc-MIBI 能同时被正常甲状腺组织和功能亢进的甲状旁腺组织摄取,但其从亢进的甲状旁腺组织洗出速度比正常甲状腺组织慢。通过双时相法（double phase study）,将早期影像和延迟影像进行比较,可获得功能亢进的甲状旁腺病灶影像。

（三）质量控制

1. 药物制备前应先检查冻干品有无潮解、变色,外包装是否完好,是否在有效期内。

2. 使用新鲜淋洗的 ^{99m}Tc 洗脱液制备 ^{99m}Tc-MIBI。

3. 制备的 ^{99m}Tc-MIBI 注射液在 6 小时内使用有效,若发生浑浊不得使用;在使用前常规进行放射化学纯度测定,放射化学纯度应>90%。

4. **给药方法** ^{99m}Tc-MIBI、^{201}Tl、^{99m}TcO$_4^-$ 均静脉注射,体积应小于2ml。^{99m}Tc-MIBI 的使用剂量为 185~370MBq（5~10mCi）;^{201}Tl 的使用剂量为 74MBq（2mCi）;^{99m}TcO$_4^-$ 的使用剂量为 185~370MBq（5~10mCi）。

二、适应证与禁忌证

（一）适应证

甲状旁腺现象的适应证包括:甲状旁腺功能亢进的诊断及术前定位;异位甲状旁腺的诊断。

（二）禁忌证

妊娠期妇女禁用,哺乳期妇女慎用。

三、患者准备及注意事项

1. 患者无需特殊准备。仰卧位,颈部平伸,去除颈部的金属饰物及衣领上的金属纽扣等。因颈部不适无法坚持的患者,放置小垫枕或固定头部,注意保持体位不动。

2. 显像范围应包括颈部及上纵隔。

3. 减影显像时,保证患者前、后两次的检查体位及条件的一致性。

四、图像采集

（一）检查方法

目前常用的采集方法有以下三种方案,采集参数见表 7-5。

1. **^{99m}Tc-MIBI 双时相法** 静脉注射 ^{99m}Tc-MIBI 370MBq（10mCi）后,于 15 分钟和 1~2 小时分别在甲状腺部位采集早期和延迟影像。通过比较早期和延迟相中甲状腺与甲状旁腺对显像剂摄取的不同来确定甲状旁腺的病变。此方法相对简单,临床上较为常用。

2. **^{99m}Tc-MIBI/^{99m}TcO$_4^-$ 显像** 静脉注射 ^{99m}Tc-MIBI 370MBq（10mCi）,10~15 分钟后显像。患者体位保持不动,然后再注射 ^{99m}TcO$_4^-$ 185MBq（5mCi）,10~15 分钟后重复甲状腺部位显像,将前者甲状腺部位影像减去后者,即为甲状旁腺影像。

3. **^{201}Tl 和 ^{99m}TcO$_4^-$ 双核素减影法** 静脉注射 ^{201}Tl 74MBq（2mCi）,10 分钟后行前位甲状腺部位显像;患者体位保持不动,然后再静脉注射 ^{99m}TcO$_4^-$ 185MBq（5mCi）,15 分钟后重复甲状腺部位显像。将 ^{201}Tl 甲状腺影像减去 ^{99m}TcO$_4^-$ 甲状腺影像,即得到甲状旁腺影像。

表 7-5　甲状旁腺显像采集条件

显像剂	采集条件					
	准直器	矩阵	每帧计数/K	能峰/keV	窗宽/%	放大系数
^{201}Tl	针孔、平行孔 LEGP/LEHR	256×256 或 128×128	100~300	70、135、167	25	以靶器官的影像占据视野的 80% 为原则适当调整
^{99m}TcO$_4^-$/^{99m}Tc-MIBI	针孔、平行孔能通用型/低能高分辨型（LEGP/LEHR）准直器	256×256 或 128×128	100~300	140	20	以靶器官的影像占据视野的 80% 为原则适当调整

（二）采集技术要点

除 SPECT 甲状腺显像技术要点外，还应注意以下技术要点。

1. 约有 10% 的人群有甲状旁腺异位，大多位于纵隔，对疑有甲状旁腺异位的患者，应加做胸部前位和后位显像。

2. 严格执行各示踪剂的开始采集时间，以保证图像的准确性。

3. 减影处理时，要求患者两次检查的体位一致，否则会造成假阳性。

4. 应用 ^{201}Tl-^{99m}TcO$_4^-$ 显像减影法时，最好先做 ^{201}Tl 显像，然后再做 ^{99m}TcO$_4^-$ 显像。因为 ^{99m}Tc 的康普顿散射可以进入 ^{201}Tl 的能窗范围内，影响 ^{201}Tl 显像的图像质量。另外还要注意两种能量设置的调整。

五、图像分析

（一）正常图像

甲状旁腺功能正常时甲状旁腺不显影，双时相法仅见甲状腺显影，颈部无异常浓聚灶。

（二）异常图像

甲状旁腺功能亢进时即可显影。甲状旁腺腺瘤、增生、癌等可在其病变位置出现圆形、卵圆形、管形或不规则形显像剂浓聚区，其位置可以在甲状腺轮廓内或外。出现多个显像剂浓聚区多提示甲状旁腺增生，单个显像剂浓聚区多提示甲状旁腺腺瘤；甲状旁腺正常位置以外出现显像剂的浓聚，结合临床可考虑异位甲状旁腺。

六、伪影判断和处理

1. 避免运动伪影或异物伪影。检查时嘱患者去除可能引起伪影的异物，并保持检查过程中体位的一致。

2. 甲状腺恶性肿瘤病灶亦可摄取 ^{201}Tl 或 ^{99m}Tc-MIBI，导致局限性放射性浓聚，应注意甄别。

3. 对疑有甲状旁腺异位者，适当加大显像的范围或增加胸部的显像。在分析结果时，应注意排除胸部疾病，尤其是肺部恶性肿瘤及其转移灶引起的局部放射性浓聚。

4. ^{201}Tl 和 ^{99m}TcO$_4^-$ 双核素减影法显像时，应先做 ^{201}Tl 显像，再做 ^{99m}TcO$_4^-$ 显像，以免影响 ^{201}Tl 显像的图像质量，且在采集过程中注意两种能量设置的调整。

5. 必要时在检查结束后进行甲状腺触诊，判断甲状腺是否有结节及其与甲状旁腺的关系。

6. 断层图像重建时需进行衰减校正，提高断层重建质量。

七、临床应用

（一）甲状旁腺功能亢进症的诊断与术前定位

甲状旁腺显像主要用于诊断和定位功能亢进的甲状旁腺，为手术提供病灶位置、大小、功能等信息。原发性甲状旁腺功能亢进症（primary hyperparathyroidism）的病因包括甲状旁腺腺瘤（单发约占 80%，多发约占 1%~5%）（图 7-16），甲状旁腺增生（占 12%），甲状旁腺癌（占 1%~2%）。甲状旁腺腺瘤、癌多为单个显像剂浓聚区，增生则多为一个以上的显像剂浓聚区。继发性甲状旁腺功能亢进显像上多表现为一个以上的显像剂浓聚区。

　　甲状旁腺显像时，如病灶较小、部位较深、病变 MIBI 清除与甲状腺差异不大，可出现假阴性。一般对腺瘤的检出率高于增生病灶。SPECT 或 SPECT/CT 有利于对小病灶的诊断和定位。

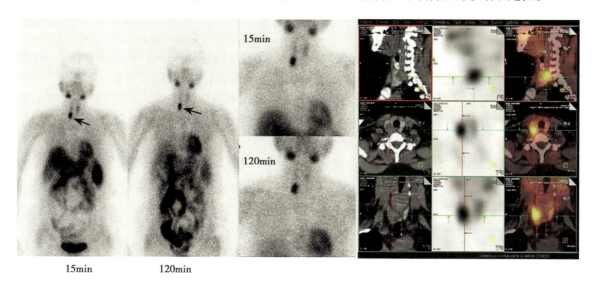

图 7-16　甲状旁腺腺瘤 ⁹⁹ᵐTc-MIBI 双时相显像

15 分钟在甲状腺右叶下极见 ⁹⁹ᵐTc-MIBI 摄取增高区，120 分钟甲状腺影像消退，甲状腺右叶下极仍见 ⁹⁹ᵐTc-MIBI 摄取增高区，结合图像融合，考虑甲状旁腺腺瘤。

（二）异位甲状旁腺的定位

　　异位甲状旁腺位置可见于纵隔内、气管和食管间、颌下等部位（图 7-17）。影像表现为相应部位单发显像剂浓聚区。诊断异位甲状旁腺时，对于纵隔区等部位出现的局限性显像剂浓聚区，应注意与肺部恶性肿瘤及其转移灶鉴别。采用 SPECT/CT 时，可应用 CT 辅助定位。

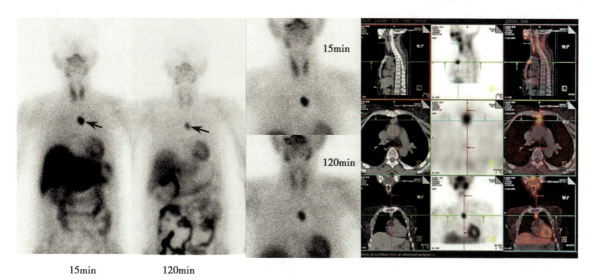

图 7-17　⁹⁹ᵐTc-MIBI 双时相显像

上纵隔见一显像剂摄取异常浓聚区，同机 CT 融合于纵隔胸骨柄后方见一类圆形软组织密度影，术后病理为甲状旁腺腺瘤。

第四节　甲状腺癌转移灶显像

目前利用核医学显像技术检查甲状腺癌转移方法主要有如 ^{131}I、^{201}Tl、^{99m}Tc-MIBI、$^{99m}TC（V）$-DMSA。本节重点介绍 ^{131}I 和 $^{99m}Tc（V）$-DMSA 两种方法。

一、^{131}I 显像

分化型甲状腺癌（differentiated thyroid carcinoma，DTC）转移灶来源于甲状腺滤泡细胞，保留了正常甲状腺细胞的部分功能，具有摄取和浓聚 ^{131}I 的能力，但其摄取和浓聚 ^{131}I 的能力明显低于正常甲状腺组织，所以当正常甲状腺存在时，分化型甲状腺癌转移灶 ^{131}I 扫描时大多不显影。在寻找分化型甲状腺癌转移灶之前采用手术切除或采用大剂量 ^{131}I 摧毁全部正常甲状腺组织即清甲治疗。当正常甲状腺组织不存在时，70%~80% 分化型甲状腺癌转移灶具有摄取和浓聚 ^{131}I 的能力，通过核医学仪器体外探测全身放射性分布，即可显示体内分化型甲状腺癌转移灶的分布。

（一）放射性药品学

1. 显像剂　^{131}I 物理半衰期较长，为 8.1 天，主要发射能量为 606keV 的 β^- 射线和能量为 364keV 的 γ 射线，其中 γ 射线只占 10%。^{131}I 是目前国内最常用的分化型甲状腺癌转移灶的显像核素。给药前测定 $Na^{131}I$ 溶液或 ^{131}I 胶囊的放射性活度，确认给药剂量。

2. 显像类型　甲状腺癌转移灶显像主要分为诊断剂量和治疗剂量两种。诊断剂量显像主要用于分化型甲状腺癌的治疗随访，而治疗剂量显像则在清甲治疗或转移灶治疗后 5~7 天进行，以评价残留病灶及转移灶 ^{131}I 的摄取情况。

3. 给药方法　患者空腹口服 $Na^{131}I$ 溶液或胶囊，诊断剂量显像时，成人 ^{131}I 用药量为 74~185MBq（2~5mCi）；治疗剂量显像时，用药量为 3 700~9 250MBq（100~250mCi）。

（二）适应证和禁忌证

1. 适应证

（1）寻找有无分化型甲状腺癌转移灶。

（2）探测分化型甲状腺癌转移灶的位置、形态、大小。

（3）了解分化型甲状腺癌转移灶有无摄 ^{131}I 功能。

（4）分化型甲状腺癌转移灶 ^{131}I 治疗的疗效评估。

（5）分化型甲状腺癌转移灶 ^{131}I 治疗后随访。

2. 禁忌证　碘过敏者、妊娠期妇女、无法依从放射防护指导者禁用；哺乳期妇女慎用。

（三）患者准备

患者需停用甲状腺激素片 4~6 周，血清促甲状腺素浓度（TSH）须大于 30mIU/L；停用含碘的药物、食物 4 周。检查当日空腹。

（四）图像采集

1. 检查方法　诊断剂量显像时，患者口服 ^{131}I 74~185MBq（2~5mCi），24~48 小时后显像，必要时加做 72 小时显像；治疗剂量显像时，口服剂量 ^{131}I 3 700~9 250MBq（100~250mCi），5~7 天后进行显像。

患者取仰卧位，采集前位和后位全身图像。采集参数见表 7-6。

2. 采集技术要点

（1）寻找转移灶之前必须去除正常甲状腺组织，以提高转移灶浓聚 ^{131}I 的可能性。

（2）污染、生理性分布、分泌物、炎症等可导致假阳性。应采取相应措施，如检查前排便、淋

表 7-6　甲状腺癌转移灶显像采集条件

条件	内容
准直器	平行孔高能准直器
采集方式	全身扫描
扫描速度	10~15cm/min
矩阵	256 × 1 024
能峰	364keV
窗宽	20%

浴、更换内衣等。

（3）治疗剂量显像具有优势,对转移灶的诊断阳性率、灵敏度等均明显高于诊断剂量显像。

3. 图像分析

（1）正常影像:清甲治疗完全且全身无分化型甲状腺癌转移灶者,颈部应无摄碘组织。唾液腺、肝脏、胃肠道、肾脏及膀胱常可见生理性摄取,全身其余部位无明显的显像剂浓聚。

（2）异常影像:分化型甲状腺癌(甲状腺乳头状癌和甲状腺滤泡状癌)及其转移灶有不同程度的浓聚 ^{131}I 能力,故可用 ^{131}I 全身显像寻找转移灶。转移灶的好发部位为颈部淋巴结、双肺和全身骨骼(图 7-18~图 7-20),为分化型甲状腺癌转移或复发病灶的诊断、治疗方案的制订提供主要依据,是目前临床不可缺少的手段。但它们的摄 ^{131}I 功能不如正常甲状腺组织,故在寻找转移灶之前须去除(通过手术或 ^{131}I 治疗)残留正常甲状腺组织。治疗剂量的 ^{131}I 全身显像较诊断剂量显像更易发现病灶,还可通过提高自身促甲状腺素或外源注射促甲状腺素增强病灶摄取 ^{131}I 的能力,提高对较小病灶的检出率。但是,某些正常组织,如唾液腺、胃黏膜、乳腺、脉络丛也能聚集 ^{131}I,诊断时应予以鉴别。

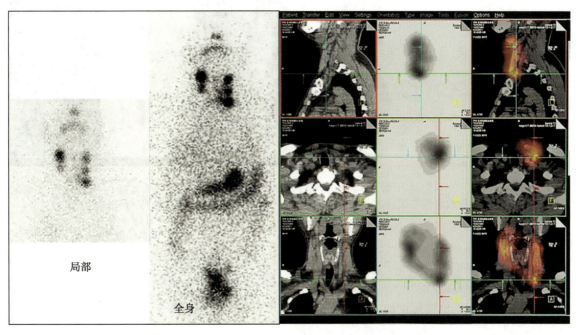

局部

全身

图 7-18　甲状腺乳头状癌全身 ^{131}I 显像

颈部多个异常放射性浓聚,同机 CT 融合见放射性浓聚处为肿大淋巴结,诊断甲状腺癌伴颈部淋巴结转移。

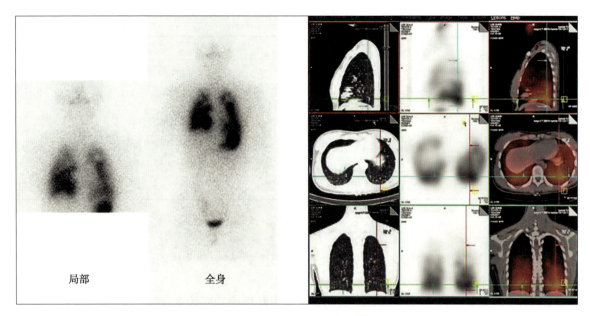

图 7-19　甲状腺乳头状癌全身 ^{131}I 显像

双肺异常放射性浓聚,结合图像融合:放射性浓聚处可见多发肺状结节影,诊断甲状腺癌双肺转移。

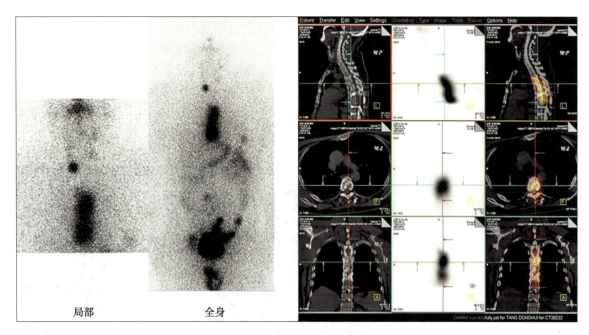

图 7-20　甲状腺乳头状癌全身 ^{131}I 显像

多处骨异常放射性浓聚,同机 CT 融合见放射性浓聚处骨质破坏,诊断甲状腺癌骨转移。

二、^{99m}Tc(Ⅴ)-DMSA 显像

(一)放射性药品学

1. 显像剂　五价锝标记的二巯基丁二酸[^{99m}Tc(Ⅴ)-DMSA]是一种肿瘤显像剂,用于甲状腺髓样癌的定性及定位研究,有较高的临床价值。

2. 显像原理　^{99m}Tc(Ⅴ)-DMSA 是一个单核化合物,具有由两个 DMSA 配体提供的 4 巯基与一个锝酸根共价结合的正方形四锥体结构,分子式为[^{99m}TcO$_4$(DMSA)^2]$^-$,能被肿瘤细胞浓聚,当其到达肿瘤细胞后发生水解反应,参与细胞磷酸代谢。目前显像机制尚在进一步研究中。

3. 给药方法 静脉注射给药,成人使用剂量为 740~925MBq(20~25mCi),儿童剂量减半。

(二)适应证

1. 甲状腺髓样癌转移灶的部位及范围的确定。

2. 甲状腺髓样癌术后残留病灶或复发病灶的探测。

3. 甲状腺髓样癌放化疗监测。

4. 甲状腺髓样癌治疗后随访。

(三)患者准备

检查前排尿,向患者解释检查全过程,取得患者配合。

(四)采集条件

分别于注射后 5~10 分钟、2 小时行常规采集,必要时行 24 小时延迟显像。患者一般取仰卧位,采集颈部及全身前位和后位平面显像,必要时加做局部断层显像。对可疑阳性病灶,根据需要加做特殊体位、局部静态显像或断层显像。选用低能通用型或低能高分辨型平行孔准直器,尽可能贴近受检部位,能峰 140keV,窗宽 20%~30%,全身显像时矩阵为 256×1 024,扫描速度 15~20cm/min。局部静态显像时矩阵为 256×256,总计数 300~500K。断层显像时矩阵为 64×64 或 128×128,每帧 3°~6°。

(五)正常图像

显像剂主要经肾脏排泄,除膀胱外全身各器官中肾脏浓聚放射性最多;头、颈部以鼻咽部最强。正常甲状腺不摄取;胸部以心脏、大血管最强,女性乳房区有片状放射性增强;延迟显像时血管影消退,心脏放射性降低,骨骼形态隐约可见。

(六)注意事项

99mTc(Ⅴ)-DMSA 显像对甲状腺髓样癌诊断的准确性较高,但若治疗后,病灶阳性率下降,可以用 99mTc-MIBI 显像作为补充检查。

第五节 肾上腺显像

肾上腺是人体重要的内分泌器官,左右各一,位于肾上方,两侧共重 10~15g,腺体分皮质和髓质两部分。肾上腺显像包括肾上腺皮质显像和肾上腺髓质显像。肾上腺皮质显像因显像剂制约而临床开展较少,近年来越来越多的临床证据表明,靶向 C-X-C 趋化因子受体 4(CXCR4)的 68Ga-pentixafor PET/CT 显像有助于原发性醛固酮增多症的分型诊断。本节内容只对肾上腺髓质显像作介绍。

一、放射性药品学

(一)显像剂

目前用于肾上腺髓质显像的显像剂有 131I-间位碘代苄胍(131I-MIBG)和 123I-间位碘代苄胍(131I-MIBG),前者应用较广泛。

(二)显像原理

肾上腺髓质能合成和分泌肾上腺素和去甲肾上腺素,分泌后的去甲肾上腺素在酶的作用下通过再摄取方式进入肾上腺髓质嗜铬细胞的胞囊中储藏。间位碘代苄胍(MIBG)是去甲肾上腺素(NE)的类似物,同样可被肾上腺髓质的嗜铬细胞摄取,因此用 131I 或 123I 标记的 MIBG 可使肾上腺髓质显影。在体外用 γ 照相机或 SPECT 即可进行肾上腺髓质显像。

(三)给药方法

静脉注射,131I-MIBG 成人一次剂量为 74~111MBq(2~3mCi),123I-MIBG 成人剂量为 185~370MBq

（5~10mCi），儿童酌减。缓慢推注，时间大于 30 秒。

二、适应证与禁忌证

（一）适应证

1. 嗜铬细胞瘤的定位诊断。
2. 恶性嗜铬细胞瘤转移范围的确定及疗效观察。
3. 嗜铬细胞瘤术后残留病灶或复发病灶的探测。
4. 肾上腺髓质增生的辅助诊断。

（二）禁忌证

妊娠和哺乳期的妇女禁用。

三、患者准备

1. 检查前 1 周停用影响显像剂摄取的药物，如酚苄明、利血平、可卡因、生物碱、多巴胺、胰岛素及三环抗抑郁药等药物。

2. 检查前 3 天开始口服复方碘溶液（封闭甲状腺），每天 3 次，每次 5~10 滴，直至检查结束。

3. 显像前一天晚上进流食，并于 22 时后禁食水，服用缓泻剂清洁肠道，以减少肠道放射性干扰。

4. 显像当天空腹，在检查前 30 分钟可服用脂餐，排除胆囊对肾上腺的干扰，显像前排尿。

5. MIBG 为去甲肾上腺素类似物，注入体内后有可能会加速颗粒内贮存的去甲肾上腺素的排出，引起高血压危象。因此，注射前患者不可有剧烈活动、情绪激动及紧张，可让患者休息半个小时，待其平静后再注射。注射时应密切观察患者情况，有颜面潮红、心悸者，可暂缓或停止注射。

四、图像采集

注射显像剂后，分别于 24 小时、48 小时和 72 小时进行显像。患者取仰卧位，行后位和前位全身扫描，范围从头顶至盆腔。根据全身扫描情况，需要时可加做局部和其他体位像。采集参数见表 7-7。

表 7-7　肾上腺髓质显像条件

采集方案	采集条件				
	准直器	矩阵	扫描速度/（cm/min）	能峰/keV	窗宽/%
^{131}I-MIBG	高能平行孔准直器	1 024×256	10~15	364	20
^{123}I-MIBG	针孔、平行孔 LEHR/LEGP	1 024×256	10~15	159	20

五、图像分析

（一）正常影像

正常人肾上腺髓质多不显影，仅有少数隐约显示，影像小且多不清晰，双侧大致对称。唾液腺、心肌、脾脏等有时显影，MIBG 经肝脏代谢，经肾脏排泄，因此肝、膀胱等也可显影。

（二）异常影像

1. **双侧肾上腺髓质明显显影**　注射 ^{131}I-MIBG 后双侧肾上腺髓质在 24 小时清晰显影，或24~72 小时显影明显增强，提示双侧肾上腺髓质功能增强，常见于增生。

2. **单侧肾上腺髓质明显显影**　注射 ^{131}I-MIBG 后单侧肾上腺髓质在 24 小时清晰显影，或

24~72 小时显影明显增强,提示为嗜铬细胞瘤。

3. 异位显像剂浓聚　在肾上腺以外的部位出现显像剂异常浓聚区,在排除各种干扰因素后,结合其临床表现,可判断为异位嗜铬细胞瘤或恶性嗜铬细胞瘤转移灶。对于小儿患者,若在腹部或骨骼处有异常显影,应高度怀疑为神经母细胞瘤。

六、伪影判断和处理

肾上腺髓质显像由于其显像剂的非特异性,伪影的干扰会比较多,主要有心、肝、脾、膀胱及肠道放射性浓聚的干扰,所以患者检查前应有充分的准备,如口服碘溶液、服用缓泻剂及脂餐、排空膀胱等。

七、临床应用

(一) 嗜铬细胞瘤的诊断及治疗后随访

嗜铬细胞瘤大部分发生在肾上腺髓质(图 7-21),成人嗜铬细胞瘤约 20%~25% 位于肾上腺外(图 7-22),儿童约 30% 位于肾上腺外。其瘤体几乎可见于身体的各个部位,主要位于腹部。大多数嗜铬细胞瘤为良性,可行手术切除而根治。因此,准确的定性和定位对于有效的治疗至关重要。临床应用结果显示,MIBG 显像诊断嗜铬细胞瘤的敏感性为 86.5%,特异性为 92.3%,准确性为 89.5%。约 10% 的嗜铬细胞瘤为恶性肿瘤,肾上腺髓质显像可用来寻找其转移灶以及监测术后复发。

(二) 肾上腺髓质增生的辅助诊断

一般注射 ^{131}I-MIBG 48 小时后出现双侧或单侧肾上腺髓质显影清晰,72 小时显影进一步增强,提示肾上腺髓质功能增强(图 7-23)。

(三) 非嗜铬细胞瘤的辅助诊断

神经母细胞瘤、副神经节细胞瘤、甲状腺髓样癌、Sipple 综合征(患者同时发生甲状腺髓样癌、肾上腺嗜铬细胞瘤、甲状旁腺肿瘤)等细胞也能摄取 MIBG。神经母细胞瘤及其转移灶多明显显

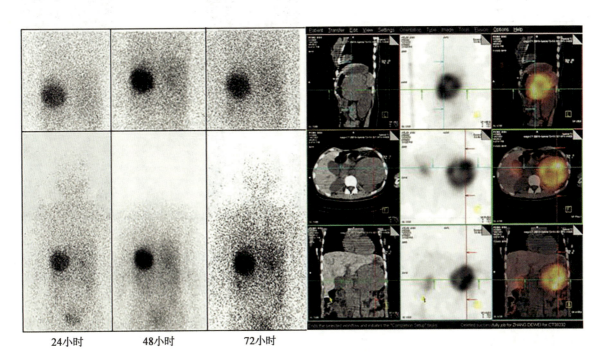

24小时　　　48小时　　　72小时

图 7-21　腺嗜铬细胞瘤 ^{131}I-MIBG 显像(后位)

腹部异常放射性浓聚,结合图像融合:左侧肾上腺见异常放射性浓聚,术后病理为左侧肾上腺嗜铬细胞瘤。

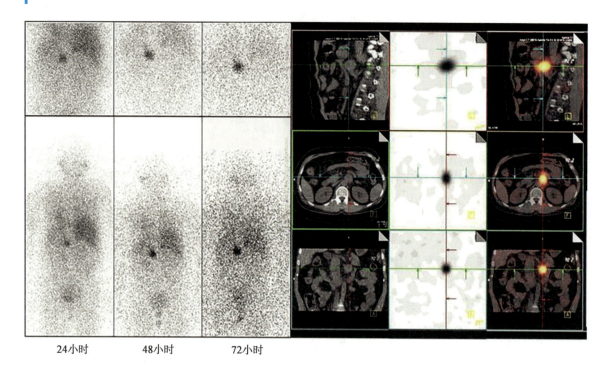

24小时　　　　48小时　　　　72小时

图 7-22　异位嗜铬细胞瘤 ^{131}I-MIBG 显像（后位）

腹部异常放射性浓聚,结合图像融合:腹主动脉旁左侧肾上腺前方见软组织异常放射性浓聚,术后病理证实为腹主动脉旁异位嗜铬细胞瘤。

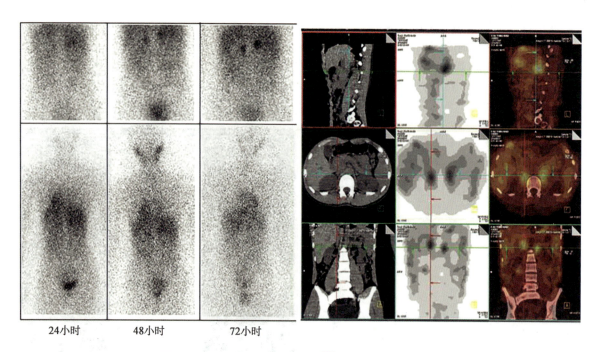

24小时　　　　48小时　　　　72小时

图 7-23　双侧肾上腺髓质增生 ^{131}I-MIBG 显像（后位）

24、48 小时双侧肾上腺区域见异常放射性浓聚,72 小时浓聚增强,结合图像融合,考虑双侧肾上腺髓质增生。

影,其诊断敏感度为 90%,特异性可达 100%。副神经节细胞瘤也能摄取 MIBG,但显示病灶的阳性率仅在 50% 左右。

　　^{131}I 或 ^{123}I 标记的 MIBG 显像为上述肿瘤的诊断提供了简便、有效的手段,尤其全身显像更是核医学检查的独特优点。但是由于 SPECT 的空间分辨力有限,对小病灶嗜铬细胞瘤、恶性嗜铬细

胞瘤以及转移灶在诊断上有一定的局限,所以临床上将儿茶酚胺前体 6-[^{18}F]氟-L-3,4-二羟基苯丙氨酸(^{18}F-fluoro-L-dihydroxyphenylalanine,^{18}F-DOPA)PET/CT 用于肾上腺髓质疾病的诊断,已取得很好的效果。目前普遍认为 ^{18}F-DOPA 在诊断肾上腺髓质病变上更具特异性,^{18}F-DOPA 在判断嗜铬细胞瘤的良、恶性时,敏感性比 MIBG 更高。

本章小结

　　本章重点介绍了核医学检查在内分泌系统中甲状腺、甲状旁腺、肾上腺等相关疾病诊疗中的应用。首先是甲状腺部分,内容包括甲状腺摄 ^{131}I 率测定和甲状腺显像。甲状腺摄 ^{131}I 率测定是了解甲状腺碘代谢的常用方法,可用于甲亢及甲减的辅助诊断,还可用于亚急性甲状腺炎的鉴别诊断,以及甲亢 ^{131}I 治疗剂量的确定。甲状腺显像不仅反映了甲状腺的解剖形态,更重要的是反映了其功能状态。甲状腺结节是甲状腺最常见的病变,甲状腺显像按照结节的功能状态可分为热结节、温结节、凉结节和冷结节,均能提示结节的病变性质。其次是甲状旁腺部分,^{99m}Tc-MIBI 是甲状旁腺常用的显像剂,为了排除甲状腺组织的影响,可用双时相法、双核素法等方法进行显像。^{99m}Tc-MIBI 也可作为亲肿瘤显像剂进行甲状腺肿瘤阳性显像。在甲状腺癌转移灶显像部分,重点介绍了 ^{131}I 显像和 ^{99m}Tc(V)-DMSA 显像,分别针对分化型甲状腺癌和甲状腺髓样癌转移灶的探测及治疗后随访等。肾上腺显像分为肾上腺皮质和髓质显像,其中 ^{131}I-MIBG 肾上腺髓质显像对于嗜铬细胞瘤的定位诊断、转移病灶的确定和疗效观察有着较高的临床价值,而且利用 ^{131}I 发射的 β 射线还可以进行内照射治疗。

思考题

　　1. 简述甲状腺摄 ^{131}I 率测定的基本原理及临床应用。

　　2. 简述甲状腺结节在甲状腺显像图上的表现类型及鉴别甲状腺冷/凉结节良、恶性的核医学检查方法。

　　3. 简述甲状腺的核医学检查方法的分类,每一类各举两法说明之。

　　4. 简述甲状旁腺显像的基本原理及临床应用。

　　5. 简述肾上腺髓质显像的基本原理及临床应用。

(庞　华)

第八章　神经系统检查技术

神经系统的基本功能是控制和调节全身各系统的功能。脑神经科学是当今生物科学研究领域的前沿。PET/CT 和 SPECT/CT 等大型影像设备的发展,推动了分子功能影像技术在神经与精神科学中的应用研究,形成了神经核医学(nuclear neurology)。目前,应用神经核医学的方法可在分子水平上评价脑代谢、脑血流灌注、脑受体分布、神经递质转运体活性、脑内蛋白质合成以及脑脊液循环动力学等重要功能,包括脑血流灌注显像(cerebral blood flow perfusion imaging),脑代谢显像(cerebral metabolic imaging),脑神经递质、转运体和神经受体显像(neurotransmitter, transporter and neuroreceptor imaging)等。神经核医学在神经、精神疾病的临床诊治、脑生理生化功能与病理机制的探讨以及人脑认知功能的研究中具有独特的优势,有着广阔的发展前景。

第一节　脑血流灌注显像

一、放射性药品学

(一)显像原理

脑血流灌注显像采用静脉注射分子量小、不带电荷且脂溶性高的脑显像剂。它们能通过血脑屏障进入脑细胞,随后在水解酶或脂肪水解酶作用下转变为水溶性物质或经还原型谷胱甘肽作用分解成带电荷的次级产物,不能反扩散出脑细胞,从而滞留在脑组织内。显像剂进入脑细胞的量与局部脑血流量(regional cerebral blood flow,rCBF)成正比,通过观察脑内各部位放射性摄取分布的状态,就可以判断局部脑血流量的情况。局部脑血流量一般与局部脑功能代谢水平呈正相关,故本检查在一定程度上亦能反映局部脑功能状态。

(二)显像剂

1. ^{99m}Tc-双半胱乙酯(^{99m}Tc-ethyl-cysteinate dimer,^{99m}Tc-ECD)　为脂溶性化合物,易通过血脑屏障,静脉注射后可迅速被脑组织摄取。其沉积和滞留在脑组织的量与血流量成正比。^{99m}Tc-ECD 在脑中的滞留是由于其酯基在神经元内被水解成酸。

2. ^{99m}Tc-六甲基丙烯胺肟(^{99m}Tc-hexamethyl-propyleneamine oxime,^{99m}Tc-HMPAO)经静脉注射后能通过血脑屏障,被脑组织(主要是脑灰质)摄取。其摄取机制尚不清楚,可能与血流及脑组织中的谷胱甘肽含量有关。进入脑组织的药物在代谢作用下失去亲脂性,因而不能通过血脑屏障返回血流,从而滞留脑内。

(三)标记方法

1. ^{99m}Tc-ECD　用生理盐水洗脱 ^{99}Mo-^{99m}Tc 发生器,得到高锝(^{99m}Tc)酸钠后,按其放射性浓度取 2~5ml,加入注射用亚锡双半胱乙酯瓶中,充分振荡,使内容物溶解,在室温中静置 5 分钟,即得 ^{99m}Tc-ECD。应按要求完成制备,检测结果符合无菌、无毒、无热原和放射化学纯度大于 90% 的要求。

2. ^{99m}Tc-HMPAO　用生理盐水洗脱 ^{99}Mo-^{99m}Tc 发生器,得到高锝(^{99m}Tc)酸钠后,按其放射性浓度取 3~10ml,加入注射用亚锡伊莎美肟瓶中,充分振荡,使内容物溶解,在室温中静置 5 分钟,即得 ^{99m}Tc-HMPAO。对本品的标记应在 15~25℃ 进行,标记后应在 30 分钟内使用。应按要求完成制备,检测结果符合无菌、无毒、无热原和放射化学纯度大于 90% 的要求。

(四)给药方法、剂量要求及其影响因素

1. 给药方法 推荐提前预置静脉通路,注射时要确保显像剂完全推入血管而无渗漏。注射完毕后应以输液贴迅速、准确地按压进针点。

2. 剂量要求 ^{99m}Tc-ECD 和 ^{99m}Tc-HMPAO,成人用量为 740~1 110MBq/1~2ml,儿童用量按体重计算。

3. 影响因素 嘱患者或家属按压注射位置的止血贴。嘱其切勿用按压止血的手指接触头部,以免污染头部,影响图像质量。

二、适应证与禁忌证

(一)适应证

1. 缺血性脑血管病的诊断、血流灌注和功能受损程度的评估。

2. 脑梗死的诊断。

3. 癫痫病灶的定位。

4. 痴呆的诊断与鉴别诊断。

5. 评价颅脑损伤后及手术前后脑血流灌注和功能情况统计参数图。

6. 评价脑肿瘤灌注情况。

7. 诊断脑死亡。

8. 脑动静脉畸形的辅助诊断。

9. 诊断帕金森病。

10. 情绪障碍(包括焦虑症、恐惧症、强迫症和癔症、精神分裂症、睡眠障碍的功能损伤)的定位及辅助诊断。

11. 其他,如儿童孤独症、学习障碍、抽动障碍、注意缺陷多动障碍、偏头痛、精神发育迟缓的功能损伤定位、治疗方法的筛选和疗效评价。

(二)禁忌证

无明确禁忌证。

三、负荷试验

(一)负荷试验的生理基础

由于脑部供血系统具备一定的储备能力,在脑储备血流下降时,常规静息状态脑血流灌注显像往往不能发现异常,但可以通过药物负荷的血管扩张试验检查脑血流的储备功能和血管的反应性变化,提高缺血性病变,特别是潜在的缺血性病变的阳性检出率。其他负荷试验是在药物干扰神经细胞活动或者生理性刺激条件下,检查脑功能的活动和变化,准确地进行疾病功能区域的定性和定位。

(二)负荷试验类型

脑血流灌注显像介入试验(interventional test)主要有五大类。

1. 药物介入试验 包括腺苷介入试验、乙酰唑胺介入试验、贝美格药物诱发试验、尼莫地平介入试验、乙酰肉毒碱介入试验、抗胆碱药物介入试验、抗精神药物介入试验、双嘧达莫介入试验、CO_2 吸入负荷试验等。

扩血管药物负荷试验常用于脑血管疾病诊断,临床应用最为普遍,特别是用于功能性缺血区域和梗死区域的鉴别,有利于判断血管的储备和反应能力,对选择恰当的治疗和疗效预估以及治疗后评价是一种有价值的手段和方法。

腺苷是一种相对分子质量为 267.25Da 的小杂环分子,普遍存在于组织中,是一种与体内能量代谢和多种细胞活动有关的核苷酸介质,具有强有力的小动脉扩张作用,可被细胞主动摄取并经酶(腺苷脱氨酶)的降解而被代谢。静脉给予腺苷后,其扩张血管的作用是快速而短暂的。静脉滴注腺苷 2 分钟后,将产生脑血管扩张作用。腺苷试验时,一般取仰卧位,测定基础血压、脉搏及 12 导联心电图,按 0.14mg/(kg·min)剂量静脉注入,一般需时 6 分钟。大约有 80% 患者可出现副作用,其副作用的类型与双嘧达莫试验相似。腺苷对发生哮喘的支气管有强烈的收缩作用,但对正常的气道却无此作用。腺苷引起支气管收缩的动力学变化与过敏性和非过敏性哮喘患者相似。虽然有文献报道,静脉注射腺苷能引起严重的支气管痉挛,但大量的文献报告认为腺苷试验是安全的。检查时须行两次显像,首先行常规脑血流灌注显像,随后进行腺苷负荷试验,将两次显像所得的影像进行对比分析。

因为国内无法常规供药,开展乙酰唑胺(acetazolamide)介入试验有一定的困难。其基本原理是:乙酰唑胺能抑制脑内碳酸酐酶的活性,使碳酸脱氢氧化过程受到抑制,导致脑内 pH 急剧下降,正常情况下会反射性地引起脑血管扩张,导致局部脑血流量增加 20%~30%,而病变部位血管的反应性扩张较弱,甚至没有反应,应用乙酰唑胺后潜在缺血区和缺血区的局部脑血流量增加不明显,在影像上出现相对放射性减低或缺损区。检查方法类同于腺苷负荷显像,须行两次显像:首先行常规脑血流灌注显像;随后进行乙酰唑胺负荷试验。方法是静脉推注乙酰唑胺 1g,10 分钟后行第二次显像,将两次显像所得的影像进行对比分析。

2. 人为干预介入试验 包括过度换气诱发试验、剥夺睡眠诱发试验、睡眠诱发试验、直立负荷试验、颈动脉压迫试验(Matas 试验)。

3. 生理刺激介入试验 包括肢体运动、视觉、听觉刺激试验、躯体感觉刺激试验等。

4. 认知作业介入试验 包括记忆试验、听觉语言学习试验、计算试验、思索试验等。

5. 物理性干预试验 包括磁场干预试验、低能激光照射试验、针刺激发试验等。

四、检查前准备

(一)知情权

检查前,嘱患者本人或患儿的法定监护人认真阅读检查项目介绍,知晓本检查的安全性、注意事项等后,方能进入登记预约、缴费和预约等程序。必要时签署知情同意书。

(二)封闭甲状腺

使用 ^{99m}Tc-HMPAO 或 ^{99m}Tc-ECD 时,注射前 30 分钟到 1 小时让受检者空腹口服过氯酸钾 400mg,以封闭甲状腺、脉络丛和鼻黏膜,减少 ^{99m}TcO$_4^-$ 的吸收和分泌。使用 ^{123}I-安菲他明(^{123}I-IMP)时,需用复方碘溶液封闭甲状腺,一般在检查前 2~3 天开始服用,检查后仍需服用 2~3 天。

(三)视听封闭

令受检者闭目,戴黑色眼罩,用耳塞塞住外耳道,5 分钟后由静脉弹丸式注射或静脉注射显像剂。

(四)儿童患者的准备

1. 因过氯酸钾有轻度苦涩味,可加适量糖以增强患儿依从性。

2. 脑血流灌注显像需约 20~25 分钟,患儿常不能配合完成,因此对不能很好配合的患儿,可给予 10% 水合氯醛(0.50~0.75ml/kg 体重)灌肠促眠。

五、图像采集

(一)仪器基本条件

SPECT 探头推荐配置低能高分辨型、扇形准直器,能峰 140keV,窗宽 20%。

（二）显像时间

静脉注射 ^{99m}Tc-HMPAO 或 ^{99m}Tc-ECD 后 20~30 分钟尽可能进行显像，最迟应在注射后 1 小时内进行。

（三）显像体位

检查前嘱患者摘除头部佩饰及金属异物等，取仰卧位，自然放松，头部用头托固定。若采用体外听眦线（OM）线显像，调节头托，使眼外眦和外耳道的连线与地面垂直。调整床上、下位，将患者头部放置在视野中心，采集期间保持体位不动。

（四）影像采集

1. 基本原则 探头旋转半径为 12~14cm。采集矩阵为 128×128，旋转 360°，5.6°~6.0°/帧，共采集 64 帧或 128 帧影像。采集时间：^{99m}Tc 标记物 15~20 秒/帧，圆形探头放大倍数（Zoom）取 1.00，矩形探头（500mm×370mm）放大倍数（Zoom）1.60~1.78。脑组织的净计数率每帧 400~800K/s 或 3~5K/s。

2. 影像采集的具体操作 按照不同设备、不同型号要求，采用厂家推荐或进行必要修改后的采集程序进行影像采集。

（五）技术要点

1. 静脉给药后 20~60 分钟图像信噪比最佳，一定要在此期间完成采集。

2. 旋转半径要足够小，以保证图像分辨力。

3. 图像信息量是保证图像质量的关键。特殊情况下，如药量偏低或患者不配合，需要缩短采集时间时，可选小矩阵，以提高图像信噪比和成像灵敏度。

4. 与患者沟通好，嘱其采集期间保持体位不动，避免移动伪影。

（六）注意事项

1. 注射前 30~60 分钟嘱受检者空腹口服过氯酸钾 400mg，以封闭甲状腺、脉络丛和鼻黏膜，减少 $^{99m}TcO_4^-$ 的吸收和分泌。

2. 使用 ^{99m}Tc 标记化合物时，即便放射性化学纯度 >90%，但若未使用过氯酸钾封闭脉络丛、鼻黏膜或封闭不够时，有时也可见静脉窦轻度显影，特别是鼻黏膜内放射性浓集明显，影响影像的清晰度。

3. 需要时可进行视听封闭 30 分钟，从给药前 30 分钟至图像采集前。

4. 为防止头部移位，要用胶带强制固定。对神经或精神症状明显、小儿和不能合作的患者，应预先给予镇静剂。

六、图像处理

（一）基本原则

1. 前滤波 先用巴特沃思（Butterworth）低通滤波器滤波，推荐使用 fc=0.35~4.00，n=12~20。具体应参照所用厂家仪器说明书推荐值或本实验室参考值。

2. 反向投影重建 用斜坡函数（ramp function）滤波反投影重建原始横断层影像，推荐层厚 2~6mm。

3. 衰减校正 Sorenson 法和 Chang 法是常用的衰减校正法，使用 ^{99m}Tc 标记物时，推荐 μ=0.12cm^{-1}。

4. 冠脉和矢状断层影像制作 层厚为 2~6mm。

5. 3D 影像重建 阈值为 30%~40%。

6. 半定量分析法 在断层影像某区域和对侧的镜像部位提取计数，计算感兴趣区（ROI）比值。利用扇形区分割法提取某扇面区域和镜像扇面均数，计算比值。

7. 定量分析法 局部脑血流量定量分析的理论基础是 Fick 的物质守恒原理，即单位时间内显像剂被脑组织摄取并滞留的量等于动脉血带入脑组织的量减去脑静脉血中带走的量。由于定量测定需要抽取动脉血样,在实际操作中多有不便,目前也可采用拉尔森校正(Lassen correction)公式和其他方式计算局部脑血流量,评估局部血流量和脑血管储备功能。

(二)图像处理具体操作

采用厂家推荐或进行必要修改后的图像处理程序进行图像后处理和半定量、定量分析。

七、图像的评价标准

高质量的图像是作出准确影像诊断的保证,理想的图像应满足以下标准。

(一)放射性分布

脑皮质和灰质核团神经元功能活跃,放射性分布较浓;白质和脑室区神经元少、功能低,放射性分布也较低。

(二)解剖标志

分析断层影像时,首先要了解和注意观察几个重要的解剖标志,包括大脑纵裂、外侧裂、顶枕裂和中央沟。

(三)对称性

分析断层影像的第三个要点是观察两侧半球各结构的对称性,注意两侧半球功能状态不尽一致的差异。

(四)脑回和脑沟

脑皮质厚度约为 2~4mm,向脑内褶皱形成脑回和脑沟。脑回是单层皮质,而脑沟间隙很小,实际上脑沟皮质合拢成双层或三层。断层影像上可见脑回放射性分布薄而略淡,而脑沟的部位则是一个个的放射性浓团。

八、正常图像与异常图像

(一)正常图像

正常脑断层影像中,大、小脑皮质,基底节神经核团,丘脑,脑干显影清晰,白质及脑室部位为淡影,左右两侧基本对称(图 8-1)。三种断层影像中,横断层面显示脑内结构较为清楚。大脑额、顶、颞、枕叶皮质(影像上所见宽度约为 5~8mm)放射性分布高于白质和脑室部位,即形成周边放射性浓影。丘脑、基底节、脑干等灰质核团的放射性分布与脑皮质相近且高于白质,呈"岛状"团块浓影。小脑皮质放射性分布亦较高。影像上所见的放射性分布高低,反映不同局部脑血流灌注、脑神经细胞的功能活跃程度。用化学微栓类显像剂获得影像的灰质:白质计数比值为 1.7~2.0:1,惰性气体类测定的比值约为 4:1。

^{99m}Tc-HMPAO 测定的脑血流(CBF)参考值为(44.2±4.5)ml/(100g·min);^{133}Xe 测定的脑血流(CBF)参考值为(67.83±8.95)ml/(100g·min),左右脑的局部脑血流量(rCBF)相近,男女性别间无显著性差异。正常情况下左、右大脑半球相应部位放射性比值差异小于 10%,大于 10% 视为异常。

(二)异常图像

1. 异常图像判定标准 断层影像上 ≥2 个方向断面有一处或多处异常放射性减淡缺损或浓聚灶(图 8-2),病变范围 >2cm×2cm,脑室及白质区域扩大,尾状核间距增宽,两侧丘脑、尾状核及小脑较明显不对称等均为异常。

2. 异常图像的类型

(1)局限性放射性分布减低或缺损:脑皮质和脑内灰质核团有单处或多处局限性放射性分布减低或缺损区,呈类圆形、椭圆形和不规则形等。引起局限性放射性分布减低或缺损的原因很多,如缺血性脑血管病、脑出血、脑脓肿、癫痫发作间期和偏头痛等缺血性、功能性和占位性脑病等。

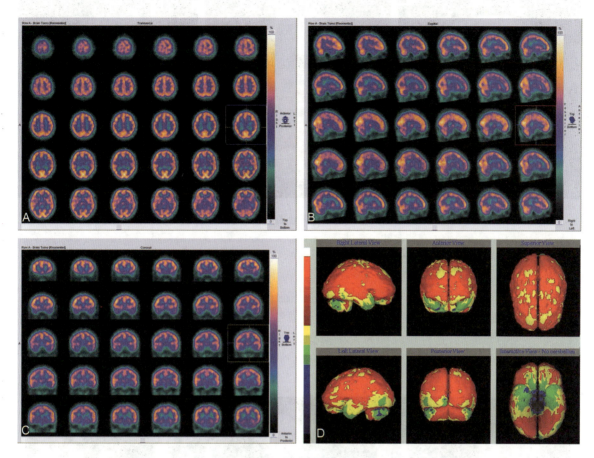

图 8-1 正常 SPECT 脑血流灌注图像(复旦大学华山医院提供)
A. 横断层面(颅底到颅顶);B. 矢状断层面(从左到右);C. 冠状断层面(从前往后);D. 3D 图。

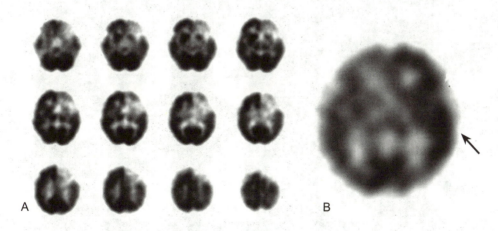

图 8-2 异常脑血流显像
A. 脑梗死患者,左侧大脑皮质额、顶叶及左侧尾状核头呈放射性分布减低缺损区;
B. 癫痫患者,箭头示左侧颞叶、额叶皮质呈异常放射性浓聚灶。

(2)局限性放射浓集或增高:脑皮质和脑内灰质核团有单处或几处局限性放射性浓集或增高,多数呈点灶状、团块状,有的呈环形或新月形等。癫痫发作期致痫灶可表现为放射性浓集。短暂性脑缺血发作(TIA)、脑梗死亚急性期和慢性期的病灶周围可出现放射性浓集,这种现象称为过度灌注(luxury perfusion)(图 8-3)。负荷试验时,如负荷生理刺激、针刺等亦见相应脑皮质和灰质核团

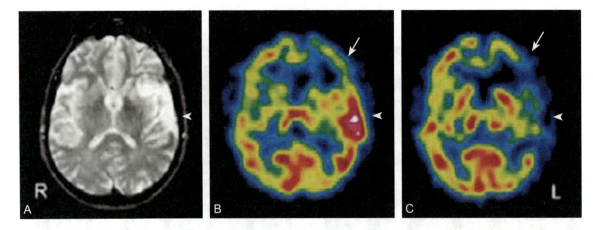

图 8-3 左侧颞叶梗死灶周围放射性过度摄取

A. 磁共振图像中三角箭头示左侧颞叶高密度病灶;B. 箭头示左侧额叶放射性减低,三角箭头示颞叶呈放射性增高,表现为过度灌注;C. 箭头示左侧颞叶放射性呈减低区,三角箭头示左侧额、顶叶放射性呈减低区。

放射性分布增高,表明该脑区对刺激的应答使局部脑血流量灌注增加,脑细胞功能活动增高。

（3）大小脑失联络现象:一侧大脑皮质有局限性放射性分布减低或缺损,同时对侧小脑放射性分布亦见明显减低,这种现象称为大小脑交叉失联络（crossed cerebellar diaschisis）（图 8-4）。多见于慢性脑血管病。

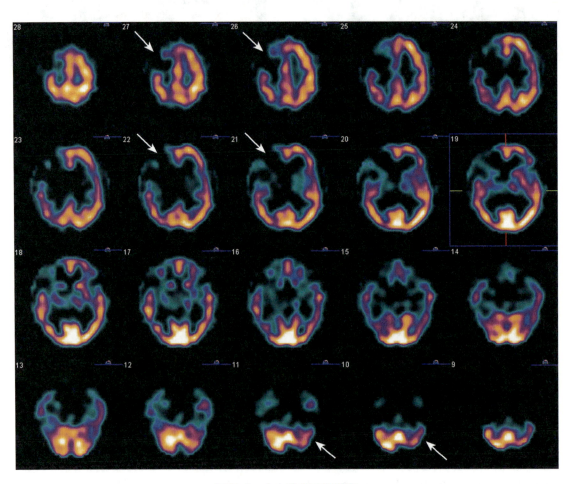

图 8-4 大小脑交叉失联络

右侧额叶脑梗死灶放射性缺损,对侧左侧小脑同样有放射性摄取减少。

（4）白质区扩大：脑梗死、脑出血和脑肿瘤等疾病患者，除可见局部明显的放射性分布减低或缺损外，有时可见白质区扩大，中线结构偏移，多不规则。这是局部病变造成周围组织缺血、水肿和受压所致。

（5）脑结构紊乱：表现为脑内放射性分布紊乱，无法识别原有结构。有时可见脑皮质周围有环形放射性分布，呈花边状，多见于脑挫伤。这些所见是外力撞击使脑内部分组织挫伤、水肿、缺血、功能不全和血脑屏障受损等原因所致。

（6）异位放射性浓集：正常脑结构以外部分的异常放射性的非生理性浓聚，主要分布于鼻腔、侧脑室、头皮或颅骨内，往往是脑挫伤伴脑脊液漏、硬膜下血肿、蛛网膜下腔出血等疾病引起。

（7）脑萎缩：表现为皮质变薄，放射性分布呈弥漫性稀疏、减低，脑室和白质相对扩大，脑内容量减少，伴有脑裂增宽，脑内灰质核团变小，核团间距离加宽；常见于脑萎缩症、抑郁症晚期、阿尔茨海默病和各型痴呆等。

（8）脑内放射性分布不对称：一侧放射性明显高于或低于对侧，如舞蹈病、帕金森病时，一侧基底节放射性可明显低于对侧基底节。

第二节　^{18}F-FDG PET 脑代谢显像

一、放射性药品学

（一）显像原理

脑的代谢能量绝大部分（90% 以上）来自糖的有氧代谢。葡萄糖几乎是脑组织的唯一能源物质，脑内葡萄糖代谢率的变化能够反映脑功能活动情况。^{18}F-FDG 为葡萄糖类似物，具有与葡萄糖相同的细胞转运及己糖激酶磷酸化过程，但转化为 ^{18}F-6-磷酸氟代脱氧葡萄糖（^{18}F-FDG-6-P）后就不再参与葡萄糖的进一步代谢而滞留于脑细胞内。观察和测定 ^{18}F-FDG 在脑内的分布情况，就可以了解脑局部葡萄糖代谢状态。受检者禁食 4 小时以上，静脉注射 ^{18}F-FDG 185~370MBq（5~10mCi），45~60 分钟后用 PET、PET/CT 或符合线路 SPECT 进行脑葡萄糖代谢显像（cerebral glucose metabolic imaging）。影像经计算机重建获得 ^{18}F-FDG 在脑内分布的横断面、冠状面、矢状断层面和三维立体影像。

（二）^{18}F-FDG 的制备方法和质量控制

利用医用回旋加速器制备 ^{18}F，经化学合成系统合成 ^{18}F-FDG。^{18}F-FDG 的放射化学纯度测定采用薄层层析（TLC）或高效液相色谱（HPLC）进行。TLC 以硅胶为固定相，乙腈：水（V：V=95：5）为展开剂。HPLC 应用 C18 柱，洗脱液为乙腈水溶液（V：V=85：15），流速为 1.0ml/min。^{18}F-FDG 的放射性化学纯度应 >95%。

1. ^{18}F-FDG 的剂量　注射前核对受检者姓名、性别、年龄、检查项目、体重等信息。注射剂量根据患者体重计算，3.70~5.55MBq/kg（0.10~0.15mCi/kg）。

2. 给药方法和途径　为防止显像剂渗漏，先建立静脉通道，用生理盐水检查静脉通道通畅后，注入显像剂，再用生理盐水将通道内的显像剂冲洗干净。注射点选择病变的对侧肢体，静脉注入。测量注射前注射器内的显像剂活度并记录注射时间，测量注射后空注射器内的显像剂活度并记录时间，此为计算标准化摄取值（SUV）所需。

二、适应证与禁忌证

（一）适应证

1. 癫痫灶的定位诊断、术前评价与疗效判断。

2. 痴呆的诊断(包括早期诊断和痴呆严重程度评价)及鉴别诊断、病程评价。

3. 脑肿瘤恶性程度分级判断、术前脑功能及预后评价;治疗后肿瘤复发与放射性坏死或纤维化的鉴别诊断;指导细针穿刺;转移性脑肿瘤的诊断(全身显像有助于寻找肿瘤原发灶和颅外转移灶)。

4. 缺血性脑血管性病变的诊断。

5. 脑外伤的诊断。

6. 精神疾病和脑功能研究。

(二)禁忌证

无明确绝对禁忌证。

三、检查前准备

1. 检查前 24 小时内避免剧烈运动。

2. 检查前禁食 4~6 小时,可以多饮白开水。

3. 当血糖 >11mmol/L 时,宜重新安排受检者的检查时间。

4. 在注射 ^{18}F-FDG 前 10~15 分钟封闭视听,并持续至检查前。

5. 对精神过度紧张的受检者和患儿,检查前可用镇静药。

6. 冬季室外气温低时,患者须在室内保暖 15 分钟以上再给药。

7. 孕妇和哺乳期妇女原则上避免 ^{18}F-FDG-PET/CT 检查。

四、图像采集

静脉给药 40~50 分钟后开始采集图像。检查前嘱患者摘除头部配饰及金属异物等,取仰卧位,自然放松,头部用头托固定。调整床上下位,将患者头部放置在视野中心,采集期间保持体位不动。图像采集包括 CT 采集与 PET 采集两部分。具体参数见表 8-1 和表 8-2。

表 8-1 CT 采集参数

采集项目	采集参数					
	管电流量/mAs	管电压/kV	螺距	矩阵	视野	扫描方式
CT 采集	110~130	120	≤1.0	512×512	头颅视野	螺旋

表 8-2 PET 采集参数

采集项目	采集参数			
	采集时间/min	床位数	矩阵	采集方式
PET 采集	4~6	1	128×128~256×256	3D

(一)具体采集方案

先以 CT 定位扫描图对扫描部位定位后行 CT 透射扫描,再行 PET 3D 模式发射扫描采集,扫描范围为 1 个床位,采集 8~10 分钟。CT 扫描除了进行解剖定位外,还可对 PET 图像进行衰减校正。扫描结束后选择适当的重建参数进行图像重建,获得脑横断面、冠状面和矢状面以及三维重建的立体图像用于视觉判断和半定量分析。没有 CT 的 PET 仪器,需要应用 ^{68}Ge 进行透射扫描和衰减校正。

如果需要定量测定脑局部葡萄糖代谢率,还须按照一定程序动态采集信息。一侧肘静脉弹丸式注射 ^{18}F-FDG 185~370MBq 后即刻开始 PET 采集,并同时进行对侧肘静脉连续采集动脉化静脉血。采集方式:15 秒 1 次,连续采集 4 次;再 1 分钟 1 次,连续采集 10 次;后续 5 分钟 1 次,连续采集 6 次;最后 15 分钟 1 次,直到检查结束。血样品经处理和放射性测量,数据经归一化后获得^{18}F-FDG动脉输入功能参数,用于^{18}F-FDG利用率的定量分析。注药后45分钟再进行常规静态采集。利用计算机勾画感兴趣区(ROI)技术和一定生理数学模型,便可得到PET绝对定量分析功能参数,即大脑皮质各部位和神经核团局部葡萄糖代谢率(local cerebral metabolic rate of glucose,LCMRGlu)或全脑葡萄糖代谢率(cerebral metabolic rate of glucose,CMRGlu)。

(二) 注意事项

1. 体位　受检者仰卧于扫描床上,头部正中矢状层面垂直于扫描床平面并与床面长轴的中线重合,头部置于头托内,下颌内收,使两侧听眦线(OML)所在平面垂直于床面,两外耳孔与床面等距,即X线摄影中的标准头颅前后位。

2. 图像信息量　是保证图像质量的关键,采集时间不能太短。遇特殊情况,如药量偏低时,可选小矩阵,以提高图像信噪比。

3. 分辨力　头颅图像最能反映PET的分辨力。一定要与患者沟通好,在采集过程中保持不动,避免移动伪影,保证分辨力。

4. 采集时间　葡萄糖是脑组织的代谢底物,在脑内的峰值时间早于其他组织,采集时间可以早于躯干。

五、图像处理

(一) 定量分析

1. 经典绝对定量测定法　利用感兴趣区(ROI)和一定的生理数学模型,可得到绝对定量分析的功能参数,即大脑皮质各部位和神经核团的局部葡萄糖代谢率(LCMRGlu)及全脑葡萄糖代谢率(CMRGlu)。通过采血法,血样经处理、测量、数据归一化,最后计算获得局部葡萄糖代谢率。如上所述,经典绝对定量方法虽然结果准确,但费时,尤其在注药后短时间内须多次采血,不便于临床常规应用。

2. 广义人群为基础的血浆输入函数估计法　众所周知,动脉输入函数和输出函数是绝对定量分析的主要关键参数。探讨如何减少抽血次数并获取输入和输出函数的新方法是当前生物医学定量分析研究的热点。

(二) 半定量分析

双探头或三探头符合线路SPECT由于仪器性能限制,只能进行半定量分析,为临床常规常用的方法。主要方法如下。

(1) 两侧对称部位比值:以横断影像上的两侧镜像部位的感兴趣区平均计数之比最为常用,一般为右/左相比。

(2) 靶/本底(target/background,T/B)比值:横断面影像上病灶部位的感兴趣区平均计数,与相邻正常白质或其他部位脑灰质同等像素区域内平均计数之比。

六、图像的评价标准

高质量的图像是作出准确影像诊断的保证。理想的图像应满足以下标准:生理状态下,葡萄糖为大脑皮质的唯一供能物质,故正常脑组织内^{18}F-FDG的蓄积量很高;正常人^{18}F-FDG影像示灰质放射性明显高于白质区;一般情况下,在各个断面放射性分布高低顺序与局部血流灌注影像相近,大脑皮质、基底节、丘脑、脑干、小脑影像清晰,左右两侧基本对称(图8-5)。

全脑葡萄糖代谢率(CMRGlu)的正常参考值为20~51μmol/(100g·min)。左、右大脑半球的平均局部葡萄糖代谢率(LCMRGlu)分别为(37.67±8.67)mg/(100g·min)和(37.11±8.72)mg/(100g·min)。脑部各区均有相应的局部葡萄糖代谢率参考值,随年龄增大而有所下降。

灰质的脑氧代谢率($CMRO_2$)参考值是259μmol/(100g·min);白质的$CMRO_2$参考值是80μmol/(100g·min)。灰质和白质的氧摄取分数(OEF)参考值分别为0.49和0.48。

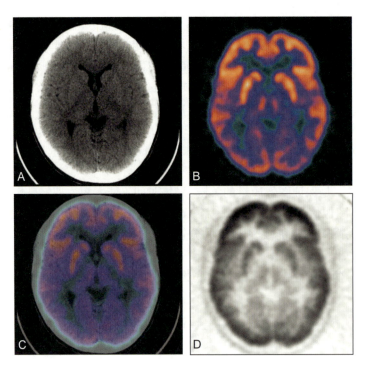

图 8-5　正常 ^{18}F-FDG PET/CT 脑代谢断层影像（横断面）
A. CT 图像；B. PET 图像；C. PET 与 CT 融合图像；D. 非衰减校正图像。

七、临床应用

（一）致痫灶的定位诊断

1982 年 Engel 等发现，发作间期致痫灶表现为低葡萄糖代谢状态，而发作期则表现为高代谢状态，其变化与局部脑血流量一致。根据这一特点，可以用 ^{18}F-FDG 显像对致痫灶进行诊断和定位，即：若同一皮层区域在发作间期 ^{18}F-FDG 显像表现为放射性减低区，而发作期 ^{18}F-FDG 显像表现为放射性增高区，则此区域为癫痫致痫灶。发作间期致痫灶定位诊断的灵敏度为 70%~90%，发作期诊断灵敏度达 90% 以上。与 CT 和 MRI 相比，^{18}F-FDG PET 脑显像有着明显优势。脑葡萄糖代谢显像对致痫灶的定位诊断与皮质脑电图的一致性约为 95%，与病理结果的符合率为 90%，由此可见脑葡萄糖代谢显像为致痫灶手术或伽马刀治疗提供了相当可靠的定位信息，还可用于致痫病灶切除后的疗效随访。

目前临床多利用癫痫发作间期 ^{18}F-FDG 显像致痫灶呈低代谢这一特点进行病灶的定位（图 8-6）。关于发作间期致病灶低代谢状态的产生机制尚不十分清楚，这种状态是否为脑内致痫灶反复发作或某种潜在的病理过程的作用结果现在还不能肯定，但目前多认为很可能是突触机制引发了发作间期致痫灶代谢降低。

^{18}F-FDG 显像所见的病灶范围常较其他检查所见要大，如发作间期 ^{18}F-FDG 显像所显示的病灶范围往往大于脑电图（EEG）估测的范围。病理学研究也发现，致痫灶区常可见神经胶质细胞的增生和变性以及神经细胞发育不良，但范围多小于 ^{18}F-FDG 显像所见的异常代谢区域。

（二）阿尔茨海默病的诊断和病情估计

阿尔茨海默病（AD）的病变特点是以顶叶和后颞叶为主的双侧大脑皮质葡萄糖代谢对称性减低，而感觉运动皮层、基底神经节和小脑通常不受累，脑葡萄糖代谢显像对本病的诊断灵敏度和特异性均明显高于局部脑血流量断层显像（图 8-7）。病理学研究显示这些区域均存在神经细胞的退行性变，很多研究也证实阿尔茨海默病的低代谢伴随于突触的缺失或功能异常。颞顶叶低代谢是诊断阿尔茨海默病的特征性影像，灵敏度可达 90% 以上。

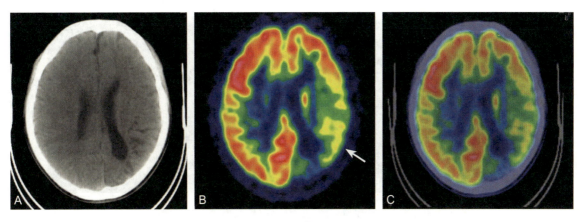

图 8-6　癫痫患者 ^{18}F-FDG 显像

A. CT 影像；B. PET 影像；C. PET/CT 融合影像。

示左顶枕叶低代谢区，为致痫灶所在，CT 未见异常。

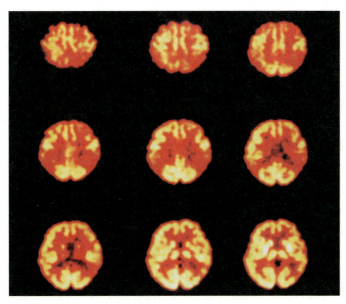

图 8-7　阿尔茨海默病患者的 ^{18}F-FDG 影像

横断位影像上可见大脑皮质双侧额叶、顶叶、颞叶和枕叶对称
性放射性分布减低。

（三）脑胶质瘤的诊断

^{18}F-FDG PET 显像可用于脑肿瘤的良恶性鉴别、恶性度分级、疗效和预后判断以及复发或残存病灶的诊断。肿瘤的葡萄糖代谢活跃程度与肿瘤的恶性度有关，良性和低度恶性脑肿瘤的病变部位葡萄糖摄取或局部葡萄糖代谢率与正常白质处相似（图 8-8），而大多数高度恶性的脑肿瘤葡萄糖摄取或局部葡萄糖代谢率则明显增高。基于脑肿瘤恶性程度与局部 ^{18}F-FDG 代谢活性和局部葡萄糖代谢率关系密切，临床上 ^{18}F-FDG PET 显像已被用于胶质瘤恶性度评价。研究发现，Ⅰ、Ⅱ级星形胶质瘤患者局部葡萄糖代谢率为 $3.8\pm1.8\mu mol/(100g\cdot min)$，Ⅲ级或间变性星形细胞瘤为 $5.7\pm2.7\mu mol/(100g\cdot min)$，Ⅳ级或胶质母细胞瘤为 $7.3\pm3.6\mu mol/(100g\cdot min)$，表明脑胶质瘤的恶性级别越高，代谢活性越高。脑葡萄糖代谢显像对于各种抗肿瘤治疗后的疗效评价及预后判断也有较大的应用价值。脑瘤手术或放疗后坏死区呈放射性缺损，可与肿瘤复发部位呈异常葡萄糖浓聚灶相鉴别（图 8-9），可用于治疗后复发或残留病灶与坏死灶的鉴别诊断。

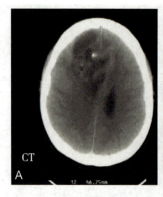
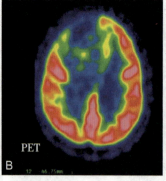
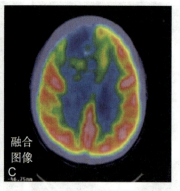

图 8-8　低级别脑胶质瘤患者 ^{18}F-FDG PET/CT 显像
A. CT 影像；B. PET 影像；C. PET/CT 融合影像。
CT 见右侧额叶低密度影，PET 见该处放射性稀疏。

（四）锥体外系疾病的诊断

帕金森病（PD）是中枢神经系统的变性疾病，主要病因是黑质-纹状体神经元变性脱失，导致纹状体的多巴胺含量减少。由于帕金森病起病隐匿而缓慢，早期诊断比较困难。CT 和 MRI 检查多无明显异常，而脑葡萄糖代谢显像可发现纹状体葡萄糖代谢增高。单侧病变患者早期，患肢对侧豆状核氧代谢和葡萄糖代谢相对增加；双侧病变的患者全脑局部葡萄糖代谢率减低。

（五）脑生理功能和智能研究

脑代谢显像可用于人脑生理功能和智能研究，包括智力的神经学基础研究，如语言、数学、记忆、注意力、计划、比较、思维、判断等涉及认知功能的活动，同时还能够用于研究大脑功能区的分布、数量、范围及特定刺激下上述各种活动与能量代谢之间的内在关系。患者临床上的各种不同表现往往与脑内低代谢区所在

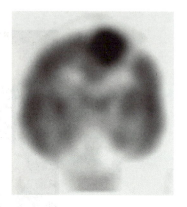

图 8-9　脑胶质瘤患者治疗后复发 ^{18}F-FDG PET 影像
冠状层面：顶叶呈明显异常放射性浓聚。

的部位有关，如：语言功能障碍或失语者左侧额叶、颞叶、顶叶以及外侧裂区代谢明显减低；记忆缺失者双侧颞叶代谢减低，且以右侧为主。研究表明人脑活动与特定区域的局部葡萄糖代谢率水平有直接关系。

（六）精神疾病研究

^{18}F-FDG PET 可用于精神疾病的诊断和治疗效果的评价。精神分裂症患者常见额叶葡萄糖代谢率减低，其次为颞叶的低代谢，也可以出现左颞叶葡萄糖代谢增加伴左基底节代谢减低的情况。抑郁症等情感性精神障碍患者的 ^{18}F-FDG PET 影像学表现呈多样性。双相精神病患者的抑郁期整个幕上结构的葡萄糖代谢率降低了 25%，治疗前后的对比有助于了解疗效和判断预后。

第三节　神经递质、脑受体显像

一、多巴胺受体显像原理及放射性药品学

（一）显像原理

多巴胺系统是脑功能活动最重要的系统之一，也是运动性疾病治疗药物或精神神经中枢抑制药物的主要作用部位。多巴胺受体分为 D_1、D_2、D_3、D_4 和 D_5 五种亚型。因为 D_1、D_5 受体亚型结

构具有同源性,所以统称为 D_1 样受体,而 D_2、D_3、D_4 三种亚型性质相近,统称为 D_2 样受体。

D_2 受体显像主要应用于各种运动性疾病、精神分裂症、认知功能的研究,药物作用及其疗效的评价等。D_2 受体显像发现帕金森病患者黑质和纹状体(特别是豆状核)D_2 受体数目减少,结合力明显降低,并可检测临床上用 α-甲基多巴治疗帕金森病患者的疗效,对神经精神药物的药理学研究和指导用药以及影响多巴胺受体的生理性因素的研究具有重要意义。

(二)显像剂

^{99m}Tc 巯胺托品(^{99m}Tc-Trodat-1)经静脉注射后,能透过无损的血脑屏障,与多巴胺神经元突触前膜的多巴胺转运蛋白(DAT)具有高亲和性、高特异性的可逆结合。给药后 2~4 小时,脑内多巴胺转运蛋白分布密集的纹状体区域放射性摄取高于其他脑区,从而得以显影。正常人双侧纹状体呈清晰的对称性显影,帕金森患者纹状体区域内出现放射性减低或缺损区,以壳核部的放射性降低最为明显。

(三)显像剂的制备与质量控制

用生理盐水洗脱 ^{99}Mo-^{99m}Tc 发生器,得到高锝(^{99m}Tc)酸钠后,按其放射性浓度取 2~3ml,加入注射用亚锡巯胺托品瓶中,充分振荡,使内容物溶解;在室温中静置 5 分钟,然后 100℃沸水浴加热 30 分钟,冷却至室温,即得 ^{99m}Tc 巯胺托品。应按要求完成制备,检测结果符合无菌、无毒、无热原和放射化学纯度大于 90% 的要求。

(四)给药途径、剂量要求与影响因素

成人用量 555~740MBq/1~2ml,儿童用量按体重计算(22.2MBq/kg)。上肢缓慢静脉注射。其余请参考第一节的"给药方法"。

二、多巴胺受体显像适应证与禁忌证

(一)适应证

1. 诊断临床不能确诊的帕金森病;鉴别帕金森综合征和帕金森病;鉴别多系统萎缩和核上性麻痹。

2. 鉴别路易小体与其他痴呆。

(二)相对适应证

1. 帕金森病的早期诊断。

2. 帕金森病的分期分级。

3. 鉴别突触前类型帕金森病和其他类型帕金森病。

(三)禁忌证

孕妇和哺乳期妇女以及不愿意接受该项检查者。

三、检查前准备

1. 停用对多巴胺受体有影响的药物,停用时间至少为药物的 5 个半衰期。

2. 如正在使用无明确证据影响多巴胺受体功能的某些抗帕金森病药物,可根据实际情况决定是否须在检查前停药。

3. 禁止吸烟。

4. 能够接受 40~60 分钟的检查。

5. 注射时间大约 20 秒,同时建立静脉生理盐水通道。

6. 注射剂量为 150~250MBq,目前无儿童适应证。

7. 受检者在检查过程中尽量保持体位不移动,保持呼吸平稳,必要时可用绑带进行体位固定。

四、多巴胺受体显像图像采集与处理

(一) 图像采集

1. 采集时间　静脉注射 ^{99m}Tc-巯胺托品,于注射 2~3 小时进行显像。

2. 采集方法　通常配置低能高分辨或通用型准直器,须采用多探头采集,也可采用中能准直器,但会降低灵敏度。扇形探头优于平行探头,有利于提高分辨力和灵敏度。采集矩阵为 128×128,角度 <3°,旋转 360°,采集像素大小 1/3 或 1/2。须进行图像重建。

(二) 图像处理基本原则

1. 前滤波。

2. 反向投影重建。

3. 衰减较正。

4. 断层影像的层厚设置在 2~6mm。

5. 半定量分析可采用感兴趣区(ROI)评估纹状体(尾状核、壳核)多巴胺受体结合力以及密度。ROI 分析可将 ROI 大小和形状标准化(统计参数图模板)。ROI 的多巴胺受体量化:(纹状体 ROI 均数 – 本底 ROI 均数)/本底 ROI 均数 = 多巴胺受体结合力(可采用中心数据库标准模板)。

6. 定量分析可采用横断/斜位 ROI 进行,或者仅采用计数最高的纹状体层面或者采用整个纹状体计数分析;须采用标准化的模板或者 MRI 融合图像分析;须进行图像校正,并与年龄段进行配对。

五、临床应用

1. 帕金森病的诊断与鉴别诊断　病因学上的帕金森综合征可分为四种类型:帕金森病(先天性自发或者特发性,idiopathic Parkinsonian syndrome,PD 或者 PS)、痴呆型帕金森病(Parkinson disease with dementia,PDD)、家族性帕金森综合征(familial PS)、非典型性帕金森综合征(atypical PS)。痴呆型 PD 诊断困难,包括多系统萎缩、进行性的核上性麻痹、皮层-基底节神经退化、脊髓-小脑萎缩,以及路易小体性痴呆;其他血管性、药物性、代谢性、感染性、外伤、肿瘤都属于此类。还有特殊的特发性震颤(essential tremor,ET)和震颤综合征,要与 PD 和 PS 区别。应用多巴胺受体显像可帮助诊断鉴别帕金森病的不同类型(图 8-10)。

2. 药物治疗前后的观察和随访　应用多巴胺受体显像,可以有效地监测疾病的进展以及治疗前后和随访的变化,为临床治疗方案和康复训练及随访提供有价值的参考信息。

六、提高图像质量的注意事项

1. 按照 X 线摄影中的标准头颅前后位摆位。

2. 图像信息量是保证图像质量的关键,建议选取小矩阵,以提高图像信噪比。

3. 开始采集时间很重要。本文中给出的是参考时间,具体操作时最好做一下实验比较,获得最佳时间。

4. 无特殊注意事项。精神过度紧张的受检者或患儿,检查前可用镇静药。

七、其他神经递质受体显像

(一) 多巴胺能神经递质显像

^{18}F-多巴(L-6-[^{18}F]fluoro-3,4-dihydroxyphenylalnine,^{18}F-DOPA)为多巴胺能神经递质显像剂,它为 α-甲基多巴的类似物,作为多巴胺神经递质的合成前体,可通过血脑屏障进入脑内,被多巴胺脱羧酶脱羧,生成 6-^{18}F-L-氟代多巴胺,经摄取、贮存、释放及代谢而发挥生理作用。根据 ^{18}F-DOPA 在纹状体内的摄取和清除及其代谢的改变,可获得芳香族氨基酸脱羧酶(AAAD)活性和神经递质多巴胺(DA)在脑内的分布,可用于突触前多巴胺功能失调疾病的鉴别诊断。临床应

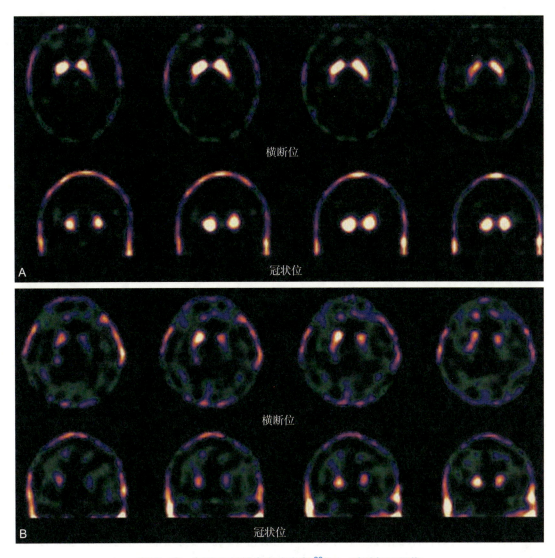

图 8-10　正常人与帕金森病患者 ^{99m}Tc-巯胺托品显像

A.正常对照;B.帕金森病患者左侧基底节放射性明显摄取减低。

用:^{18}F-DOPA 是一种正电子显像剂,可用于评价突触前膜多巴胺能神经元的完整性,准确反映帕金森病单胺能神经元的分布,还可用于帕金森病的鉴别和早期诊断以及对肿瘤复发转移的诊断。

(二)乙酰胆碱受体显像

乙酰胆碱受体(acetylcholine receptor)包括 M(毒蕈碱)和 N(烟碱)两种。^{11}C-或 ^{123}I-奎丁环基苯甲酸(^{123}I-QNB)作为 M 受体显像剂和 ^{11}C-尼古丁(^{11}C-nicotine)作为 N 受体显像剂,已被用于人体 PET 和 SPECT 乙酰胆碱受体显像。阿尔茨海默病患者的大脑皮质和海马 M 受体密度明显减低,但在 ^{11}C-尼古丁显像中脑皮质摄取 ^{11}C-尼古丁亦显著降低。

(三)苯二氮䓬受体显像

苯二氮䓬受体(benzodiazepine receptor)是脑内主要的抑制性受体。^{11}C-Ro-15-1788(苯胺类药物中毒的解毒剂)和 ^{123}I-Ro-16-0154(Ro-15-1788 的类似物)为较理想的苯二氮䓬受体显像剂,已被用于活体显像。目前研究结果表明亨廷顿病(Huntington's disease,HD)、阿尔茨海默病、躁狂症和原发性癫痫等均与苯二氮䓬受体的活性减低有关。

(四)5-羟色胺受体显像

5-羟色胺(5-serotonin,5-HT)受体分为 5-HT1A、5-HT1B、5-HT1C 和 5-HT2、5-HT3 五种亚型。

5-羟色胺受体与躁狂/抑郁型精神病有关,用酮舍林(^{123}I-2-ketanserin)、2β-碳甲氧-3β-(4-碘苯酚)-托品(^{123}I-β-CIT)对正常对照和抑郁症患者进行脑5-羟色胺受体显像,观察到单纯或轻度抑郁症患者顶叶皮层放射性摄取增高,额叶下部右侧较左侧增高,而重度抑郁症或躁狂/抑郁型精神病患者脑5-羟色胺受体密度和亲和力降低,同时还观察到西酞普兰(citalopram)抗抑郁症治疗后脑内5-羟色胺摄取增加。^{123}I-β-CIT脑SPECT显像可同时观察到多巴胺转运蛋白和西酞普兰(5-羟色胺再摄取抑制剂类抗抑郁症药物)对脑内5-羟色胺再摄取部位的阻断作用。

(五)阿片受体显像

阿片受体(opioid receptor)生理作用极为广泛,与麻醉药物成瘾密切相关。国外已用^{11}C-特培洛啡(^{11}C-DPN)、^{11}C-4-碳-甲氧基-芬太尼(^{11}C-CFN)和^{123}I-DPN或^{123}I-O-碘烷-特培洛啡(^{123}I-O-IA-DPN)进行人脑阿片受体显像,发现颞叶癫痫灶阿片受体密度增加,呈现明显异常放射性浓聚灶。同时阿片受体显像还可用于吗啡类药物成瘾与依赖性以及药物戒断治疗的临床研究。

(六)生长抑素受体显像

生长抑素(somatostatin,SST)是由下丘脑、垂体、脑干、胃肠道、胰腺以及甲状腺、颌下腺、肾上腺、前列腺、胎盘、肝脏、胆囊等器官和组织分泌的多肽类激素。其生物活性极其广泛,能抑制神经传导和多种激素的释放。生长抑素具有多肽类的特点,遇酶易分解,难以保持生物活性。经修饰后的生长抑素类似物更稳定,生物活性更持久。生长抑素受体(SSTR)除了广泛分布于正常组织以外,也分布于多种肿瘤组织中,但是不同类型的肿瘤组织生长抑素受体的表达水平有极大的差异,如脑膜瘤和髓母细胞瘤过度表达生长抑素受体,且生长抑素受体的均质性越高,其靶向性越好。^{111}In标记生长抑素类似物奥曲肽显像受SPECT/CT分辨力的限制,应用并不广泛。但采用^{68}Ga标记的伊曲多肽螯合剂(DOTATOC)由于半衰期短(α为3.5分钟;β为63分钟)、血液清除快、分辨力高等优点,常被用于脑膜瘤、神经瘤、神经纤维瘤的分级、分期以及脑膜瘤随访。

本章小结

　　脑血流灌注显像是应用最广泛的神经系统核医学检查技术,对于缺血性脑血管病的诊断有重要价值。近年来随着分子影像技术的发展,神经受体、递质显像在多种神经退行性疾病的早期诊断、鉴别诊断及监测治疗效果中发挥重要作用。如何精进显像技术及定量分析手段,拓展其在神经退行性疾病中的应用将是今后发展的重点。核医学脑代谢显像能够无创地、动态地定量评价活体组织或器官在生理状态下及在疾病过程中细胞代谢活动的生理和生化改变,获得分子水平的信息,被称为"活体生化显像"。这是目前其他任何方法都无法实现的,因而受到临床的广泛重视。

　　神经核医学将会利用其独特优势,为提高神经精神疾病的诊治水平发挥更大作用。神经功能分子影像是人类脑计划的重要组成部分。在人类脑计划中,神经信息学是神经科学家和信息学家利用现代化信息工具,将脑的结构和功能相关的研究结果联系起来,建立神经信息学数据库和有关神经系统的数据系统,对不同层次脑的研究数据进行检索、比较、分析、整合、建模和仿真,绘制出脑功能、结构和神经网络图谱,达到"认识脑、保护脑、创造脑"的目标。

思考题

1. 简述^{18}F-FDG PET脑显像操作的患者准备及注意事项。
2. 简述脑血流灌注显像的患者准备及注意事项。
3. 与CT、MRI比较,神经核医学面临的挑战是什么?

(黄钢　吴励)

第九章 循环系统检查技术

心血管核医学的早期发展经历了漫长的历史阶段,直至 20 世纪 70 年代,才进入快速发展阶段。在原中国协和医科大学王世真院士、北京阜外心血管病医院刘秀杰教授、上海中山医院赵惠扬教授等老一辈核医学工作者的带领下,我国心血管核医学得到快速发展和普及,目前已成为冠心病等心血管疾病无创性检查中不可或缺的方法之一,并形成了核心脏病学这一系统性学科。核心脏病学内容丰富,主要包括心肌灌注显像(myocardial perfusion imaging,MPI)、心肌代谢显像(myocardial metabolic imaging)、心血池显像和心功能测定等。

第一节 心肌灌注显像

心肌灌注显像(MPI)是核心脏病学中最重要也是最常用的显像技术。由于正常或有功能的心肌细胞能够选择性摄取某些放射性核素或其标记物,心肌细胞摄取放射性药品需要依赖自身的功能和活性,所以心肌组织局部放射性药品的蓄积量与该部位的血流量成比例关系。利用 SPECT 等设备进行心脏断层或平面显像,正常和有功能的心肌组织显影,而坏死的心肌组织和缺血心肌组织不显影(缺损)或影像变淡(稀疏),可达到了解心肌供血和诊断心脏疾病的目的。

一、放射性药品学

心肌灌注显像的显像剂包括单光子类显像剂和正电子类显像剂。前者主要包括氯化亚 ^{201}铊(^{201}Tl)、^{99m}Tc-甲氧基异丁基异腈(methoxyisobutylisonitrile,MIBI)、^{99m}Tc-替曲膦(tetrofosmin)和 ^{99m}Tc-替肟(teboroxime)等,后者主要包括 ^{82}Rb、^{15}O 水($H_2{}^{15}O$)和 ^{13}N 氨水(^{13}N-NH$_3$)等。所用放射性药品应为无色澄清液体,放射性核杂质不得超过 0.1%,放射性药品的 pH 允许在 3~9,理想的药物应为 pH 7.4 的等渗溶液。

(一)单光子类显像剂

1. ^{201}Tl 通过加速器生产,物理半衰期为 73 小时,主要通过电子俘获方式进行衰变,释放 69~83keV 的 X 线(丰度为 88%)和能峰分别为 135、165、167keV 的 γ 射线(丰度为 12%)。^{201}Tl 释放的射线能量较低,散射增加从而造成衰减;半衰期较长,导致噪声增加,影响图像质量。^{201}Tl 是 K$^+$ 离子的类似物,首次通过心肌的摄取分数约为 85%,早期心肌的摄取反映了局部心肌血流灌注情况,在平衡状态时其分布与局部钾离子池相当,可反映存活心肌情况。

^{201}Tl 有"再分布"(redistribution)现象,血流灌注正常的心肌组织正常摄取和清除 ^{201}Tl,缺血心肌对 ^{201}Tl 的摄取相对少,但清除速度也相对慢。^{201}Tl 注射后早期(10 分钟内)的心肌灌注图像上缺血区域表现为稀疏/缺损,但在注射后 2~4 小时图像(延迟或再分布图像)上可见缺血区域的放射性计数接近于正常。这种早期图像上出现的灌注缺损在延迟图像出现充填被称为"再分布"现象,这是 ^{201}Tl 作为心肌灌注显像剂的一个显著特点,是诊断心肌缺血的特征性表现。

^{201}Tl 的半衰期长,辐射剂量较高,由于能量较低,所以图像质量欠佳,一般不适合采用心电图门控图像采集方法(见下述"图像采集"部分)。

2. ^{99m}Tc 标记的化合物 ^{99m}Tc 通过发生器获得,物理半衰期为 6.02 小时,发射 140keV 的

γ射线。与^{201}Tl相比,^{99m}Tc的理化性能更适合于SPECT显像,可用的剂量较大,图像质量较高,适合于断层显像和心电图门控图像采集。^{99m}Tc标记化合物的放射化学纯度不能低于95%,如果放射化学纯度偏低,则游离^{99m}Tc过多,会导致心肌以外的组织和器官摄取,影响图像质量。^{99m}Tc标记化合物制备方便,价格较低,临床上心肌灌注显像所用的^{99m}Tc标记的化合物主要包括以下几种。

（1）^{99m}Tc-MIBI:目前临床上应用最多的心肌灌注显像剂,是一种脂溶性的一价阳离子络合物,静脉注射后可通过扩散方式进入心肌细胞,与细胞线粒体相结合,无"再分布"现象,心肌的首次摄取分数约为65%。^{99m}Tc-MIBI在制备过程中需要加热煮沸。^{99m}Tc-MIBI可分别在静息和负荷状态下注射,来判断心肌的血流灌注和存活心肌情况。^{99m}Tc-MIBI主要通过肝胆系统和泌尿系统代谢和排出。

（2）^{99m}Tc-tetrofosmin（^{99m}Tc-TF）:一种脂溶性、正电荷的二膦络合物,其在心肌内的动力学分布与^{99m}Tc-MIBI类似,心肌摄取后至少在4小时内保持稳定,无明显"再分布"现象。^{99m}Tc-TF的制备无需加热煮沸。

（3）^{99m}Tc-teboroxime:一种中性脂溶性阳离子化合物,心肌的首次摄取分数达80%~90%,且摄取与心肌细胞的代谢无关,能较理想地反映心肌血流灌注情况,但其在心肌细胞中存留时间很短,故允许的显像时间也很短（<10分钟）。

（二）正电子类显像剂

1. ^{82}Rb　通过发生器（^{82}Sr/^{82}Rb）获得,半衰期为1.25分钟。^{82}Rb也是K^+的类似物,心肌摄取^{82}Rb的多少同样受局部血流灌注、Na^+水平、Na^+-K^+-ATP酶的活力以及膜结构完整性控制。

2. ^{15}O-H$_2$O　由加速器生产,半衰期为2分钟,首次通过摄取率可达96%,心肌对^{15}O-H$_2$O的摄取与冠脉血流量相关性好,可用于估算绝对血流灌注量。

3. ^{13}N-NH$_3$　由加速器生产,物理半衰期为10分钟,心肌摄取率为83%,中性、脂溶性的NH$_3$通过扩散快速通过细胞膜,由于半衰期较长,可以采集较多的放射性计数并可用于心电图门控采集。

二、适应证与禁忌证

（一）适应证

1. 冠心病心肌缺血的诊断,判断心肌缺血的部位、范围和程度。
2. 冠心病患者的危险度分层、辅助治疗决策的制订和预后评估。
3. 急性冠脉综合征的心肌缺血和心肌梗死的评价及辅助治疗决策的制订。
4. 临界病变（冠脉狭窄介于30%~70%）的功能意义判断。
5. 冠脉造影结果正常,怀疑小血管病变所致心肌缺血。
6. 血运重建术前后的评价,治疗效果的预测和评价,术后再狭窄的评估。
7. 非心脏手术前患者术前危险度评估。
8. 缺血存活心肌的评估。
9. 室壁瘤的诊断及心肌病和心肌炎等的辅助诊断。

（二）禁忌证

只要患者能耐受检查,心肌灌注显像无绝对禁忌证,但运动和药物负荷试验除外（详见下述"负荷试验"部分）。

三、负荷试验

（一）负荷试验的生理基础

由于冠脉循环的代偿性适应能力,只要心肌血氧供需平衡,即使冠状动脉存在明显狭窄

（70%~80%），在静息状态下，心肌灌注显像的图像结果仍可能无明显异常，心脏收缩舒张功能和室壁运动表现正常；只有严重的冠脉狭窄（内径狭窄 >85%）远端的冠脉血流量才下降，心肌的血流灌注才表现为异常。在负荷状态下，心肌的耗氧量和/或冠脉血流量明显增加，正常冠脉血流量可增加 3~5 倍，而狭窄冠脉血流量轻度增加或不增加，导致静息状态下显像正常的病变冠脉血流供应区域得以暴露，从而达到提高心肌缺血检出率的目的。

（二）负荷试验类型

1. 运动负荷试验 首选运动负荷，一般采用平板试验或踏车运动试验。如患者不宜或不能完成运动负荷，可考虑药物负荷试验替代。

（1）适应证和禁忌证：适应证为冠心病、不明原因的胸痛、心肌缺血和心肌梗死的诊断及需要了解心脏储备功能者。禁忌证包括心脏功能严重受损、心力衰竭、近期（48 小时内）心肌梗死、不稳定型心绞痛、严重高血压（收缩压 >24kPa）、低血压（收缩压 <12kPa）、严重心律失常、严重肥胖以及存在下肢运动障碍等。

（2）运动试验的方法、终止指标和注意事项

1）运动试验步骤：①运动前完善心电、血压监护，建立静脉通路；②通常采用 Bruce 方案或改良 Bruce 方案逐级进行；③达到预计心率（最大心率的 85%，190－年龄）或终止指标时，静脉注射显像剂并同时记录心电图，后继续运动 1 分钟；④停止运动后记录心电图、血压及过程中出现的症状和体征。

2）终止指标：①达到预计心率；②心电图 ST 段明显压低（≥1mV）；③发生心绞痛；④血压明显升高（收缩压≥28kPa）或降低幅度≥1.3kPa；⑤出现严重的心律失常；⑥劳累无法坚持。

3）注意事项：①监护运动试验需要接受过心脏专科培训、具有抢救经验的医生；②实验室须配备必要的抢救药品和抢救设备，如硝酸甘油、西地兰和心电除颤器等；③运动量要达负荷量，否则易造成假阴性。

2. 药物负荷试验 常用的负荷药物包括双嘧达莫、腺苷和多巴酚丁胺等。

（1）适应证和禁忌证：双嘧达莫负荷试验的适应证为有左束支传导阻滞或安装起搏器者或年老体弱、有下肢疾病患者等。禁忌证为急性心肌梗死、严重左主干病变、不稳定型心绞痛、严重心律失常、支气管哮喘、低血压和氨茶碱过敏者等。腺苷和多巴酚丁胺负荷试验的适应证及禁忌证基本同双嘧达莫试验，但有病态窦房结综合征或房室传导阻滞者不宜行腺苷负荷。

（2）药物负荷试验的步骤和注意事项

1）双嘧达莫负荷试验步骤：①检查前 48 小时内停用氨茶碱类药物，忌用咖啡因类饮料或食物；②试验前完善心电、血压监护，建立静脉通路；③通过三通管先静脉缓慢推注 0.14mg/(kg·min) 双嘧达莫共 3 分钟，随即静脉注射显像剂，然后继续推注双嘧达莫 1 分钟，实时记录心电、血压、症状和体征；④注射完成后让患者坐起，以减少肺部血容量。

2）腺苷负荷试验步骤：①检查前准备同双嘧达莫负荷试验；②静脉匀速滴注（宜用输液泵）腺苷 0.14mg/(kg·min)，共 6 分钟，在满 3 分钟时静脉注射显像剂；③过程中记录心电图、血压、症状和体征。腺苷的副作用包括面部潮红、胸痛和呼吸急促等。腺苷的代谢很快，副作用持续的时间多小于 1 分钟，多数情况下可通过减慢输注速率、缩短输注时间来加以控制。

3）多巴酚丁胺负荷试验步骤：①检查前 24 小时内停用 β 受体阻滞剂；②完善心电、血压监护，建立静脉通道；③静脉给药（宜用输液泵），从 5μg/(kg·min) 开始，每 3 分钟增加一级（5μg），最大量可达 40μg/(kg·min)，此时静脉注射显像剂并继续滴注多巴酚丁胺 1 分钟。多巴酚丁胺的副作用包括室上性和室性心律失常、心悸、胸痛、气短和头痛等。

四、检查前准备

1. 核对患者、检查申请单和负荷方式等，并解释检查流程。

2. 询问并记录病史，主要包括胸痛的表现(部位、范围、程度、诱因、有无放射和缓解方式等)、冠心病家族史和高危因素(吸烟史和饮酒史等)等。

3. 询问并记录相关影像学等检查结果，主要包括冠状动脉造影、冠脉 CT、心脏 MR、心电图、超声心动图和运动平板等。

4. 询问并记录相关检验结果，包括血脂、血糖、脑钠肽和心肌酶等。

5. 根据负荷试验的适应证和禁忌证选择适当的负荷方式，检查前酌情停用相关药物。如选择运动负荷，患者应穿宽松的衣物和运动鞋。

6. 检查当日空腹 2~4 小时。

五、图像采集

(一) 显像方案

根据所用放射性药品的不同，显像方案有所差别。目前常用的 SPECT 心肌灌注显像方案主要有以下几种。

1. **^{99m}Tc-MIBI 负荷-静息两日法**　负荷高峰时静脉注射 ^{99m}Tc-MIBI 740~925MBq(20~25mCi)，1 小时后开始图像采集；隔日在静息状态下静脉注射 ^{99m}Tc-MIBI 740~925MBq(20~25mCi)，1.0~1.5 小时后开始图像采集。

2. **^{99m}Tc-MIBI 负荷-静息一日法**　静息状态下静脉注射 ^{99m}Tc-MIBI 296~333MBq(8~9mCi)，1.0~1.5 小时后开始图像采集；1~4 小时后行负荷试验，在负荷高峰时再静脉注射 ^{99m}Tc-MIBI 814~925MBq(22~25mCi)，1.0~1.5 小时后开始图像采集。

3. **^{201}Tl 负荷-再分布显像法**　负荷高峰时静脉注射 ^{201}Tl 92.5~111.0MBq(2.5~3mCi)，5 分钟后行早期图像采集，3~4 小时后行再分布图像采集。如需判断心肌细胞活力，可于再分布显像后再次静脉注射 ^{201}Tl 74MBq(2mCi)，5~10 分钟后行延迟图像采集。

(二) 图像采集

1. **平面图像采集**　常规取前后位、45° 左前斜位、70° 左前斜位和左侧位等，配低能高分辨或低能通用型准直器。^{201}Tl 时设能峰 80keV，窗宽 25%；^{99m}Tc 时设能峰 140keV，窗宽 20%。矩阵 128×128 或 256×256，每个体位采集 10 分钟或预置计数值为 $5×10^5$~$6×10^5$，采集时探头尽量贴近体表，以提高分辨力和灵敏度。

2. **断层(SPECT)图像采集**　受试者常规取仰卧位，双臂上举并固定，探头贴近胸壁，视野包括全心脏。准直器和能窗同 "平面图像采集"，矩阵 64×64，采集多从右前斜 45° 到左后斜 45°，共 180°。每 3°~6° 采集投影一次，共采集 30~60 帧，每投影采集计数应大于 $1×10^5$。

3. **心电图门控断层图像采集**　多用于 ^{99m}Tc-MIBI 心肌灌注显像，以心电图 R 波作为门控采集触发信号，每个心动周期(R-R 间期)采集 8~16 帧图像，再将之叠加。心率窗宽为 20%~30%，如心律不齐可适当增加窗宽，采集参数与断层图像采集基本相同。

4. **PET 图像采集**　正电子放射性核素发生湮灭辐射后会产生两个方向相反、能量相等(511keV)的 γ 光子，利用 PET 设备对其进行探测，进行动态和静态图像采集。使用 PET/CT 设备时，在 PET 图像采集前或后进行 CT 图像采集，将后者用于衰减矫正，再进行同机图像融合。

六、图像重建

(一) 断层图像重建(SPECT)

采用滤波反投影法或迭代法进行断层图像重建。投影滤波函数一般选用巴特沃思(Butterworth)滤波，^{99m}Tc-MIBI 图像的截止频率和陡度因子推荐选用 0.55 和 5，重建滤波可选用斜坡函数，但仍建议根据各自仪器条件选择最适合的参数。重建后获得心脏短轴、垂直长轴和水平长轴的断层图像(图 9-1)。

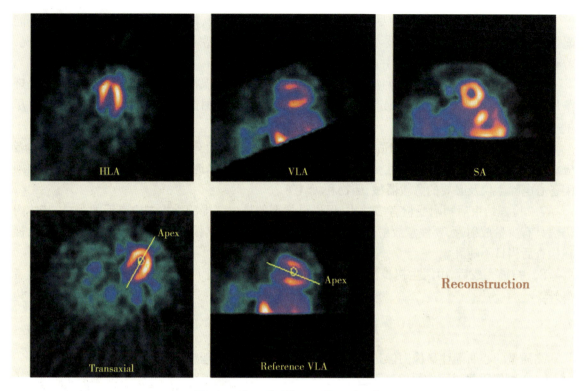

图 9-1　心肌灌注断层显像断层重建图

HLA：水平长轴；VLA：垂直长轴；SA：短轴；Apex：心尖。

由于心脏长轴和人体长轴存在一定角度，故调整心脏长轴的位置和角度，再据此断层后可获得各断面的断层图像。

（二）心电图门控图像重建

先重建获得心脏各断层的血流灌注图像，再使用门控分析软件 QGS 或 QPS 等进行处理，获得舒张末、收缩末的图像和时间-容积曲线，计算获得室壁运动、室壁增厚率等信息以及左室射血分数、舒张末期容积和收缩末期容积等参数。

（三）靶心图

极坐标靶心图（bull's eye plot）是将短轴断层影像自心尖部展开后形成的二维同心圆图像，计算左室各壁显像剂分布的相对百分数，再以不同颜色显示。与数据库的正常值对比，将低于正常平均值 2.5 个标准差的部位显示为黑色，称为变黑靶心图；也可将两次显像的结果相减后放在一个靶心图上，称为相减靶心图。将靶心图与冠脉供血区域进行匹配，即可通过靶心图推断病变血管的部位和范围。

七、技术要点和注意事项

1. 常规进行显像设备的日、周和月质控，保证设备的正常运行。

2. 确保显像用放射性药品质量合格后方可使用。^{99m}Tc-MIBI 的标记率应大于 95%，注射 ^{99m}Tc-MIBI 后 30 分钟进食脂餐（全脂牛奶 250ml 或油煎鸡蛋 2 个），以减少肝脏和胆囊内放射性药品对左室下厚壁影像的干扰。如肝内显像剂清除缓慢，可让患者进行适当活动。^{201}Tl 注射后可让患者坐起或适当活动，减少腹腔器官和肺内浓聚 ^{201}Tl 对心肌影像的干扰。

3. 检查前应评估患者的状态，确保患者能配合完成检查。受检者上机检查前需要先排空膀胱，注意小便等排泄物不要污染体表和衣物。受检者心律明显不齐或心率变化过大时不宜行心电图门控采集。

4. 告知患者在检查过程中尽量保持体位不动和平稳呼吸,减少位移对图像的影响,对不能配合检查的患者应加以固定。技术人员在图像采集过程中,应密切观察患者和设备的运行情况,若有病情变化,应及时通知医师并配合做好突发情况的处置。

5. 同一受检者行负荷和静息心肌灌注显像时,应尽可能保持患者的体位、数据采集和处理条件一致,有利于图像的比较和定量分析。断层图像处理时,图像的对位、轴向和色阶等也要尽量一致。

6. 负荷试验必须严格掌握适应证和禁忌证,选择适当的负荷方式。选择运动负荷时受检者应穿宽松的衣物和运动鞋。女性受检者在进行负荷和静息显像时应穿相同的内衣。检查室内须配备心电除颤仪及必要的急救器械、药物和氧气等。

7. 检查结束后嘱咐受检者多饮水,促进显像剂的排出。提醒受检者检查后的当日,其体内仍然具有少量放射性,要注意放射防护,当日避免长时间近距离接触孕妇和婴幼儿。哺乳期女性在检查后当日不哺乳。

8. 扫描完成后,由医生初步浏览图像,确定显像图像达到了检查目的的要求后通知受检者离开。

八、优等图像的评价标准

高质量的心肌灌注显像图像是作出准确影像诊断的保证,理想的图像应满足以下标准。

(一) 图像采集过程中受检者无位移

可以通过观察原始的旋转图像,判断有无位移和明显的深呼吸,也可以通过处理图像的过程中观察正弦曲线图有无变形进行判断,或通过定量分析软件进行显示。如发现有位移,可通过校正软件进行位移校正。

(二) 静息与负荷图像对位良好

静息和负荷断层图像在每个轴位上均应对位良好,要求在各个断层图像处理过程中均应轴位准确,各轴向要居中。

(三) 采集计数充足

行负荷-静息一日法采集时,负荷状态下,同一正常部位心肌的放射性计数应为静息状态下的 3~4 倍。

(四) 图像的归一化均以心肌本身计数最高者为标准

图像处理中色阶应用要适当,如果图像中放射性的最高计数不在心脏本身(如肝脏、肠道等),则心肌本身各部位的计数差异会被忽略,造成误诊。

(五) 无心脏外放射性摄取

理想的心肌灌注显像图像应该是除心肌影像外,无心脏外的放射性摄取,避免心脏外放射性摄取对心肌图像的干扰,或至少是心肌与周围组织(如肝、胆和肠道等)分界清楚。

(六) 左心室各壁显影清晰

MPI 图像上左心室各壁应清晰可见,心室腔内无明显放射性浓聚。右心室不显影或轻度显影。

(七) CT 衰减校正图像与心肌灌注显像图像配准无误

采用 CT 进行衰减校正,可以获得清晰的结构图像,保证 CT 图像与 SPECT 图像的配准。

九、正常影像与异常图像

(一) 正常图像

心肌灌注显像断层图像可分为:①短轴断层图像,指垂直于心脏长轴自心尖向心底(或反之)的断层影像,可显示左室前壁、前间壁、前侧壁、后侧壁、下壁和后壁等;②水平长轴断层图像,指平行于心脏长轴由膈面向上(或反之)的断层影像,可显示左室心尖、间壁和左室侧壁等;③垂直长轴断层图像,指垂直于上述两个层面的、由室间隔向左侧壁(或反之)的断层影像,可显示左室前壁、下壁、心尖和后壁等。正常情况下,心肌灌注显像图像所示放射性分布较均匀,不同室壁的放射性计数分布变化不超过20%,左室心肌清晰,静息时右室心肌影像较淡或不显影。负荷后影像与静息时影像的放射性分布基本一致(图9-2)。

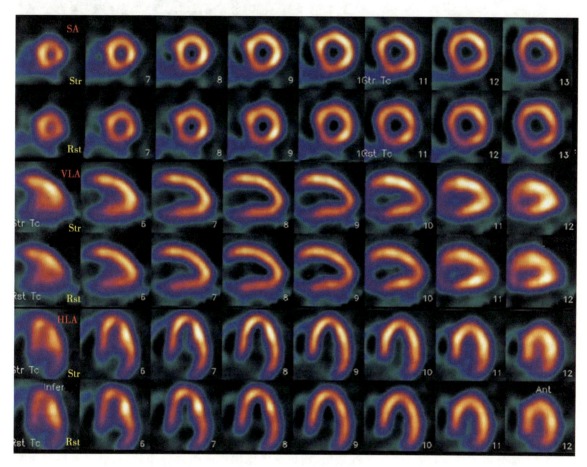

图9-2　正常心肌灌注显像图像

单数排为负荷图像(Str),双数排为静息图像(Rst)。1、2排为短轴断层图像(SA),3、4排为垂直长轴断层图像(VLA),5、6排为水平长轴断层图像(HLA)。

(二)异常图像

1. 图像形态异常　左心室腔扩大:多见于冠心病、瓣膜病和心肌病终末期等所致的左室功能减退。室壁厚度均匀性变薄伴心室腔增大:多见于扩张型心肌病和瓣膜病伴左室功能减退。室壁局部变薄(多见于前壁及心尖)伴心室腔扩大:多见于心肌梗死后室壁瘤形成。非对称性室壁增厚(以间壁和前壁增厚为主):多见于肥厚型心肌病。

2. 室壁放射性分布异常　判断标准为同一心肌节段在两个不同方向的断面上连续两个或两个以上层面出现放射性分布异常,主要类型如下。

(1)可逆性缺损:负荷图像出现放射性分布缺损,静息或延迟图像上该缺损部位放射性分布恢复到正常心肌水平(图9-3)。此为典型心肌缺血的表现,也是诊断局部心肌缺血的重要依据。

(2)固定性缺损:表现为负荷图像出现放射性分布缺损,静息或延迟图像上该部位仍为缺损(图9-3),多见于心肌梗死、心肌瘢痕或部分严重缺血的心肌。

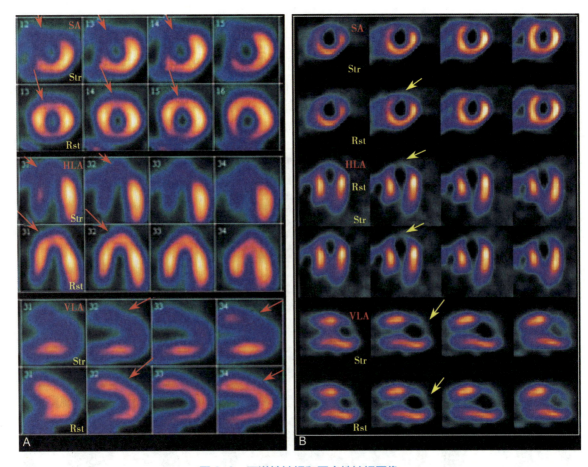

图9-3　可逆性缺损和固定性缺损图像

A. 可逆性缺损,表现为负荷图像(Str)上见左室前壁和间壁放射性分布缺损,静息图像(Rst)上缺损区放射性分布恢复正常;B. 固定性缺损,表现为负荷图像上见左室前壁、心尖、前间壁和侧壁近心尖放射性分布缺损,静息图像上缺损区放射性缺损未见明显变化。

第1、2排为短轴图像,第3、4排为水平长轴图像,第5、6排为垂直长轴图像。

（3）部分可逆性缺损:又称混合性缺损,指负荷图像出现放射性分布缺损,静息或再分布图像示缺损区域明显缩小或显像剂摄取有增加(图9-4),多为心肌缺血与心肌梗死并存。

（4）反向再分布:负荷图像上无灌注缺损,但静息图像上出现灌注减低或缺损。该现象的原因比较复杂,首先应排除技术因素的影响,如两次显像采集及处理条件的不一致、统计学误差和不同时期患者病情不同等。但有时该现象确与冠心病心肌缺血等有关,应具体分析。

（5）"花斑"样改变:表现为节段性分布、多处小范围、严重程度不一致的放射性稀疏或缺损(图9-4),与冠脉供血分布不一致,多见于心肌炎和心肌病。

十、常见伪影

伪影是造成心肌灌注显像出现假阳性的主要原因之一。造成伪影的原因主要包括以下几方面。

（一）与仪器有关的伪影

1. 泛源视野的不均匀性　光电倍增管受损、准直器受损或碘化钠晶体存在缺陷等均会导致泛源视野的均匀性不一致,会导致环形伪影的产生,应定期对固有和非固有泛源视野进行检测。

2. 旋转中心偏离和探头倾斜　会导致图像模糊、歪斜、扭曲和缺损伪影,应至少每周对每个探头进行一次旋转中心校正。

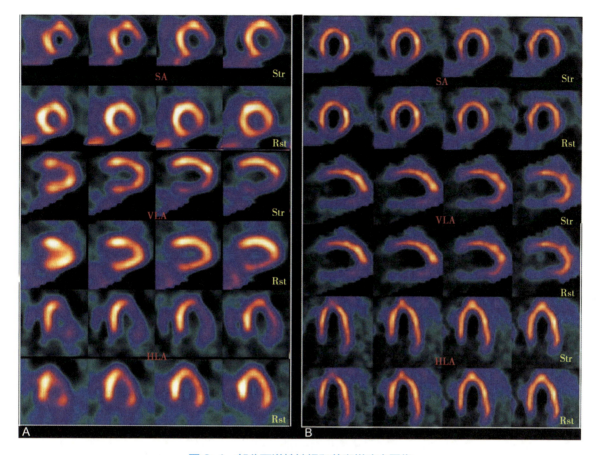

图9-4　部分可逆性缺损和花斑样改变图像

A.部分可逆性缺损,表现为负荷图像(Str)左室下壁和侧壁放射性分布缺损和明显稀疏,静息图像(Rst)见上述放射性分布异常区域的放射性摄取有所改善,但并未恢复至正常;B.花斑样改变,表现为负荷图像左室各壁节段性、多处小范围和严重程度不一致的放射性稀疏或缺损,静息图像与之相似。

第1、2排为短轴图像,第3、4排为垂直长轴图像,第5、6排为水平长轴图像。

(二)与受检者有关的伪影

1. 位移　图像采集期间,受检者会有纵向、横向的位移或转动,心肌灌注显像图像上常见心室壁的对称性缺损,缺损边缘可见放射性浓聚影逐渐消退,称为"飓风征"。体位上移影响最明显的是左室下壁和下侧壁;下移时主要影响前侧壁、下壁和间隔;左移时主要影响间隔;右移时对前侧壁和下壁的影响最明显。

2. 软组织衰减　左室后侧壁的基底部距离探头最远,体形肥胖者会导致计数降低,造成该部位出现缺损伪影。左乳房衰减可能导致左室前壁、侧壁或下壁的缺损伪影。横膈的移动可能导致下壁或下侧壁的缺损伪影,多见于肥胖或大量腹水者。

3. 心脏周围非靶器官放射性浓聚　MIBI等在肝脏中聚集,再通过肝胆管进入肠道甚至反流入胃,这些部位出现放射性浓聚影后,如果距离心脏太近,会造成下壁的缺损伪影。

(三)图像处理过程中产生的伪影

1. 滤波参数　截止频率过低会导致图像清晰度和分辨力下降,视觉上减小了灌注异常的范围和程度;而截止频率过高会加强高频信息、增加噪声,导致缺损的范围和程度加大。计数率也会有影响,例如当截止频率不变而计数率下降,则灌注缺损会比实际表现得更为明显。

2. 散射　横膈下浓聚的显像剂所释放的 γ 光子经过康普顿散射后会影响下壁的放射性计数,导致缺损伪影。^{201}Tl 的散射角度大于 ^{99m}Tc,故前者的散射伪影更常见。

3. 左室心尖、心底的选择 图像处理时应准确选择心尖和心底部,准确勾画重建轴,如果包括得不全,则心尖和心底部会出现缺损伪影。

(四)与非冠状动脉疾病有关的伪影

1. 左束支传导阻滞 这类患者在间隔部位可出现可逆性灌注缺损,间隔的血流减少是由间隔部与心室舒张充盈之间不同步所致,采用 ^{99m}Tc-MIBI 作为显像剂或采用药物(双嘧达莫或腺苷)负荷有助于减少这类伪影。根据门控信息,特别是舒张末期图像,也有助于识别这类伪影。

2. 左室肥厚 高血压患者常见间隔部的计数相对增加,甚至高于侧壁,可能导致侧壁出现固定性的缺损伪影。部分高血压和左室肥厚者,前壁和后壁的乳头肌肥厚可能导致前侧壁和后侧壁出现"热"区。心尖肥厚会造成左室中央和基底部出现相对的计数率减低和灌注缺损。

3. 间隔 由于间隔的基底部是由膜性组织组成,大部分人间隔的长度要短于侧壁,所以间隔的基底部会出现灌注缺损。

第二节 平衡法心血池显像

平衡法心血池显像(equilibrium radionuclide angiography,ERNA)在评价心室功能方面具有重复性好和准确性高等优点,特别是对于心肌梗死、心室肥厚或扩张等导致心室容积和形态发生异常变化的情况,同样有较好的准确性。

一、显像原理

静脉注射显像剂(能在血液循环中暂时停留且不逸出血管)后,以受检者心电图 R 波作为触发信号开始自动、连续采集。每个 R-R 间期分成 8 或 16 帧图像,采集 300~400 个心动周期,一般应该达到 3~7M 的放射性总计数,通过这种方法提高了采集技术,获得更多的信息量,得到心动周期全过程清晰的心血池影像(图 9-5)。

采集结束后使用感兴趣区进行图像处理,获得系列左、右心室的功能参数指标和不同时相室壁收缩舒张图像,将各心动周期采集的影像快速连续播放,即可显示出心室的舒缩电影。采集触发信号多次开启、关闭 γ 照相机进行图像采集的装置称为门电路。门电路在一个心动周期中多次开启,故又被称为多门电路。

二、放射性药品学

(一) ^{99m}Tc-红细胞

^{99m}Tc-红细胞(^{99m}Tc-RBC)是平衡法心血池显像中最常用的显像剂。^{99m}Tc 标记红细胞主要有以下三种方法。

1. 体内法 首先静脉注射亚锡焦磷酸钠溶液(10~20μg/kg),15 分钟后再静脉注射 ^{99m}TcO$_4^-$ 555~925MBq(15~25mCi),待 10~15 分钟即可开始血池显像。该方法虽然标记率不高(75%~85%),但操作简单,便于临床应用。

2. 体外法 抽取受检者静脉血 10~20ml,置于含肝素和 Sn$_2^+$ 的无菌有盖离心管中混匀,静置 5 分钟后离心弃去上清液,加入 ^{99m}TcO$_4^-$ 555~925MBq(15~25mCi)后混匀,室温下静置 5 分钟后给受检者静脉注射。此法标记率高(≥95%),但操作过程复杂且无菌要求高,临床应用较少。

3. 半体内法 首先静脉注射亚锡焦磷酸钠(10~20μg/kg),30 分钟后用含 1ml 柠檬酸葡萄

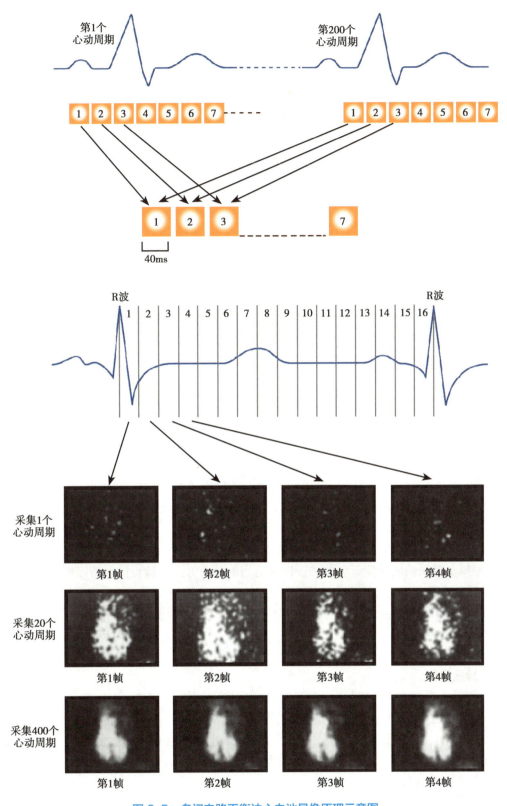

图9-5 多门电路平衡法心血池显像原理示意图

以心电图 R 波作为采集触发信号,进行多门电路采集,在每个心动周期内采集多帧图像再依次叠加,得到一个完整的心动周期图像。

糖抗凝液和 555~925MBq（15~25mCi）^{99m}TcO$_4^-$ 的 10ml 注射器采静脉血 5ml 后混匀,室温下静置 10 分钟后给受检者静脉注射。此法的标记率为 90%~95%。

（二）^{99m}Tc-人血清白蛋白（HAS）

该方法标记过程简单,体外一次标记后可用于多个受检者,注射放射性活度为 740~925MBq（20~25mCi）,但缺点是血液内停留时间短、需要蛋白制剂,临床应用较少。

三、适应证与禁忌证

（一）适应证

1. 观察心脏及大血管的形态、大小和功能状态。

2. 观察左、右心室在负荷（运动和药物负荷）状态下的心功能变化。

3. 冠心病心肌缺血和心肌梗死等患者的静息与运动心功能测定、病变累及的范围和程度、预后判断和治疗效果的评估。

4. 心室室壁瘤的诊断及鉴别诊断,定位及大小的评估。

5. 各种心肌病的诊断和鉴别诊断。

6. 瓣膜病变的定性和定量诊断。

7. 各种治疗过程（包括冠脉介入治疗、心脏毒性药物的使用、非心脏手术及围术期）中心功能的检测。

8. 心律失常的病因寻找,异常兴奋灶的定位,预激综合征旁道的定位,手术或消融术的疗效观察。

（二）禁忌证

静息显像无绝对禁忌证,运动和药物负荷试验的禁忌证见本章第一节"心肌灌注显像"的负荷试验部分。

四、检查前准备

1. 核对患者、检查申请单和负荷方式等,并解释检查流程。询问并记录病史,包括症状、异常体征、心电图和超声心动图等。

2. 检查前应评估患者的状态,确保患者能配合完成检查。

3. 根据负荷试验的适应证和禁忌证选择适当的负荷方式。检查前酌情停用相关药物,选择运动负荷时受检者应穿宽松的衣物和运动鞋。

4. 提前告知受检者注意小便等排泄物不要污染体表和衣物。

五、图像采集

（一）静息显像

静脉注射显像剂 15 分钟后开始图像采集,常规采用前后位、20%~45% 左前斜位（以最佳分清左、右心室为准）和 70% 左前斜位,必要时可加做其他体位。受检者在安静状态下平卧,连接心电图,以 R 波作为门控采集触发信号（多门电路采集）,矩阵 64×64,放大倍数为 1.5~2.0,探头视野尽量包括心脏和大血管,每个心动周期采集 16~32 帧图像,一般采集计数为 $5×10^6$~$8×10^6$,心率窗宽为平均心率 ±10%。

（二）负荷显像

负荷试验的方法、步骤、适应证和禁忌证等见本章第一节"心肌灌注显像"中负荷试验部分。先做静息显像,在负荷结束后 3 分钟再采集一次。

六、图像处理

采集结束后使用随机软件勾画左、右心室感兴趣区（ROI），生成心室的时间-放射性曲线及心室容积曲线，可计算出左、右心室的各项收缩和舒张指标。反映收缩功能的指标主要包括心室射血分数（ejection fraction，EF）、前 1/3 射血分数、局部射血分数、高峰射血率、心输出量和每搏量。反映舒张功能的指标主要包括高峰充盈率（peak filling rate，PFR）、前 1/3 充盈分数（filling fraction，FF）、高峰充盈时间和平均充盈率等，反映心室容积的指标主要包括收缩末期容积和舒张末期容积。

平衡法心血池显像还可对局部室壁运动进行定量分析，利用分析软件将 45°左前斜位的左心室影像分为若干扇形区域，分别计算各节段的局部射血分数和轴缩短率。此外，心血池影像的每个像素都可生成一条时间-放射性曲线，对曲线进行傅里叶（Fourier）转换，可以获得每个像素开始收缩的时间（时相）和收缩的幅度（振幅）两个参数。利用这两个参数可分别重建生成心室时相图、振幅图和时相电影，并获得时相直方图。该方法被称为时相分析（phase analysis）或相位分析，目的在于对各局部心肌的功能、活动协调性以及激动传导顺序进行分析。

七、技术要点和注意事项

1. 在检查过程中密切观察受检者情况，注意是否有不良反应。对于病情危重的患者，更应重视，如有病情变化，应及时通知医师并配合做好相应处置。

2. 保证受检者的心电图导联接触良好，受检者的 R 波清楚并可见正常触发信号。如果受检者装有起搏器，起搏信号有时与 R 波的信号均被采集设备接收，此时，应重新调整起搏器与 R 波的振幅，保证设备准确识别 R 波。

3. 在 30°~45° 左前斜位时应转动探头观察图像，以使左、右心室达到最佳分隔，避免左、右心室重叠影响结果的准确性。

4. 告知受检者在检查过程中尽量保持体位不移动、保持呼吸平稳，必要时可用绑带进行体位固定。

5. 扫描完成后，由医生初步浏览图像，确定显像图像达到了检查目的后通知受检者离开。

6. 提醒受检者检查后的当日，其体内仍然具有少量放射性，要注意放射防护，当日避免长时间近距离接触孕妇和婴幼儿。哺乳期女性在检查后当日不哺乳。

八、正常图像与异常图像

（一）正常影像

1. **心室形态**　左前斜位图像上见心影中间的淡影为室间隔，左侧椭圆形浓影为左心室，右侧锥形浓影为右心室，向上延伸为右室流出道，外上方见右心房影。

2. **室壁运动**　各节段协调均匀地收缩和舒张，左心室收缩末期影像明显小于舒张末期影像，正常情况下各节段的轴缩短率 >20%，局部射血分数 >50%。

3. **收缩指标**　静息状态下，左心室射血分数 >50%，右心室射血分数 >40%，负荷后左心室射血分数较静息时应增加 ≥5%。

4. **时相分析**　正常情况下时相图示左、右心室的灰阶或颜色基本均匀一致，时相直方图上心室与心房峰呈正态分布，心室峰高而窄，心房峰较低宽，两峰时相相差近 180°。心室峰底宽度，即相角程 <65%。振幅图上左心室振幅明显高于右心室，心尖和游离壁振幅较大。时相电影显示心室兴奋始于室间隔基部右侧，沿室间隔下行，迅速传导至整个心室，最后消失于左心室后基底部，右心室的兴奋略早于左心室。

（二）异常影像

1. **室壁运动异常**　弥漫性室壁运动低下常见于各种原因所致的心力衰竭或扩张型心肌病。

节段性室壁运动低下,特别是其出现在负荷试验后,为冠心病心肌缺血的特征性表现。节段性室壁运动异常的表现有三种,运动低下、无运动和反向运动,其中反向运动是心肌梗死后室壁瘤形成的特征性表现。

2. 时相分析 时相图上心室某处出现与周围明显差异的灰阶或颜色,表示该部位室壁收缩时间提早或延迟。时相直方图上出现相角程增大,表示心室收缩的不同步性增加;心房峰和心室峰之外出现异常峰,表示局部室壁收缩顺序发生异常,为室壁瘤的特征。振幅图上局部室壁运动障碍部位出现灰度降低。时相电影上的传导异常,例如束支传导阻滞或旁道,可见激动顺序的相应改变。

第三节 ^{18}F-FDG PET/CT 心肌代谢显像

缺血心肌的活力(存活情况)是缺血性心脏病诊断、治疗和预后评价的一项重要指标。心肌发生严重缺血所致的细胞损害可能出现三种情况:一是坏死心肌,即不可逆性的心肌损害;二是冬眠心肌,当慢性持续性心肌缺血时,心肌细胞通过降低耗氧量及代谢速度,保持存活状态,但局部心肌收缩功能降低,当血流恢复后,这部分心肌的功能可部分或全部恢复正常;三是顿抑心肌,指短时间(急性)心肌缺血后,心肌组织和细胞的结构、代谢发生改变,收缩功能的障碍在再灌注后数小时至数周才恢复。上述的冬眠心肌和顿抑心肌即为缺血存活心肌。

一、放射性药品学

(一)显像原理

正常人在生理状态下,脂肪酸是心肌代谢(脂肪酸氧化)的主要能量来源,特别是在空腹或血糖浓度较低时,心肌所需能量几乎全部来自脂肪酸氧化。在葡萄糖负荷状态下,心肌细胞转以利用葡萄糖作为主要能源物质。^{18}F-氟代脱氧葡萄糖(^{18}F-FDG)的结构类似于葡萄糖,摄取过程开始类似于葡萄糖的糖酵解过程,经细胞转运后,在己糖激酶的作用下被磷酸化(生成6-磷酸葡萄糖),但无法继续进行下一步代谢而滞留在心肌细胞中,作为示踪剂进行显像,反映心肌细胞的葡萄糖摄取过程。因此,在葡萄糖负荷下,缺血、缺氧心肌的脂肪酸代谢绝对减少,葡萄糖代谢相对增加,可用于评价心肌的活力。通过结合静息状态下心肌的血流灌注情况,可对缺血存活心肌的活力进行判断。

(二)显像剂

显像剂为 ^{18}F-FDG。PET 显像时,成人剂量为 259~370MBq(7~10mCi);SPECT 符合线路显像(现应用较少)时,成人剂量为 111~185MBq(3~5mCi)。

二、适应证与禁忌证

(一)适应证

1. 严重心肌缺血或心肌梗死区存活心肌的判断 ^{18}F-FDG PET 存活心肌显像是目前临床上判断存活心肌的"金标准"。

2. 冠状动脉血运重建术前适应证的选择。

3. 冠状动脉血运重建术前疗效的预测和治疗效果的评价。

4. 严重心肌缺血或心肌梗死患者的预后判断。

(二)禁忌证

^{18}F-FDG 心肌代谢显像无绝对禁忌证。

三、检查前准备

1. 检查前禁食至少 12 小时,检查前不喝咖啡类饮料。

2. 核对患者,检查申请单等,并解释检查流程。询问并记录病史,主要包括症状、异常体征、糖尿病史和冠心病史等。对于危重患者,在候诊期间应密切观察病情变化。

3. 检查前测空腹血糖水平,在显像前 1 小时,血糖偏低或正常者口服葡萄糖 50~75g,30 分钟后再测血糖水平,直至将血糖水平控制在 6.7~8.8mmol/L(120~160mg/dl)。如糖尿病患者的血糖浓度增高,可用胰岛素将血糖控制在上述水平。

4. 寒冷季节应注意保暖,候诊室和检查室的温度不能设置过低,避免寒冷导致肌肉震颤而摄取显像剂过多。

5. 注射药物前 10 分钟和检查前的一段时间,受检者应完全处于休息状态,尽量减少交谈和肢体活动。

6. 提前告知受检者注意小便等排泄物不要污染体表和衣物。

四、图像采集与处理

(一)图像采集

静脉注射 ^{18}F-FDG 45~60 分钟开始静态图像采集。一般患者取仰卧位,双臂上举过头。通常情况下 PET/CT 采集一个床位即可,先行定位扫描,确定扫描范围,确保心脏位于探测器视野内,CT 扫描后再行 PET 扫描。CT 扫描参数:管电压 120kV,管电流 20mA,螺距≥1.0,矩阵 512×512。PET 扫描参数:矩阵 128×128 或 256×256,采集 5~8 分钟。

(二)图像处理

对采集所得数据进行时间和组织衰减校正,选择滤波反投影法或迭代重建法等进行图像重建,获得横断面、冠状面和矢状面的三维断层图像,选择合适的生理及数学模型后可进行心肌 ^{18}F-FDG 的定量计算。

五、技术要点和注意事项

1. 受检者的血糖水平是 ^{18}F-FDG 心肌代谢显像成功与否的关键,应严格按照检查前准备中的要求调节血糖。调节血糖的过程复杂,对于糖尿病患者,由于个体差异很大,应制订个性化血糖调整计划。血糖无法达标者应暂时放弃本检查。

2. 应保证在整个图像采集过程中心脏位于采集视野内。

3. 透射显像和发射显像时受检者的体位应保持完全一致。

4. 受检者在检查过程中尽量保持体位不移动,保持呼吸平稳,必要时可用绑带进行体位固定。

5. 扫描完成后,由医生初步浏览图像,确定显像图像满足检查要求后通知受检者离开。

6. 检查后嘱咐受检者多饮水,促进显像剂排出。提醒受检者检查后的当日,其体内仍然具有少量放射性,要注意放射防护,当日避免长时间近距离接触孕妇和婴幼儿。哺乳期女性在检查后当日不哺乳。

六、正常图像与异常图像

(一)正常图像

三个断面图像上可见左心室腔体积无扩大,各壁放射性分布均匀,无明显放射性分布缺损区。

(二)异常图像

^{18}F-FDG 代谢图像通常需要与心肌灌注显像图像进行对照。心肌灌注显像图像示灌注减低

或缺损的区域,代谢图像示显像剂摄取正常或相对增加,称为灌注/代谢不匹配(mismatch),表明局部为缺血存活心肌;而心肌灌注显像图像示灌注缺损或减低的区域,代谢图像示显像剂无明显聚集,称为灌注/代谢匹配,为心肌梗死表现,提示局部无存活心肌(瘢痕组织)(图9-6)。

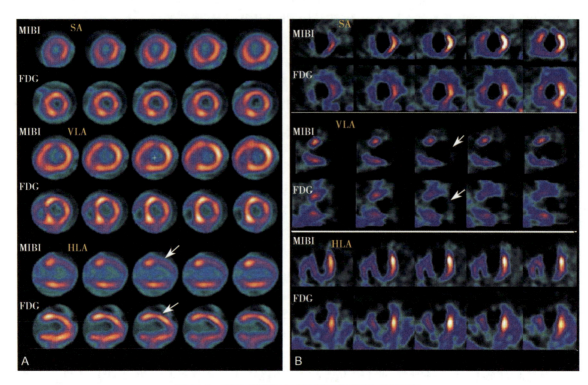

图9-6　灌注/代谢不匹配和灌注/代谢匹配图像

A.灌注/代谢不匹配:^{99m}Tc-MIBI静息心肌灌注显像图像(单数排)示左室前壁、心尖放射性缺损,^{18}F-FDG代谢图像(双数排)示上述缺损区放射性摄取明显改善;B.灌注/代谢匹配:心肌灌注显像图像示左室各壁放射性缺血及稀疏区,代谢图像示上述缺损区稀疏区放射性摄取未见明显变化。

SA为短轴断层图像,VLA为垂直长轴图像,HLA为水平长轴图像。

本章小结

　　心肌灌注显像是临床上检测心肌缺血最主要的无创性检查方法之一,被广泛应用于冠心病的诊断,心脏事件危险度分层,冠脉临界病变的功能意义评价,冠脉血运重建术前/后的评估、疗效评价和冠脉再狭窄的判断等。心肌灌注显像结合负荷试验,可以获得心肌血流及其储备功能信息;采用心电图门控图像采集技术,可以同时获得心肌血流灌注、左室容积、室壁运动和室壁增厚率等信息。心肌灌注显像可以采用单光子类核素进行SPECT显像或采用正电子类核素进行PET显像,不同的显像剂以及不同的显像设备具有相应的图像采集特点和要求。心肌灌注显像的显像方案、图像采集和处理较复杂,要严格按照规范,识别和减少图像伪影,保证检查质量。平衡法心血池显像可以无创地测定心室功能,通过感兴趣区图像处理所得的时间-放射性曲线,可以获得反映心室总体和局部的收缩功能、心室舒张功能以及心室容积等方面的各项参数,具有重复性高和准确性好等优点。心肌代谢显像是评价心肌存活、为冠脉再通治疗等提供决策依据、疗效评价和预后判断的重要方法,受检者的血糖水平是影响^{18}F-FDG PET图像质量的重要因素,^{18}F-FDG PET心肌代谢显像是目前临床上判断存活心肌的"金标准"。

思考题

1. 简述心肌灌注显像的显像原理及临床上常用的显像剂。
2. 简述心肌灌注显像异常放射性分布的类型和主要临床意义。
3. 心肌灌注显像优等图像的评价标准有哪些？
4. 心肌灌注显像常见的伪影有哪些？
5. 平衡法心血池显像（ERNA）所获得的主要参数有哪些？

（程　旭）

第十章 骨骼系统检查技术

放射性核素骨显像是临床应用最多的核医学显像项目之一,约占核医学日常显像项目的1/3,甚至更多。放射性核素骨显像在疾病的早期诊断方面具有很高的灵敏性,如对恶性肿瘤骨转移的检测,通常能比 X 线平片和 CT 早 3~6 个月发现异常。放射性核素骨显像的另一特点是全身扫描而没有增加额外的辐射剂量,克服了其他影像学检查只能对某一部位或区域成像的局限性,因此更加经济实用。近年来,SPECT/CT、PET/CT 等图像融合技术的发展和应用,提高了核素骨显像的特异性和敏感性,扩大了其临床适应证。

第一节 SPECT 骨显像

一、放射性药品学

SPECT 骨显像剂主要有两大类,^{99m}Tc 标记的磷酸盐和膦酸盐。前者在化学结构上含无机的P—O—P 键,以 ^{99m}Tc-焦磷酸(^{99m}Tc-pyrophosphate,^{99m}Tc-PYP)为代表,其在软组织中清除较慢,本底高,并且 P—O—P 键在血液、软组织及骨骼表面易被磷酸酶水解,所以显影质量差,目前临床较少用于骨显像;后者分子结构中含有机的 P—C—P 键,以 ^{99m}Tc-亚甲基二膦酸盐(^{99m}Tc methylene diphosphonate,^{99m}Tc-MDP)为代表,其不易被磷酸酶水解,静脉注射后 2~3 小时 50%~60% 的显像剂沉积在骨骼中,其余显像剂经肾排出,靶与非靶组织比值高,是比较理想的显像剂,也是目前临床主要使用的骨显像剂。

(一)^{99m}Tc-MDP 制备方法

国内常用的 MDP 冻干瓶含有亚甲基二膦酸 5mg、氯化亚锡 0.5mg、氢氧化钠适量、抗坏血酸适量。在无菌操作条件下,将一定体积(4~6ml,740~1 110MBq)新鲜获得的高锝(^{99m}Tc)酸钠注射液注入 MDP 冻干瓶中,再抽取等体积的空气,充分振摇,使冻干品溶解,在室温下静置 5 分钟,即制得 ^{99m}Tc-MDP。

(二)^{99m}Tc-MDP 的质量控制

^{99m}Tc-MDP 性状为无色透明,pH 范围为 5.0~11.0。放射化学纯度(radiochemical purity,RCP)分析方法为纸色谱法,载体一般使用玻璃微纤维色谱纸,展开液为 0.9% NaCl,^{99m}Tc-MDP 的比移值(Rf)=1.0。放射化学纯度应大于 90%。若放射化学纯度低,制剂中游离锝含量增加,使甲状腺、胃等非骨组织显影,从而影响骨显像的图像质量。

(三)^{99m}Tc-MDP 药代动力学

^{99m}Tc-MDP 静脉注射后,其在体内的分布一般为三室模式,半衰期分别为 6.13±1.06 分钟、46.8±9.2 分钟及 398±71 分钟。自血液至骨骼的转移速率常数为(0.016 3±0.003 8)/分钟,骨骼至血液的转移速率常数为(0.004 3±0.001 9)/分钟,骨骼至软组织的转移速率常数为(0.049 7±0.006 1)/分钟,软组织至血液的转移速率常数为(0.051 5±0.006 4)/分钟,血液至尿的转移速率常数为(0.013 3±0.003 1)/分钟。静脉注射后 3 小时骨骼内的聚集量达到峰值,约为注射剂量的40%~50%,可持续 2 小时以上,在骨的半衰期约为 24 小时。软组织内的聚集量于 30 分钟达到

峰值,然后逐渐下降,因此,最理想的显像时间为静脉注射后 3 小时左右。它与血浆蛋白和红细胞结合少,加速了尿排泄与骨骼摄取,增加了骨骼/软组织的比值。注射后 3~6 小时内经尿排出 50% 以上,基本不经肠道排泄。

(四) ^{99m}Tc-MDP 常用放射性活度

成年人使用剂量为 555~925MBq(15~25mCi),体重大的患者可酌情加量;儿科患者剂量按 250μCi/kg 计算,最小剂量不应低于 1mCi。如因特殊原因所给显像剂的剂量低于上述剂量者,需适当延长采集时间,以弥补由此造成的计数率减低。

(五) ^{99m}Tc-MDP 给药方法及途径

显像剂使用方法为静脉注射。对于静脉注射困难者及婴幼儿,应提前建立静脉通道,以避免多次注射或注射失败。

二、适应证与禁忌证

(一) 适应证

1. 有恶性肿瘤病史,早期寻找骨转移灶,治疗后随诊。
2. 评价不明显原因的骨痛和血清碱性磷酸酶升高。
3. 已知原发骨肿瘤,检查其他骨骼受累情况以及转移病灶。
4. 临床怀疑骨折。
5. 早期诊断骨髓炎。
6. 临床可疑代谢性骨病。
7. 诊断缺血性骨坏死。
8. 骨活检的定位。
9. 观察移植骨的血供和存活情况。
10. 探查、诊断骨、关节炎性病变和退行性病变。
11. 评价骨病治疗前后的疗效。

(二) 禁忌证

无明确禁忌证,孕妇及哺乳期妇女使用应谨慎。妊娠期内一般不用,必须使用时,应权衡利弊。哺乳期妇女必须用本品时,应停止哺乳 24~48 小时。对特殊人群,应提前做好宣教和相关措施。

三、患者准备

1. 注射显像剂前受检者无需特殊准备,可正常饮食、服药。检查前 2 天不宜做钡餐等检查,以免钡剂滞留于肠道影响图像观察。

2. 静脉注射显像剂后至显像前,嘱咐受检者多饮水以加速清除非骨组织的显像剂。成年人在注射显像剂后饮水不少于 400ml,一般 2 小时内饮水应达到 500~1 000ml。不能饮水者建议静脉补液以获得更高的图像质量和加快显像剂排泄。

3. 检查前嘱受检者排空膀胱,以减少充盈膀胱对图像的影响。留置导尿管者须将尿袋放空,并注意尿袋外表有无污染以免沾染检查床面。

4. 注意不要让尿液或显像剂污染患者的衣物和身体。如果衣物有明显污染,须更换衣物,或者去除衣物,加做该部位局部显像,或者加做断层融合显像。如肢体等有污染,可用吸水纸吸附,或者可加做斜位局部显像,或者加做断层融合显像。

5. 显像前请受检者摘除腰带扣、饰品等高密度物品,无法去除者须在申请单上注明该物品及位置。

6. 因疼痛而不能保持检查体位者,可先给予镇痛药物。对于儿童或不能配合者,可予以水合氯醛等镇静。

四、图像采集

(一) 全身骨显像

1. 设备　γ相机、SPECT 或 SPECT/CT。

2. 准直器　低能高分辨型平行孔准直器或低能通用型平行孔准直器。

3. 采集参数　能峰 140keV,窗宽 20%,放大倍数为 1.0。矩阵 256×1 024。扫描速度 12~20cm/min,保证全身有效计数在 1.5M 以上为佳。图像采集时探头应尽量贴近患者,设备条件允许下,可使用体表轮廓跟踪技术,以提高图像质量。采集范围从颅顶至足尖。

4. 采集时间　注射显像剂后 2~5 小时内完成。必要时可在 18~24h 内显像。肾功能正常的婴幼儿骨显像剂从软组织中的清除较成年人快,显像可在静脉注射显像剂 1.5 小时后进行。对肾脏功能严重受损患者、严重水肿患者,如图像质量差,根据需要,在条件许可下可适当推迟显像时间,以等待显像剂从软组织中排出,提高骨/软组织对比度。

5. 采集体位　让患者仰卧于检查床,尽量让患者感觉舒适、放松。头正,身直,两侧髂嵴在同一水平,双臂紧贴身体两侧,肘关节夹紧,双手贴于大腿两侧,五指并拢,手心向上。双足尖并拢向前,双足跟分开,呈八字状。根据需要,也可以采用其他体位,比如:脊柱后凸畸形无法躺平者,可于颈肩背部垫物;一侧下肢无法伸直者,可于腘窝处垫物。

6. 判断是否加做检查　采集结束后协助患者下床至候诊室等待。医师判断图像质量是否满意,是否需要加做局部显像或断层融合显像。医师通知后患者方可离开。

7. 图像后处理　医师根据申请单,正确选择患者全身骨显像数据,并确认患者姓名、性别、年龄、检查编号等信息正确。依次导入后前位和前后位原始图像,调整色阶和对比度,适当调整本底,保证图像显示效果的一致性。处理完成后,核对图像显示信息的完整性及准确性,包括姓名、性别、年龄、编号、采集时间、医院名称等,经医师确认符合诊断要求后打印彩图。

(二) 局部骨显像

与全身骨显像比较,局部骨平面(包括特殊体位)的优越性在于:①避免解剖结构重叠对显示病变部位和形态的影响;②增强深部解剖结构和病变的显示;③降低邻近组织或器官高放射性的影响;④区别体表放射性污染。

1. 设备　γ相机、SPECT 或 SPECT/CT。

2. 准直器　采用低能高分辨型平行孔准直器或低能通用型平行孔准直器。对足骨和手骨局部显像,有条件者也可应用针孔准直器。对髋关节和儿童关节显像,有条件时也可使用聚焦型准直器。

3. 采集参数　能峰 140keV,窗宽 20%,放大倍数为 1.0。矩阵为 128×128 或 256×256。采集足够计数使局部骨影像显示清晰。图像采集时探头应尽量贴近患者。

4. 采集时间　注射显像剂后 2~5 小时内。

5. 采集体位　根据具体情况,患者取仰卧位、俯卧位或特殊体位,一般采集前位和后位两个体位,原则上检查部位、探头角度和影像采集帧数视临床要求而定。对不同部位可疑阳性病变,采用不同的特殊体位显像以帮助定位、定性诊断。为充分暴露病灶,显示其和周围组织的关系,正式采集前,应先选择体位和探头角度,在相机下仔细观察其效果,效果不佳者,宜再调节体位和探头,直至满意后再正式采集图像。如怀疑患者体表放射性污染,可嘱患者去除可疑污染衣物或用吸水纸吸附后采集图像,或可采集不同的特殊体位显像。如仍不能有效鉴别,可加做断层融合显像。

6. 判断是否加做检查　同全身骨显像。

7. 图像后处理　同全身骨显像。

(三) 骨动态显像(骨三时相显像)

1. 设备　γ相机、SPECT 或 SPECT/CT。

2. 准直器　低能高分辨型平行孔准直器。

3. 采集参数　能峰 140keV,窗宽 20%,放大倍数为 1.0,采集矩阵 128×128。采用弹丸式静脉注射骨显像剂,待显示器上出现组织血流影后即刻采集血流相,1~3 秒/帧,共 20~60 帧(一般取 3 秒/帧,40 帧,共 2 分钟),可反映较大血管的血流灌注和通畅情况。血流相结束后 3 分钟采集血池相,60 秒/帧,共 1~5 帧,可反映软组织的血液分布情况。注射显像剂后 2~6 小时内采集延迟相,主要反映局部骨骼的代谢状况。必要时,可延迟至注射显像剂后 24 小时采集,称为四时相骨显像,能更准确地诊断骨髓炎等骨骼疾病,也有助于骨疾病良恶性的鉴别。

4. 采集体位　同全身骨显像。感兴趣区位于探头探测范围内。

5. 采集时间　注射显像剂后 2~5 小时内。

6. 判断是否加做检查　同全身骨显像。

7. 图像后处理　医师根据申请单,正确选择患者骨三相显像数据,并确认患者姓名、性别、年龄、检查编号等信息正确。将血流相原始数据导入动态图像处理程序,以靶血流出现为起点,连续显示 30 帧。将血池相原始数据导入平片处理程序,调整图像放大倍数,以充满显示框并包含全部结构为宜,调整对比度,以能充分显示血流和血池信息为宜。将延迟相原始数据导入平片处理程序,调整色阶和对比度,清晰显示局部骨骼。处理完成后,核对图像显示信息的完整性及准确性,包括姓名、性别、年龄、编号、采集时间、医院名称等,经医师确认符合诊断要求后打印彩图。

(四) 骨断层显像

一般是在静态显像的基础上,以病灶或感兴趣部位为中心,利用 SPECT 的探头沿人体纵轴旋转,连续采集不同方向的信息,经计算机重建处理后获得局部骨骼的横断面、矢状面及冠状面的断层影像。

骨断层显像克服了静态显像结构重叠的不足,可改善图像的对比度和分辨力,尤其对深部病变的探测更为准确、敏感。

1. 设备　SPECT 或 SPECT/CT。

2. 准直器　低能高分辨型平行孔准直器或低能通用型平行孔准直器。

3. 采集参数　SPECT 采集参数:能峰 140keV,窗宽 20%,放大倍数(Zoom)1.46(针对体形较胖者或检查双肩及上臂时为 1.0),矩阵 64×64;5.6°/帧,共采集 60 帧,每帧采集 15~25 秒。图像采集时探头应尽量贴近患者,若设备条件允许,可使用体表轮廓跟踪技术,以提高图像质量。

4. 采集时间　注射显像剂后 2~5 小时内。

5. 采集体位　患者取仰卧位。原则上,头颈部断层一律嘱患者双手自然下垂,贴于身体两侧。胸腹、盆部及下肢断层均嘱患者双手上举过头,交叉抱于头上。

6. 图像重建与显示　选择 SPECT 断层原始数据进行重建(3D-OSEM 滤波,迭代 2 次,16个子集),按医师要求选取重建范围。若有污染或膀胱浓聚点,可使用溢出点功能使其过载处理,以突出病灶部位。数据重建过程中,注意患者移动伪影的影响,如身体移动、呼吸、吞咽及膈肌移动、牙齿移动等。将处理后的数据传输到工作站,交给医师分析和诊断。由医师选取感兴趣区的 SPECT 图像,核对图像显示信息的完整性,包括姓名、性别、年龄、编号、采集体位、采集时间、医院名称,并保存图像到数据库。打印彩图或胶片,为患者出具报告图像。

(五) SPECT/CT 融合显像

在骨静态显像的基础上,根据需要选择某一特定部位的 SPECT 与 CT 检查,继而获得 SPECT图像、CT 图像以及两者的融合图像,实现核医学功能影像与 CT 解剖图像互相补充。

1. 设备　SPECT/CT。

2. 准直器　低能高分辨型平行孔准直器或低能通用型平行孔准直器。

3. 采集参数　①CT 定位片:管电压 120kV,管电流 20mA,采集长度 500mm,可根据医师要求进行调整。②CT 扫描:采集矩阵 512×512,管电压 120kV,管电流 100~200mA 螺距 0.938,扫描层厚 5mm。③SPECT:能峰 140keV,窗宽 20%,放大倍数为 1.46(体形较胖者或检查双肩及上臂时为 1.0),矩阵 64×64;5.6°/帧,共采集 60 帧,每帧采集 15~25 秒。图像采集时探头应尽量贴近患者,若设备条件允许,可使用体表轮廓跟踪技术,以提高图像质量。④对于儿童或青少年,应通过调整 CT 采集参数,尽可能减少辐射剂量,同时使用铅板遮蔽性腺等辐射敏感部位。⑤检查完成后,安排患者在候诊室休息,医师确认图像满意后通知患者离开。

4. 采集时间 注射显像剂后 2~5 小时内。

5. 采集体位 仰卧位,靶器官位于探头视野中心。

6. 图像重建与显示 ①CT 重建:层厚为 2mm,细节增强滤波(detail-enhanced filtering)滤波,视野(FOV)为 535mm。②SPECT 断层重建:同"骨断层显像"。③注意移动伪影:同"骨断层显像"。④将处理后的数据传输到工作站,交给医师分析和诊断。⑤选取 CT 和 SPECT 重建数据,导入融合处理程序,程序会显示横断面、矢状面、冠状面三个轴的融合图像,仔细浏览每帧图像,确定 SPECT 和 CT 图像配准正确,然后才能开始分析图像。如生理性位移引起配准偏差,可微调图像配准位置;如体位移动引起较大偏差,须由高年资医师评估该图像数据是否可以用于诊断。⑥由医师选取感兴趣区的 SPECT 图像,核对图像显示信息的完整性,包括姓名、性别、年龄、编号、采集体位、采集时间、医院名称,保存图像到数据库。打印图片,为患者出具报告图像。

(六) 定量 SPECT/CT 融合显像

近年来,定量核医学技术进步显著,通过对放射性示踪剂的局部浓度进行相对或绝对的数值评估,能够增强核医学图像数据解释的客观性,克服单纯靠视觉分析的缺点,进一步提高核医学影像诊断的准确性。放射性示踪剂标准化摄取值(SUV)在诊断、评估疾病活动中,已成为非常有效的定量参数。随着 SPECT/CT 融合、光子补偿、图像重建算法等技术的应用,定量骨 SPECT/CT 融合显像已进入临床应用水平。

1. 设备 具备定量功能的 SPECT/CT。

2. 准直器 低能高分辨型平行孔准直器。

3. 采集参数 ①SPECT 采集:采集矩阵 256×256,放大倍数 1.0,旋转 180°,6°/帧,采集 30帧,每帧采集时间为 15~25 秒;②CT 采集:管电压 130kV,参考管电流量 120mAs。

4. 采集时间 注射显像剂后 2~5 小时内。

5. 采集体位 仰卧位,靶器官位于探头视野中心。

6. 图像重建与显示 根据临床需求,选用合适的重建函数和参数进行三维重建。

五、图像质量评价

1. 显像剂及注射剂量正确无误,显像剂注射质量佳,无残留外渗。
2. 患者饮水充分,膀胱排空,无尿液污染,无异物遮挡,无运动伪影。
3. 设备和采集参数无误。
4. 采集时间选择得当。
5. 摆位得当,全身显像时采集范围包含全身,双侧上肢在视野内,双手指及双足趾摆位得当。
6. 图像灰度和对比度清晰得当,骨骼影像清晰,软组织影像浅淡。

六、图像分析

(一) 骨静态显像

1. 正常图像 正常成人全身骨显影清晰,放射性分布左、右基本均匀、对称。由于不同部位的骨骼在结构、代谢活跃程度及血流灌注等方面可能存在差异,所以放射性浓度的分布亦存在差异。通常密质骨或长骨(如四肢骨)骨干放射性分布相对较低,而松质骨或扁骨(如颅骨、肋骨、椎骨、骨盆)及长骨的骨骺端等放射性摄取则相对较多。图像质量好的骨显像图能清晰分辨肋骨与椎骨,软组织不显影,但因骨显像剂通过肾排泄,所以正常骨显像时双肾及膀胱影显示(图 10-1A)。

正常儿童、青少年由于处于生长发育期,成骨细胞代谢活跃,且骨骺未愈合,骨骺的生长区血流灌注量和无机盐代谢更新速度快,所以骨显像与成人有差异,全身骨骼影像较成人普遍增浓,尤以骨骺部位明显(图 10-1B)。一般而言,此种表现在 10 岁以下儿童尤为明显,18~20 岁以后则应消失。熟悉不同年龄阶段儿童和青少年正常骨骼影像表现可减少假阳性的发生,如将胸部后位影像中肋软骨联合处出现的"闪烁样"活性误认为是多发肋骨骨折。

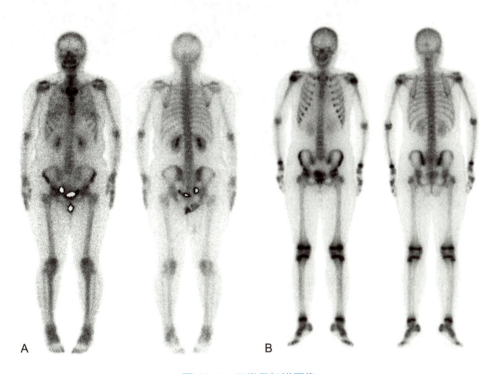

图 10-1 正常骨扫描图像
A. 成人正常骨显像图像;B. 儿童正常骨显像图像。

2. 异常图像 常见的异常影像为异常放射性浓聚、稀疏或缺损。异常放射性浓聚表现为病灶部位显像剂的浓聚明显高于正常骨骼,呈放射性"热区",提示局部骨质代谢旺盛,血流丰富,可见于多种骨骼疾病的早期和伴破骨、成骨过程的进行期,如恶性肿瘤、创伤及炎性病变等。异常放射性稀疏或缺损表现为病变部位放射性分布明显减低或缺失,呈放射性"冷区",多提示骨骼组织局部血供减少或发生溶骨性改变,可见于骨囊肿、梗死、缺血性坏死、多发性骨髓瘤、骨转移性肿瘤以及激素治疗或放疗后患者(图 10-2)。

骨显像还有一些特征性的异常征象,如"超级骨显像"(图 10-3),表现为放射性显像剂在全身骨骼分布呈均匀、对称性的摄取增加,骨骼影像非常清晰,而双肾常不显影,软组织放射性分布极低。其产生机制可能与弥漫的反应性骨形成有关,常见于恶性肿瘤广泛性骨转移(肺癌、乳腺癌及前列腺癌发生骨转移时多见)或代谢性骨病(如甲状旁腺功能亢进症)患者。"炸面圈"样改变为病灶中心显像剂分布稀疏或缺损,呈明显的"冷区"改变,而环绕冷区的周围则出现显像剂分布异常浓聚的"热区"改变,即呈现"冷区"和"热区"同时存在的混合型图像(图 10-2)。这是因为在病变部位骨质的合成与骨质的破坏、溶解常常同时存在,两者互相影响,在破骨细胞活跃导致溶骨性破坏时,邻近损伤的周边部位伴随成骨细胞活性增加,以对骨的损伤进行修复,从而形成此种影像表现,多见于骨无菌性坏死、镰状细胞病、骨膜下血肿、不愈合的骨折、急性骨髓炎、关节感染、骨巨细胞瘤,以及来自滤泡状甲状腺癌、神经母细胞瘤、多发性骨髓瘤、肾细胞癌、乳腺

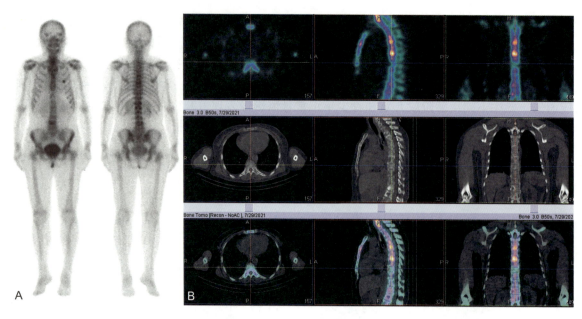

图 10-2　异常骨扫描图像

A. 多发性骨髓瘤全身骨显像图像；B. 多发性骨髓瘤胸部断层融合图像,示"冷区"和"热区"同时存在的混合型图像。

癌等的骨转移灶等。

　　一些骨骼以外的软组织病变有时亦可摄取骨显像剂,形成放射性浓聚影,如伴有骨化或钙化成分的肿瘤和非肿瘤病变、局部组织坏死、放射治疗后改变、浆膜腔积液、骨化性肌炎、某些结缔组织病、急性心肌梗死病灶等。

　　(二)骨动态显像

　　1. 正常图像　血流相:静脉注射显像剂后8~12秒,可见局部较大动脉显影,随后软组织轮廓逐渐显示骨骼部位放射性较软组织低,左、右两侧动脉显影时间及局部放射性分布浓度基本一致。血池相:由于体内血池中此期仍滞留大量显像剂,软组织轮廓清晰显示,放射性分布均匀,双侧对称,大血管可持续显示,此期骨骼放射性仍较低。延迟相:骨骼显示清晰,软组织影消退,图像表现同骨静态显像。

　　2. 异常图像　血流相:局部放射性增高伴显影提前,提示该部位动脉血流灌注增强、增快,常见于骨肿瘤和急性骨髓炎;局部放射性减低表明动脉血流灌注减少,可见于股骨头缺血性坏死、骨梗死和一些良性骨骼病变。血池相:放射性增高提示局部充血状态,如急性骨髓炎、蜂窝织炎等;放射性减低提示局部血供减少。延迟相:同骨静态显像。

　　(三)骨断层显像

　　与骨静态显像比较,骨断层显像的优势在于避免解剖结构重叠对显示病变部位和形态的影响,增强深部解剖结构和病变的显示,降低邻近组织或器官高放射性的影响,区别体表放射性污染。骨断层显像能获得靶与非靶组织的高信噪比,进一步提高诊断的准确性(图10-4)。

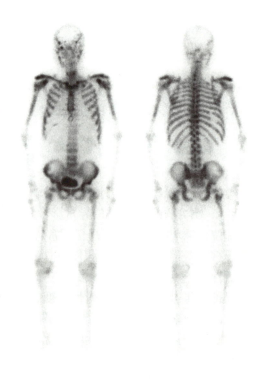

图 10-3　超级骨显像

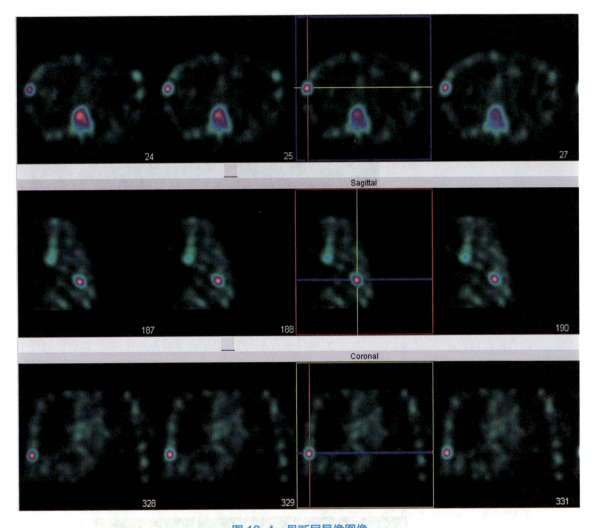

图 10-4　骨断层显像图像
最上排为横断位,中间排为矢状位,最下排为冠状位,病灶定位于右侧肋骨。

(四) SPECT/CT 融合显像

与常规 CT 扫描相比,SPECT/CT 融合显像是在骨平面显像基础上对病变部位进行 SPECT 和 CT 检查。在充分显示病灶的同时,SPECT/CT 融合显像可限定 CT 扫描范围以避免不必要的辐射,同时融合图像更加准确地反映病灶的边缘和轮廓以及活跃程度等信息,体现出"1+1>2"的诊断价值(图 10-5)。

由于 SPECT 与 CT 检查是两种不同的影像学检查方法,两者表现可一致,也可不一致。两者表现一致,说明该病变通过不同的检查方法均能够显示,两者互为证据,进一步提升了诊断的把握度。两者表现不一致时,应考虑两种影像学检查方法是互为补充,具体分为两种情况:一种是较为常见的 SPECT 表现为阳性,而 CT 为阴性,多提示尚无形态学改变的早期病变,但是此时需排除 SPECT 的假阳性可能;另一种是 SPECT 为阴性,而 CT 表现为阳性,多提示没有发生血流和功能变化的形态学改变,较为少见。

(五) 定量 SPECT/CT 融合显像

定量骨 SPECT/CT 标准化摄取值(standard uptake value,SUV)测量目前是否可以应用于肿瘤骨转移的鉴别诊断还存在较大争议。因为肿瘤骨转移的临床表现多样性,骨转移病灶可表现出显像剂高摄取、正常摄取、低摄取,而有些良性骨骼疾病也可以表现出显像剂高摄取,所以难以单纯凭借 SPECT/CT 标准化摄取值测量对肿瘤骨转移与良性骨骼疾病进行鉴别。但是,在前列腺

179

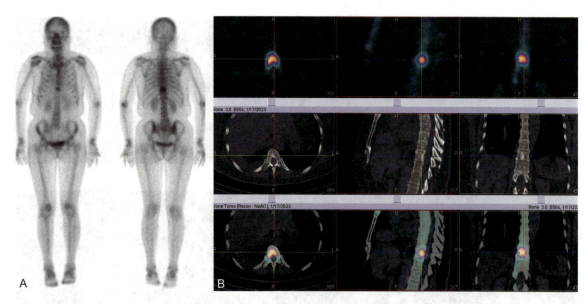

图 10-5　SPECT/CT 融合显像图像

A. 全身骨显像,于后位图像可见 T_9 异常放射性浓聚。B. 胸部 SPECT/CT 融合显像图像:最上排为 SPECT 图像,示 T_9 椎体高代谢;中间排为 CT 图像,示 T_9 椎体密度不均匀;最下排为融合图像,高代谢病灶定位于 T_9 椎体。

癌骨转移等某些转移性骨骼疾病中,如果存在显著的放射性高摄取,定量骨 SPECT/CT 标准化摄取值可以有助于鉴别诊断。另外,定量骨 SPECT/CT 标准化摄取值测量在骨转移灶治疗效果评估上也已有临床应用。例如在前列腺癌骨转移灶治疗过程中,动态定量分析骨转移灶 SPECT/CT SUV 最大值(SUVmax)的变化,可以更好地评估治疗的有效性,并为调整治疗方案提供更加准确的依据(图 10-6)。

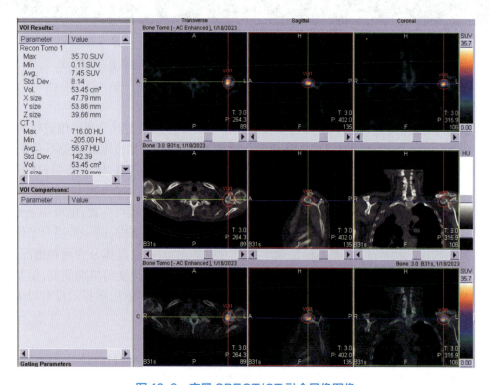

图 10-6　定量 SPECT/CT 融合显像图像

定量融合图像示左侧肩关节高代谢伴骨质破坏,最大标准化摄取值(SUVmax)为 35.7,平均标准化摄取值(SUVmean)为 7.45,考虑转移瘤。

定量骨 SPECT/CT 分析中的标准化摄取值测量已在非转移性骨骼疾病检查中得到了广泛的应用,例如足副舟骨危险度分析及对膝关节退行性病变程度、股骨颈骨折患者股骨头活力的评价。

七、骨显像常见伪影及处理

(一) 技术伪影

1. 放射性药品的质量问题　放射性药品的质量是影像图像质量的主要原因,包括标记物的放化纯和药物稳定性等。标记好的放射性药品应尽快使用,放置时间越长,其稳定性越差(图 10-7A)。

2. 注射技术伪影　由注射失败或不当造成,如推注速度过快或压力过大,或体位变动、药物外渗,表现为注射点浓聚(图 10-7B),较易排除。误将显像剂注入动脉可引起该动脉供血区软组织浓聚影。

3. 图像采集伪影　仪器本身质量问题(旋转中心偏移或仪器均匀性校正不当)或患者体位变动(多见,体位变动伪影在断层重建时更明显)(图 10-7C)或图像重建伪影(投影后伪影)。做好日常质控、确保设备处于最佳状态是获得高质量图像的基本保障。加强检查前宣教,取得患者的信任和配合是获得高质量图像的重要途径。

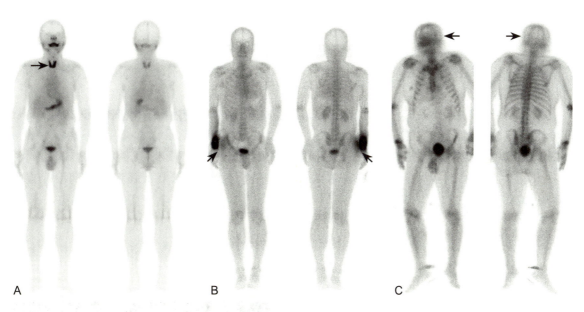

图 10-7　技术伪影
A.药物标记率低;B.药物注射残留;C.体位变动伪影。

(二) 泌尿系统异常

肾脏大小/位置异常(异位肾/肾下垂)及先天性泌尿系统结构异常是造成骨外伪影的最常见原因。肾盂肾盏扩张积水、输尿管扩张也可表现为腹部异常影像(图 10-8)。

(三) 软组织和器官对骨显像剂的异常摄取

1. 骨化性肌炎。

2. 软组织和器官内钙化。

3. 多种因素综合作用,如间质容积扩大、局部血流和渗透性改变及组织局部钙化等。

4. 放疗后改变。

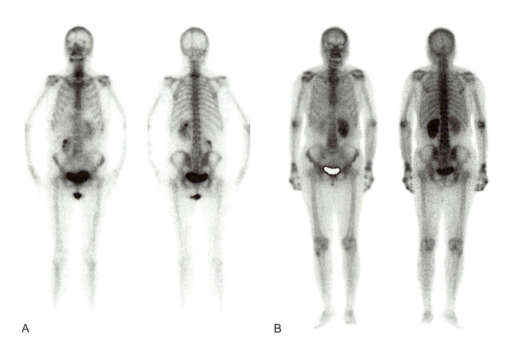

图 10-8　泌尿系统异常伪影
A. 肾下垂；B. 肾积水。

5. 组织缺血坏死、肾衰竭和高钙血症器官内钙盐沉积。
6. 急性心肌梗死和心肌淀粉样变。
7. 胸腔积液。
8. 某些软组织肿瘤及其转移灶，如神经母细胞瘤、乳腺癌和肺癌摄取显像剂（图 10-9）。

（四）其他原因导致的伪影

1. 特殊治疗措施。二膦酸盐治疗后的骨质疏松患者摄取显像剂减少。多次输血、高钙血症和化疗后患者的双肾异常显像剂浓聚，俗称"热肾"。因此需要了解患者近期治疗方案（图 10-10A）。

2. 骨外骨肉瘤（图 10-10B、图 10-10C）。

3. 肠道粪块。

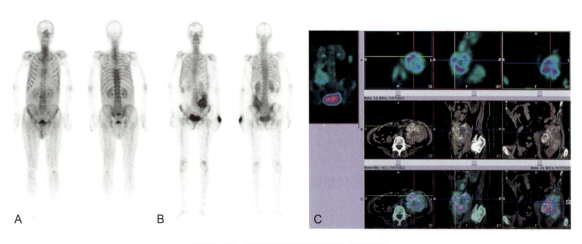

图 10-9　软组织和器官异常摄取伪影
A.放疗后显像剂摄取减低；B.全身骨显像，示左下腹部异常摄取；C.腹盆部断层融合，示结肠癌灶摄取显像剂。

182

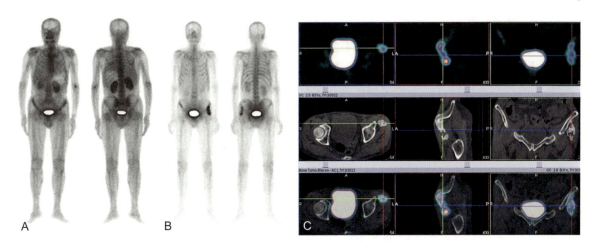

图 10-10　其他原因导致的伪影

A. 多次化疗后的双肾异常浓聚——"热肾";B. 全身骨显像,示左侧髋关节异常摄取;C. 髋部断层融合,示骨外骨肉瘤摄取显像剂。

为避免技术伪影产生,须排除技术方面(药物/注射/图形采集重建)原因,泌尿系统、软组织和器官异常摄取及其他特殊原因,了解患者目前的治疗方案,并结合其他影像学检查综合分析。

第二节　Na^{18}F PET/CT 骨显像

^{18}F-氟化钠(^{18}F-sodium fluoride,Na^{18}F)近年来被应用于骨显像。^{18}F 与骨骼中羟基磷灰石晶体中 OH$^-$ 化学性质类似,可与之进行离子交换而具有很强的亲骨性。与 ^{99m}Tc 标记的显像剂比较,Na^{18}F 具有更好的药代动力学特性,如更快的血液清除速率和更高的骨骼摄取(比 ^{99m}Tc-MDP 高出 2 倍),具有更佳的骨/本底放射性比值,显示解剖结构更为清晰,但由于 Na^{18}F 必须由医用回旋加速器生产,且显像设备为 PET 或 PET/CT,费用较高,限制了其作为骨显像剂在临床上的普及应用。

一、放射性药品学

(一)制备方法

^{18}F-氟化钠注射液的制备方法目前已经比较成熟。应用最多的方法为医用回旋加速器加速质子轰击 H$_2$^{12}O,经 ^{18}O(p,n)^{18}F 核反应得到 ^{18}F$^-$,然后将 ^{18}F$^-$吸附在阴离子交换柱上,用氯化钠注射液淋洗,再用 0.22μm 的除菌滤膜过滤后得到 ^{18}F-氟化钠注射液。

(二)质量控制

^{18}F-氟化钠注射液为无色澄清液体,pH 范围为 5.0~8.0,经薄层色谱法(thin layer chromatography,TCL)测定,放射化学纯度(RCP)应大于 90%。

(三)药代动力学

^{18}F-氟化钠由静脉注射进入血液循环后,可选择性地吸附于骨骼系统。在血浆中以双指数模式清除。分布相半衰期为 0.4 小时,清除相半衰期为 2.6 小时。^{18}F-氟化钠注射后 1 小时,大约只有 10% 的 ^{18}F$^-$保留在血液中。^{18}F-氟化钠不与血浆蛋白结合,可通过肾清除。肾功能正常的患者,约 20% 以上的 ^{18}F$^-$在静脉注射 2 小时后可通过尿液清除。^{18}F-氟化钠的骨骼摄取依靠局部血流和骨骼的成骨性反应,主要沉积于骨转换活跃部位,在骨表面与骨骼羟基磷灰石晶体的羟基进行交换形成牢固的氟磷灰石。^{18}F$^-$从毛细血管扩散到骨细胞外液,并通过化学吸附作用沉积在骨

晶体表面,尤其是新生骨骼上。该过程分为两个阶段:第一阶段,$^{18}F^-$与骨质表面的羟基磷灰石中的 OH^- 进行交换而定植;第二阶段,$^{18}F^-$ 继续迁移进入骨基质中,并一直保留到骨质的重建。骨组织中羟基磷灰石晶体是 ^{18}F-氟化钠骨显像的基础。相关动物研究发现,通过静脉注射70kBq的 ^{18}F-氟化钠到大鼠体内,1小时后血液中的放射性摄取值降为 $4.50\pm0.35\%ID/g$,并以双指数模式清除,在其他器官中的代谢也类似于血液代谢,均能够被快速清除。但在骨中的代谢情况为:^{18}F-氟化钠在骨中的放射性摄取在20分钟内不断升高,在注射20分钟后达到峰值($5.0\pm0.5\%ID/g$),然后缓慢下降。另一项研究表明,将 ^{18}F-氟化钠注入实验动物狗体内后,血池和软组织中的摄取快速降低,而骨骼中的摄取快速增加,50分钟时骨骼/背景值最佳,为显像最佳时间。

(四)放射性活度

^{18}F-氟化钠静脉注射的成人剂量范围为185~370MBq,肥胖患者剂量酌情增加,小儿剂量应按体质量计算(2.22MBq/kg),总剂量范围为18.5~185.0MBq。

(五)给药方法及途径

显像剂使用方法为静脉注射,对于静脉注射困难者及婴幼儿,应提前建立静脉通道,以避免多次注射或注射失败。

二、适应证与禁忌证

(一)适应证

1. 恶性肿瘤骨转移诊断及转移灶治疗随访。
2. 原发性骨肿瘤诊断、转移与复发诊断。
3. 不明原因骨痛筛查。
4. 骨髓炎早期诊断。
5. 创伤与隐匿性骨折诊断。
6. 代谢性骨病的诊断。
7. 退行性骨关节病的诊断。
8. 移植骨活性评价。
9. 关节炎的诊断。
10. 骨坏死的早期诊断。
11. 人工关节置换后随访。
12. 骨折愈合评价。
13. 骨活组织检查定位。

(二)禁忌证

无明确禁忌证,孕妇及哺乳期妇女使用应谨慎。妊娠期内一般不用,必须使用时,应权衡利弊。哺乳期妇女必须用本品时,应停止哺乳24小时(约10个药物半衰期)。对特殊人群,应提前做好宣教和相关措施。

三、患者准备

1. 孕妇应该避免检查,除非检查的获益高于对母亲和胎儿的辐射危险。
2. 患者应良好水化,以保证放射性核素的迅速排泄,从而减少辐射剂量并提高成像质量。除非存在禁忌证,患者应该在检查前1小时内饮水250ml以上,然后在 ^{18}F-氟化钠注射后再饮水250ml以上。
3. 显像前排空膀胱。对于尿失禁的患者,应正确处置含有放射性的尿液。
4. 患者不需要禁食,可以服用平常使用的药物。二膦酸盐、抗激素治疗、生物治疗和放疗对 ^{18}F-氟化钠摄取的影响尚无定论。

5. 显像前请受检者摘除腰带扣、饰品等高密度物品,无法去除者须在申请单上注明该物品及位置。

6. 对于因疼痛而不能保持检查体位者,可先给予镇痛药物。对儿童或不能配合者,可予以水合氯醛等镇静。

四、图像采集

1. 设备 PET/CT。

2. 患者体位 手臂的摆放位置取决于检查的目的。行全身检查时双手臂应放在身体两侧,仅扫描中轴骨时可将双手举过头顶。

3. CT 采集方案 CT 扫描用于衰减校正以及病灶定位,诊断性 CT 扫描可以发现部分骨骼病变。CT 的扫描方案取决于检查的适应证以及能否为诊断提供更多的信息。更多诊断信息的需求常常需要与由此带来的辐射剂量增加相权衡。剂量参数应该与剂量参数应该与 ALARA(as low as reasonably achievable)原则相一致。

4. PET 采集方案 由于 ^{18}F-氟化钠在骨组织上的吸附以及在血液中的清除都比较快,对于肾功能正常的患者,中轴骨的代谢显像在注射显像剂后 30~45 分钟即可开始采集;如需获得高质量的四肢图像,可在注射显像剂后 90~120 分钟开始采集图像。每个床位的采集时间因注射剂量、衰减时间、体质指数以及探测器的不同而不同,一般的采集时间是 0.5~3.0 分钟;仪器探测效率提高,则采集时间相应缩短。对于体质指数正常的患者,若要获取高质量的中轴骨图像,则应在注射 185MBq ^{18}F-氟化钠后 45 分钟以 1~3 分钟/床位进行采集;若要获取高质量的全身图像,则需在注射 370MBq ^{18}F-氟化钠后 2 小时以 1~3 分钟/床位进行采集。

5. 干预 膀胱中的显像剂活性过高会降低图像质量,也会干扰骨盆病变的探测。辅以膀胱导尿、充分水化及使用利尿剂都可以减少膀胱尿液的放射性活度。

6. 图像处理 尽管在处理时间合理的情况下,256×256 的矩阵更为有利,但一般还是通过 128×128 的矩阵获得图像。迭代重建目前被广泛应用。迭代、子集、滤器的最佳参数以及其他重建参数取决于患者和探测器因素。一般情况下,用于 ^{18}F-FDG PET/CT 的重建方案同样适用于 ^{18}F-氟化钠 PET/CT,可通过生成最大强度投影(MIP)图像来帮助探测病灶。

五、图像分析

(一)正常图像

^{18}F-氟化钠通常分布于整个骨骼系统,主要通过泌尿系统排泄。在患者没有肾功能不全的情况下,肾脏、膀胱将会显影。尿路局部显像剂的浓聚主要取决于肾功能、水化情况以及从注射 ^{18}F-氟化钠到显像的间隔时间。肾功能不全会导致尿路的显像剂浓聚程度降低,尿液排泄障碍会导致梗阻近端部位显像剂浓聚程度增高,慢性重度尿路梗阻则会降低显像剂浓聚程度。软组织的显像剂浓聚程度反映了血池中 ^{18}F-氟化钠的量,应该使其尽量减低。

几乎所有能够导致新骨形成的因素都可能使 ^{18}F-氟化钠的摄取程度增高,其增高的程度受很多因素的影响,包括血流和新骨形成的量。^{18}F-氟化钠可取代羟基磷灰石晶体中的羟基基团并共价结合于新骨表面。新骨(或类骨)因具有更多的结合位点而摄取更高。局部充血同样也可导致相应部位骨显像剂浓聚程度增高。成人骨骼的 ^{18}F-氟化钠生理性摄取基本均匀,儿童和青少年的骨干骺端显像剂浓聚程度增高。除了某些特殊部位的 ^{18}F-氟化钠摄取可能会是多变的外,各个年龄段人群均表现为左右对称性显像剂摄取。

(二)异常图像

一般情况下,仅凭 ^{18}F-氟化钠的摄取程度无法鉴别骨骼的良性和恶性病变,因此与 PET/CT 中的 CT 征象、骨骼平片和其他解剖影像联合判断对诊断至关重要。应注意描述有意义的影像表现的部位和范围,包括骨骼的名称、异常显像剂摄取的范围(局限性或弥漫性),必要时还应指明骨骼受累的解剖细微结构。CT上相关的表现也应该描述(如未见异常,硬化,透明的、溶骨的、成骨的或者混合性改变等),如果病灶大小有重要的临床意义,则要描述此病灶CT相应层面的测量值。对于有意义的病变的描述应该包括对其相应的 ^{18}F-氟化钠摄取水平的描述,需要测量标准化摄取值(SUV),但该值不能用于鉴别诊断。尿路及软组织中的摄取也应予以描述,有意义的非骨骼CT发现也应该尽量全面地描述。应该指出局限性,必要时影响检查的灵敏度和特异性的因素也应该被提及。如果可能,报告或结论中应该包括与既往检查和报告的对比。任何程度的 ^{18}F-氟化钠摄取,只要是明显高于或低于邻近骨组织或对侧相应骨组织摄取的,都提示骨代谢的异常。PET/CT具有更高的分辨力,生理病理因素引起的多样性也因此而变得更加明显,如:亚临床的关节疾病常常导致关节周围 ^{18}F-氟化钠摄取程度增高,这种情况可能会不对称地发生在身体的任何部位,尤其是在脊柱和手足的小骨,此时,诊断CT常常能够有助于鉴别良、恶性疾病;牙科疾病常常导致牙周的 ^{18}F-氟化钠摄取增高;亚临床损伤(尤其是胸肋关节处的损伤)可导致 ^{18}F-氟化钠摄取程度增高。此外,标准化摄取值在临床工作中的作用仍需要进一步研究。

本章小结

　　放射性核素骨显像主要反映骨骼和病变的血流和代谢状况,常早于X线发现病变,并可进行全身扫描,在骨骼病变的早期诊断和筛查中具有优势,是核医学显像临床应用最多的项目。目前SPECT骨显像剂主要是 ^{99m}Tc-MDP,其与骨骼中的羟基磷灰石晶体通过离子交换或化学吸附作用而分布于骨骼组织。局部骨骼对示踪剂的摄取,与该部位的血流量、骨盐代谢水平成正比,所以在成骨过程活跃的部位,显像剂的摄取增多而形成放射性浓聚的"热区",而在血流量减少和/或成骨活性低的部位,则显像剂摄取少,表现为放射性稀疏缺损的"冷区"。SPECT骨显像的方法包括骨静态显像(包括全身骨显像和局部骨显像)、骨动态显像、骨断层显像、SPECT/CT融合显像以及近年来应用于临床的定量SPECT/CT融合显像。 ^{18}F-氟化钠是一种对骨骼病变敏感性很高的PET示踪剂,同时PET/CT中的CT部分可以提供病变的形态学特征,因此 ^{18}F-氟化钠PET/CT骨显像可以更准确地鉴别骨病灶的良、恶性。

思考题

1. 简述放射性核素骨显像的原理。
2. 放射性核素骨显像的方法有哪些?
3. 放射性核素骨显像常见的伪影有哪些?

(姚树展)

第十一章　呼吸系统检查技术

核医学肺通气/灌注显像（pulmonary ventilation/perfusion imaging，V/Q）目前最重要的应用就是诊断肺栓塞，同时在慢性阻塞性肺疾病、肺动脉高压、肺叶切除术前定量评估肺功能等方面也具有辅助诊断及疗效监测的重要价值。核医学肺通气/灌注显像是目前诊断肺栓塞最敏感的方法，而且同其他检查相比，该方法安全，没有创伤，辐射低，早期诊断准确率可达 90%~95%。目前，SPECT/CT 融合显像技术的应用不仅提高了图像质量，使医生可以通过不同的断面观察肺部通气及血流灌注情况，诊断级 CT 图像还可以深入了解肺部解剖结构情况，大大提高了诊断的灵敏度和特异性。随着核医学影像技术的发展，肺通气/灌注显像的未来发展包含精确定量分析等方向，可为临床提供更全面、直观的影像特征。

第一节　肺通气显像

肺通气显像的原理：受试者吸入放射性气体或放射性气溶胶后，该气体或气溶胶随呼吸运动进入气道及肺泡内，随后呼出，反复吸入，达动态平衡后，局部的放射性分布与该处的通气量成正比，通过 SPECT 可以获得气道主干至全肺肺泡的放射性气体分布影像，故被称为肺通气显像（pulmonary ventilation imaging）。

一、放射性药品学

（一）常用显像剂

肺通气显像所用的显像剂有放射性惰性气体（^{133}Xe 和 ^{81m}Kr）和放射性气溶胶（^{99m}Tc-DTPA 和锝气体）。目前国内最常用的是锝气体（^{99m}Tc-technegas）。锝气体是一种由极小的气体组成的气溶胶，由 ^{99m}Tc 标记的固体石墨颗粒在高温下产生。锝气体颗粒的直径约为 0.005~0.200μm，大小均匀，末梢气管渗透能力强，肺通气成像效果佳。沉积在肺内后，60 分钟内稳定分布，适合进行多角度及体层显像。锝气体具有疏水性，易于聚集而使颗粒增大，因此应在标记后 10 分钟内迅速使用。石墨颗粒通过重吸收从肺泡区域缓慢清除。其在气道内的有效半衰期为 1~8 小时。

（二）制备方法

以目前最常用的锝气体制备为例，须使用高浓度的高锝酸钠溶液（370~925MBq/0.1ml）通过锝气体发生器逐步制备。

（三）给药方法及剂量

锝气体的给药方法为一次性口管吸入给药，推荐患者吸入锝气体活度为 25~30MBq，可在患者吸气时使用探测仪检测是否成功吸入放射性气体。SPECT 探头下采集的计数率约 1 000~1 500cps 为较理想剂量。

（四）辐射防护

患者在吸入显像剂锝气体时，除外照射防护外，更应该警惕空气中放射性气溶胶的内照射污染。建议设置单独的吸气给药室，并且具有良好的通风设施，可以采取穿铅隔离衣、戴过滤口罩等措施减少内照射污染。

（五）放射性药品质量控制

肺通气显像通常在肺灌注显像之前进行，因为相比于 ^{99m}Tc-MAA，^{99m}Tc 气溶胶难以在肺部达到更高放射活度。由于这两种药物都是 ^{99m}Tc 标记，所以通气与灌注显像使用药物的活度比例为1：4时，联合显像的效果最佳，这一点非常重要。肺通气显像的显像剂质量控制包括两方面：一是患者吸入的显像剂放射性活度要控制在合适的量，过低造成图像质量差，过高则影响后续肺灌注影像的判断；二是放射性药品的颗粒大小控制，采用的肺通气显像剂颗粒直径大或者容易凝集，会造成肺中央区显像剂沉积形成热区，肺周围显像剂稀疏，影响图像质量，如果采用锝气体这种极小颗粒的显像剂进行肺通气检查，则可以把热区问题降至最低。

二、适应证与禁忌证

（一）适应证

1. 了解呼吸道的通畅情况及各种肺部疾病的通气功能变化，诊断气道阻塞性疾病。
2. 评估药物及手术治疗前、后的通气功能，观察疗效。
3. 与肺灌注显像配合，鉴别诊断肺栓塞和肺阻塞性疾病等。
4. 肺减容手术适应证选择、手术部位和范围确定及术后残留肺功能预测。

（二）禁忌证

无明确禁忌证。

三、检查前准备

（一）患者准备

1. 检查当天无需特殊准备，必要时可先吸氧10分钟。
2. 去除颈部饰品，穿无金属配件的衣物。
3. 配合医务人员，按照要求在给气时用口深呼吸气，图像采集过程中尽量保持均匀、平稳的呼吸。

（二）医务人员准备

1. 锝气体制备应按照锝气体发生器的操作规范进行制气备用。
2. 告知患者检查的基本原理、目的、流程、潜在风险及应对措施，以取得患者同意及配合，请患者或家属签署知情同意书。
3. 评估患者当天病情及能否耐受检查等情况，对患者进行呼气训练。
4. 医务人员穿戴铅隔离衣、帽子、口罩、铅眼镜等防护装备，引导患者进入给药室进行吸气。
5. 引导患者配合深呼吸。对于肺通气功能较正常的患者，给予1~3次吸入；肺通气功能较差患者，酌情增加吸入次数；肺功能极差者甚至可吸入达十余次。可将环境剂量监测仪贴近患者背部，计数约40~80μGy/h。吸气完毕后，交代患者休息10分钟后去检查室等候检查。

四、采集条件及成像方法

（一）患者体位

患者取仰卧位，双臂抱头，使探头尽量贴近胸部。

（二）视野范围

将双肺同时全部包括在探头视野内。

（三）采集流程及条件

平面＋SPECT/CT融合采集。

1. 平面显像

（1）准直器：采用低能高分辨型准直器。

（2）参数：能峰为140keV，推荐矩阵为128×128或者256×256，窗宽为20%，放大倍数为1.46。

（3）模式:采集 8 个体位,即前位(ANT)、后位(POST)、左侧位(LL)、右侧位(RL)、左前斜位(LAO)30°、右前斜位(RAO)30°、左后斜位(LPO)30°、右后斜位(RPO)30°,推荐每个体位采集 500~1 000k 计数。

2. 定位片　CT 定位片参数:扫描长度为 400mm,管电压为 90kV,管电流为 30mA,范围为肺尖至较低侧肋膈角下 2~3cm。SPECT 定位范围大于 CT 定位范围。

3. CT 扫描参数　采用低剂量 CT 扫描,矩阵为 512×512,管电压为 120kV,管电流为 50mA,螺距为 0.938。CT 图像重建:重建层厚为 3mm,层距为 1.5mm,FOV 为 350mm,肺部增强的滤波参数,增强值为 0.25。

4. SPECT 扫描

（1）准直器:采用低能高分辨型准直器。

（2）参数:能峰为 140keV,推荐矩阵为 128×128 或者 64×64,窗宽为 20%,放大倍数为 1.46。旋转 360°,每 12°采集一帧,共采集 32 帧,15~20 秒/帧。

（四）图像后处理及显示

1. 平面图像的构建　肺灌注显像完成后一同处理,详见“肺灌注显像”。

2. SPECT 图像后处理　肺灌注显像完成后一同处理,详见“肺灌注显像”。

3. SPECT/CT 图像融合处理　融合软件根据仪器型号具体选择,分别对 SPECT、CT 原始采集数据通过计算机重建进行处理,然后再通过融合技术将两者进行同机融合,获得融合影像。有条件者可进行三维影像重建。

4. 图像显示　①根据诊断需求可以设定图像显示排版模板,调整倍数,图像尽量充满显示框并居于中央,调整色彩、色阶及对比度,保证正常图像或病灶图像显示完整、清晰、有层次感;②要求显示患者信息、采集体位、采集时间、医院名称等。

5. 图像评估　评估采集图像质量是否合格,排版图像是否符合诊断要求。

（五）技术要点

1. 断层显像时患者双臂抱头,使探头尽量贴近胸部。

2. 双肺要同时包括在探头视野内。

3. 平面显像完成后进行断层显像,患者体位与平面显像一致。

4. 采集过程中嘱患者平静呼吸,不能移动,减少呼吸运动伪影对肺显像的干扰。

（六）注意事项

1. 核医学技术人员在操作之前,必须认真阅读检查申请单,确认检查项目,核对患者年龄、性别等基本信息,询问简单的病史及症状。与患者沟通检查体位、流程及注意事项。对于儿童及危重患者,应随时观察患者配合情况以及有无不适表现。

2. 指导患者取仰卧位,双臂上举抱头,且用束带帮助固定。

3. 双肺影像位于视野中央,显示完全。

4. 记录患者肺通气显像剂吸入时间、显像的计数、检查时间、有无特殊情况等。与医生沟通是否要进一步行肺灌注显像。肺通气计数如过高,可隔日行肺灌注显像。如可同日行肺灌注显像,可通过肺通气显像的计数率大致估算肺灌注的给药剂量。

五、正常与异常影像

（一）正常影像

1. 双肺轮廓完整,因肺通气计数率较低,图像整体稍欠清晰。

2. 双肺中间空白区为纵隔及心影,左肺下方大部分为心影所占据。

3. 肺底受呼吸运动的影响而稍欠整齐。

4. 除肺尖部、周边、肋膈角处放射性分布略显稀疏外,双肺内放射性分布均匀。

5. 双肺底部生理性放射性沉积（图 11-1、图 11-2）。

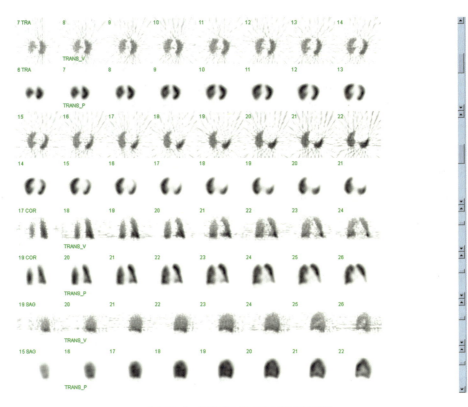

图 11-1　肺通气 SPECT 正常影像

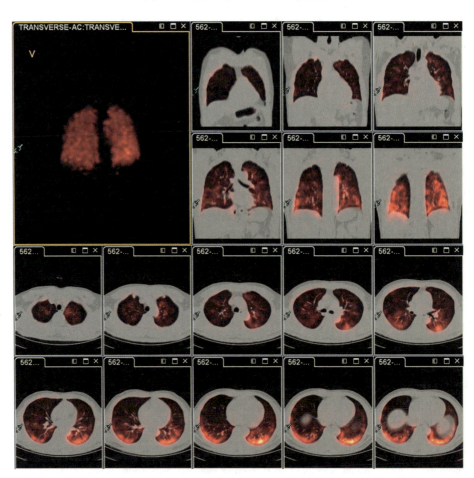

图 11-2　肺通气 SPECT/CT 融合正常影像

（二）异常影像及其临床意义

1. 弥散性放射性稀疏或缺损　两肺放射性分布不均匀,有多发散在放射性稀疏区或缺损区,多见于慢性阻塞性肺疾病。小气道病变患者的肺通气SPECT/CT融合影像呈弥漫性散在分布的放射性分布稀疏(图11-3)。

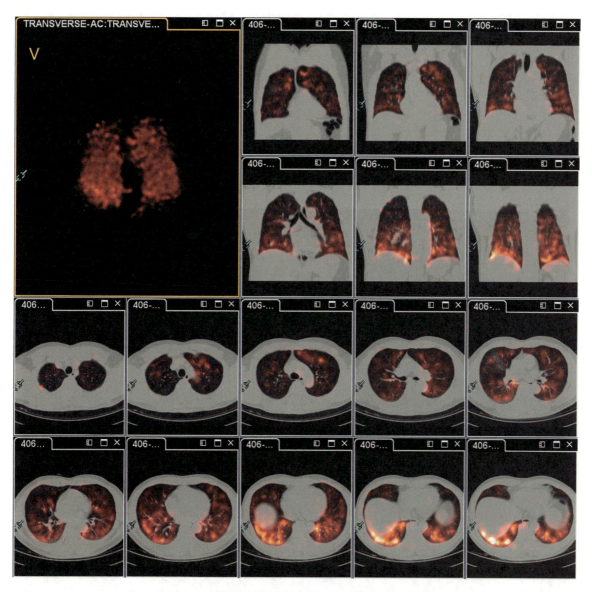

图11-3　小气道病变患者的异常SPECT/CT融合影像

重度慢性阻塞性肺疾病（COPD）患者的肺通气平面显像呈多发散在的放射性稀疏区、热区(图11-4)。

2. 局限性放射性稀疏或缺损　包括一侧肺、肺叶性、肺段性及亚段性放射性稀疏区或缺损区,多见于气道狭窄或阻塞、肺泡内存有渗出物或萎陷等(图11-5)。

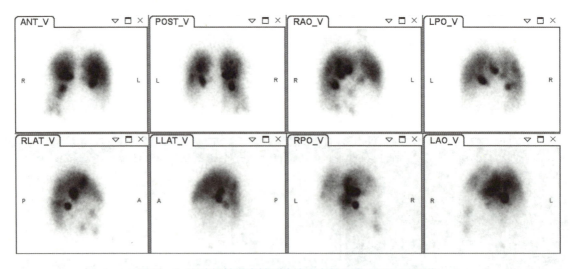

图 11-4　重度慢性阻塞性肺疾病患者的异常 SPECT 影像

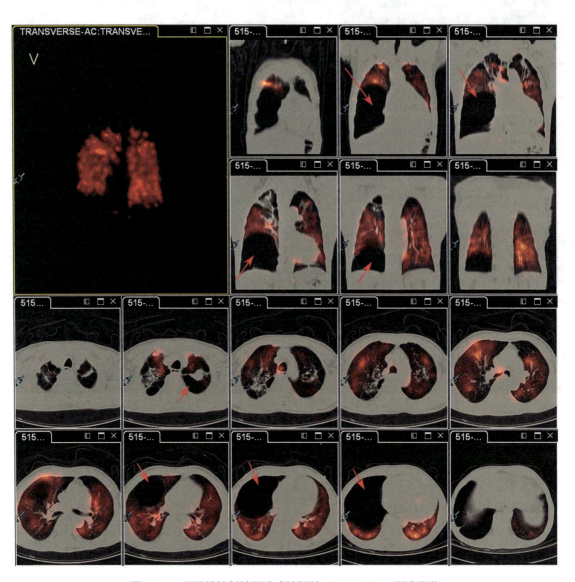

图 11-5　局限性放射性稀疏或缺损的 SPECT/CT 融合影像

肺通气 SPECT/CT 融合影像见肺大疱形成,呈局限性的放射性分布缺损区。

六、肺通气显像常见伪影

(一) 呼吸运动伪影

患者呼吸运动所产生的伪影导致双肺底部放射性分布不均匀,SPECT/CT融合图像上显示无通气影像,须注意与病理性无通气者鉴别。呼吸较困难患者的肺通气SPECT/CT融合影像可见右下肺产生的呼吸运动伪影(图11-6)。

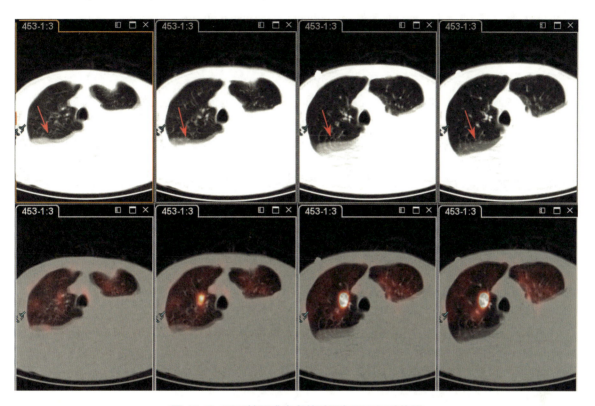

图 11-6　呼吸较困难患者的肺通气呼吸运动伪影

(二) 金属伪影

患者衣物上的金属拉链、暗扣,或者胸前佩戴的项链、首饰等不仅影响核医学显像的计数采集准确性,也可使CT图像上产生高密度伪影,因此,在患者行检查前要排查有无影响扫描的物品。

(三) 放射性颗粒凝集伪影

不同的放射性气体或气溶胶因颗粒直径、特性不一样,所以成像质量不一样。有的气体颗粒可以在狭窄处受到湍流的影响,形成生理性热区,妨碍肺通气显像的结果解读。

(四) 口咽部、胃肠部放射性分布

患者在用口管吸气过程中,可能伴随有吞咽动作,使放射性气体颗粒沉积在口咽部、胃肠部(图11-7)。

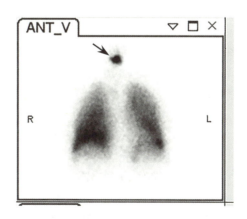

图 11-7　放射性气体颗粒沉积在口咽部、胃部

第二节　肺灌注显像

肺泡毛细血管直径 7~9μm,经静脉注射大于肺泡毛细血管直径的放射性核素标记的颗粒(9~60μm)后,这些颗粒随血流进入肺血管,暂时嵌顿在肺毛细血管床内,局部嵌顿的颗粒数与该处的血流灌注量成正比。通过 SPECT 可以获得肺毛细血管床影像,影像的放射性分布反映肺各部位的血流灌注情况,故称为肺灌注显像(pulmonary perfusion imaging)。

一、放射性药品学

(一) 显像剂

^{99m}Tc-大颗粒聚合人血清白蛋白(MAA),标记 3 小时内尽快使用。一次静脉注射的颗粒数为20 万~70 万,暂时嵌顿的毛细血管数约占肺毛细血管总数的 1/1 500;另外,放射性颗粒在体内很快降解成小分子,且被吞噬细胞清除,其生物半衰期仅为 1.5~3.0 小时,故肺灌注显像一般不引起心肺血流动力学和肺功能改变。

(二) 给药剂量与方法

如行"一日法",须根据肺通气显像的计数率大致判断肺灌注显像的用药剂量,建议肺通气/灌注显像活度比为1:4,联合显像的效果最佳。仰卧位外周静脉注射,剂量约为140~160MBq。孕妇、大面积肺栓塞、单肺、儿童患者剂量酌减。

(三) 配制显像剂

用锝液与半成品 MAA 加生理盐水混合标记。

(四) 药物注射要求

一般采用平卧位注射 ^{99m}Tc-MAA,肺动脉高压患者建议坐位注射。^{99m}Tc-MAA 为悬浮液,抽取药时和注射前须振荡摇匀,注射时尽量避免回血,以防止血液与 MAA 凝聚成更大颗粒,引起不应有的栓塞,或造成持续不退的肺内大"热点"。注射速度要缓慢,建议注射时间大于 30 秒。

(五) 放射性药品质量控制

肺灌注显像剂的质量控制主要包括三方面。

1. 注射的放射性药品活度　如行"一日法",在合适的肺通气显像计数的基础上,给予^{99m}Tc-MAA 的剂量应使肺灌注显像计数率为肺通气的 3~4 倍。剂量过低,会使肺灌注图像受通气图像的计数影响;过高,则使患者受到的辐射增加,以及注射的药物颗粒数过多,造成重症患者的风险增加。

2. 放射性药品纯度的影响　建议 ^{99m}Tc-MAA 放化纯度 >90%。放化纯度过低,则游离锝增多,造成肺外组织,特别是甲状腺、肾脏显影,影响图像解读。

3. MAA 颗粒大小的影响　半成品的 MAA 的有效颗粒直径及占比应符合使用要求,标记好的 ^{99m}Tc-MAA 应避免形成大颗粒,造成肺内热区。应定期或在必要时进行 MAA 颗粒大小测定。

二、适应证与禁忌证

(一) 适应证

1. 肺栓塞的诊断及疗效监测。
2. 肺肿瘤术前判断分肺功能。
3. 慢性阻塞性肺疾病(COPD)的评价,了解其肺血管受损程度。
4. 评估肺动脉高压的病因。
5. 移植肺的评估。评估先天性肺部疾病,包括心脏分流、肺动脉狭窄、动静脉瘘及其治疗疗效,支气管胸膜瘘的诊断。评估慢性肺实质疾病,如囊性纤维化。

(二)禁忌证

1. 有严重肺动脉高压、肺血管床极度受损的患者应慎用或禁用。

2. 有由右到左分流的先天性心脏病患者,放射性颗粒通过右心到左心的分流道进入体循环可能引起脑和肾等血管栓塞,应慎用或禁用。

3. 对显像剂严重过敏者。

三、检查前准备

(一)患者准备

1. 无需特殊准备,可吃饭喝水。

2. 去除颈部饰品,穿无金属配件的衣物。

3. 携带相关病情资料(病历、化验单和 CT 等检查结果)。

4. 肺灌注显像前打好留置针。

5. 对于能够配合的患儿,做好患儿和家长的宣教,保证扫描时身体不动;对于不能配合的患儿,须麻醉镇静后再行检查。

6. 在图像采集过程中尽量保持均匀、平稳的呼吸。

(二)医务人员准备

1. 结合患者临床资料,评估患者能否耐受检查以及合适的检查方式。常规患者一般安排"一日法"进行检查:通气显像后,随即进行灌注显像。如果患者肺通气显像计数率过高,建议第 2 天行肺灌注显像。对于孕妇、疑似大面积肺栓塞或通气功能极差的患者,为了使辐射量最小化,仅行肺灌注显像评估,或者"两日法":第 1 天行低剂量肺灌注显像,第 2 天行肺通气显像。

2. 详细告知患者及家属潜在检查风险,指导其签署"肺通气/灌注显像检查知情同意书"。

四、采集条件及成像方法

(一)患者体位

患者取仰卧位,双臂抱头,使探头尽量贴近胸部。

(二)视野范围

将双肺同时全部包括在探头视野内。

(三)采集流程及条件

平面 +SPECT/CT 融合采集。

1. 平面显像

(1)准直器:采用低能高分辨型准直器。

(2)参数:能峰为 140keV,推荐矩阵为 128×128 或者 256×256,窗宽为 20%,放大倍数为 1.46。

(3)模式:采集 8 个体位,即前位(ANT)、后位(POST)、左侧位(LL)、右侧位(RL)、左前斜位(LAO)30°、右前斜位(RAO)30°、左后斜位(LPO)30°、右后斜位(RPO)30°,推荐每个体位采集 500~1 000k 计数。

2. 定位片　CT 定位片参数:扫描长度为 400mm,管电压为 90kV,管电流为 30mA,范围为肺尖至较低侧肋膈角下 2~3cm。SPECT 定位范围大于 CT 定位范围。

3. CT 扫描参数　采用低剂量 CT 扫描,矩阵为 512×512,管电压为 120kV,管电流为 50mA,螺距为 0.938。CT 图像重建:重建层厚为 3mm,层距为 1.5mm,FOV 为 350mm,肺部增强的滤波参数,增强值为 0.25。

4. SPECT 扫描

(1)准直器:采用低能高分辨型准直器。

（2）参数：能峰为 140keV，推荐矩阵为 128×128 或者 64×64，窗宽为 20%，放大倍数为 1.46。旋转 360°，每 12°采集一帧，共采集 32 帧，12 秒/帧。

（四）图像后处理及显示

1. 平面图像的构建　①同时调取肺通气、肺灌注图像，打开图像后处理相应的肺部软件，按照相同体位对照显示模式，显示出 8 个体位；②调整显示倍数，调整色阶和对比度，使通气、肺灌注图像灰度接近；③如有异常病灶，可用箭头、文字标识；④核对图像显示信息的完整性，包括姓名、病历号、检查号、采集时间、医院名称等；⑤保存图片，传输到报告工作站。

2. SPECT 图像后处理　①同时调取肺通气、肺灌注的 SPECT 原始数据进行图像重建；②获得肺水平切面、冠状切位及矢状切位，调整层面、图像灰度，使肺通气、灌注对比大致一致；③如有异常病灶，可用箭头、文字标识；④核对图像显示信息，保存图片，传输到报告工作站。如行 SPECT/CT 融合显像，可不须处理 SPECT 断层图。

3. SPECT/CT 图像融合处理　融合软件根据仪器型号具体选择，调取 SPECT、CT 原始采集数据通过计算机重建处理，然后再通过融合技术将两者进行同机融合，获得融合影像。有条件者可进行三维影像重建。如图像后处理软件不支持肺通气、灌注断层融合图像在同一图像上对比显示，可自行设置图像显示模板，将肺通气、灌注图像单独处理，但尽量调整至同一层面，便于对比。

4. 定量分析　利用一些软件，调取 SPECT、CT 原始数据进行精细化的肺叶及肺功能的定量分析。

5. 图像评估　评估采集图像质量是否合格，排版图像是否符合诊断要求。建议将原始 CT 图、平面显像对比图、SPECT 断层对比图或肺通气、灌注断层融合图像传输至报告系统。

（五）技术要点

1. 断层显像时患者双臂抱头，使探头尽量贴近胸部。

2. 双肺要同时包括在探头视野内。

3. 同时行肺通气、肺灌注显像时，矩阵、放大倍数等采集参数应保持一致，同一体位采集时，探测距离应该保持一致。

（六）注意事项

1. 肺灌注显像后，如出现肺外分流情况，核医学技术人员应当与医师沟通，加做全身静态显像或头部平面/断层显像。

2. 注射速度要缓慢，采用平卧位，记录注药时间、剂量、肺灌注显像的计数率。

3. 技师及诊断医师确认检查完成且无明显异常情况后，指引患者离开检查室，并进行简要患者告知，如对哺乳期患者，建议停母乳喂养 12 小时，如无进一步检查安排，建议大量饮水以促进显像剂排泄，按时领取检查结果等。

五、正常与异常影像

（一）正常影像

1. 双肺轮廓完整，图像整体清晰，双肺内放射性分布均匀。

2. 双肺中间空白区为纵隔及心影。

3. 肺尖部、心膈角区、肋膈角区放射性分布略稀疏。

4. 双肺底部生理性放射性沉积（图 11-8、图 11-9）。

（二）异常影像及其临床意义

1. 弥散性放射性稀疏或缺损　双肺放射性分布不均匀，有多发散在放射性稀疏区或缺损区，多见于慢性阻塞性肺疾病。

2. 局限性放射性稀疏或缺损　包括一侧肺、肺叶性、肺段性及亚段性放射性稀疏区或缺损区，多见于肺栓塞，也可见于先天性肺动脉异常、肿瘤压迫和主动脉炎综合征致使肺动脉受累等（图 11-10、图 11-11）。

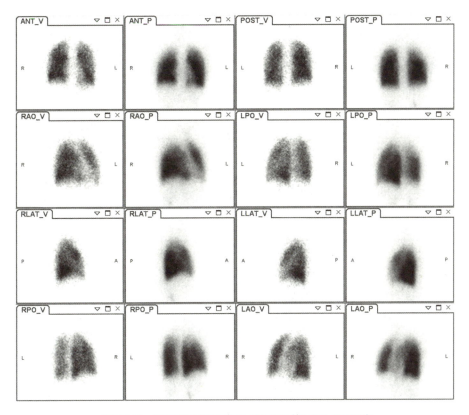

图 11-8　肺通气/灌注平面正常影像（8 个体位对照）

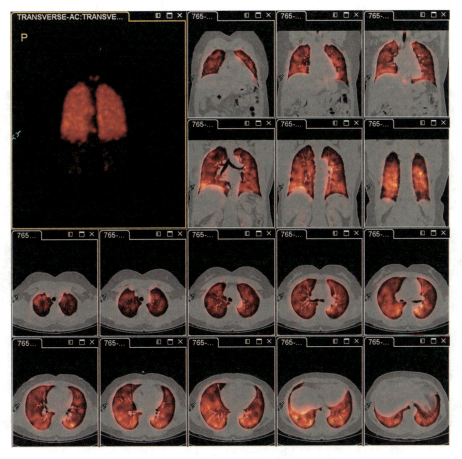

图 11-9　肺灌注 SPECT/CT 融合正常影像

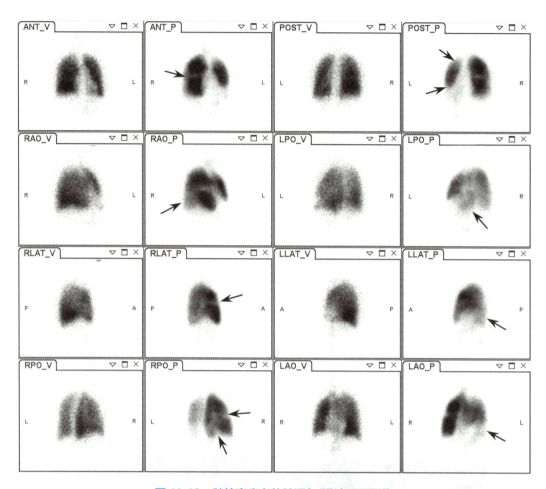

图 11-10　肺栓塞患者的肺通气/灌注平面影像

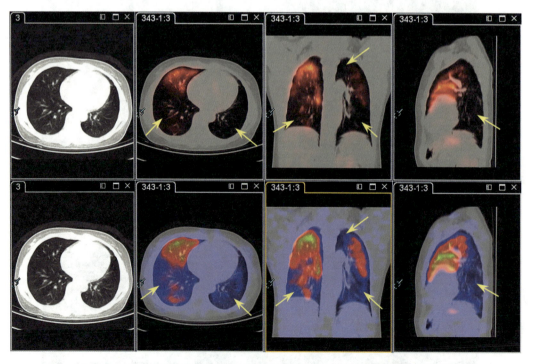

图 11-11　肺栓塞患者的肺灌注 SPECT/CT 融合影像不同伪彩显示

箭头表示肺栓塞区域,上下两排图用不同伪彩显示同一个患者相同层面的病灶。

3. 放射性分布逆转　肺尖部放射性分布反而高于肺底部,多见于肺源性心脏病和二尖瓣狭窄引起的肺动脉高压。

4. 肺外放射性分布　存在右向左分流时,可出现甲状腺、脑部、肝脏、脾脏、胃肠道、肾脏、心血池等异常肺外组织显影。右向左分流的比例可以通过肺和肺外全身放射性计数率比值来近似计算(图 11-12)。

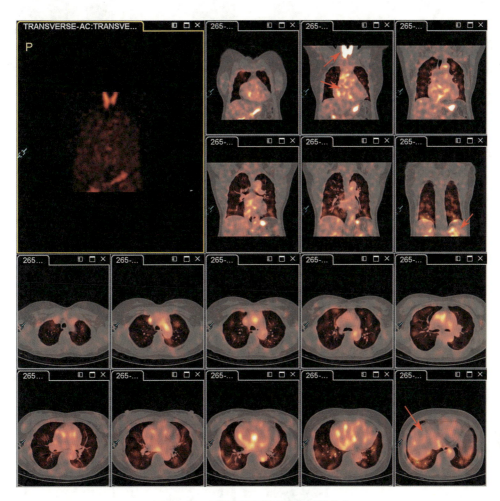

图 11-12　肺灌注显像肺外放射性分布
如箭头所示,肺外组织如甲状腺、心脏、肝脏、胃肠道等可见放射性分布。

六、肺灌注显像常见伪影

(一) 呼吸运动伪影

因患者呼吸运动所产生的伪影,导致双肺底部放射性分布不均匀,SPECT/CT 融合图像上显示无灌注影像,须注意与病理性无灌注甄别。

(二) 金属伪影

在扫描野范围内的高密度物品或金属,都可能影响核医学显像的计数采集准确性,也可使 CT 图像上产生高密度伪影,因此,在患者行检查前要排查胸部扫描范围内有无金属拉链、项链、手机等物品。

(三) 放射性颗粒凝集伪影

若注射前 ^{99m}Tc-MAA 没有充分摇匀,或注射过程中注射器出现血凝块,或通过不太通畅的静脉导管进行注射,灌注图像可能会显示肺部的热点(图 11-13)。

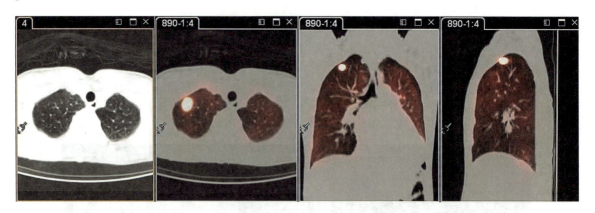

图 11-13　肺灌注显像放射性颗粒凝集伪影

（四）肺外放射性分布

当放射性药品放化纯度不够时，可出现甲状腺、肾脏显影。甲状腺的显影常被用作检测游离锝（^{99m}Tc）酸盐的存在。但是，甲状腺也是一个高血流灌注的器官，在右向左分流的情况下，甲状腺也可能显影。右向左分流可根据全身血管床的 ^{99m}Tc-MAA 显像进行判断。头部脑组织显影是判断小分流的最精确的方法。在头部平面显像中，除了 ^{99m}Tc-MAA 颗粒分流出现的脑摄取与脑血流灌注图像一致，其余显像剂的显影可能只有头皮中能看到（图 11-14）。

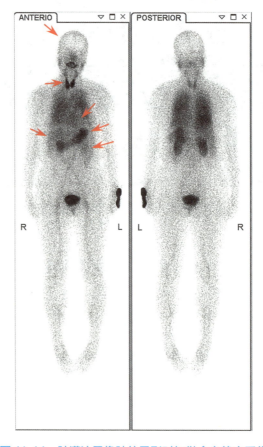

图 11-14　肺灌注显像肺外显影时加做全身静态采集
如箭头所示，肺外组织如头皮、心脏、甲状腺、肝脏、脾脏、胃肠道等可见放射性分布。

本章小结

　　核医学肺通气/灌注显像是目前诊断肺栓塞最敏感的检查方法,特别是对于容易漏诊误诊的轻中度临床症状不典型的肺栓塞患者,仍然有较好的准确性及特异性,而且同其他检查相比,该方法安全,没有创伤,辐射低,可应用人群更广。目前传统的肺通气/灌注平面显像已不能满足临床工作中精细化的诊断需求。随着影像技术的发展,断层以及融合技术的引入显著提高了肺通气/灌注显像的诊断效能和准确性。此外,核医学肺通气/灌注显像还可作为非创伤性检查手段进行肺叶及肺功能的定量分析,评估肺叶功能,对外科手术方式帮助较大。对于肺通气/灌注显像,SPECT/CT 融合技术结合更高级的肺叶定量分析图像后处理软件,可进一步提高诊断效能,是以后发展的着重点。

思考题

1. 简述肺通气及肺灌注的显像原理。
2. 简述肺通气显像患者的准备及注意事项。
3. 简述肺通气显像的技术要点及注意事项。

(陈朝晖)

第十二章　^{18}F-FDG PET/CT 肿瘤显像检查技术

　　肿瘤是严重威胁人类健康的重大疾病之一。肿瘤的发现、诊断、分期、疗效判断及复发监测都离不开影像学技术。PET/CT 是影像学技术的重要组成部分，近年来随着技术的不断进步，已经成为肿瘤显像的重要技术之一，在恶性肿瘤的诊断及指导恶性肿瘤治疗方面发挥重要的作用。

　　肿瘤组织具有无限增殖特征。它在增殖过程中需要大量的物质和能量以产生新的肿瘤细胞并支撑其活跃的功能，因此其葡萄糖、蛋白质、磷脂和核酸的代谢十分旺盛，与正常组织之间存在显著差异，此为肿瘤 PET/CT 代谢显像的基础。PET 代谢显像是通过应用正电子放射性核素（^{18}F、^{11}C、^{13}N、^{15}O、^{68}Ga 等）标记参与机体内细胞物质代谢的生理性分子（如葡萄糖、氨基酸、脂肪酸等）而制备成显像剂，在活体状态下利用 PET 设备获取高分辨的分子代谢影像，获得全身直观影像，对肿瘤进行定性、定量评估，从而在肿瘤的诊断、鉴别诊断、分期、疗效评估、预后估测等方面发挥重要的价值。

　　2-^{18}F-2-脱氧-D-葡萄糖（2-^{18}F-2-deoxy-D-glucose，^{18}F-FDG）是目前最常使用的 PET 肿瘤代谢显像剂，被称为"世纪分子"，有数十年的临床应用史，人们对其临床应用优势及不足均有充分的了解，它的广泛应用也为其他新型分子探针的研发和应用提供了很好的借鉴和启发。PET/CT 设备近年来取得很大的发展，从局部影像发展到全身一体化影像，从模拟影像发展到数字化影像，从短轴距发展到超长轴距。此外飞行时间技术的发展、图像重建技术的发展等，也不断增强了 PET/CT 肿瘤显像定位、定量的精度和准确性，有力地推进了 PET/CT 在肿瘤临床中的应用。

第一节　^{18}F-FDG 显像机制

　　葡萄糖是人体主要的能量底物。食物中摄取的葡萄糖在机体内除一部分转变为糖原存于肝脏、肌肉等组织中外，大多数被转运到全身各组织，通过有氧氧化、糖酵解等方式供给细胞活动所需的能量。在氧气充足的情况下，葡萄糖经有氧代谢三羧酸循环生成能量物质三磷酸腺苷（adenosine triphosphate，ATP），1 分子的葡萄糖在有氧氧化情况下，生成 36 个 ATP。在氧供不足的情况下，葡萄糖经糖酵解方式生成能量，在无氧酵解情况下，仅生成 2 个 ATP，为有氧代谢的 1/18。1930 年，Warburg 发现恶性肿瘤细胞存在特殊的代谢模式，即使在有氧环境中恶性肿瘤的糖酵解作用也明显增强，即 Warburg 效应，目前已被认为是肿瘤细胞的特征之一。

　　^{18}F-FDG 经静脉注射后，随血流到达肿瘤部位，在肿瘤细胞膜表面高表达的葡萄糖转运体（glucose transporters，GLUT）（特别是 GLUT$_1$ 和 GLUT$_3$）的介导下进入肿瘤细胞内，由于肿瘤细胞内己糖激酶活性较正常细胞明显增高，^{18}F-FDG 在其作用下磷酸化，大量生成 6-磷酸-^{18}F-FDG；由于 6-磷酸-^{18}F-FDG 与 6-磷酸-葡萄糖存在结构上的不同，6-磷酸-^{18}F-FDG 不能被进一步代谢，同时由于肿瘤细胞内葡萄糖-6-磷酸酶活性低，6-磷酸-^{18}F-FDG 不能转化为 ^{18}F-FDG，从而滞留在肿瘤细胞内。当大量 6-磷酸-^{18}F-FDG 滞留于肿瘤病灶内，通过 PET 显像病灶便呈现为高代谢病灶而使肿瘤得以显像。

第二节　^{18}F-FDG PET/CT 肿瘤显像

一、适应证与禁忌证

（一）适应证

1. 鉴别良性和恶性病变。
2. 恶性肿瘤的临床分期。
3. 监测恶性肿瘤治疗效果。
4. 寻找肿瘤未明原发病灶。
5. 治疗后肿瘤残余或纤维化、坏死的鉴别。
6. 探测肿瘤复发，特别是在肿瘤标志物升高时。
7. 选择最佳肿瘤穿刺活检部位。
8. 指导放射治疗计划。
9. 不明原因发热、多浆膜腔积液、肿瘤标志物升高而怀疑恶性肿瘤的肿瘤探测。
10. 恶性肿瘤的预后评估及生物学特征的评价。
11. 肿瘤治疗新药与新技术的客观评价等。

（二）禁忌证

孕妇和哺乳期妇女原则上应避免 PET 检查。哺乳期妇女注射 ^{18}F-FDG 后 24 小时内应避免哺乳，并与婴幼儿及孕妇保持距离。

二、患者给药前准备

1. 了解女性患者是否怀孕、哺乳。
2. 了解有无糖尿病、药物过敏，有无结核病史，有无肿瘤家族史，有无手术史以及近期有无感染等。
3. 有无吸烟、酗酒及有毒有害职业从业情况。
4. 对已知的恶性肿瘤患者，要详细记录肿瘤的部位、病理类型、治疗情况（活检的部位和时间、手术的术式和时间、放化疗方案及结束时间、应用升白药物及目前的治疗情况）。
5. 评估患者能否耐受检查并仰卧位双臂上举过头 20 分钟以上，有无幽闭恐惧症；对儿童，须评估其是否可以配合完成检查，如有必要可采取符合医疗要求的镇静措施。
6. 检查前 48 小时内不能做消化道造影检查，如近期有钡剂等高密度造影剂检查史，须评估是否适合进行检查。
7. 检查前 24 小时内避免剧烈运动。
8. 检查前禁食 4~6 小时，禁止饮用含糖液体，可以饮用纯水。
9. 测量体重、身高。
10. 患者候诊区域温度保持在 18~24℃。
11. 静脉注射 ^{18}F-FDG 前测量空腹血糖。血糖最好控制在 <8.3mmol/L。血糖 >11.1mmol/L 者最好先行调整血糖至 11.1mmol/L 以下再行检查，或控制好血糖后再重新预约检查时间。

对于注射不同类型胰岛素患者行 ^{18}F-FDG PET/CT 检查时间建议：①皮下注射速效胰岛素或短效胰岛素患者，行 ^{18}F-FDG PET/CT 可预约在上午晚些时候或中午。按医嘱注射胰岛素，后续按医嘱进食，如注射速效胰岛素，患者 4 小时后进行 ^{18}F-FDG 药物注射；如注射短效胰岛素，患者 6 小时后进行 ^{18}F-FDG 药物注射。②晚上注射中效胰岛素患者，PET/CT 检查可预约在次日清早;患者如使用长效胰岛素,可能会对 PET/CT 检查结果产生一定的影响,建议可用中效胰岛素。③对于胰岛素泵持续皮下输注胰岛素患者,注射 ^{18}F-FDG 药物前胰岛素泵至少关闭 4 小时,检查时间尽量安排在清早,检查后患者可正常早餐及开启胰岛素泵。

12. 注射显像剂前安静休息 1~15 分钟。怀疑有脑转移瘤或脑功能异常,需要单独加做脑显像者,注射 ^{18}F-FDG 前应封闭视、听 10~15 分钟。

三、^{18}F-FDG 制备及给药

(一) ^{18}F-FDG 生产

^{18}F-FDG 的制备:须先用医用回旋加速器制备 ^{18}F,然后经化学合成系统合成 ^{18}F-FDG。大多数单位的 ^{18}F-FDG 是通过外购而获得,它由有资质的供药中心通过模块化合成器制备。部分达到国家放射性制剂生产条件(具有《放射性药品使用许可证》3、4 类证)的医疗单位可以用商业化放化合成器自行合成 ^{18}F-FDG。

(二) ^{18}F-FDG 质控

^{18}F-FDG 的放射化学纯度非常重要,因此使用前应做好质控。^{18}F-FDG 的放射化学纯度测定可采用薄层层析(TLC)或高效液相色谱(HPLC)进行。薄层层析以硅胶为固定相,乙腈:水(95:5 V/V)为展开剂。高效液相色谱应用 C18 柱,洗脱液为乙腈水溶液[V(乙腈):V(水)=85:15],流速为 1.0ml/min。^{18}F-FDG 的放化纯度应大于 95%。

(三) ^{18}F-FDG 的注射剂量

注射剂量根据患者体重计算,一般按 3.70~5.55MBq/kg(0.10~0.15mCi/kg)给药。

(四) 给药方法和途径

^{18}F-FDG 注射前须核对受检者姓名、性别、年龄、检查项目、体重等信息。为防止显像剂渗漏,常先建立静脉通道,用生理盐水检查静脉通道通畅后,注入显像剂,再用生理盐水将通道内的显像剂冲洗干净。注射点选择病变的对侧肢体静脉注入。测量注射前注射器内的显像剂活度并记录注射时间,测量注射后空注射器内的显像剂活度并记录时间(计算标准化摄取值需要这方面的信息)。

四、患者给药后准备

1. 受检者注射 ^{18}F-FDG 后,需要在光线较暗、安静、温度适宜的房间休息 45~60 分钟,期间可采用半卧位或卧位休息。须嘱患者放松、少动,不要与人交谈。

2. 对于需要行脑显像了解颅内有无转移灶或脑功能是否受损者,注射 ^{18}F-FDG 显像剂后要继续视听封闭至少 30 分钟。

3. 冬春季节气温比较冷时,需要保暖以减少棕色脂肪产生;对于精神比较紧张的年轻患者,特别是女性,必要时给予普萘洛尔等预防棕色脂肪产生。

4. 注射 ^{18}F-FDG 后,口服适量纯水,在候诊室安静休息,避免交谈和走动。

5. 如需增强 CT 扫描,开通肘静脉液体通道,准备静脉对比剂和高压注射器。

6. 对不能配合检查的精神紧张患者和儿童,给予镇静处理。

7. 采集图像前可适度饮水,排空膀胱,减少尿液放射性对盆腔病变检出的影响。对肾脏、输尿管和膀胱病变者,可给予利尿剂介入后进行延迟显像。

8. 须嘱患者取下身上的金属物品和高密度饰物。

五、图像采集及图像处理

(一) 图像采集

PET/CT 设备使用前,要分别进行 PET 和 CT 的每日质控,评估质控结果合格后方可使用,同

时对检查床、激光定位灯也要进行例行安全检查。须认真核对患者姓名及检查信息、相关病史，根据申请单要求和检查目的，再次确定 PET/CT 扫描的范围，选择适合的采集协议和重建参数。

PET/CT 局部显像是指针对身体某个部位的显像，包括颅脑、头颈部、胸部、腹部、盆部或下肢等身体各部位检查。体部扫描的范围一般是指从颅底到大腿中段，目前大多数单位全身主躯干扫描（whole body scan）的图像采集范围实际上为体部扫描范围。对怀疑累及下肢的病变，可延长至足底；对怀疑累及上肢的病变，扫描范围应包括双侧上肢。对于单床位能覆盖全身的设备来说，其全身显像视野一般覆盖颅底到足底。对于需要增加延迟显像者，须特别注意参数调整和采集时间的控制，考虑到射线的衰变、显像计数的降低，需要适当延长显像时间才能得到较好的图像。

1. 显像时间 一般在注射 ¹⁸F-FDG 后 45~60 分钟开始进行图像采集，脑显像可以在注射 ¹⁸F-FDG 后 30 分钟进行显像，必要时可加做注射 2 小时后的延迟显像。

2. 显像体位 常规取仰卧位，头部置于特制的头托中，双臂上举，前臂交叉置于额头或头顶。不能耐受者，可将双臂置于身体两侧。双臂置于身体两侧易在 CT 上产生伪影，会影响肝脏等器官、组织的形态学分析，应尽量避免。脑显像时不必双臂上举。用束缚带固定头部和体部，嘱患者在检查全程保持体位不动，保持平静呼吸。对于不能平卧、呈强迫体位的患者，可增加辅助软垫在头部、颈部、腰部、腿部给予适当支撑，但须保持患者体位稳定。对于病情严重或不能直立、不能自行平卧于检查床的患者，须使用过床器等辅助装置协助其平移至检查床，并使用束缚带等辅助器械帮助安全固定患者，以免检查过程中出现安全隐患。

3. 预定位扫描 采用 CT 进行平面定位像扫描，确定 PET/CT 扫描范围。设置 PET 的扫描床位数、重叠扫描范围，注意观察有无金属或高密度异物需要去除。对于体位严重偏移的患者，要注意调整患者体位至采集视野中央。

4. PET 扫描 常规 PET 扫描为静态采集，多采用 3D 采集模式，必要时可进行动态采集、心电门控心脏采集或呼吸门控肺采集。扫描各个体位过程中须注意观察 PET 采集计数率，计数率不足的情况下要适当增加采集时间，并须分析原因，详细记录。

5. CT 扫描 用于衰减校正、解剖定位的 CT 采集采用低剂量扫描设置。根据检查的需求，可加做标准剂量的 CT 扫描，特别是对胸、腹部病变，也可以对可疑病灶处增加高分辨薄层 CT 扫描。

6. CT 对比剂 口服阳性对比剂（1%~2% 泛影葡胺）或阴性对比剂（水）可以提高腹部、盆腔病变的检出率，低浓度的阳性对比剂和阴性对比剂不会产生 PET 衰减校正伪影，不影响图像质量。但高浓度的钡剂和高浓度碘对比剂可产生 PET 衰减校正伪影，应避免使用。特定情况下，可以应用静脉对比剂进行 CT 增强扫描。

7. 呼吸控制 相对于 CT 的快速扫描，PET 扫描速度比较慢，两种图像融合会出现病变对位误差，特别是位于肺底和肝顶等靠近膈肌的病变更是如此。为提高 PET 和 CT 的对位准确度，有条件者可以进行呼吸门控 PET 采集。没有呼吸门控条件者，要求 PET 和 CT 扫描过程中均保持平静浅呼吸，可适当增加患者平静呼吸训练环节。为了解病变解剖学细节，可加做深吸气末屏气 CT 扫描。

8. 放疗定位 如采用 PET/CT 指导放疗靶区定位，应采用放疗定位专用床，注意须与放疗标志点、成像参数、激光定位系统、呼吸门控等的匹配，须与放疗科物理师或医师共同配合完成此类检查。

9. 延迟扫描和再次复查显像 要求采集参数和图像处理与前次保持一致，但如延迟时间过长，为保证图像质量，须根据采集计数率调整采集方案，适当延长采集时间。

（二）图像处理

图像处理主要涉及图像重建和图像融合，这部分工作非常重要。

1. 图像传输 将采集到的 PET 和 CT 图像传输至后处理工作站进行后续图像重建、融合并存储。对于有科研需求的患者数据，须对原始数据进行存储。

2. 图像重建 PET 图像重建算法一般常用的是滤波反投影（FBP）重建和有序子集最大期望值法（OSEM）迭代重建两种，目前以有序子集最大期望值法最为常用。随着近些年 PET 制造技术的发展，许多新技术得以应用，如采用飞行时间（TOF）技术能提高探测病变的分辨力和定位精度，降低图像噪声。重建后的 PET 图像可以获得最大强度投影（maximum intensity projection，MIP）图像及横断面、冠状面、矢状面显示。CT 常规重建可以采用标准算法重建，针对肺部和骨骼，可以选择肺、骨算法重建，必要时可进行薄层重建。

3. 图像融合 将 PET 和 CT 图像经变换处理、空间位置对位配准进行叠加显示。CT 图像以灰阶、PET 图像的放射性分布以黑白图像辅以伪彩色进行显示。可以对 PET 图像和 CT 图像融合显示效果进行调节，根据诊断要求更清晰地突出病变的 PET 特征或 CT 特征（图 12-1），同步评估融合配准精度。

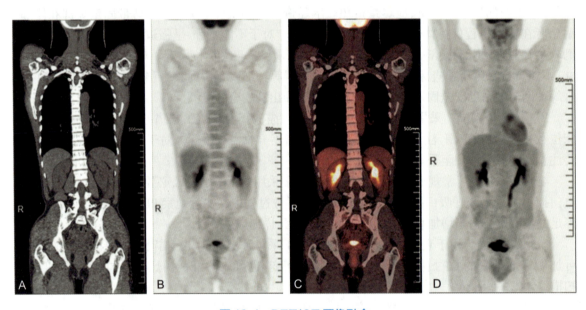

图 12-1　PET/CT 图像融合
A. 诊断级 CT 影像；B. PET 影像；C. PET/CT 融合影像；D. PET 补充层面影像。

进行图像融合时，以下细节需要注意。

（1）选择好 CT 的窗宽、窗位，以便将病变和正常组织清楚区分。

（2）选择合适的 PET 色图及灰度，在清楚显示组织结构轮廓时，尽量清楚、准确地显示病变及其对 ^{18}F-FDG 的摄取程度。

（3）注意 CT 和 PET 图像质量是否能满足诊断要求：CT 图像是否有体位移动或高密度物质产生的伪影；PET 图像是否有注射点外漏、注入显像剂量少或扫描仪探测效率下降等导致的图像质量不达标，或放化纯度低或血糖水平较高所导致的图像质量问题等。

（4）要高度重视 PET 和 CT 对位是否准确，患者在进行以上两种显像时是否出现位置移动，是否存在伪影。

（5）图像融合时要注意有无呼吸动度、器官移动或体位移动等导致在 PET 和 CT 图像上出现病灶对位偏差等。

六、^{18}F-FDG PET/CT 影像分析方法

(一)视觉分析

通过专业医师视觉对 PET 图像中病灶 ^{18}F-FDG 摄取程度进行分析,通常以纵隔、肝脏摄取作为参照进行对比分析,如 Deauville 五分法:1 分,病灶代谢摄取不超过背景影像;2 分,病灶代谢摄取≤纵隔血池影;3 分,纵隔血池影 < 病灶代谢的摄取≤肝血池影;4 分,病灶代谢摄取适度高于肝血池影;5 分,病灶代谢摄取显著高于肝血池影。视觉分析法较为简便,可对采集图像的质量、异常、部位、程度以及图像融合的精确性等进行肉眼观察,并可进行治疗前后比较。对于标准 CT 图像,一般采用视觉分析对病变进行分析,可为诊断添加很多有用的信息,但须由科室高年资医师参照国内外推荐标准,结合设备图像特点,制定相应的视觉图像评价标准。

(二)半定量分析

半定量指标通常有标准摄取值(SUV)和肿瘤/非肿瘤比值(tumor/non-tumor ratio,T/NT)等指标,以标准摄取值最为常用。标准摄取值是指静脉注射 ^{18}F-FDG 后局部组织摄取 ^{18}F-FDG 的放射性活度与全身平均 ^{18}F-FDG 放射性活度的比值。标准摄取值是一个相对值,有最大标准摄取值(maximal standard intake value,SUVmax)和平均标准摄取值(average standard intake value,SUVavg)之分,临床以最大标准摄取值(SUVmax)最为常用。一般最大标准摄取值越高,是恶性肿瘤的可能性越大,它在一定程度上也可反映肿瘤的增殖活跃程度:恶性程度越大,最大标准摄取值往往越高。但是部分良性肿瘤和炎症性病变也可以出现最大标准摄取值明显增高,因此该指标需要根据病史和结合其他检查一起评估。另外肿瘤代谢体积(metabolic tumor volume,MTV)和病灶总糖酵解量(total lesion glycolysis,TLG)也是重要的代谢参数。

PET/CT 显像常用双时相显像对病灶和生理性浓聚进行鉴别或用以观察病变对显像剂摄取的动态变化以决定病变的性质。所谓双时相显像,即在常规显像的基础上增加病灶部位的延迟显像,采集条件与常规显像基本相同。滞留指数(retention index,RI)是用于量化两次显像期间最大标准摄取值变化情况的一个常用指标,通过测定两次显像的最大标准摄取值,用延迟显像病灶的最大标准摄取值与早期显像病灶最大标准摄取值之差除以早期显像病灶最大标准摄取值,其比值即为滞留指数。有研究表明,滞留指数 >20% 对恶性肿瘤的诊断价值较高,但也存在假阳性和假阴性情况,需要结合临床综合判断。

七、正常影像与异常图像

(一)正常图像

^{18}F-FDG 是类似能量底物葡萄糖的一种显像剂,可进入体内各种正常细胞,各器官、组织对能量需要的不同,其 ^{18}F-FDG 摄取强度也有所不同,这是生理性摄取,由此形成人体内 ^{18}F-FDG 正常分布图像(图 12-2)。

脑组织以葡萄糖为主要能量底物,所以脑皮质和皮层下灰质核团(如基底节、丘脑等)一般情况下呈现明显的放射性浓聚,呈双侧分布和浓聚程度大致对称。

心肌细胞的能量底物除葡萄糖外,还有游离脂肪酸。禁食状态下,心肌能量代谢底物一般以游离脂肪酸为主、葡萄糖为辅,因此禁食状态下,心脏对 ^{18}F-FDG 的摄取存在很大的差异,约有一半的受检者左室心肌存在显影,多不均匀,右室少有明显显影。

^{18}F-FDG 主要通过泌尿系统排泄。^{18}F-FDG 由肾小球滤过后,很少被肾小管重吸收,大部分随原尿进入肾内集合系统,经输尿管入膀胱,因此肾集合系统、输尿管、膀胱可聚集较多 ^{18}F-FDG,表现为明显的放射性浓聚,这会干扰对泌尿系内部及其邻近器官内病变的观察。显像前大量饮水、必要时注射呋塞米 20mg 后 20~30 分钟再行呋塞米促排延迟显像以及检查前排空膀胱等措施,有助于对泌尿系统的观察以及与邻近组织的区分。

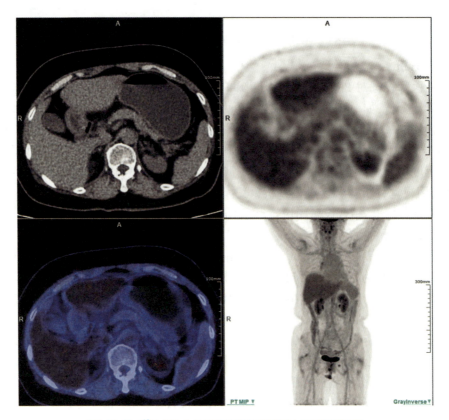

图 12-2 ^{18}F-FDG PET 正常显像（最大强度投影图）

眼肌驱动眼球转动时需要能量,因此眼肌呈现放射性浓聚。口咽部、舌扁桃体和 Waldeyer 环呈不同程度显影。舌肌如果运动较多,可出现肌肉生理性浓聚。约半数的正常甲状腺显影,多对称。

双肺常无明显放射性摄取。女性乳房可呈对称性显影(在月经期有时较明显),乳头常较乳腺组织浓。前纵隔和中纵隔血池呈现放射性轻中度浓聚,后纵隔呈以右侧占优势的菱形淡影。部分受检者可见肺门、纵隔淋巴结显影,多见于老年人,为炎性淋巴结摄取 ^{18}F-FDG 所致,多呈对称性分布。可见主动脉显影轮廓,部分管壁显影明显,可能与动脉粥样硬化有关。部分儿童和少年的胸腺表现为前纵隔内倒 V 形影像。

肝脏放射性分布呈轻中度增高,肝内放射性分布大致均匀,也可表现为弥漫性分布不均匀,最大强度投影图上这种不均匀不十分明显。脾影位于左侧膈下偏后外侧,放射性分布大致均匀,脾脏放射性分布与肝脏相近或略低。

食管可表现全程或条状或短条状沿脊柱前上下走行的线状淡影,进入胃贲门的下段有时放射性浓聚较为明显。未充盈的胃可出现浓聚影,给予食物或水充盈后,胃壁可呈放射性浓聚影,而胃腔则为放射性缺损影。小肠多不显影,可在腹中部略显影。升、横、降、乙状结肠,甚至直肠可显影,根据其解剖学位置和走行,多方位立体分析和观察其随时间的变化,可与肿瘤鉴别。注射 ^{18}F-FDG 后至检查前的等候时间内,口服低浓度(1%~2%)碘对比剂 500~700ml,检查前再口服 500ml 充盈胃腔,有助于对胃、小肠、上腹部浓影的鉴别。回盲部以下的肠道,可采用对比剂灌肠的方法。

椎体形态完整,常呈放射性轻度均匀性浓聚,骨盆浓聚程度常与椎体相近,而四肢骨的放射性分布往往比较低,儿童的骨影普遍浓聚,左右对称。在 ^{18}F-FDG 药物放化纯度较低时,常出现骨骼放射性浓聚明显增高。

肌肉显影不明显,如注射 ^{18}F-FDG 前、后有肌肉运动、负重或紧张,则表现为明显的肌肉浓聚。

肌肉的生理性摄取大多左右对称,根据肌肉起止点、走行、形态,必要时结合 CT,可以进行判断。

少数睾丸可呈球形浓聚影,多数对称。月经期子宫可显影。卵巢在月经期也可出现生理性浓聚。

(二) 典型异常图像

1. 原发恶性肿瘤 在 PET 上多表现为结节状、团块状甚至不规则形放射性浓聚影,多呈分叶状改变。病灶内放射性分布多均匀,也可以不均匀,减淡区或缺损区表明局部坏死。CT 图像可显示其细节,如肺癌的毛刺、分叶、充气支气管征、胸膜牵拉征、液化坏死等。恶性肿瘤可以向邻近组织侵犯、浸润,如肺癌较多浸润邻近的胸膜和肋骨,原发灶和浸润影多相连。

2. 恶性肿瘤区域淋巴结转移 淋巴结转移常遵循由近及远的规律,多沿淋巴走行分布,但也可有跳跃性转移。淋巴结转移灶多表现为圆形结节影,多个淋巴结转移可以相互融合,呈块状和不规则形影像,CT 上淋巴门常消失,较少出现明显钙化,形态多饱满,CT 有助于对转移淋巴结的定位。多数淋巴结转移灶呈现 ^{18}F-FDG 摄取增高,但部分病灶可不出现 ^{18}F-FDG 摄取增高。淋巴瘤病灶的分布常不按淋巴走行径路分布,惰性淋巴瘤 ^{18}F-FDG 摄取往往比较低。

3. 恶性肿瘤远处转移 以肝、骨、肺、脑等部位转移多见,不同肿瘤有不同的常见远处转移部位。消化道肿瘤以肝转移和腹膜转移多见,前列腺癌、乳腺癌、肺癌以骨转移多见。肺癌也常见脑和肾上腺转移。肿瘤转移灶多表现为结节状或块状,骨转移灶有时可呈条状,结合 CT,有助于提高诊断的准确性和定位精度。

4. 假阳性 ①局部和全身性感染性疾病(如活动性结核病、化脓性感染、霉菌病等);②非特异性炎性疾病(如嗜酸性肉芽肿、慢性胰腺炎、甲状腺炎、食管炎、胃肠炎、非特异性淋巴结炎等);③一些良性肿瘤也可有不同程度的 ^{18}F-FDG 摄取;④手术、放疗和化疗等影响(手术或活检部位的炎症,放射性肺炎,化疗后骨髓增生,应用升白药物后的骨髓对 ^{18}F-FDG 高摄取等)。

5. 假阴性 ①少数恶性肿瘤不摄取或少摄取 ^{18}F-FDG,如细支气管肺泡癌、类癌、印戒细胞癌、黏液腺癌、分化型甲状腺癌、高分化型肝细胞肝癌、肾透明细胞癌、前列腺癌、低级别脑胶质瘤、神经内分泌肿瘤等;②小病灶(小于 2 倍 PET 系统分辨力)不易显示而出现假阴性。

八、^{18}F-FDG PET/CT 图像常见影响因素

高质量的 ^{18}F-FDG PET/CT 图像是获得正确医学诊断的基础。PET/CT 图像受诸多因素的影响,需要来自医、技、护等全工作流程的密切配合,涉及病史询问、采集协议规划和适合的图像重建、显像剂注射、设备准备和患者配合等多方面因素,平时还须做好 PET/CT 设备的保养和质控,使设备始终保持在最佳状态。以下主要探讨显像剂和患者因素。

(一) 显像剂因素

^{18}F-FDG 的放射化学纯度过低,氟离子浓度过高将导致骨骼明显显影,图像质量明显变差,所以要求 ^{18}F-FDG 的放化纯度应 >95%。

(二) 患者因素

需要做好检查前患者的准备,使患者处于符合诊断所需的状态。以下因素会影响显像质量。

1. 未能禁食 ^{18}F-FDG PET/CT 肿瘤显像要求空腹 4~6 小时。进食会引起血糖升高,肿瘤对未标记葡萄糖的摄取会竞争性抑制对显像剂的摄取,引起假阴性或肿瘤显像欠佳,同时引起全身肌肉和软组织的异常显影,造成病灶的漏诊和用于定量的标准化摄取值不准确。

2. 血糖水平 要求控制血糖水平 <11.1mmol/L(200mg/dl),如果各种原因引起体内血糖水平升高,胰岛素水平也随之升高,会导致胰岛素依赖的肌肉呈弥漫性高摄取(图 12-3)。检查前注射胰岛素,也会导致肌肉的明显摄取。

3. 生理性摄取 也会影响诊断,甚至导致误诊。

(1) 骨骼肌的摄取:临床 PET/CT 显像中骨骼肌 ^{18}F-FDG 摄取通常包括生理性和病理性。

209

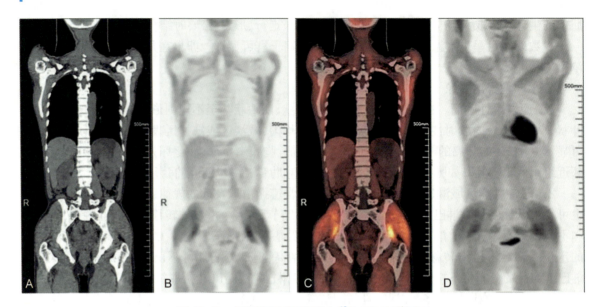

图 12-3　血糖过高导致的肌肉 ^{18}F-FDG 高摄取
A. 诊断级 CT 影像；B. PET 影像；C. PET/CT 融合影像；D. PET 补充层面影像。

静息状态下,脂肪酸氧化是骨骼肌能量的主要来源。运动状态下,骨骼肌的能量来源则以葡萄糖为主,因而剧烈运动、应激性肌肉紧张、痉挛性瘫痪、过度换气以及局部肌肉活动等均会导致 ^{18}F-FDG 摄取增加。另外通过诱导细胞内囊泡的葡萄糖转运体 4(GLUT-4)转位到质膜,胰岛素可引起骨骼肌迅速增加吸收葡萄糖,因此餐后或使用胰岛素后再注射 ^{18}F-FDG 可造成骨骼肌的弥漫性摄取。一般来说,生理性骨骼肌葡萄糖的吸收通常是线性的,与肌肉走行及形态相一致,呈轻中度、对称性摄取。当然非对称的、局灶性和单侧肌肉吸收,生理性和病理性也均可见到。单侧手术、放射治疗、麻痹、痉挛和定位不当等均是成像过程中非对称的肌肉 ^{18}F-FDG 摄取的常见原因。病理性摄取更常见于肿瘤性病变(如原发骨骼肌肿瘤、淋巴瘤/白血病、黑色素瘤/转移瘤/多发骨髓瘤等)、感染性或炎性病变(如结核、结节病、其他分枝杆菌、低毒菌群感染、筋膜炎等)。

(2)胃肠道生理性浓聚:有时与胃肠道肿瘤易相混淆,从而影响诊断,可导致假阳性和假阴性诊断出现。通常情况下根据其分布区域、形态、走行、对称性等特点可以确定为生理性摄取,有时则需要通过延迟显像、进食后再显像、显像前饮水、口服造影剂、结合 CT 等方法加以鉴别。

(3)棕色脂肪生理性摄取:低温刺激可引起棕色脂肪对显像剂的高摄取,对低体重、年轻女性,在检查前、中注意保暖,有助于减轻脂肪摄取对图像的影响(图 12-4)。在患者注射 ^{18}F-FDG 后候诊期间特别要注意对环境温度的控制。

(4)子宫及卵巢生理性浓聚:受生理周期的影响,^{18}F-FDG 在正常卵巢和子宫中存在生理性摄取,并随月经周期而改变。绝经前妇女卵巢和子宫内膜 ^{18}F-FDG 摄取主要发生在月经周期的卵泡期后期到黄体期早期,绝经后妇女不存在生理性的摄取。育龄期妇女最好在月经数天之后或 1 周之前接受检查。

(5)大脑听视觉中枢的生理性浓聚:视听封闭能减少视听觉刺激对脑显像图像的影响。在关注头部病灶显像时,特别要注意准备前和检查过程中患者的视听封闭。

(6)泌尿系统尿液浓聚的影响:可以采用大量饮水或采用呋塞米促排延迟显像法消除肾脏、输尿管、膀胱内尿液放射性对图像的影响。

4. 运动伪影　各种运动(体位移动、呼吸运动、胃肠道蠕动)也会对图像产生明显的影响,特别是导致 PET 和 CT 图像的对位不准,误导诊断。体位固定、呼吸门控采集、应用一些减缓肠道

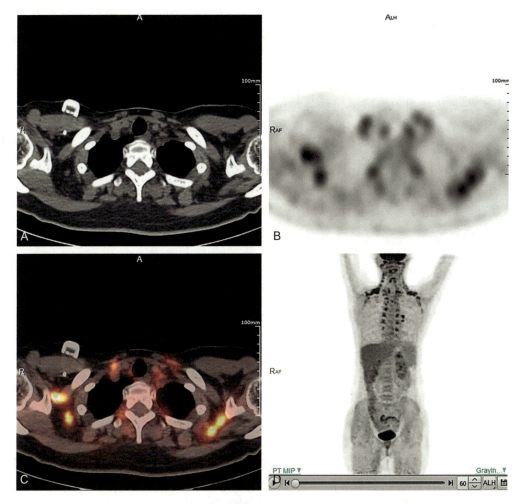

图 12-4 双侧锁骨上区棕色脂肪生理性 ^{18}F-FDG 高摄取
A. 诊断级 CT 横断面影像;B. PET 横断面影像;C. PET/CT 横断面融合影像;D. PET MIP 影像。

蠕动的药物、增加单床位局部采集等有助于改善图像质量。

5. 金属伪影 体内存在金属植入物(假体、牙齿填充物、心脏起搏器、除颤器、静脉导管、胃肠造影钡剂残留、吻合口金属物等)时,除在 CT 图像上会出现硬化伪影外,PET 图像也会由于过度衰减校正而出现高摄取伪影。遇此情况,建议参考非衰减校正 PET 图像,协助鉴别诊断。

6. 图像采集和处理 PET 图像计数采集不足或重建处理不当造成的图像质量下降,不恰当的采集协议选择或注射不当、设备故障或性能降低等因素会引起图像计数不足,导致图像噪声增加,图像质量下降,引起标准化摄取值出现偏差。

九、常见恶性肿瘤的 ^{18}F-FDG PET/CT 临床应用价值

(一)肺癌

肺癌是目前全球发病率、死亡率都居第 1 位的恶性肿瘤。^{18}F-FDG PET/CT 主要应用于肺癌的诊断和鉴别诊断、分期、疗效评估和预后监测等。据多中心研究结果,^{18}F-FDG PET/CT 对肺癌诊断的敏感性为 96%,特异性为 90%,准确性为 92%。PET/CT 对肺癌诊断的准确性优于单独PET 和单独的 CT。^{18}F-FDG PET/CT 对肺癌诊断存在一定的假阳性和假阴性,需要密切结合病史、薄层 CT 等进行综合诊断。肺癌的分期对下一步治疗方案的确定有指导意义。^{18}F-FDG PET/CT 能准确评估病灶大小和对周围组织的侵犯,有助于评估手术范围及手术难度。^{18}F-FDG PET/CT 诊断淋巴结转移的敏感性(83%~92%)和特异性(94%~100%)均高于 CT。^{18}F-FDG PET/CT 全

身显像对探测肺癌除脑转移之外的其他远处转移灶优于 CT 和 MRI,约可改变 30%~40% 患者的分期和近 30% 患者的治疗方案。^{18}F-FDG PET 能有效评估肺癌治疗效果、鉴别肿瘤复发和纤维化等,准确性亦明显优于 CT 和 MRI 检查。

(二)淋巴瘤

淋巴瘤是原发于淋巴结或淋巴结外组织或器官的恶性肿瘤,病理上分为霍奇金淋巴瘤和非霍奇金淋巴瘤。多数侵袭性淋巴瘤摄取 ^{18}F-FDG 增高,^{18}F-FDG PET/CT 对其探测灵敏度高。^{18}F-FDG PET/CT 用于淋巴瘤的最大优势是对淋巴瘤的治疗前分期和治疗反应评价。在分期应用中,^{18}F-FDG PET/CT 在诊断骨髓浸润方面可更全面地显示病变对全身骨髓的侵犯,可补充并部分代替骨髓活检。在疗效评价方面,治疗早、中期进行 ^{18}F-FDG PET/CT 显像评价非常重要,对进一步的治疗有重要的指导意义,同时可以预测患者的预后,经治疗后 PET/CT 显像为阴性者预后好,而阳性者预后较差。

(三)结直肠癌

^{18}F-FDG PET/CT 对结直肠癌的诊断和分期具有重要的价值。绝大多数结直肠癌均出现 ^{18}F-FDG 高摄取,但部分黏液腺癌和印戒细胞癌可出现假阴性。^{18}F-FDG PET/CT 对肝脏转移灶的探测灵敏度约 90%,对于肝脏内小于 1.0cm 的病灶,增强 MRI 探测效能更高,所以对于较小的肝内病灶,最好结合增强 MRI 进行诊断。^{18}F-FDG PET/CT 能准确地鉴别直肠或骶前区肿瘤复发与术后瘢痕。对结直肠癌术后复发病灶的探测和再分期,^{18}F-FDG PET/CT 也是一种准确的显像技术,它对结直肠癌复发病灶的诊断敏感性为 95%、特异性为 98%、准确性为 96%。对于癌胚抗原(CEA)阴性、临床怀疑复发者以及癌胚抗原升高而常规影像学检查阴性的患者,有必要行 ^{18}F-FDG PET/CT 检查。

(四)胰腺癌

胰腺癌的早期诊断非常困难,预后差。^{18}F-FDG PET/CT 可以作为 MRI 的有效补充。多数胰腺癌 ^{18}F-FDG PET/CT 阳性,但有时须与假性囊肿、结核、肿块型自身免疫性胰腺炎和其他良性病变相鉴别。肿瘤较小或同时伴有糖尿病患者易出现假阴性。

(五)肝癌和胆管癌

^{18}F-FDG PET 对原发性肝细胞肝癌的诊断敏感性相对较低,部分高、中分化型肝细胞肝癌呈 ^{18}F-FDG 低摄取,应用 ^{11}C-乙酸盐和 ^{68}Ga-FAPI 显像可以弥补以上不足。胆管细胞肝癌和胆管癌一般表现为 ^{18}F-FDG PET/CT 高代谢病灶,检查的灵敏度和准确性比较高。

(六)胃癌和食管癌

大多数食管癌 ^{18}F-FDG PET/CT 显像为阳性,其淋巴结转移灶和远处转移灶 ^{18}F-FDG PET/CT 也多为阳性,因此 ^{18}F-FDG PET/CT 在食管癌的分期方面有较好的应用价值。胃癌 ^{18}F-FDG 摄取存在较大的异质性,印戒细胞癌常出现 ^{18}F-FDG 低摄取而易出现假阴性,新型显像剂 ^{68}Ga-FAPI 显像可以弥补 ^{18}F-FDG PET/CT 的不足。^{68}Ga-FAPI 显像结合 ^{18}F-FDG 显像对胃癌原发灶、腹膜转移灶和远处转移灶的检测较其他影像技术更具有优势。

(七)头颈部肿瘤

原发于鼻咽部、口腔、喉部、唾液腺及甲状腺等部位的肿瘤通常称为头颈部肿瘤,大多数为鳞癌,少部分为腺癌。^{18}F-FDG PET/CT 在头颈部肿瘤的早期诊断、分期和治疗评估上具有重要价值,特别是对在不明原因的颈淋巴结转移患者中寻找原发灶具有重要意义。分化型甲状腺癌 ^{18}F-FDG PET/CT 诊断效能较低,一般只作为其他显像技术的补充。

(八)脑肿瘤

^{18}F-FDG PET/CT 有助于对脑胶质瘤进行分级诊断,Ⅰ、Ⅱ级星形胶质瘤常表现为 ^{18}F-FDG 无摄取或低摄取,Ⅲ、Ⅳ级星形胶质瘤可表现为 ^{18}F-FDG 高摄取,单纯 ^{18}F-FDG PET/CT 在胶质瘤的诊断方面存在一定的不足,需要结合 ^{11}C-蛋氨酸或 ^{18}F-酪氨酸显像。^{18}F-FDG PET/CT 对脑转移

瘤的探测常受脑组织 ¹⁸F-FDG 高摄取影响,诊断灵敏度远远不如增强 MRI,因此对于易出现脑转移的恶性肿瘤,用 ¹⁸F-FDG PET/CT 组合颅脑增强 MRI 进行肿瘤分期是必需的。对于颅内已明确存在脑转移灶的患者,行全身 ¹⁸F-FDG PET/CT 显像有助于寻找肿瘤原发灶。¹⁸F-FDG PET/CT 对颅内原发性淋巴瘤有较好的探测效能,多数颅内原发淋巴瘤呈现 ¹⁸F-FDG 明显高摄取,且常较脑皮质摄取还高。

(九) 前列腺癌

¹⁸F-FDG PET/CT 对前列腺癌的诊断灵敏度较低,常需要结合新型显像剂 ⁶⁸Ga-PSMA,后者对前列腺癌灵敏度高达 90% 以上,在前列腺癌分期及探测治疗后肿瘤复发、转移病灶方面有重要的临床应用价值。

本章小结

　　肿瘤组织具有无限增殖特征,它在增殖过程中的葡萄糖、蛋白质、磷脂和核酸的代谢十分旺盛,与正常组织之间存在显著差异,此为肿瘤 PET/CT 代谢显像的基础。PET 代谢显像是通过应用正电子放射性核素(¹⁸F、¹¹C、¹³N 和 ¹⁵O 等)标记参与机体内细胞物质代谢的生理性分子而制备成显像剂,在活体状态下利用 PET 设备获取高分辨的分子代谢影像,对肿瘤进行定性、定量评估,从而在肿瘤的诊断、鉴别诊断、分期、疗效评估、预后估测等方面发挥重要的价值。¹⁸F-FDG 经静脉注射后,随血流到达肿瘤部位并滞留在肿瘤细胞内。通过 PET 显像,病灶便呈现为高代谢病灶而使肿瘤得以显像。

　　¹⁸F-FDG 的制备:须先用医用回旋加速器制备 ¹⁸F,然后经化学合成系统合成 ¹⁸F-FDG。¹⁸F-FDG PET/CT 检查前患者血糖最好控制在 <8.3mmol/L,血糖 >11.1mmol/L 者最好先行调整血糖至 11.1mmol/L 以下再行检查。PET/CT 的图像处理包括图像传输、图像重建和图像融合。影像分析方法包括视觉分析、半定量分析。常见影响图像质量的因素包括显像剂因素、患者因素、生理性摄取、运动伪影和金属伪影等。¹⁸F-FDG PET/CT 肿瘤显像被广泛应用于肺癌、淋巴瘤、结直肠癌、胰腺癌、肝癌和胆管癌、胃癌和食管癌、头颈部肿瘤和前列腺癌等。

思考题

1. 简述 ¹⁸F-FDG PET/CT 的显像机制。
2. 简述 ¹⁸F-FDG PET/CT 的适应证与禁忌证。
3. 简述 PET/CT 显像的扫描范围选择和要求。

(陈曙光)

第十三章　消化系统检查技术

消化系统由消化道和消化腺两部分组成。消化道是一条起自口腔,延续为咽、食管、胃、小肠、大肠,终于肛门的很长的肌性管道,包括口腔、咽、食管、胃、小肠(十二指肠、空肠、回肠)及大肠(盲肠、结肠、直肠)等部。

消化腺有小消化腺和大消化腺两种。小消化腺散在消化管各部的管壁内,大消化腺有三对唾液腺(腮腺、下颌下腺、舌下腺)、肝和胰腺。它们均借助导管,将分泌物排入消化管内。

消化系统的基本功能是消化从外界摄取的食物和吸收各种营养物质,产生供机体新陈代谢所需的物质和能量,并将未被消化和吸收的食物残渣经肛门送出体外。

第一节　唾液腺显像

唾液腺显像(salivary gland imaging)可了解唾液腺的摄取、分泌、排泄功能状况及有无占位性病变。唾液腺小叶内导管上皮细胞具有从血液中摄取和分泌 $Na^{99m}TcO_4$ 的功能。静脉注射后 $Na^{99m}TcO_4$ 可随血流到达唾液腺,被小叶细胞从周围毛细血管中摄取并积聚于腺体内,在一定刺激下分泌到口腔,因此通过 SPECT 可了解唾液腺的位置、形态、大小、功能及导管的通畅情况。

一、放射性药品学

(一) 显像剂
显像剂为高锝酸钠($Na^{99m}TcO_4$)。

(二) 药物制备
使用生理盐水淋洗钼锝发生器后可获得新鲜的高锝酸钠溶液。

(三) 给药方式
给药方式为床旁静脉注射。采集动态血流灌注时须床旁弹丸式注射。

(四) 显像剂剂量
成人剂量为 185~370MBq(5~10mCi),儿童剂量为 7.4MBq/kg。

(五) 显像机制
唾液腺小叶内导管上皮细胞能够从血液中摄取和分泌 $Na^{99m}TcO_4$,静脉注射后显像剂会随血流到达唾液腺,并在维生素 C 的刺激下随唾液逐渐分泌到口腔。

二、适应证与禁忌证

1. 适应证

(1)各种唾液腺疾病的诊断,包括干燥综合征、贝尔麻痹、涎腺结石、腺体发育不全和导管阻塞。

(2)唾液腺占位性病变的诊断。

(3)异位唾液腺的诊断。

(4)放疗后的放射性损伤监测。

2. **禁忌证** 无明确禁忌证。妊娠及哺乳期妇女慎用。

三、患者准备

1. 检查前48小时不要服用过氯酸钾,可正常饮食。
2. 检查前去除颈部金属饰品或遮挡颈部的衣物,充分暴露颈部。
3. 检查前尽量对患者进行宣教,固定患者头部,嘱咐患者在检查过程中保持体位不动。

四、图像采集与处理

(一)显像体位及视野

1. **显像体位** 常规选择仰卧位,颈部伸展,充分暴露颈部,可固定头部,探头尽量贴近患者体表,常规采集前位影像(图 13-1)。
2. **显像视野** 应包括全部唾液腺和甲状腺(图 13-2)。

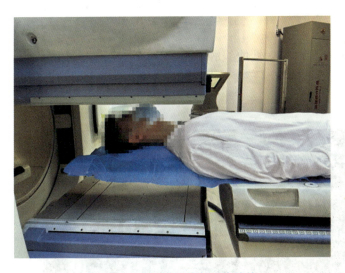

图 13-1 唾液腺显像的显像体位

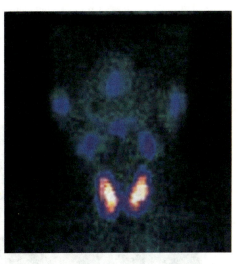

图 13-2 唾液腺动态显像的显像视野

(二)显像设备及采集条件

1. **准直器** 低能高分辨型(LEHR)准直器或低能通用型(LEGP)准直器。
2. **能峰** 140keV。
3. **窗宽** 20%。
4. **矩阵** 静态显像:128×128 或 256×256;动态显像:64×64 或 128×128。
5. **放大倍数(Zoom 值)** 取 2~4,可根据实际情况进行调整。

(三)采集方式

采集方式可分为静态显像和动态显像。

1. **静态显像** 静脉注射显像剂后,按 300k/帧或 180 秒/帧采集,分别于 5、15 和 30 分钟进行前位显像,必要时行左右侧位显像。然后舌下含服维生素 C 300~500mg,促进唾液腺分泌后,嘱患者清洗口腔,并于清洗前、后分别进行显像。

2. **动态显像** 静脉弹丸式注射显像剂,2 秒/帧,采集 30 帧图像作为血流相,以了解唾液腺的血流灌注情况。随后 30 秒/帧,采集 30 分钟。后保持体位不动,含服维生素 C 300~500mg,继续采集 5 分钟,观察唾液腺分泌排泄情况。

3. **SPECT/CT 融合显像** 如有需要,可进行 SPECT/CT 融合显像。

将唾液腺置于视野中心,双探头共旋转 360°,3°/帧~6°/帧,每帧采集 20~40 秒,矩阵 64×64,放大倍数(Zoom 值)为 1,采集不同方向的原始投影数据经重建后获得断层图像。

CT 的扫描剂量应在满足诊断需要的情况下,尽量采用低剂量,以减少患者的受照剂量。CT 扫描参数请参考第五章第二节"SPECT"及第三节"SPECT/CT"。

(四)图像后处理

唾液腺显像动态采集的图像后处理技术包括唾液腺感兴趣区勾画及本底勾画。勾画左右两侧的腮腺和颌下腺,本底勾画选择在双侧肩部/双侧颅脑颞部,以此来计算相应感兴趣区的计数,从而形成时间-放射性曲线(time-activity curve,TAC)来表示腺体吸收及分泌的功能情况(图 13-3)。

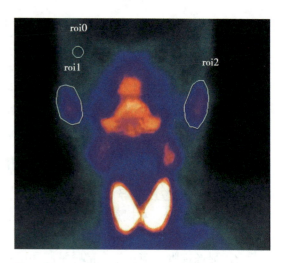

图 13-3　唾液腺动态显像感兴趣区勾画(roi0 勾画的是本底,roi1 勾画的是右侧腮腺,roi2 勾画的是左侧腮腺)

绘制唾液腺时间-放射性曲线,唾液腺时间-放射性曲线的形态分为以下四种:"反 S 型",表示唾液腺功能正常(图 13-4);"抛物线型",表示唾液腺轻度受损;"持续上升型",表示唾液腺中度受损;"水平线型",表示唾液腺重度受损。

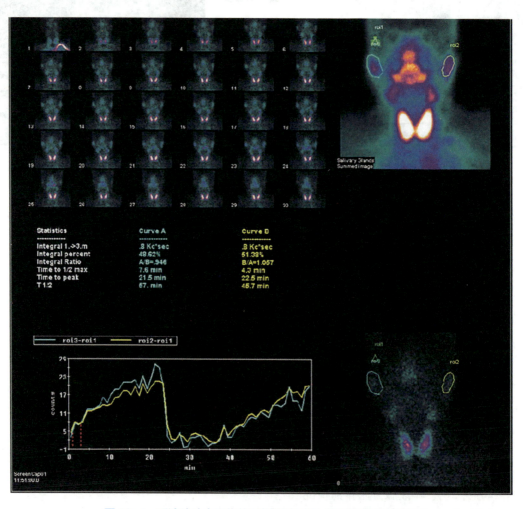

图 13-4　唾液腺动态显像的双侧腮腺时间-放射性曲线(正常)

五、技术要点

1. 患者体位要摆正,否则会影响双侧对称性图像的判断。

2. 采集过程中要避免发生体位移动,否则会产生移动伪影,影响半定量分析(时间-放射性曲线)的准确性。

3. 采集时探头要尽量贴近患者体表,提高图像分辨力,如前位影像病变显示不明确,可加做侧位显像或SPECT/CT融合显像。

4. 腮腺X线造影可影响唾液腺摄取$Na^{99m}TcO_4$的能力,故唾液腺显像最好安排在造影后数日。

5. 患者含服维生素C后,要避免患者唾液溢出污染探头。

六、常见问题及解决方案

甲亢患者的甲状腺会摄取过多的显像剂,从而导致唾液腺显影不清晰,影响对疾病的诊断。为此,甲亢患者做唾液腺显像时应缩小视野范围,包括部分甲状腺即可。

七、正常影像与异常影像

(一)正常影像

静脉注射$Na^{99m}TcO_4$后,随时间延长唾液腺显影逐渐清晰,20~30分钟显影达到高峰。含服维生素C后,双侧腮腺及颌下腺显像剂明显消退,口腔显像剂分布明显增加。腮腺/颌下腺时间-放射性曲线呈反S形。

(二)异常影像

唾液腺摄取亢进时,表现为一侧或双侧唾液腺弥漫性显像剂浓聚,常见于病毒、细菌感染所引起的急性唾液腺炎。唾液腺功能减退时,可表现为一侧或双侧唾液腺显影稀疏或不显影,常见于干燥综合征。唾液腺占位可表现为结节状显像剂浓聚或稀疏区。

第二节　消化道出血显像

消化道出血显像(gastrointestinal bleeding imaging)已有多年历史,与传统内镜、血管造影等检查相比,有无创、简便、准确的优点;曾应用^{51}Cr-红细胞、^{99m}Tc-白蛋白作为显像剂,现多用血池显像剂和胶体显像剂。

正常情况下,静脉注射显像剂后,腹部大血管和含血量丰富的器官(如肝、脾)显影,而胃肠道管壁因含血量少,基本不显影。当肠壁破损有出血时,显像剂可通过肠壁黏膜进入肠道,形成该部位的显像剂浓聚,从而可通过SPECT显像诊断消化道出血并预估出血的大概部位和范围。

一、放射性药品学

(一)显像剂

1. ^{99m}Tc标记的红细胞(^{99m}Tc-RBC)。
2. ^{99m}Tc标记的硫胶体(^{99m}Tc-SC)和^{99m}Tc标记的植酸钠(^{99m}Tc-PHY)。

(二)药物制备

1. **^{99m}Tc标记的红细胞标记方法**　包括体内标记法、体外标记法和混合法。由于体内标记法具有标记方法简便、安全性好且能够达到足够的计数等优势,所以体内标记法是目前临床应用最广泛的标记方法。

2. ⁹⁹ᵐTc 标记的硫胶体（⁹⁹ᵐTc-SC）标记方法 将 1~3ml 新鲜的 ⁹⁹ᵐTcO₄⁻淋洗液加入硫代硫酸钠冻干品瓶中，并加入盐酸 1.5ml，摇匀，置于沸水浴中加热 1~5 分钟（因加热时间不同，其形成的胶体颗粒大小不同，时间越长，颗粒越大）。待冷却后，加入磷酸盐缓冲液，调整 pH 为 6.7~7.0。⁹⁹ᵐTc 标记的植酸钠（⁹⁹ᵐTc-PHY）常规静脉注射，无特殊要求。

（三）给药方式

给药方式为床旁静脉注射。

（四）显像剂剂量

1. ⁹⁹ᵐTc-RBC 常用剂量一般成人为 370MBq（10mCi），儿童为 7.4MBq/kg。最小剂量为 37MBq，最大剂量为 740MBq。

2. ⁹⁹ᵐTc-SC 和 ⁹⁹ᵐTc-PHY 常用剂量为 185~370MBq（5~10mCi）。

二、适应证与禁忌证

（一）适应证

1. 主要用于明显的中或下消化道出血（首选 ⁹⁹ᵐTc-RBC）。

2. 识别不明原因的消化道出血。

3. 对消化道出血的患者进行风险分层，指导及协助诊断和治疗。

（二）禁忌证

无明确禁忌证。妊娠及哺乳期妇女慎用。

三、患者准备

1. 检查前停用止血药，尤其是怀疑少量出血者，以提高阳性率，减少漏诊。

2. 该检查无须禁食水，注射显像剂前 30 分钟可口服过氯酸钾 200mg 以封闭胃黏膜。

3. 婴幼儿应提前建立静脉通道并请小儿内科或小儿外科给予镇静，使其能配合检查；为减少污染，可叮嘱患者家属携带替换衣物和湿巾，并及时处理排泄物。

4. 显像前去除身上的金属物品，减少伪影。

5. 因检查时间较长，可提前对患者进行宣教，取得患者配合，使其保持双上肢的上举，减少对显像范围的遮挡。

四、图像采集与处理

（一）显像体位及视野

1. 显像体位 检查前应排空膀胱，常规选择仰卧位，双上肢上举，探头尽量贴近患者的体表。常规采集前位影像（图 13-5）。

2. 显像视野 应包括腹部及盆腔（胸骨剑突至耻骨联合）。

（二）显像设备及采集条件

1. 准直器 低能高分辨型（LEHR）准直器或低能通用型（LEGP）准直器。

2. 能峰 140keV。

3. 窗宽 20%。

4. 矩阵 128×128 或 256×256。

5. 放大倍数（Zoom 值） 取 1~3，可根据实际情况进行调整。

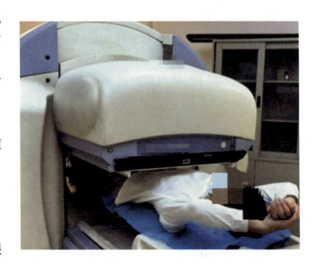

图 13-5 消化道出血显像的显像体位

（三）采集方式

1. ^{99m}Tc-RBC 显像　可分为静态显像和动态显像。

（1）静态显像：静脉注射显像剂后，在 0、5、10、15、20、30、40、50 和 60 分钟时采集 1 帧图像，每帧采集 1 分钟。可根据需要进行延迟显像，最迟可延迟至 24 小时。

（2）动态显像：静脉注射显像剂后立即开始采集，每隔 5 分钟采集 1 帧，每帧采集 1 分钟，共采集 60 分钟。

2. ^{99m}Tc-SC 或 ^{99m}Tc-PHY 显像　静脉弹丸式注射显像剂后，即刻开始动态采集，分两个时相进行：第 1 时相 2 秒/帧，采集 60 秒；随后以 1 分钟/帧，采集 16 帧。之后可行间隔静态显像，观察至 60 分钟。

（四）图像后处理

采集完成后，须逐帧仔细观察腹部本底部位有无异常显像剂浓聚区。

五、技术要点

1. 检查前一定要排空膀胱。如膀胱过度充盈，可遮挡盆腔的出血灶，引起假阴性的结果。必要时可采集侧位等其他体位影像或行 SPECT/CT 融合显像进行鉴别。

2. 对于慢性、间歇性少量出血的患者，在早期显像为阴性时，可延长显像时间或多次显像，以提高阳性率。

3. 怀疑出血点与大血管或器官重叠时，为明确诊断，可加做侧位显像或 SPECT/CT 融合显像。

4. 如在采集过程中看到异常显像剂浓聚灶，可增加采集时间来确定出血部位。

5. ^{99m}Tc-SC 或 ^{99m}Tc-PHY 显像只适用于急性活动性消化道出血，不适用于间歇性出血显像及胆道出血显像。

6. ^{99m}Tc-RBC 在体内存留的时间较长，可做延迟显像，适于间歇性出血显像。

六、常见问题及解决方案

如在采集过程中发现胃显影，可采集头和颈部的前位图像，以观察甲状腺和唾液腺是否显影。如甲状腺及唾液腺有显影，则表明显像剂内存在游离的锝，从而引起胃显影。

七、正常影像与异常影像

（一）正常影像

1. ^{99m}Tc-RBC 显像　腹部仅见肝、脾、肾、膀胱及腹部大血管显影，腹部其他部位仅可见少量本底，胃肠壁基本不显影（图 13-6）。

2. ^{99m}Tc-SC 或 ^{99m}Tc-PHY 显像　主要为肝、脾及腹部大血管显影，肾不显影，腹部本底低。

（二）异常影像

在腹部本底放射性减低区出现异常显像剂浓聚，且随时间延长，显像剂浓聚逐渐增多、范围增大或沿肠道蠕动而形成肠形，即可判定为出血。一般最早出现显像剂的部位即为出血灶。

第三节　异位胃黏膜显像

异位胃黏膜同正常胃黏膜一样，具有分泌胃酸和胃蛋白酶的功能，可引起邻近食管、肠黏膜的炎症、溃疡、出血。胃黏膜具有从血液中摄取 $Na^{99m}TcO_4$ 的功能，同样异位胃黏膜也具有这种特性。

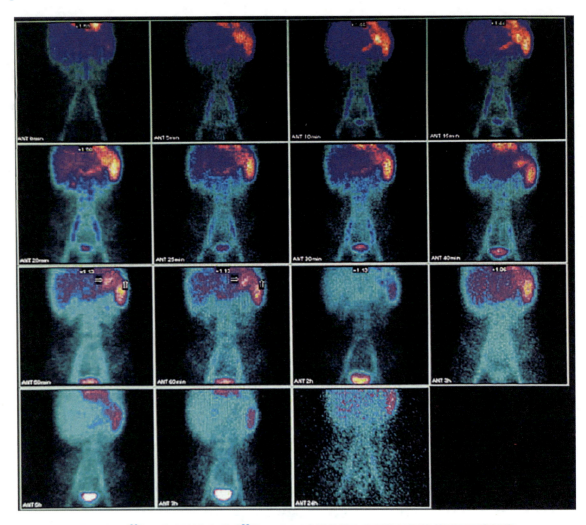

图 13-6 ^{99m}Tc 标记的红细胞（$^{99m}Tc\text{-RBC}$）消化道出血显像的显像范围及正常影像

异位胃黏膜显像（ectopic gastric mucosa imaging）即在静脉注射 $Na^{99m}TcO_4$ 后，异位胃黏膜可摄取 $Na^{99m}TcO_4$ 从而形成放射性浓聚，通过 γ 相机或 SPECT 可对病变进行诊断和定位。

异位胃黏膜好发于胃以外的消化道节段，包括梅克尔憩室、小肠重复畸形和巴雷特（Barrett）食管。前两者好发于空、回肠，常为先天发育异常；后者好发于食管下段，多继发于反流性食管炎。

一、放射性药品学

（一）显像剂

显像剂为高锝酸钠（$Na^{99m}TcO_4$）。

（二）药物制备

使用生理盐水淋洗钼锝发生器可获得新鲜的高锝酸钠溶液。

（三）给药方式

给药方式为床旁静脉注射。

（四）显像剂剂量

成人剂量为 296~444MBq（8~12mCi）；儿童剂量为 1.85MBq/kg（0.05mCi/kg），总剂量至少 0.25mCi。

二、适应证与禁忌证

(一)适应证

1. 小儿下消化道出血除外梅克尔憩室或小肠重复畸形。
2. 小儿慢性腹痛。
3. 不明原因的腹部包块。
4. 肠梗阻或肠套叠怀疑与梅克尔憩室或小肠重复畸形相关。
5. 成人食管疾病的鉴别诊断。

(二)禁忌证

无明确禁忌证。妊娠期及哺乳期妇女慎用。

三、患者准备

1. 检查前 2~3 天内避免做肠道钡餐检查或消化道造影。
2. 检查当日禁食、禁水 4 小时以上(可减小胃轮廓,提高检测敏感性)。
3. 禁用水合氯醛、过氯酸钾等抑制高锝酸钠吸收的药物及抑制或刺激胃酸的药物(如阿托品等)。
4. 对于不能配合的患儿,应提前建立静脉通路并请专业科室给予适当镇静(禁用水合氯醛);为减少污染,可提前嘱患者家属携带干净衣物及湿巾,及时处理排泄物。

四、图像采集与处理

显像体位及视野

1. **显像体位** 患者检查前排尿,常规选择仰卧位,双上肢上举,显像时探头尽量贴近患者体表,常规采集前位影像(图 13-7)。

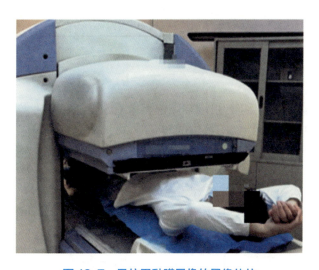

图 13-7 异位胃黏膜显像的显像体位

2. **显像视野** 应包括腹部和盆腔(剑突至耻骨联合)。对于 2 岁以下的患儿,如临床高度怀疑支气管黏膜肺前肠畸形,视野可包括整个胸部。

3. **显像设备及采集条件**

(1)准直器:低能高分辨型(LEHR)准直器或低能通用型(LEGP)准直器。

(2)能峰:140keV。

221

（3）窗宽:20%。

（4）矩阵:128×128 或 256×256。

（5）放大倍数（Zoom 值):取 1.0~3.0,可根据实际情况进行调整。

4. 采集方式

（1）多静态显像:1 分钟/帧,0、5、10、15、20、30、40、50 和 60 分钟各采集 1 帧图像。可根据需要延迟至 120 分钟。

（2）动态显像:静脉弹丸式注射显像剂,1 分钟/帧,共采集 30 分钟,在第 60 分钟时加做 1 帧静态采集。可根据需要延迟至 120 分钟（表 13-1）。

（3）SPECT/CT 融合显像:如怀疑病灶与器官影像重叠时,可加做侧位影像,有条件者可加做SPECT/CT 融合显像,对病灶进行定位,以提高诊断的准确率。

（4）SPECT/CT 融合显像采集条件:显像范围包括整个腹部,如有靶病灶,可将靶病灶置于视野中心,双探头共旋转 360°,3°/帧~6°/帧,每帧采集 20~40 秒,矩阵 64×64,放大倍数（Zoom 值）为 1。采集不同方向的原始投影数据经重建后获得断层图像。

CT 扫描参数请参考第五章第二节 "SPECT" 及第三节 "SPECT/CT"。

表 13-1　异位胃黏膜显像采集条件

采集方式	采集条件						
	探头	能峰/keV	窗宽/%	矩阵	放大倍数（Zoom 值）	采集时间	总时间
多静态采集	LEGP/LEHR	140	20	256×256 或 128×128	1.0~3.0	1 分钟/帧	0、5、10、15、20、30、40、50 和 60 分钟各采集 1 帧图像
动态采集	LEGP/LEHR	140	20	128×128	1.0~3.0	1 分钟/帧,共采集 30 分钟	在第 60 分钟时加做 1 帧静态采集
备注	—	—	—	—	可根据身高调整	—	可根据需要延迟至 120 分钟

五、技术要点

1. 腹腔内病灶性质难以确定时,可增加侧位显像或 SPECT/CT 融合显像。

2. 如怀疑膀胱内的尿液遮挡盆腔部位的病变时,可选择让患者排尿后采集静态显像。

3. 显像结果为阴性时,只能提示未见异位胃黏膜征象,不能完全排除异位胃黏膜的存在。

六、常见问题及解决方案

对于高度怀疑异位胃黏膜,而显像为阴性者,可重复显像,也可在注射显像剂前 20 分钟皮下注射五肽胃泌素增强胃黏膜的摄取,以提高阳性率。

七、正常影像与异常影像

（一）正常影像

正常情况下,可见胃、膀胱显影,十二指肠、结肠脾曲及肾脏有时显影,但其形态、位置、范围及浓聚程度会随时间变化发生改变,腹部其他部位无显像剂分布,呈本底水平（图 13-8）。

（二）异常影像

在腹部放射性本底减低区可见异常显像剂浓聚灶,为异位胃黏膜影像,多见于右下部,多在30~60 分钟内显影;多时相显像可显示浓聚灶的位置,形态相对固定（图 13-9）。

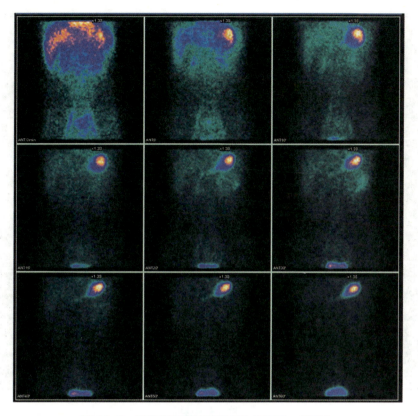

图 13-8　异位胃黏膜显像的显像视野及正常影像

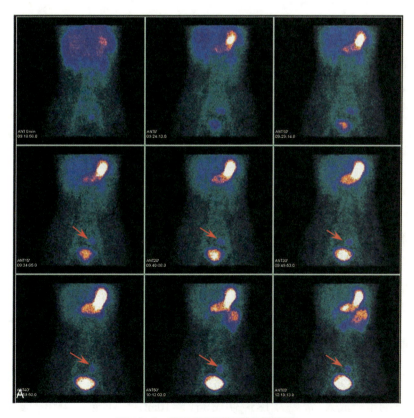

图 13-9　异位胃黏膜显像异常影像

A 例中箭头所指为盆腔左侧异常显像剂浓聚灶，与胃影基本同时出现，位置相对固定，术后病理证实为梅克尔憩室伴胃黏膜异位。

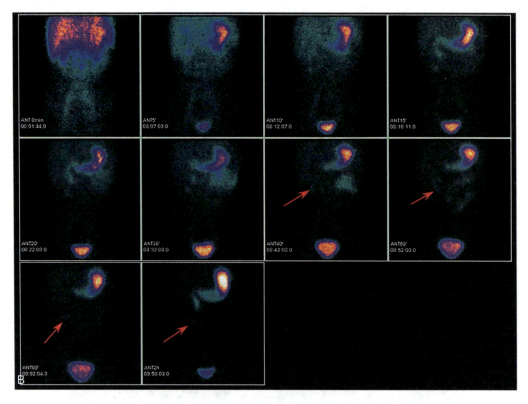

图 13-9(续)

B 例中箭头所指为右中腹出现异常显像剂浓聚灶,与胃影基本同时出现,位置相对固定,术后病理证实为梅克尔憩室伴胃黏膜异位。

第四节　肝胆动态显像

静脉注射能够被肝细胞摄取并经胆道排泄的显像剂,通过近似于处理胆红素的过程,显像剂被分泌入胆汁,而后进入肠道。通过动态显像,可观察显像剂被肝脏摄取、分泌、排泄至胆道和肠道的过程,了解胆系的形态和功能情况,即为肝胆动态显像(hepatobiliary dynamic imaging)。

一、放射性药品学

(一)显像剂

1. 显像剂

(1)^{99m}Tc 标记的乙酰苯胺亚氨二醋酸类化合物(^{99m}Tc-IDA):包括 ^{99m}Tc 标记的二乙基乙酰苯胺亚氨二醋酸(^{99m}Tc-EHIDA)、^{99m}Tc 标记的二异丙基乙酰苯胺亚氨二醋酸(^{99m}Tc-DISDA)、^{99m}Tc 标记的三甲基溴乙酰苯胺亚氨二醋酸(^{99m}Tc-mebrofenin)等。

(2)^{99m}Tc 标记的吡哆氨基类化合物:^{99m}Tc 标记的吡哆-5-甲基色氨酸(^{99m}Tc-PMT)最常用。

2. 药物制备　适量新鲜淋洗的 Na^{99m}TcO$_4$ 洗脱液注入冻干瓶内,充分振摇,静置 5 分钟后即可使用。

3. 给药方式　床旁静脉注射。

4. 显像剂剂量　成人:常规为 185~370MBq(5~10mCi)。儿童:7.4MBq/kg(0.2mCi/kg)(总剂量不超过 37MBq)。

（二）显像机制

静脉注射显像剂后,显像剂随血液循环进入血液中,与白蛋白结合并迅速被肝细胞摄取,且摄取率高。然后与白蛋白分离,进入近似于胆红素代谢的过程,不被或很少被肠道吸收,以原型排出体外。

二、适应证与禁忌证

（一）适应证

1. 鉴别诊断先天性胆道闭锁和新生儿肝炎。
2. 急性胆囊炎的诊断。
3. 肝外胆道梗阻与肝内胆汁淤积的鉴别诊断。
4. 异位胆囊的确定。
5. 胆总管囊肿等先天性胆道异常的诊断。
6. 脂餐介入协助判断胆囊的功能。

（二）禁忌证

无明确禁忌证。妊娠及哺乳期妇女慎用。

三、患者准备

1. 检查前禁食、水 4~12 小时,但不宜超过 12 小时。
2. 检查前 6~12 小时禁用对奥迪括约肌有影响的药物。
3. 对于不能配合的患儿,应提前建立静脉通路并请专业科室给予适当镇静(禁用水合氯醛);为减少污染,可提前嘱患者家属携带干净衣物及湿巾,及时处理排泄物。
4. 脂餐介入者还应携带脂餐(油煎鸡蛋)。

四、图像采集与处理

（一）显像体位及视野

1. **显像体位** 患者检查前排尿,常规选择仰卧位,双上肢上举,显像时探头尽量贴近患者体表,常规采集前位影像(图 13-10)。

2. **显像视野** 应包括腹部和盆腔(剑突至耻骨联合)。

（二）显像设备及采集条件

1. **准直器** 低能高分辨型(LEHR)准直器或低能通用型(LEGP)准直器。

2. **能峰** 140keV。

3. **窗宽** 20%。

4. **矩阵** 128×128 或 256×256。

5. **放大倍数（Zoom 值）** 1.0~3.0,可根据实际情况进行调整。

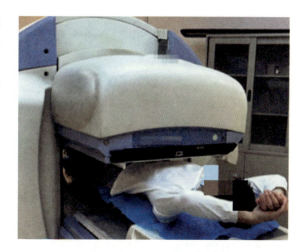

图 13-10 肝胆动态显像的显像体位

（三）采集方式

1. **多静态显像** 每帧图像采集 500~1 000k 计数,0、5、10、15、20、30、40、50 和 60 分钟各采集 1 帧图像。

2. **动态显像** 静脉弹丸注射后即刻以 1 分钟/帧采集,共采集 60 分钟(表 13-2)。

表13-2　肝胆动态显像采集条件

采集方式	采集条件						
	探头	能峰/keV	窗宽/%	矩阵	Zoom 值	采集时间	总时间
多静态采集	LEGP/LEHR	140	20	256×256 或 128×128	1.0~3.0	500~1 000k/帧	0、5、10、15、20、30、40、50 和 60 分钟各采集 1 帧图像
动态采集	LEGP/LEHR	140	20	128×128	1.0~3.0	1 分钟/帧，共采集 60 分钟	60 分钟
备注	—	—	—	—	可根据身高调整	—	可根据需要行 2 小时、6 小时或 24 小时延迟显像

(四) 图像后处理

采集结束后,应仔细观察肝脏、胆道、胆囊及肠道的显影时相及变化情况,脂餐介入显像应用图像后处理技术勾画胆囊感兴趣区生成时间-放射性曲线(time-activity curve,TAC)。

五、技术要点

1. 禁食时间过长或完全使用静脉营养者,容易出现假阳性结果。
2. 早期显像为阴性时,可根据需要行 2 小时、6 小时或 24 小时延迟显像。

六、常见问题及解决方案

必要时可增加其他体位,如:观察胆囊时可增加右侧位或右前斜位像;诊断胆漏时,可增加多体位、多次延迟相来确诊。

七、正常影像与异常影像

(一) 正常影像

静脉注射后,显像剂很快被肝细胞摄取,3~5 分钟心影消失,肝脏清晰显影,并继续摄取显像剂,15~20 分钟左右达高峰,之后肝影逐渐减淡。肾脏有时可显影。10 分钟左右肝胆管、胆总管、十二指肠、小肠相继显影,胆囊在 15~30 分钟开始显影并逐渐增浓。正常情况下,胆囊和肠道均应在 60 分钟内显影(图 13-11)。

脂餐介入试验:食用脂餐后,胆囊外形应逐渐缩小,影像逐渐变淡,胆囊排空曲线应呈下降趋势,胆囊排胆分数 30 分钟应大于 30%。

(二) 异常影像

1. **胆道闭锁**　肝脏可显影正常或浅淡,消退缓慢,但肠道延迟 24 小时仍不显影(图 13-12)。
2. **急性胆囊炎**　显影时肝脏、胆道、肠道显影时相均正常,唯独胆囊持续不显影。

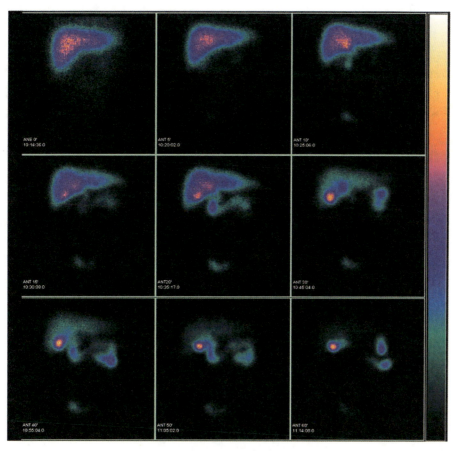

图 13-11 肝胆动态显像的正常影像

10分钟肝影显示清晰,肝内胆管开始显示;20分钟时胆管清晰显示,肠道内可见少量显像剂出现;30分钟时可见胆囊显影,肠内显像剂显示增多;50分钟时胆囊显示更加清晰,肝影减淡,下腹部肠内出现肠影。

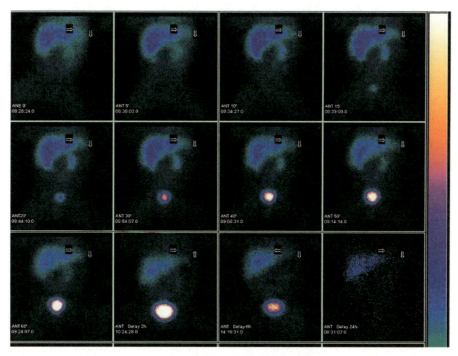

图 13-12 肝胆动态显像的异常影像
肠道未显示。

227

本章小结

消化系统检查技术是核医学显像技术的重要组成部分。唾液腺显像能够了解唾液腺位置、大小、形态和功能情况，无需特殊准备，检查较为方便，对于诊断唾液腺导管阻塞、异位唾液腺及手术后唾液腺残体功能判断具有良好的诊断效能。消化道出血显像对于消化道出血的定位、定性诊断灵敏度较高，可作为各种原因所致下消化道出血的首选检查方法。对于怀疑消化道出血的患者，行消化道出血显像可以判断出血灶是否存在、出血程度及大致部位，亦可为进一步的内镜检查、动脉造影或有关治疗提供重要信息和依据。异位胃黏膜显像是诊断异位胃黏膜的特异检查方法，异位胃黏膜常见于巴雷特食管、梅克尔憩室和小肠重复畸形等。异位胃黏膜显像可对病灶进行良好的定位和定性，是最好的辅助诊断之一。肝胆动态显像能够反映肝脏摄取、分泌、排出胆红素的功能和胆道系统的功能、形态，同时观察肝胆系统的血流、功能、代谢、形态变化，对肝胆系统组织、器官的生理功能、病理过程及发病机制进行研究，并为临床对疾病的诊断等提供重要的信息。肝胆动态显像可通过定性、定位、定量分析为肝胆系统疾病的诊断和治疗提供客观依据。

思考题

1. 简述异位胃黏膜显像的患者准备及注意事项。
2. 简述肝胆动态显像的图像采集流程。
3. 与其他方法相比，异位胃黏膜显像对异位胃黏膜疾病的判断有哪些优势？

（尚　华）

第十四章　肾动态检查技术

泌尿系统由肾脏、输尿管、膀胱和尿道组成。肾脏具有排泄体内代谢产物,维持水、电解质和酸碱平衡的作用。肾动态检查技术是利用放射性药品和检查设备对肾脏、输尿管和膀胱进行动态显像的检查技术,是泌尿系统疾病的常规核医学检查技术。该检查可以对双侧肾脏的总肾和分肾功能进行定量分析,了解肾脏血流灌注和双上尿路引流情况。肾动态检查技术包括肾动态显像(含肾图)、肾小球滤过率(glomerular filtration rate,GFR)测定、肾有效血浆流量(effective renal plasma flow,ERPF)测定、介入肾动态显像、^{131}I-邻碘马尿酸(^{131}I-OIH)肾图(非显像检查技术)等,具有无创、安全、操作简便等优点。

第一节　肾动态显像

一、放射性药品学

(一) 显像原理

静脉弹丸式注射经肾小球滤过或肾小管上皮细胞摄取、排泌而不被重吸收的放射性显像剂,用显像设备连续动态采集双肾和膀胱区域的放射性影像,可获得显像剂经腹主动脉、肾动脉灌注,迅速在肾实质浓聚,随尿液逐渐流向肾盏、肾盂,经输尿管进入膀胱的全程影像。

利用感兴趣区(ROI)进行处理,获得时间-放射性曲线(肾图);通过对影像和曲线的分析,得到肾血流灌注、肾脏的功能状态和上尿路的排泄情况;同时应用计算机软件分析肾脏早期显像剂聚集的程度,获得肾小球滤过率和有效血浆流量等指标。为临床提供肾脏血供、实质功能(肾小球滤过功能或肾小管分泌功能)和上尿路引流状况等方面的信息。

(二) 显像剂

肾动态显像的显像剂应能被肾实质摄取、浓聚且迅速随尿液排出。根据集聚与排泄机制的不同,将临床常用的显像剂分为肾小球滤过型和肾小管分泌型两类。

1. 肾小球滤过型显像剂

(1) 显像机制:静脉注射的 ^{99m}Tc-DTPA 随血液循环到达肾脏,经肾小球滤过而几乎不被肾小管分泌或吸收,随尿液排出体外,通过 SPECT 得到肾动态图像,通过对影像和曲线的分析,并测定肾小球滤过率(GFR),综合评价肾血流灌注、总肾和分肾的滤过功能及上尿路引流状况。

(2) 显像剂:^{99m}Tc-喷替酸(^{99m}Tc-DTPA)。

(3) 标记方法:将 2~4ml 新鲜淋洗的 ^{99m}TcO$_4^-$ 液注入 DTPA 冻干瓶中(若冻干粉潮解或变色,则停止使用),充分振摇,使冻干粉溶解,静置 5 分钟后即可使用。该显像剂应该在制备后 6 小时内使用,若发生变色沉淀或者放化纯度低于规定标准,应停止使用。

(4) 显像剂的剂量:成人为 111~370MBq(3~10mCi),儿童为 3.7MBq/kg(总剂量最低 37MBq,最高 185MBq)。注射体积 <1ml。

2. 肾小管分泌型显像剂

（1）显像机制：有效肾血浆流量是单位时间内流经肾单位的血浆流量，通常采用肾小管分泌型显像剂进行测量。显像剂大部分经肾小管分泌，小部分经肾小球滤过，但不被肾小管重吸收，故主要反映肾小管的分泌功能。

肾小管分泌型显像剂经静脉注射后随血流进入肾循环，一次流经肾脏时几乎被完全清除，这便是肾脏对该显像剂的最大清除率。因为只清除了流经肾脏血液的显像剂，所以通过测定显像剂的最大清除率可以计算出单位时间流经肾脏的血浆量，即为有效肾血浆流量。

（2）常用的显像剂类型

1）^{99m}Tc 标记的双半胱氨酸（^{99m}Tc-EC）：与血浆蛋白结合率较高，主要通过肾小管分泌排泄，经肾小球滤过可忽略。其血液清除率高，肝、肠分布较少，能获得清晰的双肾影像。

标记方法：将 2~4ml 新鲜淋洗的 ^{99m}TcO$_4^-$ 液注入 EC 冻干瓶中，振荡摇匀后，室温下放置 15 分钟即可使用。冻干粉溶解后如发生变色沉淀，或者放化纯度低于规定标准，应停止使用。

显像剂的剂量：成人剂量为 185~370MBq（5~10mCi），儿童剂量为 3.7MBq/kg（总剂量最低 37MBq，最高 185MBq）。注射体积 <1ml。

2）^{131}I 标记的邻碘马尿酸（^{131}I-OIH）：是经典的肾小管分泌型显像剂，用于测定肾有效血浆流量。因价格低廉、肾脏摄取率高，^{131}I-OIH 曾被广泛应用。但由于 ^{131}I 半衰期长，患者所受辐射剂量高，且释放的 γ 射线能量较高，不适合于显像，目前已很少使用。

3）^{99m}Tc 标记的巯基乙酰基三甘氨酸（^{99m}Tc-MAG$_3$）：与血浆蛋白结合率较高，主要通过肾小管分泌排泄，适宜于动态观察肾小管分泌功能。显像剂的标记相对复杂，先向 MAG$_3$ 冻干瓶中注入新鲜 ^{99m}TcO$_4^-$ 液，将冻干瓶置于沸水浴中加热 10 分钟，取出冷却后使用。因无商品化的试剂盒，目前国内使用较少。

二、适应证与禁忌证

（一）适应证

1. 分肾功能测定，患肾残余肾功能的定量评估与治疗后疗效观察。

2. 上尿路引流情况的评估，特别是机械性梗阻与非梗阻性尿路扩张的鉴别，以及机械性梗阻程度的判定。

3. 协助诊断及鉴别诊断肾血管性高血压。

4. 移植肾血流和功能的监测。

5. 肾外伤者，观察肾脏血运及有无尿漏的发生。

6. 综合了解肾脏的位置、大小、功能性形态。

（二）禁忌证

无明确禁忌证。

三、患者准备

1. 检查前 3 天，停服利尿药物，停止行静脉肾盂造影检查。

2. 检查前 30~60 分钟饮水 300~500ml，检查前排空膀胱。检查结束后嘱患者多饮水、多排尿，减少显像剂对膀胱的辐射。

3. 记录身高与体重，便于计算肾功能定量参数；如有条件，用影像学测量肾脏深度，可以进行更准确的参数校正。

4. 着宽松袖口服装，以便于弹丸注射；去除腰腹部的金属物品。

5. 如果患者不能配合，应采取镇静措施。对穿刺困难患者，应提前建立静脉通道。

四、图像采集

(一)采集准备

检查前技师应了解病史,包括临床诊断、肾脏大小和位置(有无先天变异或肾移植病史)、检查目的。患者取坐位或仰卧位,探头尽量靠近患者,常规采集后位影像。若为移植肾或异位肾,则取仰卧位,同时采集前位及后位影像。显像视野应包括肾脏和膀胱,将后腰部双肋弓下缘视为肾脏的中部,置于显像视野的中上部分。对于积水等原因引起明显增大的肾脏应谨慎对位,可以将肾脏对位靠近显像视野中部,确保整个肾脏位于探测视野内。

(二)给药方法

经肘静脉弹丸式注射显像剂,体积 <1ml。推注显像剂后立即松开止血带,按压穿刺部位并迅速抬高注射侧上肢,松开止血带的同时启动采集。

(三)采集条件

应用双时相采集,第一时相 1~2 秒/帧,采集 60 秒,得到肾血流灌注显像;紧接着采集第二时相,以 15~60 秒/帧连续采集 20 分钟,得到肾动态系列影像。若有上尿路引流不通畅、肾积水或肾脏不显影等情况,可以在动态采集结束后 30~60 分钟,加做 1 分钟延迟静态显像,了解肾脏影像后期的变化情况。

探头常规配置低能通用型(LEGP)准直器或低能高分辨型(LEHR)准直器,能峰为 140keV,矩阵为 64×64 或 128×128,能窗 20%,放大倍数为 1.0(儿童则视身高而定)。测定 RFR/ERPF 时满针和空针的放射性计数的采集,需要将装有显像剂的注射器置于 30cm 高的支架上,放于探头视野中心进行测量,采集时间 1 分钟。

五、图像处理

根据计算机工作站自带的处理程序要求,输入患者的性别、年龄、身高、体重、肾脏深度、显像剂类型等信息,分别勾画腹主动脉、双肾轮廓及本底的感兴趣区(ROI),经图像处理工作站自动处理后得到肾脏的血流灌注影像及血流灌注曲线、功能动态影像、肾图曲线及肾小球滤过率(GFR)/肾有效血浆流量(ERPF)等。本底的勾画要选择在肾脏外下方,一般取月牙形,避免过高或过低,也要避免勾画到体外区域。

六、正常影像和曲线

(一)正常肾血流灌注影像和曲线

肾血流灌注相反映肾内小动脉及毛细血管床的血流灌注。腹主动脉上段显影后 2~4 秒双肾隐约显影,4~6 秒肾影逐渐清晰,双肾大小对称、形态完整、显像剂分布均匀,腹主动脉影逐渐变淡。血流灌注曲线表现为双肾区放射性计数快速上升到峰值,其后快速下降到一定水平,形成显著的灌注峰,双侧血流灌注峰幅度基本一致。血流灌注曲线上升的斜率代表灌注速率,高度代表灌注量,两侧基本相似,峰时差 <2 秒、峰值差 <25%(图 14-1)。

(二)正常肾动态影像及肾图曲线

肾功能动态相主要反映肾实质的功能和上尿路的引流情况,依据所用显像剂的不同,反映肾小球的滤过功能或肾小管的分泌功能。肾脏血流灌注显像后,肾影逐渐增浓,2~4 分钟肾影最清晰,双肾形态完整,放射性分布均匀。此后肾实质影逐渐消退,肾盂、肾盏逐渐出现显像剂分布,输尿管不显影或隐约显影,膀胱逐渐显影并变浓、变大。20~40 分钟肾影基本消退,大部分显像剂排入膀胱(图 14-2)。

有两种方法可以获得肾图:一是利用感兴趣区技术对肾动态影像进行处理,获得双肾区时间-放射性曲线;二是通过肾图仪记录 ^{131}I-OIH 的时间-放射性曲线。计算机处理肾动态显像得

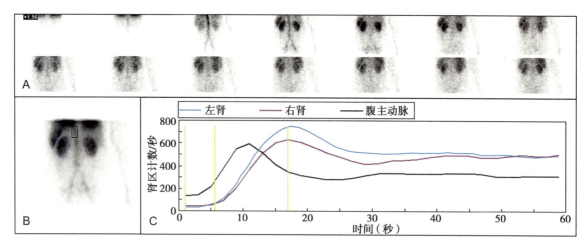

图 14-1　正常肾血流灌注影像及血流灌注曲线
A. 肾血流灌注影像;B. 感兴趣区勾画图(从左到右分别为左肾、腹主动脉、右肾);C. 肾血流灌注曲线。

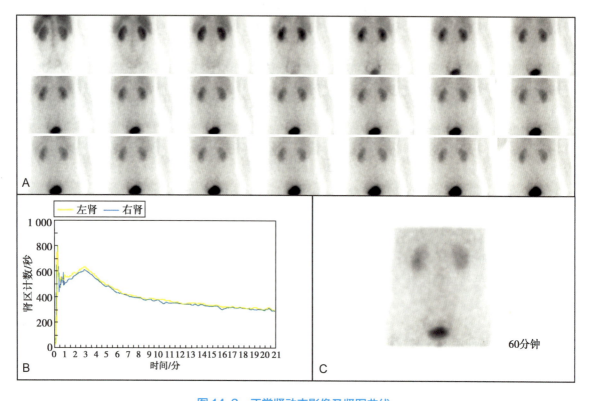

图 14-2　正常肾动态影像及肾图曲线
A. 肾动态影像;B. 肾图曲线 C. 延迟图像。

到的时间-放射性曲线,a 段有 $^{99m}TcO_4^-$ 标记药物特有的灌注峰,曲线比肾图仪获取的典型曲线稍差(图 14-3)。

　　正常的肾图曲线由 a、b、c 三段组成(图 14-3)。a 段为显像剂出现段,又称血管段,是在静脉注射显像剂后 10 秒左右出现的急剧上升段,提示显像剂快速通过肾动脉进入肾脏内,其高度在一定程度上反映肾脏的血流灌注量和相应的肾功能。b 段为显像剂聚集段,又称功能段,是继 a 段之后的斜行上升段,上升高度及斜率与肾实质的功能密切相关,直接反映肾实质功能。c 段为排泄段,近似呈指数规律下降,代表了尿流量的多少和上尿路通畅情况,在上尿路引流通畅的情况下 c 段也可反映肾实质功能。

七、异常影像和曲线

(一)异常肾血流灌注影像和曲线

肾脏的疾病或异常可导致肾脏血流灌注异常。异常影像表现为:肾区无灌注或/和显像欠清晰、灌注范围缩小;灌注显影时间延迟;肾内局限性灌注缺损、减低或增强。异常血流灌注曲线表现多数为曲线降低,也有肾区局部血流灌注曲线高于正常。如肾功能不全可引起肾区显像剂分布稀疏,灌注范围缩小,血流灌注曲线低平(图14-4)。

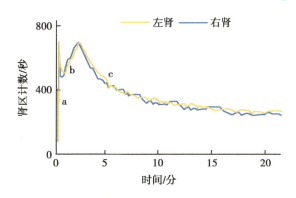

图14-3　^{99m}Tc-DTPA 正常肾图曲线

a. 显像剂出现段;b. 显像剂聚集段;c. 显像剂排泄段。

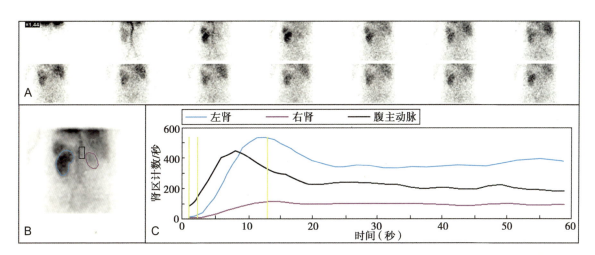

图14-4　异常肾血流灌注影像及血流灌注曲线(肾积水)

A. 肾血流灌注影像;B. 感兴趣区勾画图(从左到右分别为左肾、腹主动脉、右肾);C. 肾血流灌注曲线。

(二)异常肾动态影像和肾图曲线

异常肾动态影像常见有:①肾脏显影浅淡或不显影,多见于肾功能严重受损或肾脏缺如;②肾脏显影达高峰和消退的时间延迟,多见于梗阻性肾病(图14-5);③肾实质持续显影甚至逐渐增强,多见于肾内肾小管梗阻;④肾内大片显像剂分布稀缺、肾盂显像剂异常滞留,见于重度肾积水;⑤泌尿系以外出现显像剂,如肾外伤、肾移植术后患者泌尿系以外出现显像剂分布,提示存在尿漏(图14-6);⑥肾脏形态、位置、大小、数目异常,为先天性肾脏发育异常或后期人为因素,如异位肾、融合肾、孤立肾和移植肾(图14-7)等。

异常肾图曲线常见有:①急剧上升型。曲线 a 段幅度正常,b 段持续上升,至检查结束未见下降的 c 段形成。单侧出现一般多见于急性上尿路梗阻,双侧同时出现多见于急性肾衰竭或继发于下尿路梗阻的双侧上尿路引流不畅。②高水平延长线型。a 段基本正常,b、c 段融合呈水平线延伸,提示血供基本正常、功能中至重度受损,一般见于上尿路梗阻所致的肾盂积水。③抛物线型。a 段正常或稍低,b 段缓慢上升,c 段下降缓慢,峰时后延,峰形圆钝,呈抛物线状,提示血供基本正常、功能轻度受损,上尿路引流较慢,主要见于脱水、肾缺血、肾功能损伤、上尿路引流不畅伴轻、中度肾盂积水。④低水平延长型。a 段偏低,b 段未形成,与 c 段融合呈水平延伸,提示血供差、功能重度受损,常见于肾功能严重损伤和急性肾前性肾衰竭,或慢性上尿路梗阻伴大量肾盂积水。⑤低水平递降型。a 段幅度减低,无 b 段,a 段之后曲线逐渐下降,提示血供差、功能极度受

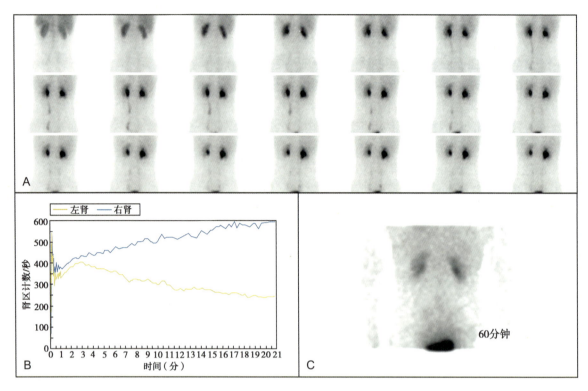

图 14-5 异常肾动态影像及肾图曲线（上尿路梗阻）
A. 肾动态影像；B. 肾图曲线；C. 延迟图像。

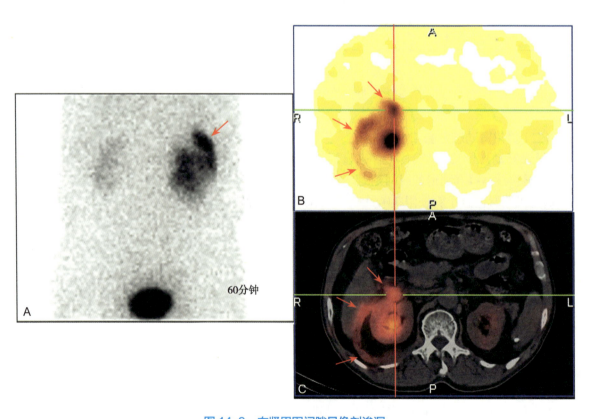

图 14-6 右肾周围间隙显像剂渗漏
A. 肾动态延迟图像；B. 肾脏核素断层图像；C. 肾脏 SPECT/CT 融合图像。

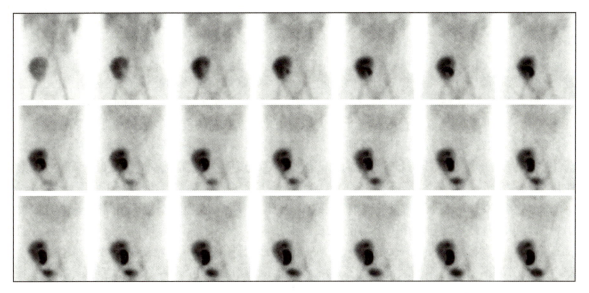

图 14-7 移植肾（前位图）
右髂窝移植肾动态图像。

损或无功能，见于肾脏无功能，肾功能极差，肾缺如或术后。⑥阶梯状下降型。曲线 a、b 段正常，c 段呈阶梯状下降，提示血供及功能正常，见于尿反流、疼痛、精神紧张、尿路感染等所致的上尿路痉挛。⑦单侧小肾图。肾图曲线形态正常，但幅度明显低于健侧，提示血供及功能均降低，多见于单侧肾动脉狭窄或先天性一侧肾脏发育不良（图 14-8）。

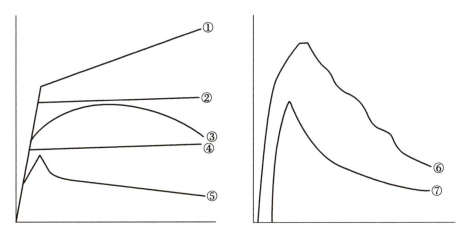

图 14-8 异常肾图类型
①急剧上升型；②高水平延长线型；③抛物线型；④低水平延长型；⑤低水平递降型；⑥阶梯状下降型；⑦单侧小肾图。

八、影响肾动态显像质量的常见因素及处理

肾动态显像检查的过程中每个环节都离不开技师的参与，显像剂的配制、注射，患者的准备、遵嘱，图像的采集、处理等都会影响肾动态显像的质量，因此需要技师谨慎、严格把关每个环节，排除干扰因素，保证图像质量和结果准确性。依据检查流程，影响肾动态显像质量的常见因素可分为以下几类。

（一）检查前准备

1. 显像剂的质量 显像剂的放射化学纯度不高、游离的 $^{99m}TcO_4^-$ 或胶体较多，会导致图像本

底增高,肾脏图像模糊,甲状腺、胃或肝脏显影,影响肾动态显像的质量。应重新标记药物,待质控合格后使用。

2. 造影剂和药物的影响　目前广泛应用的碘造影剂为非离子型含碘对比剂,可能引起一过性肾功能下降(造影剂肾病一般可逆),对于有危险因素(如慢性肾功能不全、糖尿病)的患者来说,使用造影剂后短时间内进行肾动态显像可能导致肾小球滤过率偏低;长期服用利尿药物,肾动态显像,特别是在利尿剂介入试验时无法反映真实的肾脏功能;长期服用血管紧张素转化酶抑制剂(ACEI)类药物,在卡托普利介入试验中会影响肾脏对血管紧张素转化酶抑制剂类药物的反应敏感度。故检查前应仔细询问患者是否近期行相关造影剂检查和有无相关药物使用史。

3. 患者水化不充分　患者检查前需要充分水化,在尿液充足的情况下进行检查,才能反映出患者真实的肾脏功能和尿路引流情况。患者饮水不够,或饮水后等待时间过长,可能导致生理状态下轻度脱水,肾脏排泄示踪剂减慢,呈现高峰后移、肾图曲线引流段变平坦或阶梯式下降等双上尿路引流不畅的假阳性表现。严重脱水者可能因肾脏血容量不足无法进行充分滤过,致使肾小球滤过率或肾有效血浆流量偏低,所以检查前应确认患者是否按时足量饮水。

(二) 检查过程中

1. 注射失败或"弹丸"质量不佳　如注射点渗漏、推药速度缓慢、衣物袖子过紧等情况,会导致单位时间内通过肾脏的示踪剂有效剂量明显减少,显像早期放射性计数率降低,双侧肾脏影像出现延迟且变淡,晚期计数率逐步增高,肾图曲线通常呈低水平缓慢上升型,肾小球滤过率或肾有效血浆流量明显偏低,需要复查。

2. 患者体位移位　可使感兴趣区勾画不准确,影响肾图曲线及肾小球滤过率/肾有效血浆流量的计算。检查前应叮嘱患者保持体位不动,轻微的移动可通过分别勾画每一帧的影像来减少误差,如果存在较大误差,需要重新检查。

3. 图像采集的失误　技师在图像采集过程中的失误也会影响肾动态显像的质量,常见的失误有肾脏对位不佳、没有正确选择采集探头、启动采集时间过晚等。技师应熟练掌握操作规范,排除干扰因素,谨慎严格把关每个环节。

(三) 图像后处理

1. 肾脏深度测量不准确　肾脏深度变化 1cm 就会引起肾小球滤过率有 14%~16% 的偏差。计算机自带的图像处理程序根据标准患者的身高、体重、年龄等参数,采用经验公式来估算的肾脏深度。对于体形正常的患者,公式法和实际深度差别不大;对于体形异常的患者,如偏瘦、偏胖或肥胖体形等,估算的肾脏深度会有误差;对于肾脏位置或形态发生变化的患者,如马蹄肾、异位肾、腹膜后占位病变推移肾脏等,估算的肾脏深度也会有误差。应结合影像校正肾脏深度,方法包括:①利用 CT 或者 B 超测量肾脏深度;②利用 SPECT 侧位显像测量肾脏深度。

2. 感兴趣区勾画不准确　肾动态显像中感兴趣区的准确勾画非常重要。勾画偏差会影响灌注曲线、肾图曲线及肾小球滤过率/肾有效血浆流量的测定,特别是在肾脏轮廓欠清晰、本底较高时更容易造成影响,故应该结合患者的临床资料综合考虑,谨慎勾画。

第二节　介入肾动态显像

一、利尿剂介入试验

(一) 原理

利尿剂介入肾动态试验主要用于非梗阻性尿路扩张与机械性上尿路梗阻的鉴别诊断。非梗阻性尿路扩张者,肾盂张力降低,尿流速率减慢,进入扩张尿路的显像剂不易排出而滞留,注射利尿剂后短时间内尿量明显增加,可加速扩张尿路中显像剂的排出;而机械性尿路梗阻患者,若梗阻未解除,注射利尿剂后虽然尿量增加,显像剂仍不能有效排出,还可能使梗阻部位近端放射性滞留加重。

(二) 显像方法

方法同常规肾动态显像采集。

(三) 介入方法

利尿剂通常选用呋塞米,其利尿作用迅速,静脉缓慢注射后,一般在 1~2 分钟开始起效,15 分钟达利尿高峰。呋塞米用量为成人 40mg,也可按 0.5mg/kg 给药;儿童 1mg/kg,最高不超过 40mg。

根据注射利尿剂的时间有三种方法。

1. F+20 法　注射显像剂后 15~20 分钟,观察到肾盂有明显的显像剂聚集时注射利尿剂,然后再继续采集 20 分钟。该方法一次成像可分别了解介入前、后的尿路通畅情况,临床最为常用。

2. F-15 法　在注射显像剂前 15 分钟注射呋塞米,一般用于二次法。在常规肾动态显像发现有尿路梗阻时采用此方法,优点是开始显像时利尿剂已达到作用高峰,可缩短显像时间。

3. F+0 法　利尿剂与显像剂同时静脉注射,避免了两次静脉注射。

(四) 典型影像

非梗阻性尿路扩张患者,注射利尿剂后,滞留的显像剂很快排出,肾图的 c 段得到明显改善;而机械性尿路梗阻患者,因梗阻未解除,利尿后滞留的显像剂无明显消退,肾图曲线未见明显下降,甚至可出现显像剂继续浓聚,肾图曲线进一步上升(图 14-9)。

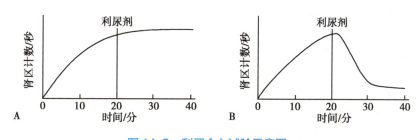

图 14-9　利尿介入试验示意图
A. 梗阻性肾盂积水;B. 非梗阻性肾盂扩张。

(五) 注意事项

1. 保证按时足量的饮水,避免血容量不足,使肾脏无法充分滤过。
2. 检查前排空膀胱,避免检查中膀胱过度充盈影响检查,或造成显像剂滞留的假象。
3. 二次法须间隔 1 天时间,减少残留放射性的干扰。

二、卡托普利介入试验

(一) 原理

卡托普利介入试验可明显提高单侧肾血管性高血压诊断的灵敏度和特异性。肾动脉狭窄发生后,患肾血流灌注量暂时性减低,刺激肾素分泌增加,促进肝脏产生的血管紧张素原转换为血管紧张素 I,血管紧张素 I 经血管紧张素转化酶催化生成血管紧张素 II,在血管紧张素 II 作用下肾小球出球小动脉收缩,使肾小球的血流灌注和滤过压增高,从而维持正常肾小球滤过率。卡托普利通过抑制血管紧张素转化酶而减少血管紧张素 II 的生成,致肾小球出球小动脉舒张,降低患肾的肾小球滤过压和肾小球滤过率。与肾动脉狭窄无关的高血压患者在介入试验前、后的显像结果和肾小球滤过率变化不明显。

(二) 显像方法

方法同常规肾动态显像采集,采集时间为 15~20 分钟。

(三) 介入方法

口服卡托普利 25~50mg,每 15 分钟监测一次血压,至 1 个小时。然后开始肾动态显像。

(四) 典型影像

在行卡托普利介入试验后,与基础肾动态显像相比,典型表现为患侧肾脏血流灌注减低、显影延迟、影像减弱,肾实质影像偏小,肾图曲线峰值降低、峰时后延,肾小球滤过率降低等(图 14-10)。若卡托普利介入试验后,肾动态显像、肾图曲线、肾小球滤过率无明显变化,则提示肾动脉狭窄的可能性不大。

(五) 注意事项

停服血管紧张素转换酶抑制剂 1 周,β 受体阻滞剂 3 天以上。

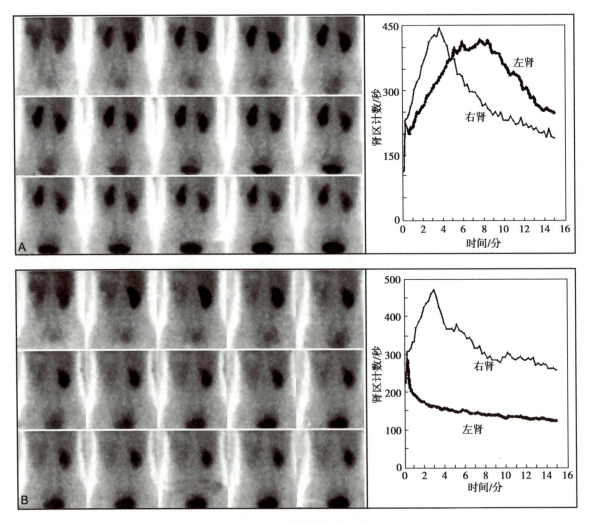

图 14-10 卡托普利介入试验
A.介入试验前;B.介入试验后。

第三节　^{131}I-OIH 肾图（非显像检查技术）

在没有核医学显像设备的单位，或者需要床旁行肾功能监测时，可使用非显像的核素肾图仪进行肾功能检测。传统的肾图检查是用一对探测仪在肾区动态探测并记录示踪剂流经肾脏的过程，以时间-放射性曲线显示，此曲线称为肾图。该方法是非显像诊断技术，具有操作简单、价格低廉、曲线形态清晰等优点，但不及肾动态显像直观，且无法勾画感兴趣区。

一、示踪剂

^{131}I-OIH 是经典的肾小管分泌型示踪剂。成人使用剂量为 185~370kBq（5~10μCi）。

二、采集和处理

（一）患者准备

检查前 30~60 分钟饮水 300~500ml。检查前排空膀胱。

（二）仪器准备

肾图仪两个探头的探测效率必须调整为一致，才能确保两侧肾图的可比性。

（三）对位

常规肾图取坐位或卧位，将后腰部双肋弓下缘视为肾脏的中部，探头在后位对位肾区。

（四）采集和处理

静脉弹丸式注射示踪剂，同时启动采集，肾图仪记录肾区放射性计数，采集 15 分钟。结束后通过计算机处理，得到肾图和定量指标。本方法也可测定肾有效血浆流量，进行利尿剂介入试验和卡托普利介入试验。

三、肾图定量分析指标

常用指标的分析方法见图 14-11，正常值见表 14-1。肾图曲线的临床意义见肾动态显像肾图（图 14-11）。

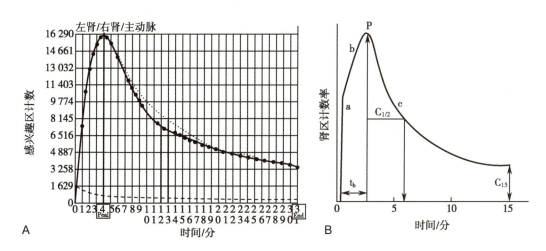

图 14-11　正常肾图曲线

A 图为正常 ^{131}I-OIH 肾图曲线；B 图为正常肾图分析。

表 14-1　肾图定量分析指标及正常参考值

指标	计算方法	正常值	目的
高峰时间/t_p	从 a 段上升到曲线高峰的时间	<5min（平均 2~4min）	尿路畅通时肾功能观察
半排时间/$C_{1/2}$	从高峰下降到峰值一半的时间	<8min（平均 4min）	尿路畅通时肾功能观察
15min 残留率	$(C_{15}/b)\times100\%$	<50%（平均 30%）	尿路畅通时肾功能观察
肾脏指数	$[(b-a)^2+(b-C_{15})^2]/b^2\times100\%$	>45%（平均 60%）	尿路畅通时肾功能观察
分浓缩率	$(b-a)/(a\times t_p)\times100\%$	>6%（平均 18%）	尿路不畅时肾功能观察
峰时差	$|t_{p左}-t_{p右}|$	<1min	观察两侧肾功能之差
峰值差	$|b_左-b_右|/b\times100\%$	<25%	观察两侧肾功能之差
肾脏指数差	$|RI_左-RI_右|/RI\times100\%$	<30%	观察两侧肾功能之差

注：t_p 为高峰时间；C_{15} 为注射药物后 15 分钟时的肾内计数率；b 为高峰时的计数率；a 为肾血流灌注峰的计数率；RI 为肾脏指数。

四、注意事项

1. 非显像生成的肾图干扰因素较多。
2. 肾脏位置变异会影响探头对位准确性。
3. 根据患者的检查目的分析肾图曲线和选用相应指标。

本章小结

　　肾动态检查技术是利用放射性药品和检查设备对肾脏、输尿管和膀胱进行动态显像的检查技术。该检查可以对双侧肾脏的总肾和分肾功能进行定量分析，了解肾脏血流灌注和双上尿路引流情况，另外还可了解肾脏的位置、大小和功能、形态等信息。该技术是泌尿系统疾病的常规核医学检查技术，包括肾动态显像（含肾图）、肾小球滤过率测定、肾有效血浆流量测定、介入肾动态显像、肾图等，具有无创、安全、操作简便等优点。

　　影响肾动态检查技术质量的常见因素有多种，技师需要在每个环节都严格把控，从显像剂制备、患者的准备、图像（曲线）的采集处理到结果的初步判读等，才能保证检查质量及结果的准确性，为诊断工作提供高质量影像及准确的肾功能指标。

思考题

1. 简述放射性核素肾动态显像的原理、肾动态介入试验的方法。
2. 在放射性核素肾动态检查显像中，如何测定肾小球滤过率和肾有效血浆流量？
3. 简述影响放射性核素肾动态显像质量的常见因素及处理。
4. 简述正常肾图的临床意义及异常肾图的类型。

（厉红民）

第十五章　血液和淋巴系统检查技术

核医学显像在血液和淋巴系统的应用技术较成熟,在某些方面具有独特的价值和优势,与普通的影像学检查互补,已成为诊断血液和淋巴系统疾病的重要手段。

骨髓是人体重要的造血器官,其病变复杂多变。骨髓显像可对全身骨髓进行无创可视化显像,有助于评价骨髓总体功能,提高骨髓疾病诊断与分期的准确性。淋巴系统是全身重要的防御系统。放射性核素淋巴显像具有灵敏度和特异性高、图像清晰、方法简便的特点,适合于前哨淋巴结探测及淋巴结转移癌诊断、淋巴瘤辅助诊断、淋巴水肿的鉴别诊断等。脾脏是单核巨噬细胞系统的重要组成部分,也是人体最大的淋巴器官,具有免疫和防御作用。放射性核素脾显像通过显示脾脏组织对放射性核素标记的胶体或者变性红细胞的摄取,可以有效地评价脾脏功能。

第一节　淋巴显像

淋巴系统由淋巴管、淋巴组织、淋巴器官等组成,不仅参与体液循环,而且具有造血和免疫功能,是全身重要的防御系统。

放射性核素淋巴显像(lymph imaging)具有很高的特异性,是一种简便和安全的检查方法。淋巴显像可显示淋巴结、淋巴管形态(淋巴结聚集的位置以及有无肿大)、淋巴管道的引流走向及通畅情况,对于了解淋巴回流通畅情况和评价肿瘤淋巴结转移具有临床意义,能够为治疗方案的确定和预后评价提供重要的影像诊断信息。临床上淋巴显像多用于:评价淋巴水肿、淋巴管炎、乳糜瘘等良性病变和先天性病变;恶性肿瘤淋巴转移和恶性淋巴瘤的辅助诊断;协助确定肿瘤分期、治疗方法和进行预后的评价。

一、放射性药品学

(一)显像原理

放射性核素显像剂被毛细淋巴管吸收进入淋巴循环,借助 SPECT 仪器可显示淋巴结和淋巴链的分布、形态、大小和功能状态,淋巴液流通和循环的情况以及动态影像等。当受到肿瘤细胞代谢产物及肿瘤相关抗原的侵袭,结构遭到破坏,吞噬细胞功能受到抑制和局部淋巴结摄取显像剂的能力下降或消失时,淋巴结表现为放射性减低或缺损。当有癌栓、丝虫、外伤、放疗和感染等引起淋巴系统阻塞或引流受阻,显像剂在阻塞的远端淋巴结内沉积浓聚,而远端的淋巴链显影中断。

(二)显像剂

理想的淋巴显像剂应具有分子量或直径大小适当、不能穿透毛细血管基底膜、在注射部位滞留少、清除快、颗粒分散度小、稳定性好、淋巴结摄取率高、在淋巴系统中滞留时间较长、放射化学纯度 >95% 等特点。显像剂的颗粒大小是影响显像质量的主要因素,合适的粒径大小为 20~50nm。粒径过大,则注射部位滞留较多;过小,则可直接被毛细血管吸收或很快流过淋巴结、淋巴管、淋巴干而进入血液循环,影响显像的质量。

临床常用淋巴显像剂分为三类(表 15-1)。胶体类:包括 ^{99m}Tc-硫胶体(^{99m}Tc-SC)、^{99m}Tc-硫化

锑（^{99m}Tc-ASC）及^{99m}Tc-植酸钠（^{99m}Tc-PHY）等，注入组织液后经毛细淋巴管吸收，引流入淋巴管显像，其冻干品药盒性能稳定，使用方便；高分子聚合物类：如^{99m}Tc-右旋糖酐（^{99m}Tc-DX），其分子量较小，移行较快，经常用于动态显像；蛋白质类：如^{99m}Tc-人血清白蛋白（^{99m}Tc-HSA）。

表 15-1　淋巴显像常用显像剂

类型	放射性显像剂	颗粒大小/nm	常用剂量
胶体类	^{99m}Tc 硫胶体（^{99m}Tc-SC）	100~1 000	37~74MBq（1~2mCi）
	^{99m}Tc-植酸钠（^{99m}Tc-PHY）	4~12	37~74MBq（1~2mCi）
	^{99m}Tc-硫化锑（^{99m}Tc-ASC）	3~25	37~74MBq（1~2mCi）
蛋白类	^{99m}Tc-人血清白蛋白（^{99m}Tc-HSA）	<80	74~222MBq（2~6mCi）
高分子聚合物类	^{99m}Tc-脂质体（^{99m}Tc-liposome）	20	37~74MBq（1~2mCi）
	^{99m}Tc-右旋糖酐（^{99m}Tc-DX）	6~7	37~74MBq（1~2mCi）

（三）标记方法

1. ^{99m}Tc-SC 标记　^{99m}Tc-硫胶体药盒由三个小瓶组成，其中：冻干品为白色冻干粉末，在水中易溶；溶液 A 瓶为 0.15mol/L 盐酸 2.0ml；溶液 B 瓶为碱性缓冲液。在无菌条件下，将新鲜淋洗的 Na^{99m}TcO$_4$ 洗脱液 1~3ml 注入冻干品瓶中充分振摇溶解。从 A 瓶中抽取 1.5ml 溶液注入上述反应瓶中，再次摇匀后将反应瓶置于沸水浴中保持 5 分钟。待反应瓶冷却 3 分钟后，抽取 B 瓶溶液 1.5ml 注入上述反应瓶中，再次摇匀，即得到 ^{99m}Tc-硫胶体注射液。

2. ^{99m}Tc-PHY 标记　在无菌操作条件下，将新鲜淋洗的 Na^{99m}TcO$_4$ 洗脱液 4~6ml 加入注射用亚锡植酸钠冻干品瓶中充分振摇，使冻干粉充分溶解，室温静置 5~10 分钟即可。

显像剂的标记应该在铅防护通风柜中进行，在严格的无菌条件下操作，并注意避免放射性污染。沸水浴时药物溶液应浸润在水面以下，药物标记后应先行放化纯分析。胶体锝或游离锝过多都会影响显像质量，通常胶体锝过多可致肝、脾显影浓聚增加，游离锝过多表现为胃及甲状腺的明显显影。

（四）定位机制

淋巴系统具有吞噬、输送和清除外来物质的特点。淋巴显像是在皮下或特定区域的组织间隙内注射淋巴显像剂，它不能透过毛细血管基膜回流入血，而是被毛细淋巴管壁的内皮细胞以主动吞噬和胞饮的形式摄取进入毛细淋巴管，随淋巴循环向心性引流至淋巴结，最后进入血液循环，被肝、脾等网状内皮系统所清除。放射性核素胶体或大分子颗粒大小是影响显像质量的主要因素。颗粒过小者可被毛细血管直接吸收，导致血本底增高，显影效果差；颗粒过大，可致注射部位胶体滞留多，形成热区。

（五）给药方法及其影响因素

1. 给药方法　淋巴显像常用体表皮下或组织间隙注射法，两侧对称注射。根据需要显示的淋巴区域选择相应的注射部位（表 15-2）。对于较大范围者，尤其是下肢及腹部淋巴联合显像时，宜用全身显像。常用淋巴结解剖定位标志见表 15-3。

表 15-2　常用的淋巴显像注射部位及采集体位

显像区域	注射点	显像体位	注射深度
颈部、耳后、锁骨淋巴结	双耳后乳突尖端	前位、左右侧位	皮下（0.5cm）
颌下淋巴结	下唇黏膜	前位、左右侧位	黏膜下（0.2cm）
双上肢、腋窝、锁骨下淋巴结	双手Ⅰ、Ⅱ指蹼	前位、左右侧位	皮下（0.5~1.0cm）
胸廓内淋巴	双肋弓下 1~2cm、中线旁 3cm	前位	腹直肌后鞘前（3~6cm）

续表

显像区域	注射点	显像体位	注射深度
纵隔淋巴结	右下腹阑尾点下	前位	腹腔内
盆腔内、直肠旁淋巴	肛周 3、9 点和肛 - 尾骨尖连线中点	后、前位	组织内（2~4cm）
双下肢、腹股沟、髂外、髂总、腹主动脉旁淋巴结	双足 I、II 趾蹼	前、后位	皮下（0.5~1.0cm）
病灶引流淋巴	病灶边缘	按需	皮下或黏膜下

表 15-3　常用淋巴结解剖定位标志

显像部位	前位标志点	侧位标志点	后位标志点
颈部淋巴	胸骨上缘、下颌尖	外耳孔	—
腋窝淋巴	胸骨上缘、肩峰	腋窝前、后缘中心	—
胸廓内淋巴	胸骨上缘、剑突	—	—
腹股沟、髂淋巴	耻骨联合、脐窝、剑突	—	尾骨尖、髂嵴
盆腔内淋巴	耻骨联合、脐窝、剑突	—	尾骨尖、坐骨结节
其他	根据具体部位标出相关体表解剖标志点		

2. 注射显像剂的影响因素

（1）因注射部位特殊，注射前须向患者解释清楚，取得患者配合。

（2）皮下进针后注药前，应先回抽针栓，确认无回血后再推注。拔针时动作要轻柔，防止误碰血管，随后用无菌棉球按压注射点。

（3）双侧对称分布的淋巴结构显像时，药物剂量、体积应一致，且避免渗漏，以免造成人为的差异。原则上双人配合两侧同时注射。

二、适应证与禁忌证

（一）适应证

1. 了解恶性淋巴瘤的累及范围。

2. 了解恶性肿瘤经淋巴系统转移的途径和程度，用于肿瘤的临床分期、治疗方案选择和淋巴结清扫根治术后的效果判断以及手术、放疗和化疗前后疗效对比。

3. 检测其他累及淋巴系统的良性疾病，包括肢体水肿、乳糜尿、乳糜胸、腹水、乳糜心包和蛋白丢失性肠病。

（二）禁忌证

无明确禁忌证。

三、图像采集

（一）采集参数

淋巴显像采用 ^{99m}Tc 标记的放射性药品，探头配置平行孔低能高分辨型（LEHR）准直器或低能通用型（LEGP）准直器，能峰 140keV，窗宽 20%，放大倍数为 1.0。其余采集条件见表 15-4。

表 15-4　淋巴显像采集条件

采集方式	采集条件	
	矩阵	采集速度或时间
局部静态显像	256×256	5~10min
全身显像	256×1 024	10~15cm/min
动态显像	64×64 或 128×128	30~60秒/帧,共 20~30min

(二) 显像时间

根据选用显像剂和检查目的决定显像时间点。

1. ^{99m}Tc-SC 和 ^{99m}Tc-ASC　常规部位在注射后约 30、60 和 120 分钟显像,必要时延迟显像。

2. ^{99m}Tc-PHY　移行速度比 ^{99m}Tc-SC 快,常规在注射后约 10 和 60 分钟显像,必要时延迟显像。

3. ^{99m}Tc-DX　动态显像在远端注入显像剂后立即开始,静态显像一般在注射后的 2 小时内,必要时延迟采集。

(三) 技术要点

1. 对患者肢体远端注药后,患者肢体应做主动运动,如活动上肢或来回走动等,有助于显像剂的淋巴回流,在肢体淋巴水肿时尤为重要。若为其他部位,在注射后应不断按摩注射点,促进淋巴回流。

2. 淋巴显像一般取仰卧前位,腋窝淋巴结显像时,应嘱受检者双手抱头,以充分暴露采集视野。

3. 显像采集时间要严格参照显像剂种类和检查目的。

4. 适当标明体表标志,有利于淋巴结解剖位置的定位。

(四) 注意事项

1. 检查前须向患者解释清楚,取得患者配合。

2. 建议注射前 20~30 分钟在注射点涂抹利多卡因乳膏;推荐使用针头规格为 28~32G 的 1ml 注射器以减少患者的注射疼痛。

3. 采集的范围选择合适,不要把注射点过多地暴露在采集视野范围内,以免造成热区,影响图像的判读。

4. 若为盆腔淋巴显像,必要时于注射的同时直肠指诊协助,以防误注入直肠壁。

5. 采集后及时查看图像,排除技术因素造成的淋巴显影异常。注意淋巴系统的一般形态特点,观察对比两侧的走行趋势和连续性。

6. 结合临床病史,动态观察。灵活选用静态、动态、全身及延迟显像等采集方式。

四、正常影像与异常影像

(一) 正常影像

淋巴显像具有较高的特异性,除淋巴系统外,肝、脾和膀胱可轻度显影,其他组织一般不显影。淋巴显像双侧淋巴管序贯显影,两侧淋巴管基本对称,无明显延迟或中断;沿引流淋巴管链各站淋巴结清晰显示,显像剂分布基本均匀(图 15-1)。判断时需考虑淋巴解剖特点,两侧对比,观察其走行趋势和连贯性,不拘泥于数目、大小、形态和显像剂分布的绝对一致和对称。影响因素有肝内显像剂的摄取程度、引流区域的炎症、手术或放疗等。

(二) 异常影像

正常淋巴管链出现显像剂中断、引流区域淋巴结出现过度浓聚或显像剂缺损,淋巴引流区以外部位出现显像剂浓聚等均视为异常图像。

1. 淋巴结影像缺失或淋巴链影明显中断(图 15-2)。

2. 显影时间明显延迟,2~4 小时仍不见明确的淋巴结或淋巴管显影。

3. 淋巴系统梗阻,淋巴链中断,局部显像剂淤积,或出现侧支影像,淋巴管迂曲、扩张,显像剂外漏或向皮肤反流,提示淋巴系统严重梗阻(图 15-3)。2~4 小时肝不显影,组织内血本底不升高,提示淋巴系统重度梗阻。

4. 淋巴结肿大,一处或多处淋巴结体积增大而显像剂摄取增加(图 15-4)。

5. 两侧淋巴显像明显不对称,一侧淋巴管扩张,淋巴结增大或缺损。

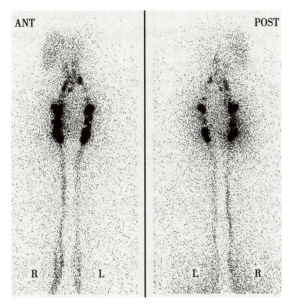

图 15-1 ⁹⁹ᵐTc-SC 显像

双下肢淋巴引流通畅(ANT 为前位,POST 为后位)。

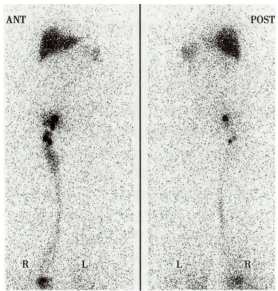

图 15-2 ⁹⁹ᵐTc-SC 显像

左侧腹股沟淋巴结及左下肢淋巴链缺失
ANT 为前位,POST 为后位。

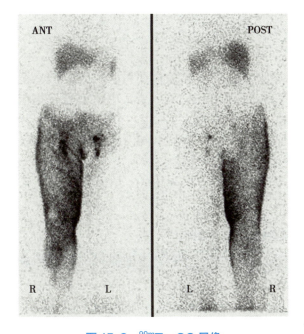

图 15-3 ⁹⁹ᵐTc-SC 显像

右下肢淋巴回流缓慢,伴近端"袜筒征"(ANT 为前位,POST 为后位)。

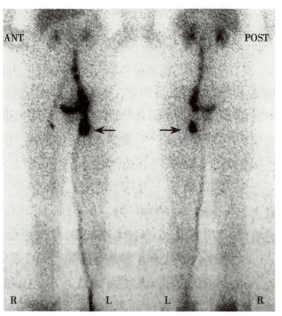

图 15-4 ⁹⁹ᵐTc-DX 显像

示左下肢淋巴结增大(ANT 为前位,POST 为后位)。

第二节 骨髓显像

骨髓是人体重要的造血器官,分布于全身骨骼的骨髓腔内,分为红骨髓和黄骨髓。红骨髓主要由各系造血组织和血窦组成,具有造血功能。黄骨髓由脂肪组织组成,没有造血功能。成人红骨髓主要分布于颅骨、中轴骨、双侧肱骨和股骨的上段;幼儿红骨髓分布于全身骨髓腔内。

放射性核素全身骨髓显像可显示活体条件下全身的骨髓分布、骨骼造血组织容量和骨髓的功能状态,能够对全身骨髓功能障碍提供诊断信息,从而弥补局部骨髓穿刺检查和活检的不足。

一、放射性药品学

(一)显像原理

放射性核素骨髓显像根据作用靶细胞的不同可分为以下几类。

1. 单核巨噬细胞骨髓显像 骨髓间质中的单核巨噬细胞系统能够吞噬放射性胶体而使骨髓显像。通常情况下骨髓的单核巨噬细胞活性与骨髓的红细胞生成活性相一致,因此可间接反映红骨髓的造血功能和分布状况。

2. 红细胞生成骨髓显像 运用放射性药品标记转铁蛋白,进入红骨髓后参与红细胞的生成代谢,从而使造血骨髓显影,直接反映骨髓造血功能和分布情况。

3. 粒细胞生成骨髓显像

(1)抗粒细胞单克隆抗体:癌胚抗原(CEA)亚单位 NCA95 是一种糖蛋白,可在粒细胞生成细胞的分化过程中在细胞膜表面表达。

(2)^{99m}Tc-HMPAO-白细胞:^{99m}Tc 与 HMPAO 形成复合物,借助 HMPAO 的亲脂性进入白细胞内,达到标记白细胞的目的。

4. 细胞代谢活性骨髓显像 对 ^{18}F-FDG 的摄取程度能够反映细胞代谢功能状态,适用于检测红骨髓功能和在良、恶性肿瘤疾病时骨髓受侵袭的状况。

5. 细胞增殖活性骨髓显像 ^{18}F-FLT 及 ^{11}C-蛋氨酸的 PET 显像能够反映细胞的增殖状况。

(二)显像剂

常见的骨髓显像剂分为三类。

1. 放射性胶体类 目前临床上最常用的骨髓显像剂为 ^{99m}Tc-硫胶体(^{99m}Tc-SC)和 ^{99m}Tc-植酸钠(^{99m}Tc-PHY),尤以 ^{99m}Tc-SC 显像效果最好(表15-5)。^{99m}Tc-SC 在正常人中约 85% 聚集在肝和脾中,影响了中轴骨骨髓的显影,未被肝、脾重叠的部分较清晰。

2. 红细胞生成类 如放射性核素铁(^{52}Fe 和 ^{53}Fe)、铟(^{111}In),其中 ^{52}Fe 和 ^{53}Fe 显像成本较高,在临床应用上受限。

3. 粒细胞生成类 如 ^{99m}Tc 标记的抗粒细胞单克隆抗体、^{99m}Tc-HMPAO-白细胞,但因技术复杂等因素,在临床应用上均受到限制。

表 15-5 常用放射性核素骨髓显像的显像剂

显像剂类型	放射性药品	常用剂量	显像时间
放射性胶体类	^{99m}Tc-SC	555~740MBq	静脉注射后 0.5~2.0 小时
	^{99m}Tc-PHY	555~740MBq	静脉注射后 0.5~2.0 小时
红细胞生成类	^{52}Fe-枸橼酸铁	3.7~7.4MBq	静脉注射后 10~24 小时
	^{111}InCl$_3$	37~148MBq	静脉注射后 24~48 小时

续表

显像剂类型	放射性药品	常用剂量	显像时间
粒细胞生成类	^{99m}Tc-抗粒细胞单克隆抗体（^{99m}Tc-NCA-95）	370~740MBq	缓慢静脉注射后20分钟、2小时、4~6小时
	^{99m}Tc-HMPAO-白细胞	370~1 110MBq	缓慢静脉注射后1~4小时

（三）定位机制

临床常用的是放射性胶体骨髓显像。它利用了骨髓间质中的网状内皮细胞具有吞噬和清除放射性胶体的作用而使骨髓显像。在正常人和大多数血液病患者中,骨髓的网状内皮细胞活性与骨髓的红细胞生成活性相一致,因此,可通过放射性胶体骨髓显像来间接反映红骨髓的造血功能和分布状况。但是,放射性胶体静脉注射后,除可使骨髓显像,大部分显像剂还会被肝、脾摄取,从而严重影响肝、脾部位的骨髓显像质量。

放射性核素铁(^{52}Fe 或 ^{53}Fe)、铟(^{111}In)能够与转铁蛋白相结合而参与红细胞的生成代谢,能直接反映红骨髓的造血功能和分布状态。^{52}Fe物理半衰期为8.2小时,体内血清半清除时间为90分钟,静脉注射后10小时骨髓显影较好。^{52}Fe-枸橼酸铁是正电子显像剂,显像成本高,限制了临床使用。

^{99m}Tc 标记的抗粒细胞单克隆抗体可与骨髓中的粒细胞结合而使骨髓显像。^{99m}Tc-HMPAO-白细胞与体内的粒细胞一样,可进入红骨髓并分布于其间质内,能基本代表粒细胞生成细胞的分布状况。需要注意的是,鼠源性抗粒细胞抗体进入体内后,约40%的患者会出现短暂性人抗鼠抗体(HAMA),对再次接受检查的患者应给予重视。

（四）给药方法与剂量及其影响因素

1. 给药方法与剂量　常用的骨髓显像剂给药方法均为经静脉注射。成人剂量范围和显像时间见表15-5。骨髓是人体对放射性损伤最敏感的组织之一。骨髓显像的放射性主要作用于骨髓,因此剂量应严格控制。

2. 给药的影响因素

（1）注射胶体类显像剂时,静脉穿刺应尽量保证一次成功,避免血管损伤引起显像剂渗出,导致淋巴系统显影,影响图像判读。

（2）注射后用无菌棉球或棉签准确按压注射点,避免注射点渗漏导致的皮肤显像剂沾染。

二、适应证与禁忌证

（一）适应证

1. 了解造血功能障碍等疾病的骨髓活性。
2. 骨髓增生性疾病的辅助诊断。
3. 急、慢性溶血性贫血的鉴别诊断和疗效观察。
4. 真性红细胞增多症的辅助诊断和疗效观察。
5. 选择最佳骨髓穿刺和活检的部位。
6. 多发性骨髓瘤的辅助诊断。

（二）禁忌证

无明确禁忌证。

三、图像采集

（一）患者准备

检查前无需特殊准备。

（二）采集参数

各种显像剂静脉注射后的显像时间见表15-5,常规进行全身显像,也可根据需要行局部多体位显像。

1. ^{99m}Tc 标记的骨髓显像剂 均采用 SPECT 低能高分辨型（LEHR）准直器或低能通用型（LEGP）准直器双探头采集全身图像，能峰 140keV，窗宽 20%。全身显像矩阵为 256×1 024，采集速度 5~10cm/min。局部静态显像矩阵为 256×256，采集计数不低于 700k。

2. ^{111}In 为加速器生产的单光子核素，采用低能高分辨型准直器或中能准直器，能峰 172keV，窗宽 20%。

（三）技术要点

1. 注射时选择条件较好的静脉通路，尽量避免显像剂渗漏。
2. 检查前嘱咐患者排空膀胱，避免小便沾染。
3. 扫描前嘱咐患者去除身体上的金属物品，询问是否有金属植入物。
4. 患者取仰卧位，探头尽可能贴近体表以获取更多计数。

（四）注意事项

1. 注射胶体类骨髓显像剂时，优先保证静脉穿刺成功率，避免显像剂渗漏造成淋巴管显影，影响邻近部位骨髓显影情况的判读。
2. 胶体类骨髓显像剂致使肝、脾显像剂异常浓聚，常常影响肝、脾重叠区域的图像观察，因此对于怀疑转移性疾病和累及骨髓的淋巴瘤，必须注意结合临床表现和其他检查结果加以判别。
3. 避免尿液、显像剂沾染，如发现沾染，应先清除沾染物再显像。
4. 金属异物会导致伪影或显像剂分布稀疏，影响图像判读。
5. 检查前告知患者检查体位、时长等，取得患者配合。使用束缚带固定患者，保证图像质量。

四、正常影像与异常影像

（一）正常影像

成人红骨髓主要分布于躯干骨，称为中央骨髓；四肢长骨的骨髓称为外周骨髓。当显像剂为放射性胶体时，肝、脾显像剂浓聚较多，骨髓影像相对较淡。放射性胶体骨髓显像可以清晰地显示全身功能性红骨髓的分布及各部位骨髓的活性，其主要分布于躯干骨和肱骨头、股骨近端 1/4~1/3 髓腔。显像剂呈均匀分布。受肝、脾影响，胸椎下段和腰椎上段骨髓无法显示清晰；胸骨和肋骨虽含红骨髓，但常常显影不清楚（图 15-5）。

^{111}In 骨髓显像与放射性胶体骨髓显像基本一致，但肝、脾内显像剂浓聚较少，可使胸椎下段和腰椎上段骨髓影像有所改善；^{52}Fe（或 ^{53}Fe）骨髓显像本底相对较高，图像质量差，不宜做全身显像。

（二）异常影像

异常影像主要表现为骨髓分布异常和骨髓活性异常，应注意是否存在局限性显像剂分布缺损区和广泛性的显像剂增高或减低，以及外周骨髓内显像剂分布范围是否扩大、有无髓外造血等。

骨髓异常常见于以下形式。

1. 骨髓抑制 中央骨髓和/或外周骨髓显

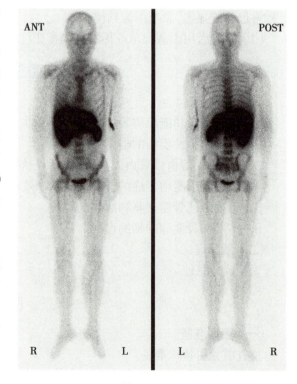

图 15-5 正常 ^{99m}Tc-PHY 骨髓显像图像

影不良,提示骨髓量减少和骨髓造血功能减退(图 15-6)。

2. 中央骨髓减低伴外周骨髓扩张　提示中央骨髓活性抑制,外周骨髓代偿性或浸润性增生(图 15-7)。

3. 骨髓灶状显影　指骨髓或髓外造血器官中出现分界清楚的局限性放射性异常浓聚,提示骨髓造血功能代偿(图 15-8)。

4. 骨髓显影增强　中央骨髓显影清晰伴外周骨髓扩张,提示骨髓造血功能活跃(图 15-9)。

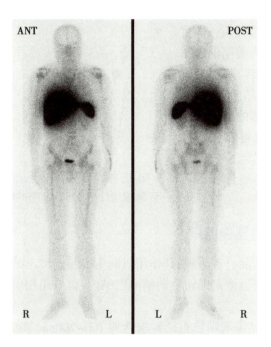

图 15-6　^{99m}Tc-PHY 骨髓显像
示中央骨髓抑制。

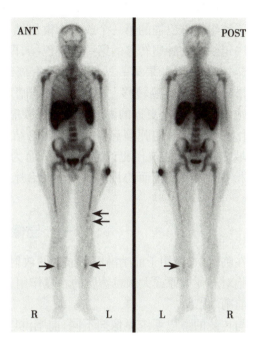

图 15-7　^{99m}Tc-PHY 骨髓显像
示中央骨髓减低伴外周骨髓扩张。

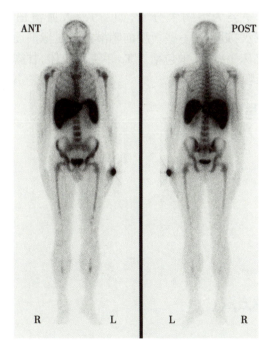

图 15-8　^{99m}Tc-PHY 骨髓显像
示骨髓灶样扩张。

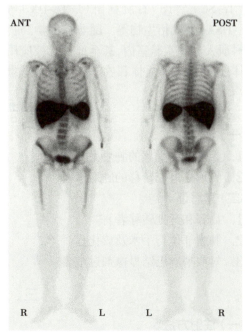

图 15-9　^{99m}Tc-PHY 骨髓显像
示骨髓增生活跃。

第三节　前哨淋巴结显像

前哨淋巴结（sentinel lymph node,SLN）最早由巴拉圭医务人员 Cabanas 于 1977 年在对阴茎癌患者行淋巴结造影时发现并提出。癌细胞从原发部位转移时,首先进入收纳某一器官或某一区域组织淋巴液的第一个或数个淋巴结内,这种某一器官或某一组织原发肿瘤转移的第一站淋巴结,即称为前哨淋巴结（图 15-10）。所以如果第一站淋巴结没有癌细胞转移,那么下游的淋巴结也没有癌转移。同理,如果前哨淋巴结阳性,那么第二站、第三站乃至更远的淋巴结均存在肿瘤转移的风险。因此,针对分期较早的肿瘤患者,前哨淋巴结显像可以显示肿瘤区域内首个可能被侵犯的淋巴结,从而为手术范围及淋巴结活检提供指导,进而协助肿瘤分期、治疗方案制订和预后评估。

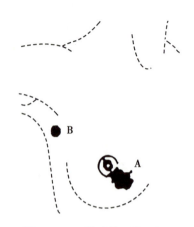

图 15-10　前哨淋巴结示例图
A. 显像剂注射点;B. 前哨淋巴结。

一、显像剂与显像原理

在临床中,应用于前哨淋巴结显像的放射性药品有若干种,其作用机制主要基于淋巴结内吞噬细胞对异种抗原或大颗粒物质的吞噬作用,而将显像剂滞留在前哨淋巴结内,再应用相应仪器定位前哨淋巴结。

与传统的淋巴系统显像剂不同,前哨淋巴结显像剂颗粒直径要求达到 100~200nm。如果颗粒较小,不仅会缩短显影时间,还会使次级淋巴结显影,导致前哨淋巴结和二级淋巴结难以区分;若颗粒过大,则显像剂只停留在注射部位的组织间隙而无法进入淋巴结,从而无法显影。

依据颗粒的性质,前哨淋巴结显像剂主要分成两类:一类为无机化合物,如 ^{99m}Tc - 硫胶体（^{99m}Tc - SC）、^{99m}Tc - 右旋糖酐（^{99m}Tc - DX）等;另一类为生物大分子,如 ^{99m}Tc - 人血清白蛋白（^{99m}Tc - HSA）及其衍生物等。随着核医学药物的发展,近年来一些新型前哨淋巴结显像剂逐步出现在科研人员的实验室内,甚至部分已被应用于临床一线,其中包括 ^{99m}Tc 单克隆抗体、甘露醇结合受体、改良过的脂质体和放射性核素标记的纳米颗粒显像剂等。

二、适应证与禁忌证

（一）适应证

1. 无淋巴结受累的肿瘤患者。
2. 无远处淋巴转移的肿瘤患者。

（二）禁忌证

1. 局部和远处转移者。
2. 肿瘤部位行手术及放化疗者。
3. 对前哨淋巴结显像剂过敏者。

三、显像方法

（一）注射方法

患者一般于手术前一天在肿瘤部位皮下或肿瘤内部单点注射或肿瘤周围皮下四点等量注射（肿瘤的 3、6、9 和 12 点方向）显像剂。每个注射部位体积要求 0.1~0.2ml,总注射体积不超过

0.5ml,总剂量为 37~74MBq(1~2mCi)。建议注射前 20~30 分钟,在注射点涂抹利多卡因乳膏并使用配有一次性 TB 针头的注射器注射显像剂以减少疼痛,注射后局部按摩 2~3 分钟以促进显像剂吸收。

(二) 采集方式

患者取仰卧位,前位采集,充分暴露检查部位。动态采集 30 分钟后间隔多次静态显像。条件许可的情况下,建议在常规平面显像基础上加做 SPECT/CT 显像。SPECT/CT 显像可以将功能影像和解剖影像融合,发挥核素影像的高灵敏度和解剖影像高对比度的优点,综合显示前哨淋巴结信息。其对于定位前哨淋巴结有如下优势。

1. 提供前哨淋巴结的精确解剖位置,合理、快速地指导术中活检。

2. 能检出平面显像由于重叠及注射点散射而难以发现的前哨淋巴结。

3. 了解患者的淋巴引流方式,发现常规引流区(包括变异的)以外的前哨淋巴结(图 15-11)。

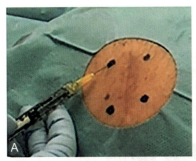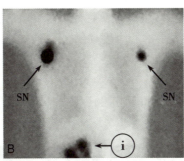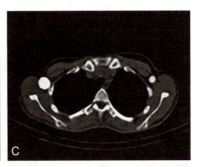

图 15-11　前哨淋巴结的 SPECT/CT 显像

A. 显像剂注射;B. SPECT 平面像;C. SPECT/CT 融合图像。SN 表示显影的前哨淋巴结,i 表示注射位点。

(三) 采集参数

采用低能高分辨或低能通用型平行孔准直器,能峰 140keV,窗宽 20%,放大倍数为 1.0。平面显像:矩阵 128×128 或 256×256,每帧采集 100~500K。断层显像:矩阵 64×64,360° 采集,6°/帧,每帧 20~30 秒。

(四) 术中探测

对所有显影的淋巴引流区域及放射活性热点进行体表标记。在手提式 γ 探测仪指引下,对放射活性最高点的皮肤表面行适当大小的切口,仔细解剖,随时用 γ 探头指引,寻找高放射活性的淋巴结,对放射性最高区域进行反复 3 次以上探测,若结果一致,则判定此点为前哨淋巴结的位置。可对前哨淋巴结进行活检:若未发现恶性转移细胞,可不必对引流区域的淋巴结进行彻底清扫;若前哨淋巴结被肿瘤细胞侵犯,则必须对该区域淋巴结进行清扫。

(五) 技术要点

1. 显像完成后利用放射性点源定位可疑前哨淋巴结,并在体表标出位置。

2. 显像剂颗粒大小影响淋巴回流时间,^{99m}Tc-DX 显像开始时间较早并需要更频繁地采集,^{99m}Tc-SC 显像开始时间较晚。

3. 注射点可用铅板遮挡,以避免高放射性干扰。

4. 采取措施避免下垂乳腺干扰靠近注射点的前哨淋巴结。

5. 可用 SPECT/CT 融合图像定位前哨淋巴结,定位会更精确。

(六) 注意事项

1. 因注射部位特殊,检查前须向患者解释清楚,取得患者配合。

2. 建议注射前 20~30 分钟在注射点涂抹利多卡因乳膏;推荐使用针头型号为 28~32G 的

1ml 注射器以减少患者的注射疼痛。

3. 肿物位置不明显时,检查前可借助 B 超定位。

4. 患者要注意保暖,快速血液流动有助于显像剂到达淋巴结。

5. 注射后可以轻微按摩注射点,以促进显像剂吸收。

6. 避免放射性污染。

四、临床应用

(一)乳腺癌

目前国内外报道最多的是乳腺癌前哨淋巴结的研究(图 15-12、图 15-13)。腋窝淋巴结的状况是决定乳腺癌患者分期和预后的主要因素。前哨淋巴结探测可使病理医师专注于检查 1 或 2 个淋巴结,提高病理诊断率,有助于临床上更精确的分期。腋窝淋巴结清扫术是造成上肢水肿、疼痛、感觉及功能障碍等乳腺癌术后并发症的主要原因。不必要的淋巴结预防照射也会造成损伤。因此,通过对前哨淋巴结的检查,可以预测区域转移的信息,从而为准确诊断肿瘤淋巴结转移、选择合理的手术治疗方案、减少手术的难度、减轻不必要的手术费用、减轻患者的痛苦和提高生活质量提供准确、可靠的诊断技术。

(二)其他肿瘤

前哨淋巴结显像还被应用于黑色素瘤、胃肠道肿瘤、妇科恶性肿瘤、头颈部肿瘤、前列腺癌及

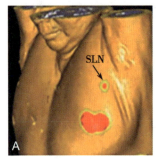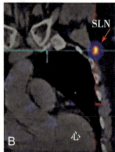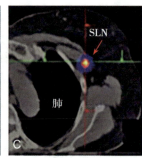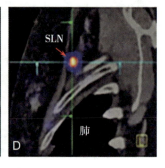

图 15-12　乳腺癌前哨淋巴结示例图和放射性胶体显像

A. 前哨淋巴结三维立体成像;B. SPECT/CT 冠状位;C. SPECT/CT 横断位;D. SPECT/CT 矢状位。SLN 指显影的前哨淋巴结。

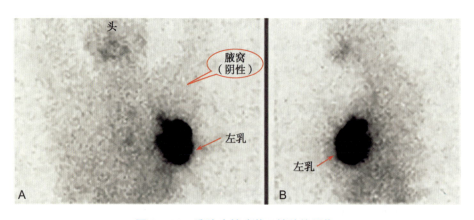

图 15-13　乳腺癌前哨淋巴结胶体显像

A. 正位;B. 左侧位。

第 1 次局部切除手术切断淋巴管,导致术后腋窝区域 γ 射线检测阴性,核素显像显示左侧腋窝"阴性";第 2 次术后病理提示:左腋窝淋巴结可见癌转移(2/16)。

非小细胞肺癌等恶性肿瘤的诊断与治疗,能够准确定位,指导 SLN 活检,有助于对肿瘤进行准确分期和预后判断,制订更为合理的治疗方案,提高患者的生存率和生存质量。

第四节　脾显像

脾位于人体左季肋区第 9~11 肋下,正常情况下不会突出左肋缘。脾是单核巨噬细胞系统的重要组成部分。其主要功能为过滤血液。当脾血流的 5%~10% 缓慢流过红骨髓时,血液中如果含有细菌、异物等,可被巨噬细胞形成的网状过滤床所拦截,并被吞噬细胞吞噬。脾脏也是人体内最大的淋巴器官,具有免疫和防御作用,能生成淋巴细胞、单核细胞,具有吞噬和清除异物的功能。脾脏还具有破坏衰老变性的红细胞和血小板的功能。

放射性核素脾显像(spleen imaging)通过显示脾脏组织对放射性核素标记的胶体或者变性红细胞的摄取,特异性地显示脾脏组织,定量地评价脾脏功能,有重要的临床应用价值。

一、放射性药品学

(一) 显像剂

目前临床用于脾显像的为胶体类(^{99m}Tc-SC 和 ^{99m}Tc-PHY)和热变性红细胞(heat-denatured red blood cell,DRBC)。

1. 胶体类

(1)^{99m}Tc-SC 的颗粒较大(100~1 000nm),可使肝、脾和骨髓同时显影,可作为脾的显像剂。

(2)^{99m}Tc-PHY 静脉注入血液后形成 ^{99m}Tc-植酸钙胶体,正常时约 90% 被肝脏摄取,仅 2%~3% 进入脾脏,故肝显影时,脾常不显影,不是理想的脾显像剂。

2. 热变性红细胞　^{99m}Tc-DRBC 的制备有体外法和体内法之分。^{99m}Tc-DRBC 大部分被拦截在脾脏,正常的脾脏摄取率可达 90% 以上。

(1)体外红细胞标记法:取被检者新鲜抗凝血 5ml 放入含 1mg 氯化亚锡的亚锡焦磷酸盐冻干品瓶中,轻轻混匀后注入活度为 185~370MBq(5~10mCi)的新鲜 Na^{99m}TcO$_4$ 溶液,混匀后置于 49.5±0.5℃ 水浴箱中温浴 30 分钟。静置于室温后,静脉注入受检者体内,于 20~30 分钟显像。

(2)体内红细胞标记法:取 2ml 生理盐水注入亚锡焦磷酸钠冻干品瓶中,充分溶解后立即静脉注入患者体内,于 15~30 分钟静脉取血 2~3ml,加入 185~370MBq(5~10mCi)Na^{99m}TcO$_4$ 充分混匀,置于 49.5±0.5℃ 水浴箱中温浴 30 分钟后进行红细胞热变性处理,然后自静脉回注入患者体内,显像剂在体内可存留较长时间。

体外法与体内法相比:一次检查体外法需要进行两次静脉穿刺,而体内法则需要进行三次。相对而言,体外法更简便。

(二) 定位机制

脾显像的定位机制与其功能密切相关,利用脾脏内单核巨噬细胞系统能够吞噬放射性胶体颗粒或脾脏的选择性摄取并吞噬变性红细胞的功能,使通过静脉注射的显像剂被脾浓聚而显像。胶体类显像剂制备简单、使用方便,能使肝、脾和骨髓同时显影,有利于比较其在三个组织、器官中的分布及判断腹部肿物与肝、脾的关系。^{99m}Tc-DRBC 使肝显影变淡,脾清晰显影,有利于对无脾、多脾、副脾、术后脾残体和移植脾的存活进行观察和评估。

(三) 剂量范围

患者无需特殊准备。^{99m}Tc-SC 和 ^{99m}Tc-PHY 的注射剂量为 74~185MBq(2~5mCi),^{99m}Tc-DRBC 的注射剂量为 185~370MBq(5~10mCi)。儿童注射剂量公式:$\dfrac{\text{儿童体重(kg)} \times \text{成人剂量}}{70(\text{kg})}$。

二、适应证与禁忌证

(一) 适应证

1. 脾组织的特异性显像,可以发现多脾、副脾、游离脾等先天性脾脏发育异常。

2. 可以辅助性诊断脾内缺血性病变、占位性病变、浸润性病变和脾外伤,其中,结合临床诊断脾外伤的灵敏度可达 96%,特异性可达 98%。

3. 监测脾移植组织的存活,其中 ^{99m}Tc-DRBC 脾显像是判断移植脾是否存活及其功能状态最为直接、有效和可视的方法。

4. 脾显像可以辅助左上腹肿块的鉴别诊断。

(二) 禁忌证

无明确禁忌证。

三、显像方法

(一) 采集参数

^{99m}Tc 标记放射性核素脾显像采集条件见表 15-6。

表 15-6 脾显像采集条件

采集方式	采集条件			
	矩阵	采集时间或计数	采集体位	采集速度
局部静态显像	胶体类:128×128; ^{99m}Tc-DRBC:256×256	500~800K	常规 ANT、POST、LL;需要时加做 LAO、LPO 位	
动态显像	64×64		ANT	30~60 秒/帧,共 20~30 分钟;脾动脉灌注:1 秒/帧,共 1 分钟
断层显像	64×64 或 128×128(适当延长扫描时间)	20~30 秒/帧		6°/帧,共采集 60 帧

(二) 技术要点

1. 注射时选择条件较好的静脉通路,避免显像剂渗漏。

2. 检查前嘱咐患者排空膀胱,避免小便沾染。

3. 扫描前嘱咐患者去除身体上的金属物品,询问是否有金属植入物。

4. 患者取仰卧位,探头尽可能贴近体表以获取更多计数。

(三) 注意事项

1. 在增生性脾大时,脾脏是红细胞破坏的主要场所,溶血性贫血与脾大有关。由于脾内胶体的清除与红细胞加速破坏之间存在着竞争性,脾脏 ^{99m}Tc-胶体的摄取在溶血加快时会明显低于缓解期。

2. 当脾内存在肿瘤组织,脾影可能不规则增大,呈斑点状或面圈样形态改变,肿瘤部位呈放射性稀疏或缺损区,缺损面积与疾病恶化或化疗导致的占位大小变化相关。

3. 脾切除后可发展副脾,由于胶体被肝脏摄取明显,且不是特异性的,用放射性胶体显像有时很难显示出副脾的存在。改用 ^{111}In 标记的红细胞、血小板和淋巴细胞对脾切除后的残留脾或副脾组织显像有较好的特异性。

4. 应用 ^{99m}Tc-PHY 时,脾显像的情况可作为脾功能亢进和亢进程度的一个辅助指标。

四、正常图像与异常图像

(一) 正常静态影像

绝大多数人为单脾,少数可出现脾缺如或多脾。正常脾脏的形态有较大差异,后位影像上脾影多呈卵圆形;左侧位脾影呈椭圆形或逗点形。后位脾影较前位明显清晰,显像剂分布均匀,脾门处略稀疏(图 15-14)。

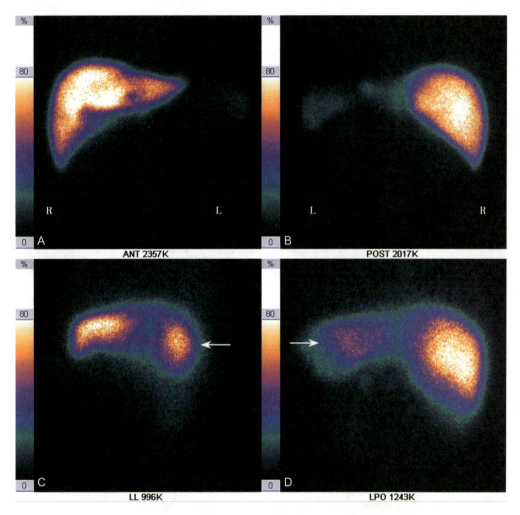

图 15-14　正常人脾显像

A. ANT 前位;B. POST 后位;C. LL 左侧位;D. LPO 左后斜位。

(二) 正常动态影像

静脉注射显像剂后约 8~10 秒腹主动脉开始显影,随后脾脏和双肾影像出现,再经 12~18 秒肝脏显影(图 15-15)。

(三) 异常图像及其临床意义

1. **脾脏大小的改变**　感染、充血、血液系统疾病、结缔组织疾病以及门静脉高压症患者可见脾影增大。黑热病和血吸虫病晚期及慢性疟疾患者可见巨脾症(图 15-16)。脾动脉阻塞导致的供血不足以及脾脏放射性治疗后患者,可见脾影缩小。

2. **脾脏位置异常**　多见于先天性异位脾、游离脾,以及脾外伤导致的异位脾种植。

3. **放射性分布异常**　弥散性放射性局部分布稀疏多见于败血症、化脓性疾病以及溶血性贫血等;弥散性放射性分布增高多见于脾功能亢进;局部放射性分布稀疏或缺损多见于脾脏内良、恶性占位性病变。放射性分布浓聚、稀疏或缺损,可见于脾肿瘤。

255

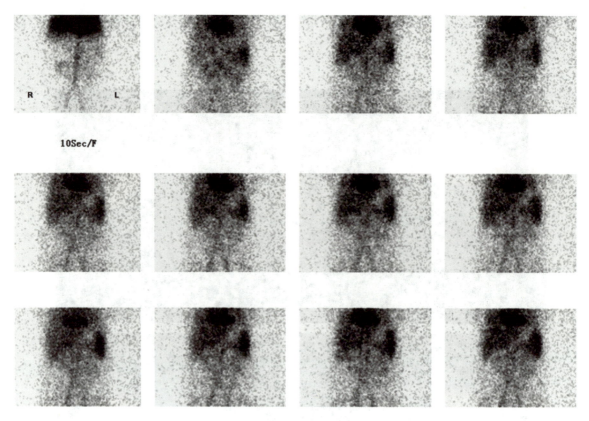

图 15-15　正常人脾动态显像

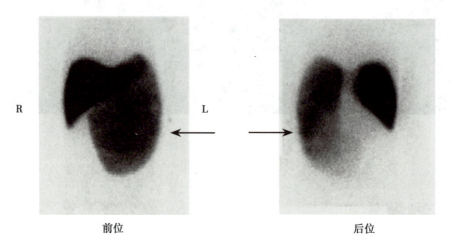

前位　　　　　　　　　　　　后位

图 15-16　巨脾患者的 ^{99m}Tc-PHY 显像
箭头所指处即为肿大的脾脏。

本章小结

　　淋巴显像是一种安全和无创的功能性显像方法,可显示淋巴系统结构变化和淋巴液动态回流的功能,对于了解淋巴回流通畅情况和评价肿瘤淋巴结转移具有临床意义,能为治疗方案的确定和预后评价提供重要的影像信息。淋巴显像目前主要用于淋巴水肿、淋巴管炎、乳糜外溢定位等,以及恶性肿瘤淋巴结转移、淋巴瘤的辅助诊断。

　　放射性核素骨髓显像可以在活体条件下显示全身功能性骨髓的分布和骨髓造血功能的变化,主要用于再生障碍性贫血和白血病患者全身骨髓分布和活性的分析及辅助诊断,能够提示骨髓穿刺和活检的有效部位,以及骨梗死、多发性骨髓瘤和骨骼肿瘤转移灶的定位诊断。

　　前哨淋巴结显像主要用于前哨淋巴结探测,可以显示肿瘤区域内首个可能被侵犯的淋巴结,能够较准确地定位和指导肿瘤患者前哨淋巴结活检,进而对肿瘤进行分期诊断和预后判断,并能协助制订更为合理的治疗方案。

　　放射性核素脾显像可显示脾脏生理功能,主要用于:监测脾移植组织的存活;脾破裂、脾外伤和脾梗死的辅助诊断;发现先天性脾发育异常,如无脾、多脾和副脾及游走脾;协助左上腹肿块的鉴别诊断;^{99m}Tc-DRBC脾显像是判断移植脾是否存活及其功能状态最为直接、有效和可视的方法。

思考题

1. 淋巴显像如何选择注射部位及注射方法? 请举例说明。
2. 淋巴显像标记失败后常见哪些异常表现?
3. 简述核素胶体骨髓显像的定位机制。
4. 简述骨髓显像中常见异常影像的表现及其临床意义。
5. 简述前哨淋巴结显像的临床意义。
6. 简述临床上常用的几种脾显像剂的定位机制及主要用途。

（胡　佳）

第十六章　核医学的核素治疗技术

分子生物学的发展促进分子核医学放射性核素靶向治疗的发展，在理论和技术上充实和丰富了核医学的内容。放射性核素内照射靶向治疗已展示出明显的优势和广阔的发展前景。放射性核素治疗是利用靶向载体或介入措施，将放射性核素药物靶向运送到病变组织或细胞，或病变组织与细胞能主动摄取放射性核素药物，使放射性核素药物能够在病变部位大量靶向浓聚，以放射性核素药物衰变过程中发出的射线，近距离照射治疗病变组织，使其产生电离辐射等放射生物学效应，达到靶向治疗疾病的目的。放射性核素药物在发挥最大治疗作用的同时，对周围正常组织的损伤很轻微，治疗增益比高。

第一节　放射性核素治疗

一、概述

放射性核素治疗是核医学最主要的内容之一。自 1936 年 Dougherty 和 Lawrence 用 ^{32}P 治疗白血病、1942 年 Hertz 和 Raberts 用 ^{131}I 治疗甲亢以来，经过 80 多年的临床实践与探索，核素治疗的应用领域不断扩大，核素治疗的方法学不断丰富和完善，放射性核素治疗已成为临床主要的治疗手段之一，特别是在内分泌系统疾病和肿瘤治疗方面发挥着越来越重要的作用，并展示出独特的优势和广阔的发展前景。分子生物学技术的发展促进分子核医学、核医学分子影像的发展，进而促进核素靶向治疗的发展，如放射免疫显像、受体显像、反义显像和报告基因表达显像促使放射免疫治疗、受体介导放射性核素靶向治疗、放射反义治疗和基因转染介导核素靶向治疗的发展，在理论和技术上充实和丰富了核医学的内容。核医学是多学科交叉融合而形成的学科，因此，学科之间的交叉融合和各种技术的综合利用是核素治疗的主要发展趋势。核医学模式从单纯的分子成像或放射性核素治疗转变为成像引导的放射性核素治疗，这被认为是肿瘤精准治疗的重要组成部分和个性化医疗的新兴医疗模式。

二、放射性核素治疗原理

放射性核素治疗是利用载体或介入技术使放射性核素特异地浓聚于病变组织或细胞，放射性核素衰变发出的射线粒子在组织中运动，伴随着发生能量传递和电离，直接作用于核酸、蛋白质等生物大分子，使其化学键断裂，导致分子结构和功能的改变，其中 DNA 对射线最敏感，DNA断裂和合成障碍可导致细胞周期阻滞或细胞凋亡，发挥抑制或杀伤病变细胞的作用。一般情况下，正常细胞和病变细胞对核素的敏感性不同，细胞分裂活性越大，浓聚放射性核素能力越强，对射线越敏感，所受的放射损伤越大。射线的作用可引起水分子的电离和激发，形成多种自由基团，自由基团的细胞毒性导致被照射部位的神经体液失调、生物膜和血管壁通透性改变等，是内照射治疗的机制之一。辐射引起的生物学效应是物理、化学和生物学综合反应的复杂过程，其作用机制还未完全阐明。放射性核素治疗包括放射性核素靶向治疗、放射性核素介入治疗和放射性核素敷贴治疗。

放射性核素靶向治疗包括 ^{131}I 治疗甲状腺疾病、放射免疫治疗和受体介导放射性核素治疗等。其是利用载体将放射性药品靶向运送到病变组织或细胞,或病变组织与细胞能主动摄取放射性药品,使放射性核素在病变部位大量浓聚,利用放射性核素的辐射效应来抑制和破坏病变组织,从而达到治疗目的。由于照射剂量主要靶向集中于病灶内,其在发挥最大治疗作用的同时对周围正常组织损伤很小。

放射性核素介入治疗包括放射性胶体腔内治疗、放射性粒子(radioactive seed)植入治疗肿瘤、放射性支架植入防止血管再狭窄等。其是通过介入方法将放射源植入病灶,使其长期滞留病灶内,放射性核素衰变释放 α、β、γ 射线,通过电子俘获以特征 X 线和俄歇电子等形式,释放低剂量射线持续靶向照射治疗。根据病灶大小、形状和内照射治疗处方剂量,制订植入放射源的方案,以最大限度地提高病灶部位与周围正常组织的放射性分布比,提高疗效的同时降低毒副作用。制作放射性粒子常用的核素有 ^{125}I、^{103}Pd 等。制作放射性支架常用的核素有 ^{90}Sr、^{32}P、^{90}Y、^{192}Ir 等。

放射性核素敷贴治疗是将发射 β 射线的放射性核素制成封闭性放射源[敷贴器(applicator)],作为一种外照射源紧贴于体表病变部位近距离治疗瘢痕、血管瘤等疾病,常用的核素有 ^{32}P、^{90}Sr 和 ^{90}Y。

三、放射性核素内照射治疗特点

(一)靶向性

放射性核素内照射治疗以病变组织能高度特异性浓聚荷载放射性核素的放射性药品为基础。放射性药品具有高度靶向性,疗效好和毒副作用小的特点,如 ^{131}I 治疗甲亢、放射免疫治疗等,已被广泛应用于临床。

(二)持续性低剂量率照射

浓聚于病灶的放射性核素在衰变过程中发出射线对病灶进行持续低剂量率照射。与外照射治疗相比,内照射治疗特点是低剂量率的持续照射,由于放射性药品能高度集中在病变组织中且剂量率较低,病灶周围正常组织或器官对内照射的耐受剂量比外照射高,持续照射使病变细胞无修复的机会。

(三)高吸收剂量

内照射治疗对病灶的照射剂量决定于病灶摄取放射性核素的多少和放射性核素在病灶内的有效半衰期。由于放射性药品能高度集中在病变组织中,正常组织受照量小,故可提高病变组织靶向受照剂量。

四、评价治疗用放射性核素的指标

治疗用放射性核素必须具有合适的衰变特征和生化特性,因此,评价治疗用放射性核素主要根据核素及其发射射线的物理和生物学特性。常用的指标有以下几种。

(一)传能线密度(linear energy transfer,LET)

传能线密度是射线粒子在其运动径迹上单位长度释放的平均能量,常用单位为 keV/μm,是最常用和最重要的指标。带电粒子的能量和射程决定传能线密度。传能线密度越高,电离能力越强,杀伤病变细胞能力越强。β 粒子是低传能线密度射线,传能线密度 <1keV/μm。α 粒子和俄歇电子都是高传能线密度射线,传能线密度分别为 100~200keV/μm 和 10~25keV/μm。因此,α 粒子和俄歇电子杀伤病变细胞的能力较 β 粒子强。

(二)相对生物效应(relative biological effectiveness,RBE)

由于各种辐射的品质不同,在相同吸收剂量下,不同辐射的生物效应是不同的,反映这种差异的量称为相对生物效应(RBE)。常用低传能线密度的 X 线或 γ 射线外照射为参照,评价放性核素的生物效应,使不同核素或射线之间有可比性。参照本身的相对生物效应＝1。相对生物效应主要决定于传能线密度、肿瘤细胞生长状态和病灶大小等。传能线密度越高,相对生物效应越大,其生物效应越高。

(三) 半衰期($T_{1/2}$)

放射性药品在体内有合适的有效半衰期($T_{1/2}$),使病灶能浓聚足够的放射性药品,也使尽可能多的放射性核素在特定靶部位衰变。核素的物理半衰期直接影响放射性药品的有效半衰期,故物理半衰期过短的核素不适用于内照射治疗。治疗用核素的物理半衰期通常在数小时到数天。

(四) 作用容积(volume of interaction)

传能线密度采用粒子携带能量和组织内射程来描述射线的作用特性,但放射性核素衰变可向 4π 空间的任一角度发送射线,射线粒子所携带的能量必然释放在以射线粒子最大射程为半径的球形空间内(作用容积)而非某个方向上。以作用容积为指标对射线的作用进行评价,能更准确地描述射线杀伤病变细胞的概率。作用容积越小,射线杀伤病变细胞的效率越高。α 射线的作用容积比 β 射线小,如 ^{149}Tb 发射的 α 射线的作用容积为 1,^{131}I 和 ^{153}Sm 发射的 β 射线的作用容积分别为 7 100 和 12 300。

五、治疗常用的放射性核素

根据衰变发射射线的不同,可将治疗常用的放射性核素分为以下三类。

(一) 发射 β 射线的核素

目前临床应用最广泛的治疗用放射性核素包括 ^{131}I、^{90}Y、^{32}P、^{89}Sr 等。根据射线在生物组织内的射程可分为短射程($<200\mu m$)、中射程($200\mu m\sim1mm$)和长射程($1\sim12mm$)。短射程的核素可以用于治疗小的病灶,获得治疗效果的同时可减少对正常组织的损伤。中射程的核素虽然在组织中的剂量均匀性稍差,但是也能获得理想的治疗效果。长射程的核素具有较强的穿透能力,在组织中的剂量均匀性好,可用于治疗较大的病灶,如淋巴瘤的结节样病灶、来源于骨皮质或者骨髓的骨骼病变。β 射线的传能线密度为 $0.2keV/\mu m$,相对生物效应较恒定,半衰期为数小时到 8 天。

(二) 发射 α 射线的核素

α 射线在生物组织内的射程为 $50\sim90\mu m$,只能穿透数个细胞,发射 α 射线的放射性核素至少要位于细胞膜才能起作用,是治疗单一肿瘤细胞、残余病灶及微小转移病灶的理想核素。α 射线在短距离内释放出巨大能量,传能线密度为 $100\sim200keV/\mu m$,约为 β 粒子的 400 倍,其在内照射治疗中有巨大的发展潜力。当 α 射线穿过细胞核时释放的能量为 1.0MeV,足以在多处打断 DNA。被 α 射线照射后的细胞氧耗量无增加,也无任何辐射损伤的修复反应,可用于治疗乏氧肿瘤。常用的 α 粒子发射体有砹-211(^{211}At)、铋-212(^{212}Bi)、镭-223(^{223}Ra)和锕-225(^{225}Ac)。

(三) 通过电子俘获或内转换发射俄歇电子或内转换电子

此类放射性核素在生物组织内的射程约 10nm,只有当放射性核素衰变位置靠近 DNA 时,才能发挥治疗作用。放射性药品在细胞内的定位是影响治疗效果的决定因素。如 ^{125}I 衰变位置在 DNA 附近比在细胞膜上杀死细胞的效率要高 300 倍。

第二节　^{131}I 治疗甲状腺疾病

一、概述

甲状腺毒症指各种原因导致循环中甲状腺激素增多,引起以神经、循环、消化等系统兴奋性增高和代谢亢进为主要表现的临床综合征。甲状腺功能亢进症(以下简称"甲亢")是由甲状腺自主持续性合成和分泌甲状腺激素而引起的甲状腺毒症,格雷夫斯病是甲亢最常见的病因。

格雷夫斯病(Graves disease,GD)也称为Parry病或Basedow病,于1825年由Parry首次报告,此后分别于1835年和1840年由Robert Graves和von Basedow详细报告。格雷夫斯病属于器官特异性自身免疫性疾病,是患者体内的促甲状腺激素受体抗体(TRAb)刺激甲状腺细胞上的促甲状腺激素受体,引起甲状腺激素生成和释放增多所致,遗传、环境及免疫等因素都参与了格雷夫斯病的发生。

(一)临床表现

1. 全身状态 怕热、多汗、乏力、体重减轻。

2. 精神方面 情绪激动、烦躁、易怒、注意力分散。

3. 心血管系统 心悸、房颤。

4. 消化系统 食欲亢进,大便次数增多。

5. 皮肤肌肉 皮肤潮湿、手抖、周期性瘫痪。

6. 生殖系统 月经不规律,阳痿。

少数患者症状不典型,可表现为乏力、厌食、嗜睡、体重减轻等。体格检查表现为甲状腺不同程度的弥漫性肿大,质地中等或偏韧,无压痛,可闻及血管杂音。

(二)诊断标准

1. 初步诊断

(1)交感神经兴奋性增高引起的高代谢症状和体征。

(2)甲状腺弥漫性肿大(少数病例可无甲状腺肿大)。

(3)游离甲状腺素(FT_4)水平升高,促甲状腺激素(TSH)水平降低。

(4)血清促甲状腺激素受体抗体(TRAb)阳性。

2. 辅助诊断

(1)胫前黏液性水肿。

(2)浸润性突眼。

(3)^{131}I摄碘率(RAIU)增高或甲状腺核素显像提示甲状腺摄取功能增强。

(三)治疗

抗甲状腺药物(ATD)、放射性核素^{131}I及手术是格雷夫斯病的三种一线治疗方法。抗甲状腺药物治疗疗程长,副作用较大,停药后易复发;手术治疗主要适用于甲状腺明显肿大造成压迫症状或合并有甲状腺恶性肿瘤的患者;^{131}I治疗具有安全有效、治愈时间短、复发率低、费用低廉等优点。

美国从1942年、我国从1958年开始使用^{131}I治疗格雷夫斯病,多年的临床实践以及现有大量研究证明^{131}I治疗较抗甲状腺药物治疗效果更显著,能更有效地减少并发症的发生及缓解临床症状和相关指标,并且没有发现治疗后患者的甲状腺及其他肿瘤的发病率增加。

二、^{131}I治疗格雷夫斯病

(一)治疗原理

碘在人体内被用于合成甲状腺激素,^{131}I与日常食用的碘具有相同的化学和生物学性质,口服后可被迅速吸收至甲状腺滤泡上皮细胞,正常人甲状腺浓聚碘化物为血浆的50倍,格雷夫斯病患者可高出几百甚至上千倍。甲状腺滤泡上皮细胞膜上的钠/碘同向转运体(NIS)从血液中摄取^{131}I。摄取的^{131}I(碘离子I^-)在过氧化物酶的作用下迅速被氧化成"活性碘(碘原子I^0)",通过碘化甲状腺球蛋白的酪氨酸残基而浓聚到细胞内。

格雷夫斯病患者甲状腺滤泡上皮细胞增生,钠/碘同向转运体(NIS)表达量及功能上调,摄取^{131}I的量和速率明显增高。浓聚的^{131}I在甲状腺内的有效半衰期为3.5~4.5天,一次治疗剂量的

^{131}I在甲状腺内可持续30~60天。由于^{131}I在人体内几乎全部被甲状腺组织摄取和浓聚,其在衰变过程中发射的β射线在生物组织中的平均有效射程约为0.8mm,所以一般不会造成甲状腺周围组织及骨髓、性腺、肝、心脏等损伤。

由于"交叉火力"(cross fire)效应,甲状腺中心部位接受的照射剂量大于腺体边缘部位,在给予适当剂量的^{131}I后,利用β射线的辐射生物效应使甲状腺滤泡上皮细胞变性和坏死,从而使甲状腺激素合成和分泌减少,甲状腺体积随之缩小,以达到治疗目的。

(二)适应证和禁忌证

1. 适应证

(1)抗甲状腺药物疗效差或多次复发。

(2)对抗甲状腺药物出现不良反应。

(3)有手术禁忌证或手术风险高。

(4)有颈部手术或外照射史。

(5)病程较长。

(6)老年患者(特别是伴发心血管疾病者)。

(7)合并心房颤动。

(8)合并骨骼肌周期性麻痹。

(9)合并肝功能损伤。

(10)合并白细胞或血小板减少。

2. 禁忌证

(1)计划在6个月内怀孕的患者。

(2)妊娠患者。

(3)哺乳期患者。

(4)合并疑似或确诊甲状腺恶性肿瘤(应首选手术治疗)。

(5)不能遵循放射性药品治疗安全指导者。

(三)治疗方法

1. 治疗前准备

(1)禁碘:含碘食物及药物内的碘化物会和^{131}I在甲状腺滤泡上皮细胞相互竞争,从而影响^{131}I的吸收,因此在^{131}I治疗前1~2周应避免使用富碘的食物及药物,在预行^{131}I治疗前应停用含碘造影剂6~8周或更长时间、含碘消毒剂2~3周、胺碘酮3~6个月。

(2)常规检查:常规检测血甲状腺激素,促甲状腺激素,甲状腺自身抗体[促甲状腺激素受体抗体(TRAb)、甲状腺过氧化物酶自身抗体(TPOAb)、甲状腺球蛋白抗体(TgAb)],血常规,肝、肾功能,心电图及体格检查;精神紧张或心率过快者可给予β受体阻滞剂或镇静剂;育龄期女性治疗前应排除妊娠。

(3)测定摄^{131}I率(2小时、4小时及24小时):可能的情况下计算有效半衰期。^{131}I治疗效果直接受甲状腺内^{131}I有效半衰期的影响。临床可采用^{131}I转化率(4小时与24小时摄^{131}I率比值)来预测^{131}I的有效半衰期,如果^{131}I转换率≥1,提示有效半衰期可能≤3天。有研究发现^{131}I转化率与其治疗疗效呈负相关。

(4)估重:通过叩诊及结合核素甲状腺显像或超声检查估算甲状腺重量。

(5)治疗前宣教:向患者充分介绍^{131}I治疗的过程、注意事项、疗效、可能出现的近期反应、远期并发症及相应的处理措施,解释患者提出的问题并签署^{131}I治疗格雷夫斯病的知情同意书。

(6)辅助治疗:如患者合并周期性瘫痪、心脏病、突眼等,应采取相应治疗措施处理。对病情较重的患者,^{131}I治疗前可进行抗甲状腺药物预处理,治疗药物首选甲巯咪唑(MMI),^{131}I治疗前应停用甲巯咪唑3~5天。如服用丙硫氧嘧啶(PTU),须停用1~2周。在口服^{131}I治疗后3~7天可继续用抗甲状腺药物治疗,直至 ^{131}I 发生明显疗效为止。

（7）禁食:口服 ^{131}I 前、后均至少禁食 2 小时。

2. 治疗剂量的确定

（1）计算剂量法:根据甲状腺重量和摄 ^{131}I 率进行计算,通常每克甲状腺组织给予 2.59~5.55MBq（70~150μCi）^{131}I。

$$口服\ ^{131}I\ 活度（MBq\ 或\ μCi）=\frac{[计划量（MBq\ 或\ μCi/g）× 甲状腺质量（g）]}{[最高或 24h 摄\ ^{131}I\ 率（\%）]}$$

该公式假定 ^{131}I 在甲状腺的有效半衰期为 5 天,不同个体有效半衰期具有差异,应相应调整给药剂量,以实现个体化治疗。

（2）固定剂量法:根据甲状腺的体积一次给予固定的剂量。如患者甲状腺Ⅰ度肿大给予 185MBq 的 ^{131}I;甲状腺Ⅱ度肿大给予 370MBq 的 ^{131}I;甲状腺Ⅲ度肿大的给予 555~1 110MBq 的 ^{131}I。此方法简单,一次缓解率较高,但早发甲减发生率较高。目前认为,计算剂量法与固定剂量法对格雷夫斯病的疗效总体相当。

3. 剂量调整

（1）增加 ^{131}I 剂量的因素有:①甲状腺体积较大、质地较硬者;②年龄大、病程较长、长期甲状腺药物治疗者;③有效半衰期较短者;④首次 ^{131}I 治疗疗效差或无效者;⑤合并心血管、肝功能异常者。

（2）减少 ^{131}I 剂量的因素有:①病程短、甲状腺体积较小、质地较软者;②未进行任何治疗或术后复发者;③ ^{131}I 治疗后疗效明显但未完全缓解者;④有效半衰期较长者。

（四）配药及给药

1. 配药

（1）根据预约的治疗及检查人数预定相应体积的药物。预定的 ^{131}I 到达后,工作人员须穿防护服,戴手套、帽子、口罩接收。

（2）接收前须检查 ^{131}I 有无溢出、泄漏,确定没有后核对医院、标定时间、活度、有效期、体积等信息,核对无误后运送到储源室储存。

（3）需要配药时将储存 ^{131}I 的铅罐从储源室运送到分装室,检查 ^{131}I 有无泄漏及核对药物信息,无误后将铅罐放到放射性核素自动分装仪药品台,将纯净水放置到放射性核素自动分装仪内并进行连接,打开铅罐盖子,即可出分装室。

（4）技术人员出分装室后将防护服及手套脱掉,为防止放射性污染,应立即洗手,使用表面沾染仪检测自己有无被 ^{131}I 污染。若有,应及时清除沾染。

（5）确定无放射性污染后,根据 ^{131}I 原药活度及衰变系数计算稀释容量,比活度一般为 $1.11×10^{8}$~$1.85×10^{8}$Bq/ml。在配药系统中输入原药制作时间、原药活度、稀释容量,待铅罐进入放射性自动分装仪后调整铅罐位置,开始稀释,机器可自动完成配药。

（6）配药完成后技术人员须再次穿好防护服及手套进分装室,将铅罐运送至放射源固体废料室并检测有无放射源污染,确认无污染后记录"放射性核素出、入库验收登记表"。

2. 给药　
多采用一次口服法,为保证充分吸收,口服 ^{131}I 前至少禁食 2 小时,服 ^{131}I 后应适量饮水,2 小时后可以进食。给药过程如下。

（1）给药人员核对患者信息无误后嘱患者进入服药室,可从监控画面观察患者情况及通过语音与患者沟通交流。

（2）给药人员根据患者给药单输入患者信息及给药剂量,核对无误后确定给药,待出药完成后嘱患者服药。^{131}I 为无色透明的液体,患者须一次性将药物服用完,避免药物在口腔内停留时间过长。

（3）服完 ^{131}I 后须适量饮水,目的是尽量将杯中的药物喝完,并防止药物在口腔及食管壁上残留过多。

（4）患者在服药后按照给药人员的指挥将杯子扔进放射性垃圾桶内,后至隔离观察室观察 2 小时,观察有无不良反应。

（5）给药后,给药人员须认真记录"放射性核素使用记录表"和"放射性核诊治患者用量及日用量记录表"。

（6）患者若发生呕吐或需要大小便,应在隔离观察室内的专用卫生间进行。若观察 2 小时后未发现严重不良反应,患者即可离院。因 ^{131}I 治疗格雷夫斯病所用剂量较少,故不需要住院隔离。

（五）注意事项

1. 低碘饮食 1 个月,1 周内避免与婴幼儿接触。

2. 切勿挤压甲状腺,注意休息,避免感染、劳累、运动和精神刺激,以免病情加重。

3. 治疗后 6 个月内应采取避孕措施。

4. 治疗后 1~3 个月复查,如病情较重或临床表现变化较大时,应根据需要密切随诊。

（六）治疗反应及处理

1. 早期反应及处理 格雷夫斯病患者 ^{131}I 治疗后多无明显不适,部分患者 ^{131}I 治疗后短期内可出现乏力、食欲缺乏、恶心、皮肤瘙痒、甲状腺肿胀等症状,建议观察或对症处理。个别患者会出现一过性白细胞降低,通常可自行恢复,必要时可给予升白细胞的药物。

甲状腺危象是最严重的早期治疗反应,表现为高热、大汗、心动过速、烦躁、焦虑等症状,其发生率极低,但死亡率很高。甲状腺危象通常以预防为主。当患者症状严重时,可先用抗甲状腺药物控制症状,2~8 周后按要求停药再行 ^{131}I 治疗,并在 ^{131}I 治疗后 3~7 天恢复抗甲状腺药物,待 4~6 周后甲状腺功能恢复正常后逐渐减量停药。

2. 晚期反应及处理 甲状腺功能减退症(简称"甲减")是最常见的晚期治疗反应。^{131}I 治疗后出现疲乏、嗜睡、体重增加、畏寒、便秘、女性月经异常等,提示有甲减的可能,应及时复查。当游离甲状腺素(FT$_4$)低于正常范围,促甲状腺激素(TSH)也低于正常,也应考虑甲减。出现甲减后首选左甲状腺素片进行替代治疗,替代治疗的时机取决于甲状腺功能检测、临床症状及体格检查结果,在替代治疗期间应坚持定期随诊,并根据游离甲状腺素水平调整药物剂量。甲减根据发生时间可分为早发甲减及晚发甲减,停药史、促甲状腺激素受体抗体(TRAb)、甲状腺球蛋白抗体(TgAb)及突眼的情况可能与甲减发生有关。

早发甲减是指 ^{131}I 治疗后 1 年内发生的甲减。早发甲减是 ^{131}I 射线直接对甲状腺破坏所致,其诱因是甲状腺对射线敏感性较高,过多的甲状腺滤泡上皮细胞凋亡,其发生率与 ^{131}I 的剂量及个体对射线的敏感性相关。部分早发甲减可自行消失,其原因可能是辐射损伤后甲状腺细胞的恢复及未受损伤细胞的代偿作用。

晚发甲减是指 ^{131}I 治疗 1 年以后发生的甲减,年发生率为 2%~3%,主要与患者的自身免疫异常有关,与 ^{131}I 治疗剂量无关。晚发甲减并不是 ^{131}I 治疗所特有,抗甲状腺药物及手术治疗后也可发生。

（七）随访及疗效评价

1. 随访 治疗后随诊是 ^{131}I 治疗格雷夫斯病的重要组成环节。^{131}I 治疗格雷夫斯病缓解率较高,但当患者甲状腺体积过大、过硬或伴有结节时,往往需多次治疗才能获得痊愈(图 16-1)。有研究表明,^{131}I 治疗格雷夫斯病不存在可以纠正甲亢又不会造成甲减的绝对理想剂量,剂量越大,一次性缓解率越高,早期甲减发生率也随之升高。

轻、中度格雷夫斯病且无严重合并症者,可在治疗后 4~8 周随诊,初步评价疗效。对于存在浸润性突眼者,推荐 ^{131}I 治疗后 4 周尽早进行游离甲状腺素(FT$_4$)检测,避免早发甲减致眼病加重。病情较重或临床表现变化较大者应视需要密切观察,之后每隔 4~8 周复诊,持续至半年,或直至患者病情达到稳定状态。如确定完全缓解,随访间隔时间可延长,建议至少每年随诊 1 次。

随诊内容:①症状和体征;②实验室检查游离三碘甲状腺原氨酸(FT$_3$)、游离甲状腺素(FT$_4$)

及促甲状腺激素(TSH),必要时可以检测 TRAb、TPOAb 及 TgAb;③伴有并发症的格雷夫斯病患者,应注意评价相关疾病症状、体征的控制情况及指标变化。

2. 疗效评价 通常在服 ^{131}I 的 2 周后原有甲亢症状开始减轻,体重开始增加,甲状腺开始缩小。治疗 3 个月左右,甲亢症状基本消失,甲状腺各项指标逐渐恢复正常。有关研究显示 1 次 ^{131}I 治疗格雷夫斯病的总有效率高达 95%,复发率仅为 1%~4%。^{131}I 治疗疗效的评价标准如下。

(1)临床痊愈:①完全缓解,即随访半年以上,甲亢症状和体征完全消失,血清游离甲状腺素(FT_4)恢复正常;②甲减,即出现甲减症状和体征,血清游离甲状腺素(FT_4)低于正常,促甲状腺激素(TSH)高于正常。

(2)部分缓解:甲亢症状减轻,体征部分消失,血清游离甲状腺素(FT_4)降低,但未恢复正常。

(3)无效:症状和体征均无改善或反而加重,血清游离甲状腺素(FT_4)无明显变化。

(4)复发:^{131}I 治疗达完全缓解后,再次出现甲亢症状和体征,游离甲状腺素(FT_4)再次升高。

3. 再次 ^{131}I 治疗 ^{131}I 的剂量、甲状腺重量及摄 ^{131}I 率等均可影响 ^{131}I 治疗效果,治疗 3~6 个月后随诊症状和体征未缓解或治疗无效的患者,根据病情需要可再次行 ^{131}I 治疗。^{131}I 再次治疗时,对治疗无效以及伴有并发症的患者,可适当增加 ^{131}I 剂量。对于多次 ^{131}I 治疗无效或复发的患者,应建议手术治疗。对于游离甲状腺素(FT_4)正常,促甲状腺激素(TSH)持续性低于正常的患者,则需要密切监测,防止转变为临床型格雷夫斯病。

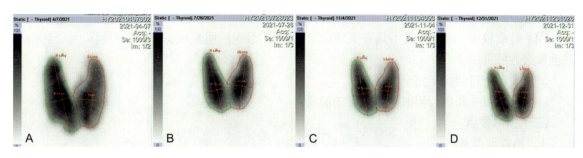

图 16-1 格雷夫斯病 ^{131}I 治疗前、后甲状腺静态显像
A. 治疗前;B. 第 1 次治疗后;C. 第 2 次治疗后;D. 第 3 次治疗后。

三、^{131}I 治疗分化型甲状腺癌

分化型甲状腺癌(differentiated thyroid carcinoma,DTC)起源于甲状腺滤泡细胞,主要包括乳头状癌(papillary thyroid cancer,PTC)、滤泡癌(follicular thyroid cancer,FTC)、Hürthle 细胞癌和低分化甲状腺癌。乳头状癌约占甲状腺癌的 85% 以上,虽然恶性程度不高,但易于出现淋巴转移,大部分患者确诊时即发生颈部淋巴结转移。滤泡状癌的恶性程度略高于乳头状癌,易发生局部浸润和血行转移。分化型甲状腺癌的治疗方式首选手术、放射性碘(^{131}I)治疗和促甲状腺激素(TSH)抑制的综合治疗。^{131}I 治疗方法包括清甲和清灶治疗。

(一)原理

绝大多数分化型甲状腺癌(DTC)细胞膜表面可表达钠碘同向转运体(Na$^+$/I$^-$ symporter,NIS),而钠碘同向转运体具有主动摄碘的特征,因此在给予大剂量 ^{131}I 治疗后,钠碘同向转运体将 ^{131}I 从血液中选择性地摄入甲状腺癌细胞及残留的正常甲状腺滤泡细胞中。^{131}I 释放的 β 射线(1~2mm)对分化型甲状腺癌术后残留甲状腺组织及其转移灶等进行靶向内照射放射治疗,达到消融清除病灶的目的。大多数乳头状癌和滤泡癌对 ^{131}I 均敏感。清甲治疗能够清除分化型甲状腺癌术后残留的甲状腺组织,清灶治疗可以清除手术不能切除的分化型甲状腺癌转移灶、复发病灶和转移灶。

（二）适应证和禁忌证

根据分化型甲状腺癌手术后的病理特征、血清学及影像学诊断结果进行综合评估，看是否存在周围组织侵犯、淋巴结转移、远处转移以及患者是否知情同意等，进行分化型甲状腺癌术后复发风险分层，从而确定是否需要进行 [131]I 治疗。

1. 适应证 具有下列复发高危因素之一的术后分化型甲状腺癌患者要进行 [131]I 治疗。

（1）肿瘤病灶直径 >1cm。

（2）肿瘤组织侵犯到甲状腺被膜外（如浸润甲状腺周围脂肪组织、包绕喉返神经等）。

（3）肿瘤组织表现为高侵袭性病理亚型（如实体亚型、高细胞型等），或伴有与侵袭性及不良预后密切相关的血管侵犯、*BRAF*[V600E] 基因突变等。

（4）伴颈部淋巴结转移或远处转移。

（5）血清甲状腺球蛋白（Tg）明显异常升高。

2. 禁忌证

（1）妊娠期妇女：包括妊娠期和计划近期（4 个月内）怀孕患者。因为胎儿甲状腺组织在 10~12 周时开始发挥功能，如果被 [131]I 破坏，将发生克汀病。

（2）哺乳期妇女：在雌激素化的乳腺组织中，钠碘同向转运体活性增强，使乳腺可以摄取放射性碘。

（3）未分化型甲状腺癌：甲状腺髓样癌、淋巴瘤或未分化癌患者的甲状腺癌组织不能聚集碘，因此应用 [131]I 治疗无效。

（4）肿瘤较小（<1cm），且不具有下列情况者：周围组织的明显侵犯、淋巴结转移、远处转移及其他侵袭性特征。

（5）术后伤口创面未完全愈合者。

（6）不能遵守和执行辐射防护规定的患者。

（三）技术要点

1. 治疗前准备

（1）治疗前的评估

1）内容主要包括：血清甲状腺激素、促甲状腺激素（TSH）、甲状腺球蛋白（Tg）、甲状腺球蛋白抗体（TgAb）水平，颈部超声、胸部 CT、血常规及肝、肾功能等检查。必要时可进行诊断剂量的 [131]I 诊断性全身扫描（diagnostic whole body scan，Dx-WBS）和再分期诊断。

2）临床意义：是辅助决策 [131]I 治疗的重要步骤，旨在明确分化型甲状腺癌患者的复发及死亡风险，权衡 [131]I 治疗的利弊，优化 [131]I 治疗决策，使处于不同复发及死亡风险分层的患者能够实现个体化治疗。

（2）促甲状腺激素的准备：停服甲状腺激素 3~4 周，使促甲状腺激素升高，治疗转移灶患者促甲状腺激素应大于 30mIU/L。升高促甲状腺激素后可显著增加残余甲状腺滤泡上皮细胞或分化型甲状腺癌细胞钠碘同向转运体蛋白对 [131]I 的摄取。因此 [131]I 治疗前需升高血清促甲状腺激素的水平至 30mIU/L 以上。这是因为放射性碘的摄取依赖于促甲状腺激素产生充分刺激，而稳定碘过多会减少其摄取。

（3）低碘的准备：[131]I 的疗效有赖于进入残留甲状腺组织和分化型甲状腺癌细胞内的 [131]I 剂量。为了减少体内稳定碘与 [131]I 的竞争，提高 [131]I 治疗的疗效，根据个人体质及代谢的差异，并结合患者的尿碘测定结果把握治疗时机。具体方法如下：在 [131]I 治疗前 2 周应保持低碘饮食（<50μg/d）；禁用碘伏、碘酒等含碘外用药物 4 周以上；增强 CT 检查后 2 个月及以上；禁服胺碘酮等含碘药物 6 个月以上再行 [131]I 治疗。

（4）育龄期女性患者：应在使用放射性 [131]I 治疗前的 72 小时内确定妊娠试验结果为阴性，有手术绝育史者除外，妊娠者绝对禁行 [131]I 治疗。

（5）告知与知情同意：如实向患者及家属交代放射性药品治疗的特殊性、优缺点、治疗注意事项、可能发生的不良反应、并发症以及相关的放射防护知识等，患者需签署治疗知情同意书。

（6）辐射防护宣教：应向患者介绍治疗目的、实施过程、治疗后可能出现的不良反应及应对措施等，进行辐射安全防护指导，告知治疗期间及治疗后的注意事项。

2. 处方剂量与治疗方法

（1）清甲治疗

1）^{131}I 处方剂量：首次治疗多采用固定剂量，即常规给予 3.70GBq（100mCi）的 ^{131}I。减少处方剂量适用于青少年、育龄妇女、高龄和肾功能轻中度受损的患者；对有功能性转移病灶者，处方剂量可增加至 5.55~7.40GBq（150~200mCi），可在清除残留甲状腺组织的同时发挥治疗转移灶的作用；对清甲治疗的同时须兼顾清灶治疗者，如颈部残留手术未切除的分化型甲状腺癌组织、伴发颈部淋巴结或远处转移但无法手术或拒绝手术的者，或全甲状腺切除术后不明原因血清甲状腺球蛋白，尤其是刺激性甲状腺球蛋白水平升高者，^{131}I 处方剂量为 3.7~7.4GBq（100~200mCi）。

2）清甲后全身 ^{131}I 显像：服 ^{131}I 后 5~7 天行 SPECT/CT 治疗后全身显像（post-treatment whole body scan，Rx-WBS）。Rx-WBS 比 ^{131}I 诊断性全身显像（Dx-WBS）发现的转移病灶多 10%~26%。

3）清甲后治疗：通常在清甲治疗后 24~72 小时开始口服甲状腺激素，常规用药为左甲状腺素钠片如术后残留的甲状腺组织较多，可服用 ^{131}I 后 1 周给予甲状腺激素；如治疗前甲减症状和体征已明显，可于服 ^{131}I 后 24 小时开始给予甲状腺激素。

（2）清灶治疗

1）相关准备与注意事项与前述 ^{131}I 清除分化型甲状腺癌术后残留甲状腺组织相同。

2）^{131}I 处方剂量：一般推荐给予甲状腺床复发或颈部淋巴结转移者 3.70~5.55GBq（100~150mCi），肺转移者 5.55~7.40GBq（150~200mCi），骨转移者 7.40~9.25GBq（200~250mCi）；弥漫性肺转移者可适当减少 ^{131}I 剂量，给药 48 小时后体内滞留量不超过 2.9GBq（80mCi），防止放射性肺炎及肺纤维化的发生。

3）清甲后治疗：一般在 ^{131}I 清灶治疗后 24 小时应给予甲状腺激素，不仅起到替代作用，而且能够抑制体内促甲状腺激素水平，进而抑制分化型甲状腺癌细胞生长。

4）清灶后全身 ^{131}I 显像：服用治疗剂量 ^{131}I 后 5~7 天行治疗后全身显像，有助于发现更多转移灶，为制订治疗方案提供依据。

配药及给药的技术要点同 ^{131}I 治疗格雷夫斯病。

（3）服用 ^{131}I 后的辅助治疗

1）对服用 ^{131}I 去除分化型甲状腺癌术后残留甲状腺组织较多的患者，可给予泼尼松 1 周左右，以减轻辐射作用引起的局部反应。

2）嘱患者多饮水，及时排空小便，减少对膀胱的照射。

3）含化维生素 C，促进唾液分泌，减轻辐射对唾液腺的损伤。

（四）疗效与反应

1. 清甲治疗

（1）辅助治疗隐匿的病灶

1）分化型甲状腺癌的病理特点：常具有双侧、微小多灶性、局部潜伏及发展期长、复发率高的特点。乳头状癌术后残留甲状腺组织中高达 80% 以上有微小癌灶，滤泡状癌多中心癌灶比例为 13%~16%。残留甲状腺组织仍有摄取 ^{131}I 功能，口服大剂量的 ^{131}I 可清除残留的甲状腺组织。

2）临床治疗意义：^{131}I 清甲治疗对术后可能残存的癌细胞有靶向清除作用，包括隐匿于术后残留甲状腺组织中的微小癌病灶、已侵袭到甲状腺以外的隐匿转移灶或因病情不允许或手术无法切除的潜在分化型甲状腺癌病灶等，可明显降低复发率和转移率。

3）辅助治疗的潜在益处：可能包括破坏术后残留的亚临床镜下病灶、降低复发风险、提高疾病特异性生存率和无进展生存率。

（2）对治疗后随访复查有利：术后 ^{131}I 清甲治疗可清除手术残留或无法切除（如出于保护甲状旁腺、喉返神经等原因）的正常甲状腺组织，有利于对分化型甲状腺癌患者进行血清甲状腺球蛋白监测，并提高诊断性全身显像诊断摄碘性分化型甲状腺癌转移灶的灵敏度。

（3）对提高 ^{131}I 清灶的疗效有利：清甲是术后清灶治疗的基础，有利于术后进一步 ^{131}I 清灶治疗。因为残余的正常甲状腺组织对 ^{131}I 摄取要高于分化型甲状腺癌病灶，所以清甲的完成有助于提高分化型甲状腺癌转移灶对 ^{131}I 的有效靶向摄取，有利于 ^{131}I 治疗分化型甲状腺癌转移灶。

（4）对再分期诊断有利：术后分化型甲状腺癌患者清甲治疗后，进行 ^{131}I 全身显像及 SPECT/CT 融合显像，可发现部分摄 ^{131}I 的颈部淋巴结转移甚至远处转移灶，因此能改变分化型甲状腺癌的分期和复发危险度分层诊断，指导后续的 ^{131}I 清灶治疗及制订随访计划。

（5）清甲治疗成功的标准：分化型甲状腺癌清甲成功的判断标准为 ^{131}I 显像示甲状腺床无放射性浓聚，或停用甲状腺激素后刺激性甲状腺球蛋白 <1μg/L。分化型甲状腺癌术后 ^{131}I 清甲治疗完全缓解的标准如下。

1）没有肿瘤存在的临床数据。

2）没有肿瘤存在的影像学证据。

3）清甲治疗后的 ^{131}I 全身显像没有发现甲状腺床和床外组织摄取 ^{131}I。

4）在无甲状腺球蛋白抗体（TgAb）干扰时，甲状腺激素抑制治疗情况下测不到血清甲状腺球蛋白，促甲状腺激素刺激情况下甲状腺球蛋白 <1μg/L。

5）如清甲成功且未发现转移，则每年随访 1 次；若发生转移，应尽早安排治疗（图 16-2）。

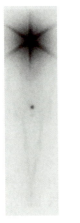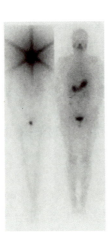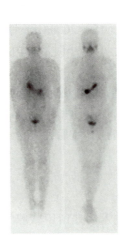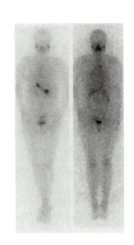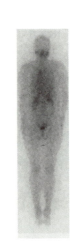

| 2019-05-16 | 2019-12-04 | 2020-09-02 | 2022-03-11 |

图 16-2　^{131}I 清甲治疗完全缓解

2. 清灶治疗

（1）临床特点：随访中发现的转移灶可能是初次清甲治疗后的残留病灶，也可能是新发病灶。局部复发或转移可发生于甲状腺床、颈部软组织和淋巴结，远处转移可发生于肺、骨、脑等。

（2）疗法特点：由于分化型甲状腺癌转移性病灶（包括局部淋巴结转移和远处转移）具有摄取 ^{131}I 的能力，^{131}I 发出的 β 射线能杀伤或摧毁分化型甲状腺癌病灶，使患者的病情得到缓解或清除病灶。

（3）疗法的比较与选择

1）优先考虑 ^{131}I 清灶治疗者：对手术后复发、手术未能完全切除的病灶和侵犯气道病灶、手术后仍残留的患者，均建议进行 ^{131}I 治疗清灶治疗。

2）优先考虑手术者：对已形成较大体积、实质性肿块的转移灶或合并骨质破坏的骨转移灶（尤其是脊髓压迫）患者，即使病灶明显摄取 ^{131}I，也应优先考虑手术治疗，术后再根据病情辅以 ^{131}I 清灶治疗。

（4）影响清灶疗效的因素

1）与转移灶摄取 ^{131}I 的程度和 ^{131}I 在病灶中的滞留时间直接相关。

2）转移的大小和部位，如软组织和肺部的体积小的病灶易被清除。

3）病灶对 ^{131}I 的辐射敏感性。

4）年龄，如年轻患者获得治愈的可能性较大。

（5）清灶治疗的疗效

1）主要治疗目标：破坏肉眼可见但手术禁忌的明显病变（甲状腺球蛋白水平异常或影像等异常）。放射性 ^{131}I 治疗残余灶和转移灶，可降低复发及死亡的风险。

2）分化型甲状腺癌肺转移：^{131}I 治疗分化型甲状腺癌肺转移的多发小结节疗效较好，大多数患者经过多次治疗后转移病灶消失，达到临床治愈。决定疗效的影响因素是转移病灶的大小、摄碘能力和转移病灶的稳定性。

3）分化型甲状腺癌骨转移：^{131}I 治疗可使部分患者的转移病灶数量减少或消失，虽然难以治愈转移灶，但可以缓解症状，提高生存质量（图 16-3）。

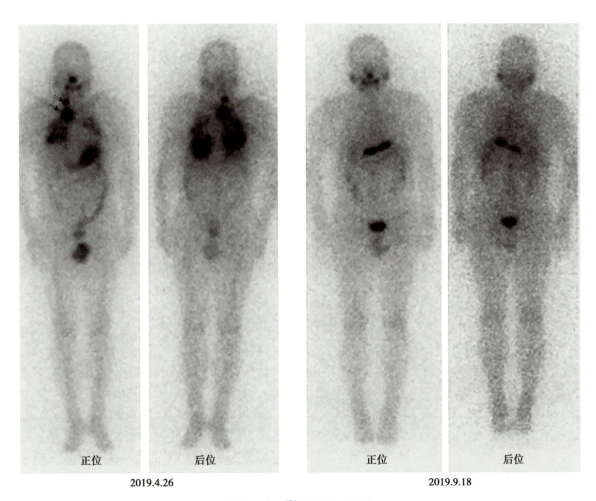

正位	后位	正位	后位
2019.4.26		2019.9.18	

图 16-3　^{131}I 清灶治疗前后

左两图（2019-04-26）：颈前区摄碘灶，考虑残留甲状腺影像可能大，双肺野摄碘灶，肺转移；右两图（2019-09-18）颈前未见残留甲状腺组织，全身未见明显异常摄碘灶，双侧颈部小淋巴结，未见明显摄碘。

（6）治疗反应及处理

1）常见治疗反应：治疗后早期患者出现全身乏力、食欲缺乏，少数患者尚有恶心、呕吐、口干、腹泻等放射性胃肠反应和病变部位疼痛等，常自行缓解，无需特殊处理，必要时经对症治疗后上述症状可消失。

2）少见治疗反应：骨髓功能抑制较少见，抑制程度多较轻微，出现白细胞和血小板数一过性减少，严重者须用增加白细胞药物或输血治疗。

3）罕见治疗反应：大剂量 ^{131}I 治疗后的罕见并发症是放射性肺炎和肺纤维化。

4）甲状腺素替代治疗：由于甲状腺已被完全消除，患者须终身服用甲状腺激素替代治疗。

5）避孕：^{131}I 治疗后女性患者一年内、男性患者半年内应避孕。

（五）注意事项

1. 健全的专科管理制度 建立健全放射性药品治疗病房"三级医师负责制"，建立值班、交班、会诊、查房、探视、防护检测、清除放射性污染的制度。

2. 放射性核素病房设施 病房内应有专用卫生间，患者的衣物、被褥应放置衰变处理和单独洗涤。

3. 出院前患者评估 对病情进行全面评估，尤其要检测或评估残留在患者体内的放射性活度。GB 18871—2002《电离辐射防护与辐射源安全基本标准》和 WS 533—2017《临床核医学患者防护要求》中残留在患者体内的放射性活度，一般是服 ^{131}I 治疗后 3~5 天患者体内滞留 ^{131}I 剂量若为 ≤0.40GBq（≤10.8mCi），即可出院。

4. 治疗后随访

（1）首次清甲治疗：治疗后 3~6 个月随访，评价疗效。若清甲不完全，为达到清甲目的，可再次进行清甲治疗。若清甲后发现分化型甲状腺癌转移灶，应清灶治疗。

（2）首次清灶治疗：应在清甲后至少 3 个月后进行，随访应在清灶后 3~6 个月。

（3）再次清灶治疗：如果治疗后血清甲状腺球蛋白仍持续升高或无明显下降，或影像学检查显示转移灶增大或增多，或 PET/CT 显像发现新增的高代谢病灶，应重新评估患者病情，再决定是否继续治疗。重复治疗的间隔为 6~12 个月，再次清灶治疗，直到转移灶消失。

第三节　放射性核素敷贴治疗

放射性核素敷贴治疗将发射 β 射线的放射性核素制成封闭性放射源（敷贴器）放置在皮肤浅表病变部位近距离治疗某些疾病。

一、放射性核素敷贴治疗原理

目前临床上常用的放射性核素敷贴治疗是磷-32（phosphorus-32，^{32}P）和锶-90（Strontium-90，^{90}Sr）/ 钇-90（yttrium-90，^{90}Y）敷贴器。常用的皮肤病治疗放射性核素及其特征见表 16-1。

表 16-1　常用的皮肤病治疗放射性核素及其特征

核素名称	衰变形式	半衰期	β 射线能量/MeV
^{32}P	β^-	14.3d	1 710
^{90}Sr	β^-	28.5y	546
^{90}Y	β^-	64.1h	2 273

体外近距离照射,即利用发射 β 射线的放射性核素制成外照射源紧贴于病变部位,通过 β 射线的电离辐射生物效应,导致病变组织细胞出现:①形态改变,如核固缩、核溶解、核碎裂、胞质内空泡形成、线粒体破碎、溶酶体破坏、细胞膜通透性改变或消失等;②功能改变,如细胞活力迟钝、生长抑制、代谢紊乱、繁殖能力、分泌功能减退或停止至凋亡,从而达到治疗目的。例如:皮肤毛细血管瘤经照射后微血管发生萎缩、闭塞等退行性改变;炎症病灶经照射后发生局部血管渗透性改变、白细胞增加和吞噬作用增强;增生性病变经照射后,细胞分裂增殖减慢使病变得以控制。

二、适应证与禁忌证

(一)适应证

1. 瘢痕疙瘩、增生性瘢痕、皮肤血管瘤、鲜红斑痣。
2. 局限的顽固性湿疹、牛皮癣、神经性皮炎。
3. 口腔黏膜白斑和女阴白斑。
4. 角膜和结膜非特异性炎症、溃疡、翼状胬肉、角膜移植后新生血管等眼部疾病。

目前临床上放射性核素敷贴治疗多用于瘢痕疙瘩、增生性瘢痕和皮肤毛细血管瘤等皮肤病的治疗。

(二)禁忌证

1. 日光性皮炎、复合性湿疹等过敏性疾病。
2. 多发性神经性皮炎、湿疹、牛皮癣。
3. 开放性皮肤损伤与感染。
4. 妊娠期和哺乳期妇女。

三、治疗技术

(一)治疗前准备

详细询问病史和查体,判断是否可行敷贴治疗;与患者及家属沟通,介绍放射性核素敷贴治疗的原理、周期、疗程、注意事项,以及可能出现的不良反应,并签署知情同意书。

(二)β 射线敷贴器

1. ^{32}P 敷贴器 化学结构式是 $Na_2H^{32}PO_4$,半衰期14.3天,为 β 射线发射体,最大能量为1.71Mev,在组织内的最大射程8mm,随组织厚度的增加,组织吸收剂量逐渐减少。其优点是可以根据患者皮损的大小、形态,制成不同形状、大小和放射强度的敷贴器。缺点是使用周期短,每次就诊均须重新制作。使用 ^{32}p 敷贴器的照射剂量可按下式算出。

$$P(^{32}P) = (A \times 1\,770)/S$$

式中 1 770 为 ^{32}P 电离常数,P 为照射剂量,A 为放射性强度,S 为敷贴器面积。因为 ^{32}P 半衰期较短,要保证每日敷贴器剂量率不变,则必须按 ^{32}P 的衰变率(4.7%/d)进行校正。

2. ^{90}Sr-^{90}Y 敷贴器 ^{90}Sr 敷贴器是厂家制造的,半衰期28.5年,^{90}Sr 衰变为 ^{90}Y,^{90}Y 衰变最大能量为 2.2Mev 的 β 射线,^{90}Y 射线在组织中的最大穿透距离11mm,随组织深度增加,剂量也逐渐减少;适合皮肤表浅性疾病应用,深部正常组织受损伤极少,从而发挥治疗效果。其优点是半衰期长,使用过程中只需要每年校正衰变一次。缺点是金属敷贴器呈方形或圆形等固定形状,有一定局限性,对于小型及不规则性瘢痕治疗困难。使用时可按下式计算照射剂量。

$$P(^{90}Sr-^{90}Y) = [A \times 1\,770 \times \overline{E}β(^{90}Y)]/[S \times \overline{E}β(^{32}P)]$$

式中 P 为照射剂量,A 为放射性强度,S 为敷贴器面积,$\overline{E}β$ 为 β 射线的平均能量(MeV),1 770 为 ^{32}P 电离常数。

(三)治疗剂量

1. 一次大剂量法 把敷贴器持续地放在病灶部位:婴儿10~12Gy;1~6岁 15~18Gy;7~17

岁 15~20Gy;成年人 20~25Gy;如无效,可再给予 4~6Gy。疗效和反应取决于辐射剂量:剂量过低疗效不明显,剂量过高可引起皮肤色素脱失或萎缩等。敷贴期间部分患者的局部痒感可能加剧,但撤除敷贴后 2~5 天可减轻,1 周后明显好转或消失,病变皮肤开始软化、变平,一般无全身和血象反应。注意:敷贴达到预计的照射剂量后须取下敷贴器,否则可发生过量照射或其他意外。该疗法治愈率高达 70%~80%,有效率 98%~100%。

2. 分次敷贴治疗法　每次给予 1~3Gy,每日或隔日一次,总剂量 5~25Gy 为一个疗程。在一个疗程中,开始剂量可偏高,再视反应调整剂量。经一个疗程治疗未愈者,间隔 2~3 个月后再行下一个疗程治疗。

(四) 敷贴器的制备及治疗方法

1. ^{32}P 敷贴器

(1) 充分暴露病变部位进行清洁处理(毛发部位应先去毛),测量瘢痕的大小形状,数码相机拍照存档。若瘢痕数量≥3 个,用记号笔标记,如 1、2、3 等。

(2) 用塑料薄膜手套将瘢痕大小和形状描绘下来。

(3) 将描绘下来的瘢痕反转到滤纸上,并按形状剪裁,放入弯盘。

(4) 用移液枪吸取稀释后的 ^{32}P 溶液均匀滴在滤纸上,用烤灯烘干(制药和烤灯烘烤均在防护通风橱内进行)后用优质塑料薄膜密封。

(5) 把 ^{32}P 敷贴器贴在病变处,用医用胶带固定。

2. ^{90}Sr-^{90}Y 敷贴器　是厂家制造的,一般不允许科室自行制备。使用 ^{90}Sr-^{90}Y 敷贴器时,需用防护材料(如橡皮及塑料等)将病灶周围正常皮肤覆盖,避免受到不必要的照射。然后在敷贴器下放一层玻璃纸,用胶布或绷带将敷贴器固定于病变处后,在敷贴器上面放置大于敷贴器面积的防护材料并固定。记录敷贴时间,达到预定治疗剂量时,及时取掉敷贴器。

(五) 放射防护

1. 放射核素敷贴治疗的单位由省级卫生行政部门监管和许可,实施者必须是放射工作专业人员。

2. 治疗前由核医学科医师确定处方剂量,^{32}P 敷贴器制作过程中应根据病变形状计算剂量。敷贴器经检测表面无放射性污染后方能使用。

3. 在治疗的全过程中,要具有放射工作资质的相关专业人员接收、使用和给药。敷贴器的接收、保存、使用、运输及处置须按照相关法规条例执行。

4. 在敷贴器制备和治疗过程中,医务人员应按防护要求注意自身的安全及患者的防护。治疗过程中医务人员必须配备活度计及 β 污染检查仪。

5. 对于自制的敷贴器,应对其数量、活度、使用情况等进行登记。敷贴器使用后应交回制作单位,由专门医护人员清点、处理,并做记录。

四、临床应用

放射性核素敷贴器治疗的特点:β 粒子的电离密度大,治疗效果好;β 射程距离短、穿透力弱,不对深部及周围正常组织构成损害,便于防护。可以根据体表病变的大小、形状,把敷贴器紧贴于病损处,特别适用于人体各部位皮肤病的治疗,具有无创性、无痛苦及易于操作的特点,尤其是婴幼儿容易接受,副作用小。

(一) 瘢痕

瘢痕是机体对组织损伤产生的过度修复的结果,包括增生性瘢痕(hypertrophic scar)和瘢痕疙瘩(keloid)。增生性瘢痕表现为病灶略凸起皮肤表面,病灶增生不超出原损伤部位,一般呈红色或粉红色,较坚硬,伴瘙痒,并随时间自发消退。瘢痕疙瘩表现为病灶明显高出皮肤表面,瘢痕延伸至正常组织,形状不规则,呈暗紫色,质地硬韧,瘢痕不会自行消退。两者的治疗方法不同:

前者首选手术治疗,疗效好,复发率低;后者单纯的外科手术切除后易复发,范围较原病灶面积更大,目前临床慎用手术治疗。近年来,因追求无创状态,所以敷贴治疗增生性瘢痕、小型或平坦型瘢痕成为首选;但对于肥厚性瘢痕,可先采取手术切除,待伤口愈合后及时预防性敷贴治疗,其联合治疗的治愈率可达到80%~90%。

(二)皮肤血管瘤

皮肤血管瘤(hemangioma)较为常见,是由胚胎期毛细血管网扩张和增生构成的先天性皮肤发育异常,多见于婴儿,大多数是女性。常见部位是面部,出生后逐渐长大,呈良性生长。该病一般的疗法是化疗、电凝固、冷冻法和手术切除等,但疗效不佳,且易留下瘢痕。敷贴治疗方法简便,若病例选择恰当且剂量合适,患者的局部反应轻微,疗效满意且不留瘢痕。1岁以下儿童毛细血管瘤的治愈率达70%~80%。因此对儿童皮肤血管瘤应早期积极治疗。

(三)神经性皮炎

神经性皮炎(neurodermatitis)是临床常见皮肤病,多见于青年人,是一种慢性皮肤病,多见于颈部、肘部等部位,以局限性为主,病程长,易复发。临床上常用抗组胺药口服、局部封闭和激素外用等方法治疗,虽有效,但易复发。使用敷贴治疗神经性皮炎可取得较好疗效,无痛苦,简便,副作用小,是治疗神经性皮炎较理想的治疗方法。愈率为31.6%~92.0%,有效率75.31%~100.00%,复发率5.71%~56.20%。

(四)翼状胬肉

翼状胬肉(pterygium)是一种向角膜侵犯的结膜上皮变性及增殖,形状呈三角形。根据国内外文献报道,采用放射性核素敷贴治疗联合手术可取得明显的疗效。敷贴治疗分术前和术后两种:①术前敷贴治疗可暂时抑制增殖,缩小胬肉,减轻炎症反应,为手术做准备;②术后敷贴治疗是主要选择,通常在缝合拆线后进行。每周1次,每次剂量3~10Gy,总剂量为40~120Gy。敷贴治疗后,角巩膜缘的表皮组织发生改变,新生血管只能在远处迂回,无法前进,治疗有效,治愈率75%~90%。

(五)尖锐湿疣

尖锐湿疣(condyloma acuminatum)是人乳头瘤病毒感染生殖器所致,是最常见的性传播疾病之一,多发生于生殖器皮肤黏膜。临床上常用激光、冷冻、手术切除等方法去除肉眼可见的疣体,或辅以抗病毒及增强免疫治疗,均有一定疗效,但复发率高。目前采取放射性核素敷贴治疗明显优于上述治疗手段,可作为首选。大多数疣体一个疗程后10~14天,赘生物自行脱落。若未愈,可再次治疗。治愈率达91.2%~100.0%,复发率仅4.0%~5.9%,远低于其他方法。

(六)其他疾病

1. 寻常型银屑病(ordinary psoriasis)　皮损局限时适合敷贴治疗,经过两三个疗程,可达到临床治愈,虽有复发,但比药物治疗后复发时间延长1年以上。

2. 角膜新生血管(occuring vessels of cornea)　在角膜移植术前、后进行敷贴治疗,可有效抑制新生血管生长,并减少瘢痕形成,效果很好。术前治疗5次,每周1次,总剂量40~50Gy;术后治疗5次,隔日1次,总剂量20Gy,总有效率在80%以上。敷贴治疗对于角膜和结膜非特异性炎症也有很好的疗效。

3. 局限性慢性湿疹、扁平苔藓、鲜红斑痣、黏膜白斑等　若方法应用得当,也具有一定的疗效。

五、治疗反应及处理

患者一般无不良反应,一次治疗的面积不应超过200cm^2,少数患者短时间敷贴治疗可出现局部皮肤发红、色素沉着、脱毛/发、表皮脱落等,可不必处理,随时间推移症状会减轻或消失。部分患者治愈后可出现难以恢复的色素改变,毛细血管扩张。极少数患者可出现局部水疱、红肿、上皮脱落及溃疡,应及时终止敷贴治疗,用碘伏消毒后涂抹莫匹罗星软膏,避免局部感染并随访,待创面愈合后再行敷贴治疗。

六、注意事项

对已照射的局部组织要减少摩擦,保持皮肤的清洁、干燥。治疗期间患处禁止热水烫洗、搔抓,避免造成损伤和感染。患处有破损或感染时,应及时终止敷贴治疗,并采用抗感染等对症处理。瘢痕敷贴治疗适用于早期、增殖期瘢痕,在实施治疗前,应与患者及家属交代敷贴治疗的优、缺点,避免因治疗后局部(尤其是面部)遗留的色素异常改变或瘢痕产生纠纷。

七、疗效评价

(一)疗效判断标准

1. **痊愈** 症状完全消失,病变组织完全被正常组织取代,局部可遗留少许痕迹。
2. **显著好转** 症状明显改善,大部分病变组织恢复正常或向正常过渡。
3. **有效** 症状有减轻,部分区域病变皮肤恢复正常或改善。
4. **无效** 症状或体征无改善,甚至加重。

(二)疗效评价

疗效评价见图 16-4、图 16-5。

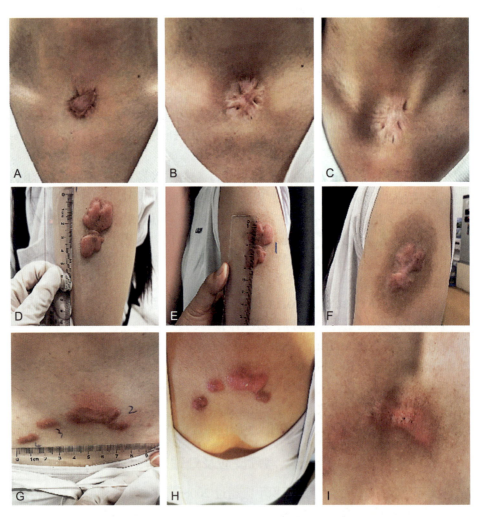

图 16-4 放射性核素 ^{32}P 敷贴治疗瘢痕前后对比
A、B、C 分别为纵隔气肿术后胸骨上窝瘢痕增生第 1 次治疗前、第 3 次治疗前、第 5 次治疗后 1 个半月;D、E、F 分别为瘢痕疙瘩第 1 次治疗前、第 2 次治疗前、第 4 次治疗后 1 个半月;G、H、I 分别为增生性瘢痕第 1 次治疗前、第 2 次治疗前、第 5 次治疗后。

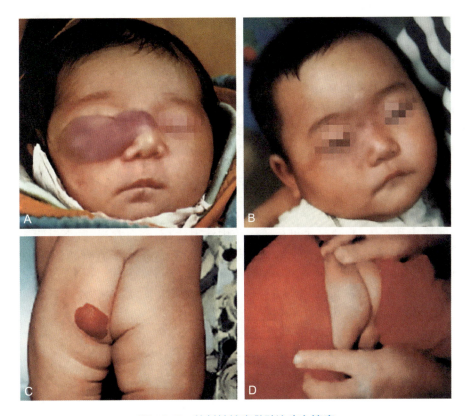

图 16-5　放射性核素敷贴治疗血管瘤

A、B 分别为右脸部混合性血管瘤治疗前、治疗后;C、D 分别为臀部血管瘤治疗前、治疗后。

第四节　放射性胶体腔内介入治疗

一、治疗原理

目前临床上常用的放射性核素治疗药物是 ^{32}P 和 ^{90}Y 标记的胶体药物,具有下列特点。

(一) 药物的靶向性强

将放射性胶体药物导入由恶性肿瘤导致积液的胸腔或腹腔内,药物被吸附于浆膜上或黏着于积液中的游离癌细胞上,药物大部分放射性胶体颗粒能够滞留并均匀分布。

(二) 持续治疗时间长

放射性胶体药物被导入胸腹腔内,具有不溶解、不发生生物化学反应和基本不被吸收的生物化学惰性特点,并能保持一定放射性持续治疗浓度。

(三) 放射生物学治疗效应

放射性胶体药物通过释放 β 射线对胸腔或腹腔的转移灶产生的辐射生物效应而杀伤癌细胞。浆膜表面的小肿瘤和小血管也会受到辐射作用,最后发生纤维化以及局部血管或淋巴管闭塞,从而减少或暂时停止积液的产生,达到治疗目的。

二、适应证与禁忌证

(一) 适应证

1. 病理学证实有胸/腹膜转移,顽固性难治的癌性胸/腹腔积液(为渗出液),无包裹及粘连。
2. 无法全身麻醉状态下(禁忌)经胸腔镜胸腔内注射硅酸镁的患者。

3. 治疗穿刺部位的体腔内无较大体积的肿瘤存在。

4. 预计生存期大于 3 个月。

(二) 禁忌证

1. 儿童、妊娠和哺乳期妇女。

2. 有开放性伤口、支气管胸膜瘘或无法关闭体腔者。

3. 病情严重,有明显恶病质,严重造血功能障碍或白细胞明显减少者。

4. 包裹性的积液是禁忌,发生放射性坏死的风险很高。

三、治疗技术要点

(一) 治疗前准备

详细询问病史和查体,判断是否可行胶体腔内注射治疗;查血常规、血小板计数和肝、肾功能;若患者手术时间较长或重复治疗时,应先行超声显像、X 线检查,旨在判断是否有腔内粘连形成局限性包裹(图 16-6)。

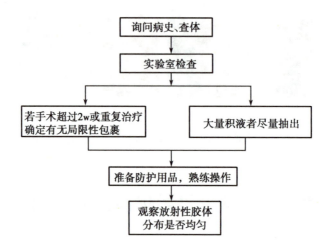

图 16-6 癌性胸/腹水腔内注射介入治疗前准备(流程图)

(二) 处方剂量建议原则与影响因素

1. **处方剂量** 一般情况下,内注射胶体 ^{32}P-胶体:胸腔疾病常用量为 185~370MBq(5~10mCi)/一侧胸腔;腹腔疾病常用量为 370~555MBq(10~15mCi)。

2. **影响因素** 可以根据患者体重大小、浆膜腔渗液多少以及病情的不同而制订个性化的内照射放射治疗计划。

(三) 介入方法

1. **先抽取胸腹腔积液** 对于大量积液患者,应先尽量抽取积液。介入注射治疗前核医学医师与临床有关科室的医师合作,先进行诊断性的常规胸腔或腹腔穿刺,并准备好防护用品,要熟练操作,旨在减少接触射线的时间。

2. **保留残余体积体液** 在尽可能释放胸/腹腔积液的同时,要保留约 250~500ml 的残余体积。残余体积可以通过胸部 X 线或胸膜腔超声检查定量。残余体积的积液对于治疗用放射性胶体介入药物在胸腔或腹膜腔中的均匀分布是必需的。

3. **治疗的体位**

(1)胸腔介入:穿刺时患者采用坐位,略向前倾,双臂抬高放在床旁桌上,勿移动,然后抽取液体。

（2）腹腔介入：穿刺部位是脐与左髂前上嵴连线的中、外 1/3 交点；若有脾大，可选用下腹部脐与耻骨联合的正中点。对手术后及反复穿刺过的患者，新的穿刺点应避开创伤瘢痕。如果腹水出现局限性粘连则应由超声影像定位穿刺位置。膀胱应排空，患者取卧位。使用腹膜透析导管，徐徐放入腹腔，抽出过多的腹腔积液。

4. 治疗前 SPECT 检查 最好能够在治疗前向体腔注入少量放射性胶体，先进行 SPECT，观察放射性胶体药物在胸腔中是否分布均匀、有无小腔形成、是否注入肺内或有无支气管胸膜瘘，旨在预防由注入放射性胶体药物后短期内停止抽液而导致的患者难以耐受的胀痛和气短。

5. 放射性胶体药物配置与使用

（1）注意无菌操作；应将放射性胶体药物稀释于 50ml 无菌生理盐水内。

（2）抽取放射性胶体前，应将原液瓶振荡摇匀后再抽取。将放射性胶体药物用无菌生理盐水稀释后，应再次振荡摇匀，以保证放射性胶体药物中粒子在溶液中能够较平均地分布。

（3）由注射器通过导管直接注入胸/腹腔内。

6. 治疗后处理 在有经验的医生的监督指导下，患者应在最初 6~8 小时内，每 15 分钟改变一次体位，旨在使放射性胶体药物在整个腔隙中均匀分布。一般情况下，24 小时后，约 90% 的放射性药品活性固定在胸膜腔或腹膜腔。

四、疗效与反应

放射性核素胶体腔内介入治疗作为一种姑息性的介入治疗方法，临床上可以应用于与内脏腔的癌变有关的恶性胸腔和腹腔积液。

（一）控制胸/腹腔恶性积液

虽然放射性核素胶体腔内介入治疗对胸/腹腔积液的缓解疗效比较缓慢，但有效率可达 50%~70%。治疗后 2 周至数月病灶开始消退和纤维化，米粒样种植灶和积液内的癌细胞可消失，胸/腹积液可缓解。如渗出液重新出现，首次治疗后 3~4 周可重复治疗。

（二）治疗恶性胸腔积液

目前临床上应用全身麻醉状态下经胸腔镜胸腔内注射硅酸镁（滑石粉）治疗持续性恶性胸腔积液，但对于给药后难以奏效的难治性积液，特别是对于全身情况差或者由伴随疾病致全身麻醉为禁忌证的患者，更适合应用放射性核素胶体腔内介入治疗，使其发挥特殊临床治疗价值。

（三）治疗恶性腹腔积液

与恶性胸腔积液相比，临床常规治疗腹膜癌所致的恶性腹腔积液有较大的困难，这是因为除了肿瘤细胞减灭术，通常无法选择手术治疗。这类患者主要是高度分化增殖型癌或乳头状癌，例如卵巢癌腹膜转移。针对这类癌症患者，放射性核素胶体腔内介入治疗更具临床应用价值。

（四）治疗反应

1. 影响治疗反应严重程度的因素 与患者的全身状况、对放射线的敏感程度及注射剂量的大小有关。

2. 治疗后反应

（1）一般无特殊的全身反应，乏力、恶心、呕吐和轻度腹痛等症状较少见。

（2）骨髓的辐射损伤包括白细胞和/或血小板减少等，但这些副作用相当罕见。个别患者在治疗初期可出现白细胞或血小板减少，多可自行恢复；若患者体质差，可给予营养剂和升血药对症治疗。

（3）^{32}P 胶体治疗恶性腹腔积液，多无明显的并发症。治疗前应用放射性核素胶体显像，旨在发现是否存在局限性积液，防止 ^{32}P 胶体注入该部位可引起放射性坏死。

（4）少数患者可发生过敏反应，表现为全身皮疹、面部水肿，甚至高烧，可用抗过敏药物及全身支持疗法。

（5）患者治疗数月后可出现浆膜粘连或腹膜硬化，但不常见。

五、注意事项

由于 ^{90}Y 或 ^{32}P 是纯 β 辐射，不会影响周围组织或器官，所以不需要特殊的辐射防护。腔内的放射性胶体只在很小的程度上被重新吸收，因此尿液或粪便中的放射性剂量很低，不需要特殊的外照射保护措施。

第五节　放射性核素治疗骨转移瘤

一、概述

（一）临床特点

中晚期恶性肿瘤可出现骨转移，以晚期前列腺癌、乳腺癌、肺癌等最为多见。病灶呈现多发病灶，甚至广泛性转移。临床表现为逐渐加剧的顽固性骨疼痛、活动受限和病理性骨折等临床表现。放射性核素治疗的药物能够在体内靶向浓聚在肿瘤病灶内，释放 β 粒子射线，对病灶产生辐射生物治疗效应，减轻疼痛且杀伤转移性病灶及原发性肿瘤细胞。目前临床常用治疗骨转移癌的放射性核素靶向药物是钐-153（^{153}Sm）、氯化锶（^{89}SrCl$_2$）、二氯化物（^{223}RaCl$_2$）。该类药物的特点是：主要靶向浓聚于骨转移灶；骨髓毒副作用很小；正常骨组织及其他器官放射性受照射量非常少。

（二）治疗前患者疼痛的分级

疼痛分为四级。

Ⅰ级无疼痛。

Ⅱ级为轻度疼痛，能忍受，睡眠不受干扰，不须服用止痛剂。

Ⅲ级为中度疼痛，正常生活和睡眠受到干扰，要求服用止痛剂。

Ⅳ级为重度疼痛，正常生活和睡眠受严重干扰，须用较大剂量止痛剂治疗。

二、靶向 β 粒子治疗恶性骨转移瘤

（一）原理

1. 氯化锶（^{89}SrCl$_2$）　是一种亲骨性的放射性核素药物。锶的化学性质和代谢特点与钙相似，体内半衰期为 50.5 天，其发射的最大 β 射线能量为 1.49MeV，在人体组织内最大穿透能力（射程）为 8mm。进入体内大多数药物主要被骨的病灶所摄取，^{89}Sr 对骨转移性癌灶亲和靶向性可达正常骨组织的 10 倍。其余未被吸收的药物 80% 经过肾排泄，20% 经过胃肠道系统排泄出体外。

2. ^{153}Sm-乙二胺四甲撑磷酸（EDTMP）　是 ^{153}Sm 与依地四膦酸形成的螯合物，^{153}Sm-EDTMP 的物理半衰期为 46.3 小时，发射的 β 射线最高能量为 0.81MeV，平均为 0.23MeV，在组织内平均射程为 0.6mm。靶向药物与骨骼有较高的结合率，可浓聚于骨骼系统，其摄取程度与成骨活性正相关，因此骨转移性癌灶亲和靶向性也很高。另外，还伴随释放能量为 103keV 的 γ 射线，因此可采用核医学发射计算机体层显像监测骨病灶的摄取情况。该药在血液中可以被快速清除，该药物静脉注射后 5 小时，仅不足 1% 滞留于血液中，大约 65% 被骨骼所吸收。

（二）适应证与禁忌证

1. 适应证

（1）恶性骨转移瘤伴有弥漫性骨痛，尤其是经放疗和化疗无效或效果不佳，全身骨核医学显

像示骨转移灶有较高放射性分布异常浓聚者。

（2）原发恶性骨肿瘤未能手术切除或术后有残留癌灶，或骨内多发性转移且伴有疼痛者，核医学骨显像证实病灶有较高放射性浓聚的患者。

（3）患者需满足以下条件：预期寿命长于3个月；治疗前6周未使用长效骨髓抑制作用的化疗药和/或大野放疗；骨髓储备功能正常［血常规：血红蛋白（Hb）>90g/L，白细胞（WBC）>3.5×10^9/L，血小板（PLT）>100×10^9/L；肾功能：肌酐为0.5~1.5mg/ml］。

2. 禁忌证

（1）骨显像仅为溶骨性"冷区"，且呈空泡者。

（2）妊娠期和哺乳期妇女。

（3）严重肝、肾功能障碍者。

（4）放化疗后出现严重骨髓功能障碍者。

（5）脊柱破坏伴病理性骨折和/或截瘫导致急性脊髓压迫者。

（6）治疗前6~8周长效骨髓抑制化疗和/或大野放疗者。

（三）治疗技术

患者准备

（1）治疗前：应有完整的病史记录，详细的体检资料（包括身高、体重），全身核医学骨显像、X线检查、CT，病理诊断，血常规，肝、肾功能检查等。治疗前必须签署治疗知情同意书。

（2）注射前：须仔细核对并记录患者姓名、药名、放射性活度、放射性比度和药液体积等。

（3）注射时：应一次性全部静脉注入，不能溢出，最好使用三通管（注：由于通常药液体积较小，注入后还应用生理盐水将残留在管内的药液冲洗入静脉）。患者可以在门诊或住院进行治疗。

（四）技术要点

1. 氯化锶（^{89}SrCl$_2$）

（1）处方剂量与再次治疗：^{89}Sr的单次剂量为148MBq或者1.5~2.2MBq/kg。重复给药间隔应根据患者个人对治疗的反应情况、一般状态、血液检验诊断等制订治疗计划。要求至少间隔90天再进行重复治疗。

（2）治疗反应与处理：暂时性的骨髓抑制是^{89}Sr主要的毒副作用，通常发生在几周内，以5~8周最为明显，然后逐渐恢复。骨髓抑制的原因与原发病灶、已接受过的治疗（如化疗、外照射治疗）、^{89}Sr处方剂量等有关，因此建议至少每2周进行1次血常规检查。

2. ^{153}Sm-EDTMP

（1）处方剂量与再次治疗：^{153}Sm-EDTMP的单次剂量为18.5~92.5MBq/kg。治疗剂量也可按病灶数目多少、大小来决定。一般4周一次，可重复给药，治疗次数可根据患者的血象和镇痛持续时间等情况决定。重复给药至少间隔6~8周进行。

（2）治疗反应与处理：^{153}Sm-EDTMP是相对安全并可耐受的，血细胞减少及与骨髓抑制无关的不良反应较为少见。随着剂量的增加，最为显著的毒副作用为骨髓抑制引起的血小板减少症和中性粒细胞减少症。一般治疗2~4周可出现血小板及血细胞下降，多数可恢复至治疗前水平。治疗期间应采用增加白细胞药物及高蛋白饮食等措施，以提高患者的免疫力。恶心和呕吐非常罕见，在弥漫性骨转移的患者中偶尔观察到。

（3）注意事项

1）在6~8周内使用长期骨髓抑制的抗肿瘤药物的患者应避免^{89}Sr治疗；同样，在使用^{89}Sr后的12周内，也应当避免应用该类具有骨髓抑制作用的药物。

2）外照射放射治疗也可导致骨髓抑制，除非患者须通过紧急的外照射治疗来预防病理性骨折和脊柱瘫痪，否则要在^{89}Sr治疗后2~3个月才可应用外照射放疗。

（五）疗效与反应

1. 氯化锶（$^{89}SrCl_2$）

（1）疗效特点：$^{89}SrCl_2$ 半衰期长，发射纯 β 射线，治疗效果好，药效持续时间长，副作用小，给药后患者疼痛可完全缓解，也可部分缓解，有效率达 80%；部分患者的生活质量明显提高；部分患者转移病灶缩小、变淡甚至消失。通常缓解期在 4~15 周。

（2）应用意义：主要用于治疗前列腺癌、乳腺癌等晚期恶性肿瘤继发全身多病灶骨转移瘤所致的骨痛，有利于减轻骨质溶解，修复骨质，达到止痛和降低血钙的目的，是目前临床治疗骨转移瘤应用较多、疗效较好的一种放射性药品（图 16-7）。

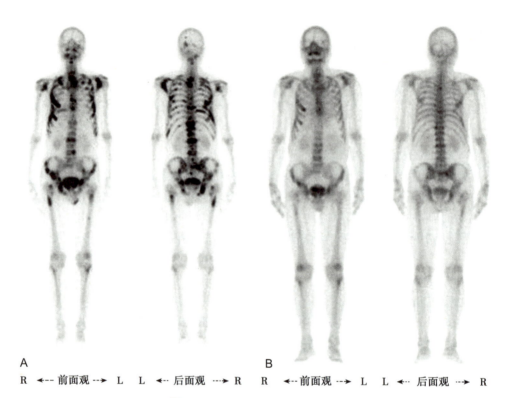

A   B
R ←-- 前面观 --→ L   L ←- 后面观 -→ R   R ←-- 前面观 --→ L   L ←- 后面观 -→ R

图 16-7 ^{89}Sr 治疗前、后前列腺癌骨转移全身骨显像
A. 内照射治疗前全身骨显像；B. 第 4 次 $^{89}SrCl_2$ 内照射治疗后骨显像。

2. ^{153}Sm-EDTMP

（1）疗效：临床适用于放射性核素骨显像呈现放射性浓聚增强或已确认的成骨性为主的骨转移癌患者，可有效地缓解疼痛，局部控制病变，有效率为 40%~95%；也用于经适形放疗、立体定向放疗或其他治疗后仍有持续性或复发性多灶性骨痛患者。疗效多发生在治疗后 1~4 周内，最多可持续 11 个月。

（2）核医学发射计算机断层显像：^{153}Sm-EDTMP 具有释放 γ 射线的特点，因此既可被应用于治疗，还可进行全身发射计算机断层骨显像，并观察 ^{153}Sm-EDTMP 药物在体内的靶向分布情况（图 16-8）。

（3）闪耀现象：部分患者 ^{153}Sm-EDTMP 治疗后 1 周左右反而疼痛加剧，称为疼痛"闪耀现象"，通常预示有较好的治疗效果。由于这种疼痛是一过性的，所以不必作特殊处理，或仅对症处理即可。

（4）疗法的比较：^{153}Sm 通常比 ^{89}Sr 起效快，给予 ^{153}Sm 后疼痛缓解可持续 2~4 个月，但给予 ^{89}Sr 后疼痛缓解可持续 3~6 个月。

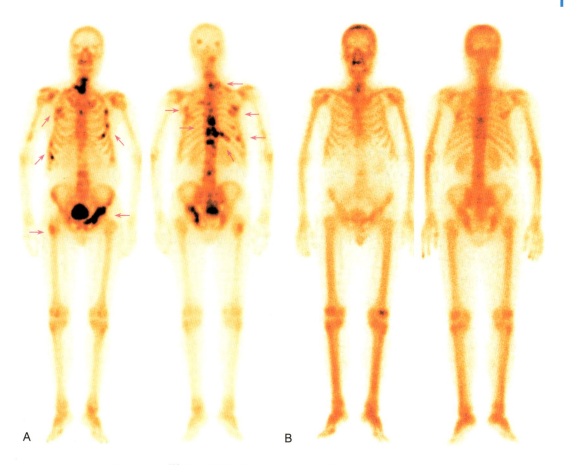

A　　　　　　　　　　　　　　　　　B

图 16-8　^{153}Sm-EDTMP 治疗骨转移癌的核医学全身骨显像
A. 患者术前全身骨显像示多发性前列腺癌骨转移（紫色箭头）；B. 治疗后全身骨显像示多发性骨转移基本消除。

（5）在 ^{153}Sm-EDTMP 使用后的 12 周内，应当避免应用具有骨髓抑制作用的药物。总结：β 粒子靶向治疗对于成骨型或混合型（溶骨/成骨）转移患者的疼痛控制有益。其主要优点是止痛效果明显、快速，选择性地同时靶向治疗于所有骨骼病变，可以缓解骨痛，其治疗反应率为 50%~95%，约 70% 的患者接受单次 ^{89}Sr 或 ^{153}Sm 治疗后疼痛减轻。β 粒子靶向治疗临床主要用于前列腺癌、乳腺癌等晚期恶性肿瘤继发骨转移所致骨痛的缓解，是转移癌性骨痛止痛的一种疗法。但是，其对溶骨性骨转移（42%）比成骨型（62.5%）或混合型（60%）骨转移的治疗反应差些。

三、靶向 α 粒子治疗恶性骨转移瘤

随着人口老龄化加剧，近十年来前列腺癌在我国的发病率快速上升。

一些患者去势治疗出现耐受，多灶骨转移癌导致症状性疼痛、功能或活动性受损，甚至病理性骨折，可以应用靶向 α 粒子疗法。

（一）原理

1. 放射物理特点　目前临床使用的二氯化镭-223（^{223}Ra dichloride），是镭的同位素，放射性衰变产生 α 粒子，物理半衰期为 11.4 天。与 β 粒子相比，α 粒子最主要的优点是具有较高的传能线密度（linear energy transfer，LET）。

2. 生物化学特点　镭与钙是同族元素，其活性部分模拟了钙离子，具有相似的生物学特性，可以选择性地积聚在骨中，具有亲骨性。

3. 靶向治疗机制

（1）靶向聚集：二氯化镭-223不仅能够与骨骼中的羟基磷灰石（骨的无机基质）形成复合物，还能与骨矿物质中羟基磷灰石（hydroxyapatite）在骨转换增强区域（如骨转移区）形成复合物，尤其是在骨转移病理骨增生活跃的区域可选择性被骨转移灶显著摄取。

（2）内照射放疗的效应强：具有高LET的α粒子（5.64MeV）能在很短距离内聚集高能LET辐射的α粒子，可导致受照射的肿瘤细胞出现高频率的DNA双链断裂，与β粒子造成的单链DNA断裂相比，这种双链破坏很难被修复，而且还能对肿瘤转移灶的内部微环境（包括成骨细胞和破骨细胞）产生强效的细胞毒性破坏效应，因此具有明显的抗骨转移肿瘤的疗效。

（3）正常组织损伤很小：^{223}Ra发射的α粒子在生物组织中的射程小于0.1mm（相当于约10个细胞直径），因此对病灶周围的正常组织损伤效应极小，治疗增益比高。

（4）体内排泄代谢快：^{223}Ra在血液中的清除速率快，胃肠道系统是其主要的排泄途径，经泌尿系统的排泄不到5%。

（二）适应证与禁忌证

1. 适应证 适用于治疗具有下列特点的前列腺癌骨转移患者：症状性骨转移癌，可伴有弥漫性骨痛；无已知的内脏转移；有去势耐受；全身核医学骨显像提示骨转移性癌灶的放射性显像剂分布异常增高。

2. 禁忌证 同"靶向β粒子治疗恶性骨转移瘤"。

（三）技术要点

1. 治疗前 每次必须进行准确的再分期诊断，其他同"靶向β粒子治疗恶性骨转移瘤"。

2. 处方剂量 一般推荐剂量为每千克体重55kBq（1.49μCi），每4周注射1次，全疗程共计注射6次。

3. 治疗时间 要在正确的治疗时间窗（周期为4周），保证在个体化多模式治疗情况下完成6个周期的^{223}Ra治疗。

（四）疗效与反应

放射性核素靶向治疗是控制和缓解恶性骨转移瘤患者骨痛的有效的姑息疗法，也可使部分骨转移灶缩小或消失，在控制肿瘤进展和提高生活质量等方面具有肯定的临床价值。

1. 转移性去势抵抗性前列腺癌（mCRPC）是一种已经扩散到前列腺之外，对药物去势和手术去势治疗均产生抵抗的恶性肿瘤。其中约90%的mCRPC有骨转移的影像学证据，恶性骨转移瘤导致的骨骼事件频率增加，因此，及时治疗骨转移瘤非常重要。

2. 发射α粒子的放射活性治疗药物氯化镭（^{223}Ra）能显著改善总生存期，同时延迟首次症状性骨骼事件的发生时间。治疗组不良事件的发生率与安慰剂组相似甚至更低，提示该药具有良好的安全性。此外，治疗组患者生活质量亦得到显著改善。

3. 治疗反应及处理

（1）常见的不良反应（≥10%）：腹泻、恶心、呕吐和外周水肿等。

（2）血小板减少症：可见，但发生3、4级骨髓毒性的概率非常小，最严重的不良反应为血小板减少症和中性粒细胞减少症。

四、注意事项

1. 依照国家相关法规，得到监管机构的许可和监督。

2. 在治疗的全过程中，放射性药品的接收、使用和给药流程，需要具有放射工作资质的专业人员操作。其接收、保存、使用、运输及处置须按照相关法规条例执行。

3. 执业机构及相关专业人员在处理放射性核素药品时，应该既能确保辐射安全，又能满足药品质量要求，并全程采取相应的放射性防护措施。

第六节　放射性核素介入治疗

一、放射性粒子植入治疗

（一）治疗原理

1. 近距离治疗　放射性粒子植入治疗属于近距离放射治疗（brachytherapy）范畴,将含有放射性核素（如 ^{125}I 和 ^{103}Pd 等）的微型封闭粒子源,按制订的治疗计划,通过影像引导,以一定的方式直接植入肿瘤病灶、受浸润或沿淋巴途径扩散的靶区组织中,从而达到近距离内照射治疗的作用。

2. 低剂量率放射治疗

（1）^{125}I（碘）粒子:物理半衰期为 59.4 天,通过轨道电子俘获的衰变方式,主要发射释放能量为 27keV 的光子,利用放射性粒子持续释放的低剂量率 γ 射线,在肿瘤靶区及受浸润区域持续不间断地积累损伤效应,使肿瘤靶区获得高剂量的照射治疗。^{125}I 粒子适用于对放射低或中等敏感性的局限性肿瘤进行永久性间质种植治疗。

（2）^{103}Pd（钯）粒子:半衰期仅为 17 天。^{103}Pd 通过电子俘获的衰变方式,内转换过程中外层电子填充内层空位而发射能量为 20~30keV 的特征 X 线。其初始剂量率为 20~24cGy/h。^{103}Pd 粒子的铅半价层小,厚度仅为 0.008mm,临床应用时易于防护。适用于治疗生长快速的肿瘤。由于其半衰期较短,目前在临床放射性粒子植入治疗中发挥越来越重要的作用（图 16-9）。

3. 治疗的特点

（1）放射性粒子植入治疗不仅使肿瘤细胞停滞于静止期,还能不断地消耗肿瘤干细胞,使其失去增殖能力,尤其是处于敏感期的肿瘤细胞,因辐射效应而遭到最大限度的毁灭性杀伤。

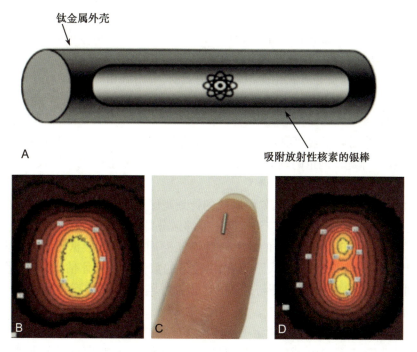

钛金属外壳

A

吸附放射性核素的银棒

B　C　D

图 16-9　放射性粒子

A.箭头所指是放射性粒子的钛金属外壳;B.粒子的放射性分布剂量图;
C.放射性粒子的大小;D.粒子的放射性等剂量曲线图。

（2）对氧的依赖性很小，不仅对繁殖周期各时相的肿瘤病变细胞有效，而且能克服乏氧肿瘤细胞对射线的抗拒性。

（3）对周围危及器官照剂量很低。植入粒子的病灶靶区周围（正常组织）不受或仅受到轻微的辐射损伤。相比于"分次治疗时间短"的外照射放射治疗，近距离治疗具有较高的局部控制疗效和较低的毒副作用。

（二）适应证与禁忌证

1．适应证

（1）需要保留的重要功能性组织或手术将累及重要器官的肿瘤患者、需要缩小手术范围且保留重要组织器官功能的肿瘤患者以及行局限性病灶切除与本疗法结合应用患者。

（2）有根治手术或放疗禁忌者、拒绝手术或放疗者以及孤立的复发灶或转移灶失去手术价值者。

（3）前列腺癌治疗：对低危前列腺癌患者可给予放射性粒子植入治疗。对于预后良好型中危前列腺癌患者可单用本疗法。

2．禁忌证

（1）肿瘤质脆，易致大出血者。

（2）肿瘤靠近大血管并有感染和溃疡者。

（3）一般情况差，恶病质或不能耐受，或估计患者生存时间小于3个月者。

（4）合并局限性低危前列腺癌和非癌症相关性下尿路梗阻的患者。

（5）相对禁忌证。下列因素可能与治疗后泌尿系统症状加重相关，要慎用：治疗前泌尿系统症状的评分较高[如国际前列腺症状评分（IPSS）]；排尿后残余尿量较多（>100ml）；前列腺体积较大者。

（三）技术要点

1．影像植入引导

（1）引导方式：包括CT引导、超声引导、内镜引导、放疗模拟机引导、治疗中模板或3D打印模板引导等，也可采用PET/CT、MR以及新靶向剂显像等协助靶区的确定和引导植入。

（2）常用方法特点

1）CT引导：植入的优势是图像清晰，有利于治疗计划系统（treatment planning system，TPS）采集用于植入治疗前计划和治疗后的剂量学验证。

2）超声引导：与其他引导方式相比，其优势是无创、费用低和简便，还可避开管腔结构（如血管和胰管等），防止放射性粒子随血迁移而造成的正常组织损伤或出现其他严重并发症。

2．制订治疗计划

（1）必要性：由于需要了解照射靶点/靶组织的放射敏感性以及正常组织对射线的耐受能力，还要考虑放射性剂量限值、剂量的均一性和安全可行性，所以放射性粒子植入前必须制订放射治疗计划。

（2）计划内容：定义肿瘤靶体积，勾画肿瘤的计划靶区与周围危及器官；确定处方剂量；重建肿瘤和正常组织的立体模型；确保在三维空间上能够区分肿瘤与正常组织。

（3）植入方案：计算肿瘤靶组织的体积和肿瘤匹配周边剂量，根据轮廓和横断面设计放射性粒子在靶组织内的空间分布和植入路径，提供粒子的数量与活度评估，通过剂量-体积直方图（DVH）和等剂量分布图进行质量保证与控制的优化、剂量学验证和治疗质量评价。

3．粒子植入操作技术

（1）治疗前麻醉及使用镇静剂，固定植入体位及重要器官。

（2）常规应用CT、B超、MR或放疗模拟机显示肿瘤靶区的位置，模板固定肿瘤在体表的位置。

（3）依据治疗计划系统方案，在确保安全的情况下，尽量采用多点和多层面的方式植入进针。根据剂量分布要求，可采用均匀分布或周缘密集和中心稀疏的粒子布源方式。

（4）前列腺癌：根据腺体的大小，按照治疗计划系统（TPS）将放射性粒子（每个长约 5mm）永久性植入前列腺内。现在多采用超声引导，通常依靠会阴定位模板，可以确保放射源放置更精准，放射剂量分布更好、更均匀。

（5）治疗过程的质控：根据吸收剂量分布，选用均匀分布或周缘密集、中心稀疏的布源方法。植入时应依照治疗计划方案，检验核对靶区位置、导针路径、植入粒子的位置和数目，以保证植入的质量。

4. 剂量学验证与质量控制技术

（1）植入后必须进行粒子分布、粒子植入定位确认、剂量重建等。主要以影像学检查的信息为基础实施，评估个体化治疗计划的设计和实施的质量，检验与植入前治疗计划的相符程度。

（2）纠正和补足处方剂量：如发现有稀疏或遗漏，要进行必要的补充，旨在进行剂量分布的优化。如果须配合外照射，应在第一个半衰期内给予外照射的相应生物学剂量。

5. 注意事项

（1）放射性粒子植入的放射剂量很低，但也要遵循相关的国家及卫生行业等法规原则和标准。

（2）治疗场所要符合国家环保和职业卫生标准，应配备测量放射源活度的剂量仪和必要的辐射防护监测仪表。剂量仪应该定期检测或校准。

（3）核医学科要承担粒子放射源的全程管理、检验、辐射监测和治疗质量保证的工作，尤其是预防"粒子散失"放射防护的环节管理。

（4）航空旅行时必须注意：航空旅行时低水平的放射可被机场或国际边境出入境的检测系统检出，放射性粒子植入后可能会触发警报。因此，粒子植入后 3~4 个月内旅行的患者须携带证明文件，详细说明治疗日期、放射性核素的种类和剂量、治疗机构以及主治医生的联系信息（图 16-10）。

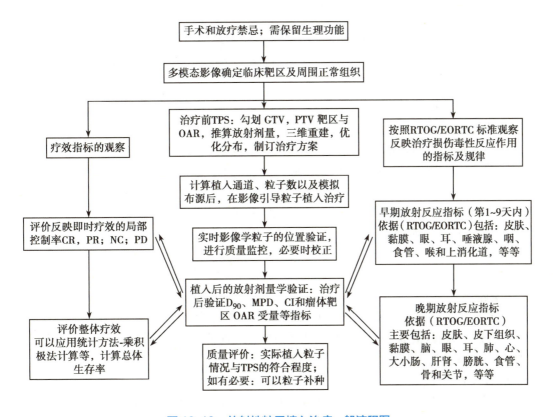

图 16-10　放射性粒子植入治疗一般流程图

（四）疗效与反应

1. 疗效

（1）前列腺癌

1）疗效。与外科根治术和外照射治疗相比，放射性粒子植入治疗前列腺癌的随访5年结果显示：Gleason评分<7分者，三种治疗方法的效果无明显差异。一些临床研究结果分析比较了粒子近距离治疗与大剂量外照射放疗后的结局，结果显示近距离治疗的生化控制至少与大剂量外照射等效，且能更有效地降低前列腺癌特异性抗原（PSA）最低值。因此NCCN、ABS和ASTRO等推荐为前列腺癌的标准治疗方式之一（图16-11）。

2）生存质量。有些研究随机分配或接受试验筛查的患者在5年后，进行了健康相关生存质量的分析。通过对168例于5年后完成随访调查的患者进行分析，发现接受近距离治疗者的泌尿系统症状和性功能的保持明显更好（图16-11）。

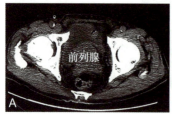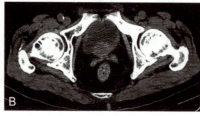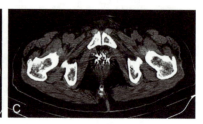

图16-11 前列腺癌放射性粒子植入疗效

A. 治疗前；B. 治疗后2年靶区明显缩小；C. 治疗后2年靶区粒子重新排布。

（2）其他肿瘤

1）非小细胞肺癌：局部控制效果明显，与其他疗法（如外照射放疗等）相比，治疗的毒副作用很小。

2）胰腺癌：对射线不够敏感，所以外照射放疗效果较差。因为放射性粒子对繁殖周期各时相的肿瘤细胞均有效，并能克服乏氧肿瘤细胞对射线的抗拒性，所以具有局部控制和止痛的效果。

2. 治疗反应与处理

（1）前列腺癌治疗后

1）泌尿系统症状：可以表现为前列腺相关症状增多或发生急性尿潴留。一些患者的泌尿系统症状（尿频、夜尿、排尿踌躇、尿急、尿流变细）可急性加重，但常可逐渐缓解。阴部肿胀多轻微。

2）直肠症状：出现放射性直肠炎少见，多能较快消失；直肠溃疡或直肠瘘等罕见。

（2）粒子迁移：很少见。但有报道粒子可以迁移至肺，一些病例报告显示粒子还可迁移至心脏或其他器官，偶可引起临床后遗症。

二、放射性核素（^{90}Y）微球治疗

（一）概述

1. 结直肠癌肝转移的发病特点 中国每年肝癌新发病例达40万例，临床上原发性肝癌患者初诊时中晚期患者数量多，5年生存率仅为12.1%。结直肠癌（colorectal cancer）新发病例达50万例，其中约50%会发生肝转移，不能切除者的比例大。

2. 肝转移的治疗

（1）肝癌：孤立性结直肠癌肝转移患者的首选治疗是手术切除。潜在可切除的上述患者也是首选手术治疗。孤立性肝转移灶不超过4处的患者在切除术后5年无复发生存率仅为24%~58%，平均为30%。

（2）扩大阐述的范畴：即使病灶局限于肝脏，多数患者仍因肿瘤位置、多灶性或肝储备不足而不适合手术。

（3）按肝癌＞结肠癌肝转移的流行病学特点：针对肝脏病灶的治疗，包括经标准治疗失败的不可手术切除的结直肠癌肝转移患者，可以使用钇（^{90}Y）标记的微球进行放射性栓塞治疗。

（二）治疗原理

1. 放射性核素钇（^{90}Y）的特点　^{90}Y 是一种人工合成的放射性核素，其衰变可发射带有能量的纯 β 射线，半衰期为 64.1 小时，8 天释放 87%，2 周释放 95%。最高能量为 2.27MeV，平均为 0.936 7MeV。组织穿透距离短，辐射范围小，最大穿透距离为 11mm，平均 2.5mm。

2. 肝肿瘤血供特点　正常肝实质主要由门静脉供血。肿瘤主要由动脉血管供血，主要来源于肝动脉，因为肿瘤的新生血管是以肝动脉分支为基础的，肝癌的动脉分布和肿瘤动脉血流灌注更加丰富，有利于肝动脉插管介入治疗的实施（图 16-12）。

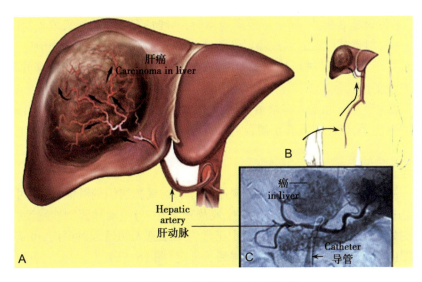

图 16-12　肝癌的血管分布特点

A. 肝癌局部紊乱的滋养动脉分布（黑箭头）；B. 人体肝癌血管供应分布；C. 肝癌动脉造影（箭头所指供大血动脉和滋养小动脉分布）。

3. 靶向治疗机制　^{90}Y 可以用于标记生物相容性树脂微球（直径为 20~40μm）。通过肝动脉插管介入的方法，将标记有 ^{90}Y 的树脂微球药物引导并留置于向肝肿瘤供血的动脉内。^{90}Y 微球药物优先停留在肿瘤周围的小动脉血管系统，其分布与肿瘤血流灌注成正比。放射性核素药物释放的 β 射线能够对肿瘤区域进行高剂量的照射，发挥肿瘤局部近距离放射治疗的作用。

4. 微创和治疗增益比高　^{90}Y 发出纯 β 射线的最大组织穿透距离为 11mm（平均 2.5mm），对正常肝组织实质造成的辐射影响很有限，因此大多数正常肝实质不会受到辐射损伤。

（三）适应证与禁忌证

1. 适应证

（1）经标准治疗失败的不可手术切除的结直肠癌肝转移。

（2）原发性结直肠癌肝转移不可切除病例，肿瘤负荷以肝脏为主，期望寿命大于 3 个月。

（3）基础肝功能充足的孤立性肝转移为主的患者，使用其他全身性治疗后出现进展的患者。

2. 禁忌证

（1）绝对禁忌证：治疗前 ^{99m}Tc-MAA 的发射计算机断层显像提示肺部可能受到 ≥30Gy 的辐射暴露，或无法通过导管技术纠正放射性核素微球流至消化道者。

（2）相对禁忌证：肝储备有限，血清胆红素水平不可逆地升高，门静脉受累（除非可以实施选择性或超选择性放射栓塞术),以及既往接受了涉及肝的放疗。

(四)技术操作要点

1. 由于 ^{90}Y 树脂微球每单位剂量的微球数量要高得多,所以存在栓塞风险,尤其是在给药的最后阶段,要通过荧光镜监测以及手动控制的方式进行。

2. 观察到反流增加是栓塞效果增加和肝脏纤维化的风险增加的标志,因此可能是停止用药的个别迹象。

3. ^{90}Y 微球放射性栓塞治疗通常在门诊进行。有中度栓塞综合征的患者可在 24 小时内入院。

4. 治疗后随访。^{90}Y 韧致辐射成像可以获得 ^{90}Y 微球治疗后的靶向定位信息,通常建议将韧致辐射成像作为治疗质量保证的常规影像方法,判断是否存在肺或肝外胃肠的逆向摄取。临床上要注意韧致辐射的能量分布的特点,出现显像"阴性"结果并不能完全保证"微球"无非靶向传递的可能。

5. 要注意遵守治疗后辐射防护的如下原则。

(1)尽管 ^{90}Y 发射纯 β 射线,属于短距离的辐射,一般情况下不需要采取辐射防护措施,也不存在 γ 射线的暴露,但是其所致的韧致辐射却不能忽略,必须注意采取防护措施。

(2)治疗后并不需要对其进行特殊辐射屏蔽,但怀孕的工作人员或家庭成员需要规避,不能承担治疗后的护理工作。

(3)^{90}Y 树脂微球表面可能含有微量的游离 ^{90}Y,可在治疗后最初 24 小时内通过尿液排出。建议患者在排尿后洗手,男性应坐着小便,小便后应加倍冲洗。这些预防措施应在治疗后的前 24 小时内实施。

(五)疗效与反应

1. **疗效** 通过介入导管手术植入 ^{90}Y 树脂微球药物到靶组织的肿瘤灶后,可集中较高能量近距离持续杀伤肿瘤细胞,具有良好的临床疗效及安全性,与经动脉药物栓塞治疗效果相似,但患者的耐受性更好。^{90}Y 树脂微球药物对周围正常组织细胞无明显辐射损伤,可实现肝脏肿瘤的放射性内照射靶向精准治疗,其临床价值也得到了肯定(图 16-13)。

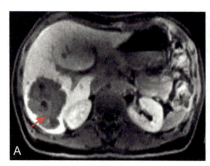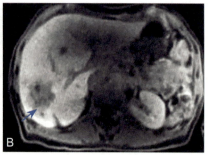

图 16-13 ^{90}Y 微球放射介入治疗前、后肝癌 MR 显像

A. 治疗前,红箭头所指为病灶;B. 治疗后 3 个月病灶(蓝箭头)明显缩小,血供明显减少。

^{90}Y 微球疗法具有靶向治疗效果肯定、毒副作用小、改善患者的生存期、有助于提高患者生存质量等特点。1999 年基于大量临床研究的安全性与有效性,FDA 予以 ^{90}Y 玻璃微球人道主义设备豁免,用于不能切除的原发性肝细胞癌(HCC)患者的治疗。该药在国外批准上市后,已经临床应用 20 年,多项国际权威医学会指南也对钇 90 [^{90}Y]治疗 HCC 进行了推荐;2018 年钇 90 [^{90}Y]治疗 HCC 从姑息治疗提升到转化治疗;2021 年钇-90 玻璃微球被 FDA 正式批准用于不能切除的原发性肝细胞癌(HCC)患者的治疗。2022 年国家药品监督管理局(NMPA)批准了该药在国内上市,用于治疗经标准治疗失败的不可手术切除的结直肠癌肝转移。被纳入我国《原发性肝癌诊

疗指南（2022 年版）》，ACR 指南也推荐钇 90［^{90}Y］用于治疗结直肠癌肝转移。

2. 治疗反应与处理

（1）常见反应：嗜睡和轻度恶心是常见的症状，一般持续约 10 天，可能需要药物对症治疗；大多数患者在治疗后几天出现低热，一般不需要治疗。

（2）胃肠道并发症：最常见的受累部位是胃十二指肠段，由丰富的离肝血流所致。非靶点的侧支卷曲血管有高度栓塞的危险。采用合适的经皮穿刺技术时，发生率低于 5%。治疗前必须用血管造影识别出可能给胃肠道供血的血管，并使用线圈栓塞。^{90}Y 微球治疗引起的胃肠溃疡发生率低于 5%。

（3）肝损伤：^{90}Y 微球药物的辐射作用主要在远离中心静脉的肝门区域，因此继发的放射性肝脏损伤并不常见，但门静脉高压可以是治疗后的一个并发症，临床表现为脾大。

（4）栓塞后综合征（PES）：由急性肝脏缺血损伤引起的急性腹痛、恶心、呕吐和发热等临床表现。栓塞后综合征最严重的表现出现在化疗栓塞后，但 ^{90}Y 微球放射性栓塞治疗并不是去血管化治疗，因此缓慢、良好地控制 ^{90}Y 微球的注入，可以避免该副作用的发生。

三、生长抑素受体肿瘤的核素治疗

（一）概述

神经内分泌细胞广泛分布于全身各处，起自这些散在分布细胞的神经内分泌肿瘤（neuroendocrine tumor，NET）可发生于身体许多部位。神经内分泌肿瘤是一组异质性恶性肿瘤，特点是生物学行为不一，但通常为惰性。临床行为和预后与组织学分化程度和级别密切相关。目前早期肿瘤患者仍以手术治疗为主，对早期和中期患者进行放/化疗主要是为了预防复发。对局部晚期或不可切除的转移性神经内分泌肿瘤或在对化疗治疗耐药的情况下使用镥氧奥曲肽靶向治疗是合适的疗法。

肽受体放射性核素疗法（peptide receptor radionuclide therapy，PRRT）是利用放射性核素标记相关结合肽，与肿瘤细胞膜上某些高表达受体的特异结合进行的近距离内照射治疗。因肽的分子量小和免疫原性低，故有一定生物学优势。

镥氧奥曲肽（^{177}Lu-dotatate）是一种 ^{177}Lu 标记的生长抑素类似物。镥氧奥曲肽是放射性核素治疗药物，包含有与偶联肽（dotatate）螯合的 β 放射性核素 ^{177}Lu。

（二）治疗原理

1. ^{177}Lu 放射物理特点　^{177}Lu 半衰期为 6.7 天，可同时发射负 β 射线和 γ 射线；最大和平均β 射线能量分别为 0.498MeV 和 0.133MeV；最大和平均软组织穿透距离分别为 1.70mm 和 0.23mm。

2. 治疗机制

（1）药物靶向聚集：生长抑素受体 2（SSTR2）在神经内分泌肿瘤中特异性过度表达，人工合成生长抑素类似物的奥曲肽类药可与生长抑素受体 2 特异性结合。

（2）近距离放疗：^{177}Lu 标记奥曲肽类药物进入细胞，释放负 β 射线（能量为 0.498MeV），产生辐射损伤效应。^{177}Lu 产生的 β 射线通过直接和诱发氧自由基间接断裂 DNA，不仅能够抑制肿瘤增殖，还可减少分泌激活生长因子的释放发挥间接抑瘤作用，可达到近距离靶向治疗肿瘤的目的。

（3）药物特点：^{177}Lu 标记的放射性药品在各项药学质量属性及药效学特征上具备优异的成药性，稳定性和不易挥发等特性甚至优于 ^{131}I。

3. 显像机制　放射性核素 ^{177}Lu 还能释放低能 γ 射线，因此核素治疗后可以进行 SPECT，同步显示药物靶向分布状态，进行肽受体放射性核素疗法治疗效果的评价。

（三）适应证与禁忌证

1. 适应证　^{177}Lu 标记奥曲肽类药物用于治疗生长抑素受体阳性的胃肠神经内分泌肿瘤（GEP-NET$_S$），包括成人的前肠、中肠和后肠神经内分泌肿瘤。另外，适应证还包括：经组织病理学证实为神经内分泌肿瘤;生长抑素受体显像显示肿瘤高度摄取;经常规治疗后残余或复发的神经内分泌肿瘤;至少在1个月前未接受化疗或放疗,或接受肽受体放射性核素疗法放疗后2个月;有充足的骨髓功能储备。

2. **禁忌证** 妊娠哺乳期患者;严重急性伴随疾病(如造血及肾功能障碍);严重不可控的精神疾病;预期生存期小于3个月。

（四）技术要点

1. **处方剂量** 推荐7.4GBq(200mCi),静脉输注持续30分钟,每8周1次,共4次。

2. **随访** 建议至少每6个月检测1次血常规和分类计数,一旦指标异常就转诊至血液科。

（五）疗效与反应

神经内分泌肿瘤分布广泛,且近年来其发病率有上升趋势。此类肿瘤发病隐匿且诊断困难,不易早期定性和定位,多数对放、化疗不敏感。生长抑素受体2(SSTR2)在神经内分泌肿瘤细胞表面过度特异性表达,成为神经内分泌肿瘤靶向治疗极具临床价值的靶点。

生长抑素类似物药品奥曲肽治疗神经内分泌肿瘤虽然可提高患者生存质量,但单一治疗往往不能使生存期延长。而镥氧奥曲肽靶向治疗能杀伤肿瘤细胞,具有高度靶向性地破坏神经内分泌肿瘤细胞的治疗效应。有研究显示:与未标记放射性核素的奥曲肽单药相比,[177]Lu标记奥曲肽是其疗效的百余倍。许多临床研究证实镥氧奥曲肽单药治疗的有效性是明确的,治疗胃肠神经内分泌肿瘤在无进展生存期方面有显著改善,对患者的生活质量改善也有价值。2018年FDA批准镥氧奥曲肽上市临床应用。镥氧奥曲肽靶向治疗时对周围正常组织的放射性损伤很小,但是对于肿瘤负荷过高的神经内分泌肿瘤,其治疗效果相对也会比较差,且对于分化差的神经内分泌肿瘤没有太大的疗效(图16-14)。

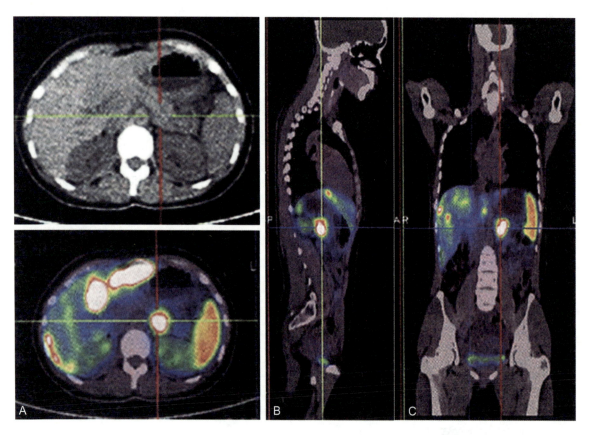

图16-14 胰腺体部神经内分泌肿瘤-奥曲肽靶向聚集PET/CT图像

A.腹部PET/CT显像,胰腺体部神经内分泌肿瘤的靶向聚集(交叉线中心线);B.矢状断层PET/CT图像;C.冠状断层PET/CT图像。

四、转移性去势抵抗性前列腺癌的核素治疗

(一) 概述

前列腺癌是男性第二大最常见的癌症类型。目前对于不适合根治性切除的前列腺癌患者,首选的治疗方案是雄激素阻断治疗(ADT)。然而一些患者在接受雄激素阻断治疗后会出现恶化,发展成为去势抵抗性前列腺癌(castration-resistant prostate cancer,CRPC)。去势抵抗性前列腺癌导致前列腺癌复发并转移,会发展成为转移性去势抵抗性前列腺癌(mCRPC)。目前转移性去势抵抗性前列腺癌的一线治疗药物治疗后会出现耐药。

(二) 治疗机理

1. 靶向机制 前列腺特异性膜抗原(prostate specific membrane antigen,PSMA)是前列腺细胞一类特异性的(细胞膜蛋白)肿瘤标志物,也称叶酸水解酶 I 和谷氨酸羧肽酶 II。前列腺特异性膜抗原在正常前列腺组织中低表达,但在大多数前列腺癌细胞表面高度表达;此外,在前列腺癌进展为去势抵抗性前列腺癌的过程中,许多前列腺癌细胞可能丢失前列腺特异性抗原(PSA),但前列腺特异性膜抗原仍然得以保留,因此转移性前列腺癌会高表达前列腺特异性膜抗原,目前已成为前列腺癌靶向治疗的重要靶点。

2. 近距离治疗 放射性核素靶向治疗药物 ^{177}Lu-PSMA-617 由靶向化合物(配体)与治疗性放射性核素组成,是一种靶向前列腺特异性膜抗原(PSMA)的内照射近距离靶向疗法。药物静脉注射进入血液后,与前列腺癌细胞表面高度表达的膜蛋白前列腺特异性膜抗原结合,大量的分子靶向定位于前列腺癌细胞群,将放射源传递到前列腺癌细胞内,因此具有较高的选择性肿瘤杀伤效应。放射性核素靶向药物释放的 β 射线能够损毁肿瘤细胞,进行精准放射治疗。放射性核素的辐射仅在很短距离内发挥效应,因此能最大限度减少对周围正常组织细胞造成的损害。

(三) 适应证与禁忌证

1. 适应证 去势抵抗性前列腺癌(CRPC)患者,血清前列腺特异性抗原(PSA)水平升高,新发转移或现有转移进展,血清睾酮达到去势水平(<1.7nmol/L)。

2. 禁忌证 严重急性伴随疾病(如造血及肾功能障碍),严重不可控的精神疾病,预期生存期小于 3 个月的患者。

(四) 疗效与反应

用于治疗曾接受过其他抗癌疗法(雄激素受体通路抑制剂和紫杉烷类化疗)的晚期前列腺特异性膜抗原阳性转移性去势抵抗性前列腺癌(PSMA 阳性 mCRPC)成人患者,不仅可以对抗原发性肿瘤,还可以对抗转移性肿瘤,从而帮助缓解转移性前列腺癌的疼痛和其他临床表现。在治疗后的一定时间内,患者的生活质量和健康状况可以得到改善(图 16-15)。

总之,放射性核素靶向放射治疗肿瘤,通过靶向载体将放射性核素送到肿瘤靶向细胞中,靶向放疗的特异性取决于载体的特异性,而靶向治疗效应则取决于靶向载体穿透肿瘤组织的能力,以及携带的放射性核素的活度。

五、放射性核素血管内放疗

(一) 概述

经皮腔内冠状动脉成形术(percutaneous transluminal coronary angioplasty,PTCA)是治疗冠心病的有效方法。尽管血管内支架可以发挥机械性支撑作用,但不能抑制血管组织细胞增殖和内膜增生,术后再狭窄明显地影响其远期疗效。其中血管平滑肌细胞(SMC)增殖所致的内膜增生在再狭窄(RS)中起重要作用。目前虽然药物洗脱支架预防支架内再狭窄的效果较好,但在此治疗后的再狭窄也是临床面临解决的问题。这种情况适合采用放射性核素血管内近距离放射治疗。

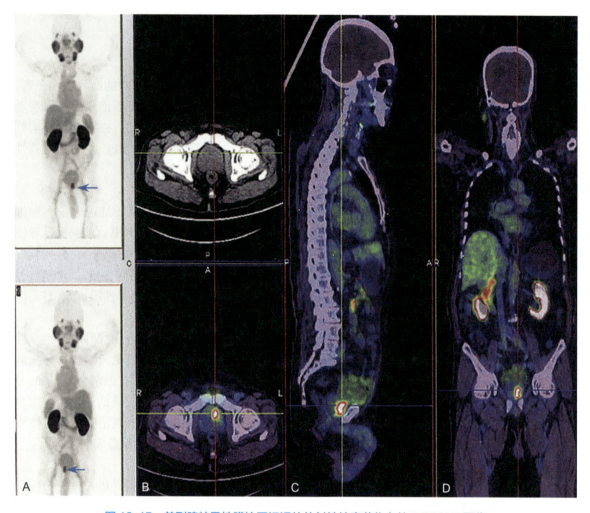

图 16-15 前列腺特异性膜抗原标记的放射性核素药物在的 PET/CT 图像

A. 全身 PET 显像,前列腺癌的靶向聚集(箭头所指);B. 人体横断层 PET/CT 图像,交叉线中心是前列腺癌的靶向聚集区域;C. 矢状断层 PET/CT 图像;D. 冠状断层 PET/CT 图像。

(二)原理

1. 治疗机制 放射性核素血管内放疗能够抑制球囊损伤后新生内膜的形成。射线集中照射能使血管内皮细胞的分裂增殖能力下降或消失,对增殖旺盛的细胞治疗作用尤其显著,不仅能抑制内膜增生,而且电离辐射能明显抑制细胞迁移及细胞外基质的合成,促使细胞凋亡。

2. 临床特点 放射性核素血管内放疗可抑制或破坏血管经皮腔内冠状动脉成形术后的冠状动脉再狭窄发生,但对邻近正常组织的影响甚微。

3. 影响因素 放射性核素血管内放疗后的远期结局可能会受以下因素影响:放射剂量、剂量分布的同质性、狭窄病变的复杂性以及放疗时的血管损伤程度。

(三)适应证与禁忌证

1. 适应证 药物洗脱支架初始治疗失败后复发支架内再狭窄的患者。

2. 禁忌证 预防单纯球囊血管成形术治疗新发病变后的再狭窄。

(四)技术要点

1. 治疗放射源 制备血管内放射性支架主要应用发射 β 射线和 γ 射线的放射性核素。β和 γ(^{90}Sr 或 ^{32}P 源)放疗在预防支架内再狭窄复发方面的作用相似。

2. 发射 β 射线的核素 ^{90}Y、^{32}P 和 ^{90}Sr 等的射线穿透力较弱,近距离生物效应好。在组织中 5mm 以外有 99% 的射线被吸收,对周围非靶组织损伤小。虽然放射源活性高,但达到血管壁所需照射剂量时间短（通常为3分钟），相对于动脉壁受到的照射剂量，全身暴露量很低。对工作人员的照射少，防护简单而不需要使用大量的铅防护措施。

3. 发射γ射线的核素 以^{192}Ir为主，其穿透力强，对残留有偏心狭窄的病变及大血管病变的疗效优于β射线。内照射治疗的生物效应较大，对周围非靶组织损伤明显。治疗时辐射危害影响较大，工作人员需特殊防护。

（五）疗效与反应

因为冠状动脉的"长病变"更易复发再狭窄，FDA批准了放射性核素γ和β射线的低剂量近距离放疗，临床用于支架内再狭窄的辅助治疗，可显著减少再狭窄复发。许多临床研究显示：近距离放疗可有效治疗球囊血管成形术或支架植入术后发生的再狭窄。近距离放疗具有良好的安全性，特别是对双联抗血小板治疗持续较长时间（最长达1年）以减少晚期血栓形成的患者（图16-16）。

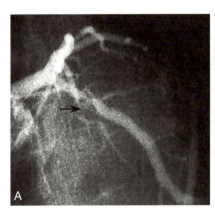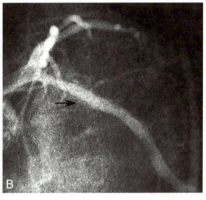

图16-16 放射性核素血管内放疗前、后
A图治疗前冠状动脉狭窄（箭头）；B图治疗后冠状动脉显示通畅，无狭窄。

随着大多数患者采用药物洗脱支架治疗和预防再狭窄，放射性核素血管内近距离放射治疗的临床应用已有所减少，但对于在药物洗脱支架初始治疗失败后复发支架内再狭窄时，还可使用本疗法。另外注意，FDA并未批准该疗法用于"预防单纯球囊血管成形术治疗新发病变后的再狭窄"。

本章小结

放射性核素靶向治疗的原理是利用荷载放射性核素的放射性药品能高度靶向聚集中在病变组织中的特性，以放射性核素衰变过程中发出的射线，近距离靶向照射病变组织，使其产生电离辐射等的生物效应，从而达到治疗目的。放射性核素内照射治疗特点是靶向性、持续性低剂量率照射和高吸收剂量。评价治疗用放射性核素的指标包括传能线密度、相对生物效应、半衰期和作用容积。治疗常用的放射性核素包括发射β射线的核素、发射α射线的核素以及发射俄歇电子或内转换电子的核素。放射性核素治疗中的技术操作要遵循质量控制与质量保证的原则，通过放射防护的措施，最大限度减少治疗的毒副作用，保障相关人员的安全。

^{131}I可用于治疗格雷夫斯病和分化型甲状腺癌等，具有很好的安全性和有效性。核素敷贴治疗被广泛应用于瘢痕疙瘩、增生性瘢痕、皮肤毛细血管瘤、神经性皮炎和翼状胬肉等。放射性胶体腔内介入治疗常用的放射性核素治疗药物是^{32}P和^{90}Y标记的胶体药物，可用于治疗胸腹膜转移、顽固性难治的癌性胸/腹腔积液。治疗骨转移癌的放射性核素药物包括^{153}Sm-EDTMP、^{89}SrCl$_2$和^{223}RaCl$_2$。该类药物的特点是主要靶向浓聚于骨转移灶，骨髓毒副作用很小、正常骨组织及其他器官放射性受照射量极少。放射核素介入治疗包括放射性粒子植入治疗、放射性核素（^{90}Y）微球治疗、生长抑素受体肿瘤的核素治疗以及放射性核素血管内照射放疗等。

思考题

1. 简述放射性核素内照射治疗的特点。

2. 简述格雷夫斯病 ^{131}I 治疗的原理及治疗前准备。

3. 简述分化型甲状腺癌术后患者 ^{131}I 清甲治疗的临床意义。

4. 简述放射性核素敷贴的治疗原理和临床主要适应证。

5. 放射性粒子植入治疗的基本原理和治疗注意事项是什么？

6. 放射性核素药物治疗生长抑素受体肿瘤的临床治疗机制和主要适应证是什么？

7. 放射性核素治疗转移性去势抵抗性前列腺癌（mCRPC）的药物及其临床价值是什么？

（朱高红　李小东）

推荐阅读

[1] 黄钢.核医学与分子影像临床操作规范[M].北京:人民卫生出版社,2014.

[2] 黄钢.核医学与分子影像临床应用指南[M].北京:人民卫生出版社,2016.

[3] 尹大一,王铁.核医学技师实用手册[M].北京:人民卫生出版社,2015.

[4] 张秀梅.核医学设备与检查技术[M].北京:人民卫生出版社,2016.

[5] 尹大一,周绿漪,单保慈.现代核医学技术及相关原理[M].北京:人民卫生出版社,2016.

[6] 黄钢,刘建军.医学影像核医学与分子影像[M].北京:科学出版社,2022.

[7] 黄钢,李亚明,李方.核医学[M].3版.北京:人民卫生出版社,2021.

[8] 黄钢,李亚明.核医学与分子影像[M].4版.北京:人民卫生出版社,2022.

[9] 王荣福,安锐.核医学[M].9版.北京:人民卫生出版社,2018.

[10] 全国卫生专业技术资格考试用书编写专家委员会.核医学与技术[M].北京:人民卫生出版社,2023.

[11] 王铁.核医学影像物理师化学师[M].北京:人民卫生出版社,2015.

[12] 潘中允.实用核医学[M].北京:人民卫生出版社,2014.

[13] 黄钢,石洪成.心脏核医学[M].北京:人民卫生出版社,2011.

[14] 石洪成.SPECT/诊断CT操作规范与临床应用[M].上海:上海科学技术出版社,2015.

[15] 汪静.核医学诊断设备及其应用[M].西安:第四军医大学出版社,2013.

[16] 李思进,李亚明,汪静.核医学科建设与管理指导意见(2021版)[J].中华核医学与分子影像杂志,2021:41(12):748-754.

[17] 李林,李思进.131I治疗格雷夫斯甲亢指南(2021版)[J].中华核医学与分子影像杂志,2021,41(4):242-253.

[18] 中华医学会内分泌学分会,中国医师协会内分泌代谢科医师分会,中华医学会核医学分会,等.中国甲状腺功能亢进症和其他原因所致甲状腺毒症诊治指南[J].中华内分泌代谢杂志,2022,38(08):700-748.

[19] DELBEKE D,COLEMAN R E,MILTTON J,et al. Procedure guideline for tumor imaging with ^{18}F-FDG PET/CT 1.0 [J]. J Nucl Med,2006,47(5):885-895.

[20] BOELLAARD R,DELGADO-BOLTON R,OYEN W J,et al. FDG PET/CT:EANM procedure guidelines for tumour imaging:version 2.0 [J].. Eur J Nucl Med Mol Imaging,2015,42(2):328-354.

[21] GIOVANELLA L,AVRAM A M,IAKOVOU I,et al. EANM practice guideline/SNMMI procedure standard for RAIU and thyroid scintigraphy [J]. Eur J Nucl Med Mol Imaging,2019,46(12):2514-2525.

[22] PETRANOVIĆ OVČARIČEK P,GIOVANELLA L,CARRIÓ GASSET I,et al. The EANM practice guidelines for parathyroid imaging [J]. Eur J Nucl Med Mol Imaging,2021,48(9):2801-2822.

[23] DORBALA S,ANANTHASUBRAMANIAM K,ARMSTRONG I S,et al. Single photon emission computed tomography (SPECT) myocardial perfusion imaging guidelines:Instrumentation,acquisition,processing,and interpretation [J]. J Nucl Cardiol,2018,25(5):1784-1846.

[24] MARIKA B,SCHÜMICHEN C,GRÜNING T,et al. EANM guideline for ventilation/perfusion single-photon emission computed tomography (SPECT) for diagnosis of pulmonary embolism and beyond [J]. Eur J Nucl Med Mol Imaging,2019,46(12):2429-2451.

[25] DAM H Q,BRANDON D C,GRANTHAM V V,et al. The SNMMI procedure standard/EANM practice guideline for gastrointestinal bleeding scintigraphy 2.0 [J]. J Nucl Med Tech,2014,42(4):308-317.

[26] BLAUFOX M D,DE PALMA D,TAYLOR A,et al. The SNMMI and EANM practice guideline for renal scintigraphy in adults [J]. Eur J Nucl Med Mol Imaging,2018,45(12):2218-2228.

[27] GULEC S A,AHUJA S,AVRAM A M,et al. A joint statement from the American Thyroid Association,the European

Association of Nuclear Medicine, the European Thyroid Association, the Society of Nuclear Medicine and Molecular Imaging on Current Diagnostic and theranostic approaches in the management of thyroid cancer [J]. Thyroid, 2021, 31 (7): 1009-1019.

[28] LOPCI E, HICKS R J, DIMITRAKOPOULOU-STRAUSS A, et al. Joint EANM/SNMMI/ANZSNM practice guidelines/procedure standards on recommended use of [18F] FDG PET/CT imaging during immune modulatory treatments in patients with solid tumors version 1.0 [J]. Eur J Nucl Med Mol Imaging, 2022, 49 (7): 2323-2341.

中英文名词对照索引